Infektionen von Gefäßprothesen

Thomas Betz · Markus Steinbauer
(Hrsg.)

Infektionen von Gefäßprothesen

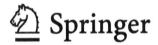

Hrsg.
Thomas Betz
Klinik für Gefäßchirurgie, Krankenhaus
St. Elisabeth Straubing
Straubing, Deutschland

Markus Steinbauer
Klinik für Gefäßchirurgie
Krankenhaus Barmherzige Brüder
Regensburg, Deutschland

ISBN 978-3-662-67232-7   ISBN 978-3-662-67233-4   (eBook)
https://doi.org/10.1007/978-3-662-67233-4

Die Deutsche Nationalbibliothek verzeichnet diese Publikation in der Deutschen Nationalbibliografie; detaillierte bibliografische Daten sind im Internet über https://portal.dnb.de abrufbar.

© Der/die Herausgeber bzw. der/die Autor(en), exklusiv lizenziert an Springer-Verlag GmbH, DE, ein Teil von Springer Nature 2024

Das Werk einschließlich aller seiner Teile ist urheberrechtlich geschützt. Jede Verwertung, die nicht ausdrücklich vom Urheberrechtsgesetz zugelassen ist, bedarf der vorherigen Zustimmung des Verlags. Das gilt insbesondere für Vervielfältigungen, Bearbeitungen, Übersetzungen, Mikroverfilmungen und die Einspeicherung und Verarbeitung in elektronischen Systemen.
Die Wiedergabe von allgemein beschreibenden Bezeichnungen, Marken, Unternehmensnamen etc. in diesem Werk bedeutet nicht, dass diese frei durch jede Person benutzt werden dürfen. Die Berechtigung zur Benutzung unterliegt, auch ohne gesonderten Hinweis hierzu, den Regeln des Markenrechts. Die Rechte des/der jeweiligen Zeicheninhaber*in sind zu beachten.
Der Verlag, die Autor*innen und die Herausgeber*innen gehen davon aus, dass die Angaben und Informationen in diesem Werk zum Zeitpunkt der Veröffentlichung vollständig und korrekt sind. Weder der Verlag noch die Autor*innen oder die Herausgeber*innen übernehmen, ausdrücklich oder implizit, Gewähr für den Inhalt des Werkes, etwaige Fehler oder Äußerungen. Der Verlag bleibt im Hinblick auf geografische Zuordnungen und Gebietsbezeichnungen in veröffentlichten Karten und Institutionsadressen neutral.

Planung/Lektorat: Fritz Kraemer
Springer ist ein Imprint der eingetragenen Gesellschaft Springer-Verlag GmbH, DE und ist ein Teil von Springer Nature.
Die Anschrift der Gesellschaft ist: Heidelberger Platz 3, 14197 Berlin, Germany

Wenn Sie dieses Produkt entsorgen, geben Sie das Papier bitte zum Recycling.

Vorwort

Gefäßprotheseninfektionen stellen neben den Infektionen nativer Gefäße eine der schwierigsten Situationen in der Gefäßchirurgie dar. Aufgrund der Zunahme von Risikofaktoren für Gefäßerkrankungen, aber auch durch das höhere Alter unserer Patienten bedingt, sind vaskuläre Eingriffe mit Implantation von Gefäßprothesen oder Stents/Stentgrafts immer häufiger notwendig. Trotz Einhaltung aller Hygienekautelen kommt es bei einem geringen Prozentsatz der Patienten zu einer primären Gefäßprotheseninfektion oder im weiteren Verlauf durch eine Bakteriämie oder sekundäre vaskuläre Interventionen – wie Angiographien – zu sekundären Protheseninfektionen. Somit sind Gefäßprotheseninfektionen aufgrund der hohen Anzahl der Gefäßoperationen und -interventionen ein durchaus relevantes Problem in der klinischen Tätigkeit von Gefäßchirurgen in Krankenhäusern aller Versorgungsstufen.

Gefäßprotheseninfektionen stellen ein hochkomplexes Krankheitsbild dar, da sowohl die Diagnostik, die Therapie als auch die Nachbehandlung zwingend patientenindividuell geplant und durchgeführt werden müssen. Auch bei optimaler Therapie sind Morbidität und Mortalität – abhängig von der Schwere und der Lokalisation der Infektion – hoch. Dies stellt damit die beteiligten Behandelnden aus den verschiedenen Fächern und die Infrastruktur der Krankenhäuser vor große Herausforderungen.

Aufgrund des heterogenen Patientengutes bei Gefäßprotheseninfekten, aber auch aufgrund der häufig fehlenden klaren Klassifikation liegen keine prospektiven Studien und Ergebnisse aus Versorgungsforschungsregistern vor. Damit sind evidenzbasierte Behandlungsempfehlungen kaum möglich, und dem Expertenkonsensus kommt eine höhere Relevanz zu als in anderen Bereichen der Gefäßchirurgie.

Aus diesem Grunde halten wir es für wichtig, den aktuellen Stand der Diagnostik und Behandlung von Gefäßprotheseninfektionen in Form eines Lehrbuches zusammenzufassen. Dies geschieht in einer systematischen Aufarbeitung, die mit einer Begriffsdefinition und Beschreibung der notwendigen Klassifikationen der Protheseninfektionen beginnt, die wichtigsten Empfehlungen zur Prävention von Gefäßprotheseninfektionen wiedergibt und die Besonderheiten der klinischen, laborchemischen, mikrobiologischen und bildgebenden Diagnostik bei Gefäßprotheseninfektionen beschreibt.

Alle therapeutischen Optionen der operativen und der endovaskulären Therapie bei Protheseninfektionen werden beschrieben, ein besonderes Augenmerk wird auf die verschiedenen Erfahrungen mit den zur Verfügung stehenden Prothesenersatzmaterialien gelegt. Die besonderen Schwierigkeiten bei der Behandlung der aortointestinalen Fisteln werden in einem eigenen Kapitel abgehandelt. Als weitere Säulen der Behandlungskonzeptes werden die verschiedenen biologischen Sicherungsoperationen mit Lappenplastiken bei Gefäßprotheseninfektionen sowie die Grundprinzipien der Antibiotikatherapie bei Gefäßprotheseninfektionen in der Akutphase wie auch in der Nachbehandlungsphase dargelegt. Auch das Sekretmanagement mit Drainageeinlagen und VAC-Therapie wird als wichtige Säule der verschiedenen Behandlungsoptionen beschrieben und vonseiten der Anästhesie werden die Besonderheiten der anästhesiologischen Betreuung bei diesem schwer kranken und risikobehafteten Patientengut besprochen.

Das Buch gibt damit einen gut strukturierten Überblick über die wichtigsten Behandlungsoptionen bei Protheseninfektion, die jedoch nur bei guter Planung und konsequenter Durchführung in interdisziplinärer Zusammenarbeit im Sinne eines „Maßnahmenbündels" zum Behandlungserfolg führen.

Verschiedene klinische Fallbeispiele mit Gefäß- und Gefäßprotheseninfektionen aus Kliniken mit hoher Expertise runden das Buchprojekt ab und sollen das Zusammenspiel der im ersten Teil des Buches beschriebenen diagnostischen und therapeutischen Maßnahmen noch einmal praktisch verdeutlichen.

Wir hoffen, Ihnen mit diesem Buch eine gute Handreichung für eine moderne, multimodale Diagnostik und Therapie des sehr komplexen Krankheitsbildes der Gefäßprotheseninfektion zu geben und wünsche Ihnen viel Freude beim Nachschlagen und Lesen.

Ihre
PD Dr. Thomas Betz
Prof. Dr. Markus Steinbauer

Inhaltsverzeichnis

Teil I

1 **Allgemeines zu Gefäßprotheseninfektionen** 3
   Thomas Betz

2 **Klassifikation von Gefäßprotheseninfektionen** 13
   Martin Lainka

3 **Prävention von Gefäßprotheseninfektionen** 23
   Ojan Assadian und Friedrich Längle

4 **Diagnostik von Protheseninfektionen** 31
   Holger Diener

5 **Bildgebung bei Gefäßprotheseninfektionen** 41
   Niels Zorger

6 **Extraanatomische Rekonstruktion** 51
   Holger Diener und Eike Sebastian Debus

7 **Endovaskuläre Therapie bei Gefäßprotheseninfektionen** 61
   Andreas S. Peters, Dittmar Böckler und Moritz S. Bischoff

8 **Gefäßersatzmaterialien – Autologe Vene** 71
   Achim Neufang

9 **Gefäßersatzmaterialien – Kryokonservierte Allografts** 83
   Salome Weiss

10 **Gefäßersatzmaterialien – xenogene Materialien** 95
    Brigitta Lutz und Christian Reeps

11 **Gefäßersatzmaterialien – alloplastisches Material** 105
    Ralph-Ingo Rückert

12 **Operative Therapie der aortointestinalen Fistel** 143
    Moritz Wegner, Spyridon Mylonas und Bernhard Dorweiler

13	Biologische Sicherungsoperationen bei Gefäßprotheseninfektionen 155
	Ingolf Töpel
14	Antibiotische Therapie bei Gefäßprotheseninfektionen 163
	Thomas Nowak und Rudolf Eicker
15	Konservative Therapie von Gefäßprotheseninfektionen...... 183
	Thomas Betz und Karin Pfister
16	Anästhesie bei Gefäßprotheseninfektionen 189
	Karolin Geisenhainer und Tino Münster

Teil II

17	Gefäßprotheseninfektion der thorakalen Aorta............ 205
	Alexander Oberhuber
18	Gefäßprotheseninfektion der abdominalen Aorta 211
	Julian-Dario Rembe, Waseem Garabet und Hubert Schelzig
19	Die aortointestinale Fistel............................. 221
	Moritz Wegener, Spyridon Mylonas und Bernhard Dorweiler
20	Septische Aortitis..................................... 231
	Mario Lescan
21	Gefäßprotheseninfektionen im Bereich der Viszeralarterien.... 237
	Thomas Betz
22	Die infizierte Gefäßendoprothese 241
	I. Puttini, C. Knappich und H.-H. Eckstein
23	Periphere Gefäßprotheseninfektionen 247
	Thomas Betz
24	Gefäßinfektionen nach i.v.-Drogenabusus 255
	Martin Schomaker und Andreas Greiner
25	Der infizierte Dialyseshunt............................ 261
	Thomas Betz

Stichwortverzeichnis...................................... 267

Herausgeber- und Autorenverzeichnis

Über die Herausgeber

PD Dr. med. Thomas Betz Klinik für Gefäßchirurgie, Krankenhaus St. Elisabeth Straubing, Straubing, Deutschland

Prof. Dr. med. Markus Steinbauer Klinik für Gefäßchirurgie, Krankenhaus Barmherzige Brüder Regensburg, Regensburg, Deutschland

Autorenverzeichnis

Prof. Dr. Ojan Assadian Landesklinikum Wiener Neustadt, Wiener Neustadt, Österreich

PD Dr. med. Thomas Betz Klinik für Gefäßchirurgie, Krankenhaus St. Elisabeth Straubing, Straubing, Deutschland

Prof. Dr. med. Moritz S. Bischoff Klinik für Gefäßchirurgie und Endovaskuläre Chirurgie, Universitätsklinikum Heidelberg, Heidelberg, Deutschland

Univ.-Prof. Dr. med. Dittmar Böckler Klinik für Gefäßchirurgie und Endovaskuläre Chirurgie, Universitätsklinikum Heidelberg, Heidelberg, Deutschland

Univ.-Prof. Dr. med. Eike Sebastian Debus Universitäres Herz- und Gefäßzentrum Hamburg, Klinik für Gefäßmedizin, Hamburg, Deutschland

Dr. med. Holger Diener Krankenhaus Buchholz, Abteilung für Gefäß- und Endovaskularchirurgie, Buchholz, Deutschland

Univ.-Prof. Dr. med. Bernhard Dorweiler Klinik und Poliklinik für Gefäßchirurgie – Vaskuläre und Endovaskuläre Chirurgie, Universitätsklinikum Köln, Köln, Deutschland

Univ.-Prof. Dr. Dr. h.c. H.-H. Eckstein Klinik und Poliklinik für Vaskuläre und Endovaskuläre Chirurgie, Universitätsklinikum rechts der Isar der Technischen Universität München, München, Deutschland

Dr. med. Rudolf Eicker Abteilung für Krankenhaushygiene und Infektiologie, Alfried-Krupp-Krankenhaus, Essen, Deutschland

Dr. med. Waseem Garabet Klinik für Gefäß- und Endovaskularchirurgie, Universitätsklinikum Düsseldorf, Düsseldorf, Deutschland

Dr. med. Karolin Geisenhainer Klinik für Anästhesie und operative Intensivmedizin, Krankenhaus Barmherzige Brüder Regensburg, Regensburg, Deutschland

Prof. Dr. med. univ. Andreas Greiner Klinik für Gefäßchirurgie, Charité – Universitätsmedizin Berlin, Berlin, Deutschland

PD Dr. med. C. Knappich Klinik und Poliklinik für Vaskuläre und Endovaskuläre Chirurgie, Universitätsklinikum rechts der Isar der Technischen Universität München, München, Deutschland

Dr. med. Martin Lainka Sektion für Gefäßchirurgie und Endovaskuläre Chirurgie, Klinik für Allgemein-, Viszeral- und Transplantationschirurgie, Universitätsklinikum Essen, Essen, Deutschland

PD Dr. med. Mario Lescan Sektion Gefäßchirurgie, Klinik für Herz- und Gefäßchirugie, Universitätsklinikum Freiburg, Freiburg, Deutschland

Dr. med. Brigitta Lutz Gefäßchirurgie und endovaskuläre Chirurgie, Klinik und Poliklinik für Viszeral-, Thorax-, und Gefäßchirurgie, Universitätsklinik Carl Gustav Carus Dresden, Dresden, Deutschland

Prim. Univ. Doz. Dr. Friedrich Längle Klinik für Chirurgie, Landesklinikum Wiener Neustadt, Wiener Neustadt, Österreich

PD Dr. med. Spyridon Mylonas Klinik und Poliklinik für Gefäßchirurgie – Vaskuläre und Endovaskuläre Chirurgie, Universitätsklinikum Köln, Köln, Deutschland

Prof. Dr. med. Tino Münster Klinik für Anästhesie und operative Intensivmedizin, Krankenhaus Barmherzige Brüder Regensburg, Regensburg, Deutschland

PD Dr. med. Achim Neufang Sektion Gefäßchirurgie, Klinik für Herz- und Gefäßchirurgie, Johannes Gutenberg-Universität Mainz, Mainz, Deutschland

Dr. med. Thomas Nowak Klinik für Gefäßchirurgie und Angiologie, Alfried-Krupp-Krankenhaus, Essen, Deutschland

Univ.-Prof. Dr.med. Alexander Oberhuber Klinik für Vaskuläre und Endovaskuläre Chirurgie, Universitätsklinikum Münster, Münster, Deutschland

Prof. Dr. med. Andreas S. Peters Klinik für Gefäßchirurgie und Endovaskuläre Chirurgie, Universitätsklinikum Heidelberg, Heidelberg, Deutschland

Prof. Dr. med. Karin Pfister Abteilung für Gefäßchirurgie, Universitätsklinikum Regensburg, Regensburg, Deutschland

I. Puttini Klinik und Poliklinik für Vaskuläre und Endovaskuläre Chirurgie, Universitätsklinikum rechts der Isar der Technischen Universität München, München, Deutschland

Prof. Dr. med. Christian Reeps Gefäßchirurgie und endovaskuläre Chirurgie, Klinik und Poliklinik für Viszeral-, Thorax-, und Gefäßchirurgie, Universitätsklinik Carl Gustav Carus Dresden, Dresden, Deutschland

Dr. med. Julian-Dario Rembe Klinik für Gefäß- und Endovaskularchirurgie, Universitätsklinikum Düsseldorf, Düsseldorf, Deutschland

PD Dr. med. habil. Ralph-Ingo Rückert Klinik für Gefäß- und endovaskuläre Chirurgie, Gefäßzentrum am KEH, Evangelisches Krankenhaus Königin Elisabeth Herzberge gGmbH, Berlin, Deutschland

Univ.-Prof. Dr. med. Hubert Schelzig Klinik für Gefäß- und Endovaskularchirurgie, Universitätsklinikum Düsseldorf, Düsseldorf, Deutschland

Dr. med. Martin Schomaker Klinik für Gefäßchirurgie, Charité – Universitätsmedizin Berlin, Berlin, Deutschland

Prof. Dr. med. Ingolf Töpel Klinik für Gefäßchirurgie, Krankenhaus Barmherzige Brüder Regensburg, Regensburg, Deutschland

Dr. med. Moritz Wegener Klinik und Poliklinik für Gefäßchirurgie – Vaskuläre und endovaskuläre Chirurgie, Universitätsklinikum Köln, Köln, Deutschland

Dr. med. Salome Weiss Universitätsklinik für Gefässchirurgie, Inselspital, Universitätsspital Bern, Universität Bern, Bern, Schweiz

Prof. Dr. med. Niels Zorger Institut für Radiologie, Neuroradiologie und Nuklearmedizin, Krankenhaus Barmherzige Brüder Regensburg, Regensburg, Deutschland

Abkürzungsverzeichnis

^{18}-FDG-PET	^{18}F-Fluordesoxyglukose-Positronenemissionstomographie
^{18}F-FDG	^{18}F-Fluordesoxyglukose
3-MRGN	3-fach Resistenz gegen multiresistente gramnegative Bakterien
A.	Arteria
AAA	Abdominelles Aortenaneurysma
ABS	Antibiotic Stewardship
ADC	Apparent Diffusion Coefficient
AEF	Aortoenterale Fistel
AFS	Arteria femoralis superficialis
AGI	Aortale Graftinfektion/aortaler Graftinfekt
AMS	Arteria mesenterica superior
AÖF	Aortoösophageale Fistel
ASA	American Society of Anesthesiologists
ATP	Adenosintriphosphat
AV-Fistel	Arteriovenöse Fistel
AV-Loop	Arteriovenöser Loop
BCG	Bacillus Calmette-Guérin
BEVAR	Branched Endovascular Aortic Repair
BfArM	Bundesinstitut für Arzneimittel und Medizinprodukte
BMI	Body-Mass-Index
bspw.	beispielsweise
bzw.	beziehungsweise
C	Celsius
CDC	Centers for Disease Control and Prevention
CFU	Colony Forming Units
COPD	Chronische obstruktive Lungenerkrankung
CrCl	Kreatinin-Clearance
CRP	C-reaktives Protein
cSSTI	Complicated Skin and Soft Tissue Infection
CT	Computertomographie
CTA	Computertomographische Angiographie

cTnT	Kardiales Troponin T
CYP	Cytochrom P
DIC	Disseminierte intravasale Koagulopathie
dl	Deziliter
DMSO	Dimethylsulfoxid
DNA	Desoxyribonukleinsäure
DSA	Digitale Subtraktionsangiographie
DTT	Dithiotreitol
DWI	Diffusion Weighted Imaging
E. coli	*Escherichia coli*
EAR	Extraanatomische Rekonstruktion
ECCO	Extrakorporale Dekarboxylierung
ECDC	European Centre for Disease Prevention and Control
ECMO	Extrakorporale Membranoxygenierung
EHB	European Homograft Bank
EK	Erythrozytenkonzentrat
EL	Endoleak
EMA	European Medicines Agency
ePTFE	Expanded Polytetrafluoroethylen
ESBL	Extended Spektrum Beta Lactamase
ESVS	European Society for Vascular Surgery
EUCAST	European Committee on Antimicrobial Susceptibility Testing
EuSOS	European Surgical Outcomes Study
EVAR	Endovascular Aortic Repair
FDG	Fluordesoxyglukose
FEVAR	Fenestrated Endovascular Aortic Repair
g	Gramm
G-/EPI	Gefäß-/Endprotheseninfekt
GFR	Glomeruläre Filtrationsrate
GIT	Gastrointestinaltrakt
h	Stunde
HB	Hämoglobin
HIV	Human Immundeficiency Virus
HLA	Humanes Leukozytenantigen
HLM	Herz-Lungen-Maschine
HPV	Humanes Papillomavirus
I.E.	Internationale Einheit
i. v.	Intravenös
ICD	Implantierbarer Kardioverter-Defibrillator
ICR	Interkostalraum
IMC	Intermediate Care
INR	International Normalized Ratio
ISR	In-situ-Rekonstruktion
KA	Kryokonservierter Allograft
KDIGO	Kidney Disease: Improving Global Outcomes
kg	Kilogramm
KHK	Koronare Herzkrankheit

KISS	Krankenhaus-Infektions-Surveillance-System
KNS	Koagulasenegative Staphylokokken
L	Liter
LAF	Laminar Airflow
ln	Natürlicher Logarithmus
LWK	Lendenwirbelkörper
MAGIC	Management of Aortic Graft Infection Collaboration
MAP	Mean Arterial Pressure
MAT	Maschinelle Autotransfusion
MBK	Minimale bakterizide Konzentration
MELD	Model for End-stage Liver Disease
MET	Metabolic Equivalent
mg	Milligramm
MHK	Minimale Hemmkonzentration
MIP	Maximum Intensity Projection
ml	Milliliter
mmol	Millimol
MPR	Multiplanare Rekonstruktion
MRCoNs	Methicillin-resistente koagulasenegative Staphylokokken
MRE	Multiresistente Erreger
MRGN	Multiresistente gramnegative Erreger
MRSA	Methicillin-resistenter *Staphylococcus aureus*
MRT	Magnetresonanztomographie
MSSA	Methicillin-sensibler *Staphylococcus aureus*
MRSE	Methicillin-resistenter *Staphylococcus epidermidis*
NAIS	Neoaortoiliac System
NIBP	Nichtinvasive Blutdruckmessung
NMIBC	Non Muscle Invasive Bladder Cancer
NOAK	Nicht-Vitamin-K-abhängige orale Antikoagulanzien
NPWT	Negative-Pressure-Wound-Therapie
NRZ	Nationales Referenzzentrum für Surveillance von nosokomialen Infektionen
NSTEMI	Non-ST Elevation Myocardial Infarction
NT-pro-BNP	N-terminal pro-B-type Natriuretic Peptide
ÖGD	Ösophagogastroduodenoskopie
OP	Operation
PAEF	Primäre aortoenterale Fistel
PAP	Perioperative Antibiotikaprophylaxe
PAU	Penetrierendes Aortenulkus
pAVK	Periphere arterielle Verschlusskrankheit
PBM	Patient-Blood-Management
PCR	Polymerase Chain Reaction
PDK	Periduralkatheter
PEEP	Positive Endexspiratory Pressure
PEG	Perkutane endoskopische Gastrostomie
PET	Positronenemissionstomographie
PICC	Peripherally Inserted Central Catheter
PiCCO	Pulse Contour Cardiac Output

PPSB	Prothrombinkomplex-Konzentrat
PSA	Pseudoaneurysma
PTCA	Perkutane transluminale Koronarangioplastie
PTFE	Polytetrafluoroethylen
PVP	Polyvinylpyrrolidon
RCRI	Revised Cardiac Risk Index
RCT	Randomized Controlled Trial
REBOA	Resuscitative Endovascular Balloon Occlusion of the Aorta
RFL	Rectus-femoris-Lappen
RKI	Robert Koch Institut
RLTA	Reinlufttechnische Be- und Entlüftungsanlagen
RTW	Rettungswagen
S. aureus	*Staphylococcus aureus*
SAEF	Sekundäre aortoenterale Fistel
SG	Stentgraft
SGLT-2	Sodium Glucose Linked Transporter 2
SIRS	Systemic Inflammatory Response Syndrome
SOFA	Sepsis-related Organ Failure Assessment
SPECT	Single Photon Computed Tomography
SSI	Surgical Site Infection
STIR	Short TAU Inversion Recovery
SUVmax	Maximal Standardized Uptake Value
TDM	Therapeutisches Drug Monitoring
TEE	Transösophageale Echokardiographie
TEVAR	Thoracic Endovascular Aortic Repair
TIA	Transitorische ischämische Attacke
TIPS	Transjugulärer intrahepatischer portosystemischer Shunt
TIVA	Totale intravenöse Anästhesie
V. a.	Verdacht auf
vaECMO	Venoarterielle extrakorporale Membranoxygenierung
VASGRA	Vascular Graft Infection Cohort
VB	Vena basilica
VC	Vena cephalica
VFC	Vena femoralis communis
VFS	Vena femoralis superficialis
VPF	Vena profunda femoris
VRAM	Vertical Rectus Abdominis Muscle Flap
VSM	Vena saphena magna
VSP	Vena saphena parva
W	Watt
WHO	World Health Organisation
z. B.	zum Beispiel
Z. n.	Zustand nach

Teil I

Allgemeines zu Gefäßprotheseninfektionen

Thomas Betz

Inhaltsverzeichnis

1.1 Zusammenfassung... 3
   1.1.1 Häufigkeit nosokomialer Infektionen... 3
   1.1.2 Häufigkeit von Gefäßprotheseninfektionen... 4
1.2 Begriffsdefinitionen... 6
   1.2.1 Frühinfektion und Spätinfektion... 6
   1.2.2 Low-Grade-Infektion und High-Grade-Infektion... 6
1.3 Pathogenese von Gefäßprotheseninfektionen... 7
   1.3.1 Exogene und endogene Infektion... 7
   1.3.2 Entstehungsmechanismus der Protheseninfektion... 7
1.4 Erregerspektrum der Gefäßprotheseninfektion... 9
1.5 Risikofaktoren für Gefäßprotheseninfektionen... 9
Literatur... 10

1.1 Zusammenfassung

Die leitliniengerechte Diagnostik und Therapie nosokomialer Infektionen spielt in der stationären Patientenversorgung angesichts alternder Bevölkerung und zunehmender Antibiotikaresistenzen eine immer wichtigere Rolle, da sich im Rahmen einer nosokomialen Infektion die Patientenmortalität erhöht, die Krankenhausverweildauer signifikant verlängert wird und die Behandlungskosten signifikant ansteigen (Dietrich et al. 2018). Durch das European Centre for Disease Prevention and Control (ECDC) werden regelmäßig Untersuchungen zur Prävalenz von nosokomialen Infektionen und Antibiotikaverbrauch in den einzelnen europäischen Staaten durchgeführt. In Deutschland erfolgte zuletzt im Jahr 2016 eine Punkt-Prävalenzerhebung zu nosokomialen Infektionen. Hierbei betrug die Gesamtprävalenz einer nosokomialen Infektion in einer repräsentativen Stichprobe von 11324 Patienten 3,6 %. Die höchsten Prävalenzen wurden in großen Krankenhäusern (Universitätskliniken 6,2 %) und auf Intensivstationen (17,1 %) beobachtet, wobei postoperative Wundinfektionen mit 22,4 % zu den häufigsten nosokomialen Infektionen zählten (NRZ 2016).

1.1.1 Häufigkeit nosokomialer Infektionen

In Deutschland werden postoperative Wundinfektionen über das durch das Nationale

T. Betz (✉)
Klinik für Gefäßchirurgie, Straubing, Deutschland
E-Mail: thomas.betz@klinikum-straubing.de

Referenzzentrum für Surveillance von nosokomialen Infektionen (NRZ) etablierte, deutschlandweit einheitliche Krankenhaus-Infektions-Surveillance-System (KISS) erfasst (KRINKO 2018). Die Festlegung einer postoperativen Wundinfektion (oberflächlich, tief, Infektionen von Organen und Körperhöhlen im Operationsgebiet) orientiert sich hierbei an den Definitionen der CDC zur postoperativen Wundinfektion (Horan et al. 2008). Die Teilnahme am KISS ist freiwillig, sodass die erhobenen Daten differenziert betrachtet werden müssen, da nicht alle Kliniken teilnehmen.

Bei gefäßchirurgischen Patienten treten postoperative Wundinfektionen mit einer Inzidenz von 5–10 % auf und sind häufiger als in anderen chirurgischen Fächern (Inui et al. 2015). In einer OP-KISS-Datenbankanalyse im Zeitraum von 2010 bis 2014 ergab sich in Deutschland abhängig von der Eingriffslokalisation eine Rate von 3,3 Wundinfektionen pro 100 Operationen bei arteriellen Rekonstruktionen der unteren Extremität und eine Rate von 1,7 Wundinfektionen pro 100 Operationen bei Eingriffen an der Aorta abdominalis, wobei an der Erhebung eine geringe Anzahl gefäßchirurgischer Abteilungen teilnahm (35 bzw. 10 gefäßchirurgische Kliniken) (Breier et al. 2016).

▶ Problematisch werden postoperative Wundinfektionen, wenn sie tiefgreifend sind und alloplastisches Prothesenmaterial betroffen ist, da sich diese Situationen selten konservativ behandeln lassen und auch bei richtiger gefäßchirurgischer Therapie mit hoher Morbidität und Mortalität behaftet sind (Diener et al. 2017).

1.1.2 Häufigkeit von Gefäßprotheseninfektionen

Über die Häufigkeit gefäßchirurgischer Protheseninfektionen finden sich in der Literatur unterschiedliche Angaben. Oftmals wird nicht zwischen oberflächlicher und tiefer Wundinfektion unterschieden und bei der Klassifikation von Gefäßprotheseninfektionen werden unterschiedliche Einteilungen verwendet. Die Europäische Leitlinie zum Management von Gefäßprothesen- und Endoprotheseninfektionen, welche 2019 im European Journal of Vascular and Endovascular Surgery (ESVS) publiziert wurde, versucht hier Abhilfe zu schaffen (Chakfé et al. 2020).

Periphere Gefäße

Die Inzidenz von Gefäßprotheseninfektionen nach peripheren Gefäßeingriffen beträgt 1,5–2 %, wobei postoperative Wundinfektionen in der Leistenregion nach gefäßchirurgischen Eingriffen mit bis zu 6 % am häufigsten auftreten (Diener et al. 2020; Wilson et al. 2016) (Abb. 1.1). Van de Weijer untersuchte in einer Metaanalyse die Rate an Wundinfektionen nach der Anlage von femoropoplitealen Bypässen. Es wurden 6007 Patienten analysiert. Die Rate an postoperativen Wundinfektionen lag bei 7,8 %, postoperative Graftinfektionen traten bei 2,4 % der Patienten auf (van de Weijer et al. 2015). Allerdings wurden nur in 10 von 38 Studien postoperative Graftinfektionen erfasst, und es wurde nicht zwischen den implantierten Graftmaterialien unterschieden. Während bei Venenbypässen keine Graftinfektionen auftraten, lag die Rate von Graftinfektionen bei Prothesenbypässen zwischen 0 und 5,3 % (van de Weijer et al. 2015). Ähnliche Ergebnisse nach Implantation von alloplastischem Material finden sich bei Piffaretti et al.: Nach Implantation von 1400 femoropoplitealen Prothesenbypässen betrug die Rate an beobachteten Graftinfektionen nach einem mittleren Nachbeobachtungszeitraum von 29 Monaten 2,3 % (Piffaretti et al. 2019).

Abdominelle Gefäße

Die Rate von Gefäßprotheseninfektionen nach aortalen Eingriffen wird in der Literatur mit 0,6–3 % angegeben (O'Connor et al. 2006), wobei aortoenterale Fisteln in 1–2 % der Fälle auftreten. Hallet et al. untersuchte über einen 36-Jahres-Zeitraum die Rate an

1 Allgemeines zu Gefäßprotheseninfektionen

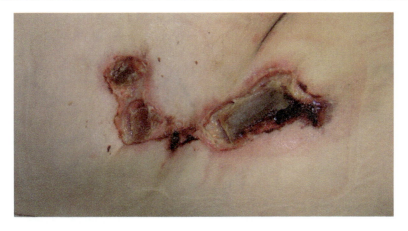

Abb. 1.1 Z. n. Leisten-TEA extern mit Wundheilungsstörung femoral rechts

Gefäßprotheseninfektionen nach offener abdomineller Aneurysmaversorgung bei 307 Patienten. Es wurden Rohrprothesen, aortoiliakale und aortofemorale Prothesen implantiert. Nach einem mittleren Nachbeobachtungszeitraum von 5,8 Jahren lag die Rate an Gefäßprotheseninfektionen bei 1,3 %. Aortoenterale Fisteln wurden bei 1,6 % der Fälle nachgewiesen (Hallet et al. 1997). Mit der Zunahme von endovaskulären Eingriffen an der abdominellen Aorta kommt es auch zu Endoprotheseninfektionen, wenngleich diese insgesamt selten sind (Abb. 1.2). In der Literatur wird die Inzidenz einer Endoprotheseninfektion nach abdominellem endovaskulärem aortalem Eingriff mit unter 1 % angegeben (Chakfé et al. 2020). Vogel et al. analysierte im Zeitraum von 18 Jahren die Rate an Protheseninfektionen bei Patienten mit abdominellen Aortenaneurysmen. Die Rate an Stentprotheseninfektionen lag innerhalb der ersten 2 postoperativen Jahre bei 0,16 %, die nach offener Versorgung bei 0,19 % (Vogel et al. 2008). Aortoenterale Fisteln nach abdomineller Stentprothesenversorgung treten selten auf. In einer Registerstudie von Kahlberg et al. betrug die Rate von aortoenteralen Fisteln nach EVAR 0,46 %. Im Nachuntersuchungszeitraum entwickelten 32 von 3932 Patienten nach EVAR eine aortoenterale Fistel (Kahlberg et al. 2016).

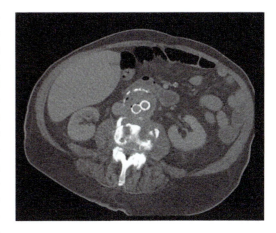

Abb. 1.2 Spondylodiszitis mit Infektion einer Endoprothese und Luft im Aneurysmasack

Thorakale und thorakoabdominelle Gefäße

Die Häufigkeit von Protheseninfektionen nach offenen und endovaskulären Eingriffen an der thorakalen Aorta wird mit bis zu 6 % angegeben, wobei aortoenterale und bronchiale Fisteln häufiger nach endovaskulärer Therapie auftreten als nach offenem Aortenersatz (Chakfé et al. 2020). In einem systematischen Review von Kahlberg et al. fanden sich signifikant häufiger aortoenterale Fisteln mit infizierten thorakalen Endografts im Vergleich zu infizierten thorakalen Aortenprothesen (60 % vs. 31 %, p = 0,01) (Kahlberg et al. 2019). Insgesamt treten aortale Fisteln thorakal jedoch selten auf. In einer Europäischen Registeranalyse von Czerny et al. betrug die Rate von aortoenteralen Fisteln nach endovaskulären Eingriffen an der thorakalen Aorta 1,5 %. Über einen Zeitraum von 10 Jahren wurden nach 2387 TEVAR-Prozeduren bei 36 Patienten aortoösophageale Fisteln gesehen (Czerny et al. 2014). In einer weiteren Analyse des Registers betrug die Rate von aortobronchialen Fisteln 0,56 % (Czerny et al. 2015). Über die Häufigkeit von Protheseninfektionen nach FEVAR und BEVAR finden sich in der Literatur nur sehr wenig Daten. Insgesamt scheint die Rate von Protheseninfektionen aber sehr gering zu sein. In einer retrospektiven Single-Center-Analyse von Giles et al. wurden über einen 6-Jahreszeitraum nach 308 FEVAR/BEVAR-Prozeduren 2 Graftinfektionen gesehen (Giles et al. 2019).

Supraaortale Gefäße
Sind Gefäßprothesenmaterialien im Bereich der supraaortalen Äste infiziert, dann handelt es sich meistens um einen Infekt von Patch-Materalien nach Karotis-TEA. Neben klinischen Zeichen der Infektion fallen diese im Verlauf durch Pseudoaneurysmabildung oder durch Embolisation mit nachfolgendem Apoplex auf. Die genaue Inzidenz von Gefäßprotheseninfektionen an den supraaortalen Ästen ist aufgrund fehlender Daten unklar (Chakfé et al. 2020). Knight et al. geben in einem systematischen Review die Inzidenz von Wundinfektionen nach Karotisoperation insgesamt mit 0,25–0,5 % an, wobei die Inzidenz für eine Patch-Infektion mit 0,37–1,76 % etwas höher liegt (Knight et al. 2009) In einem Review von Lejay et al. wurde über einen Zeitraum von 30 Jahren von 140 Gefäßprotheseninfektionen an den supraaortalen Ästen berichtet. In die Analyse, welche hauptsächlich Case Reports und Fallserien einschloss, flossen die Daten von 39 Studien ein. In 93,7 % der Fälle handelt es sich um Patch-Infektionen nach Karotis-TEA (22). Die Rate von Infekten nach Stentimplantation an den supraaortalen Ästen war sehr gering und beschränkte sich auf Einzelfälle (Lejay et al. 2018).

> **Fazit für die Praxis**
> - Postoperative Wundinfektionen gehören mit 22,4 % zu den häufigsten nosokomialen Infektionen in Deutschland.
> - In der Gefäßchirurgie treten postoperative Wundinfektionen mit einer Rate von 5–10 % deutlich häufiger als in anderen chirurgischen Disziplinen auf, wobei die Leistenregion am häufigsten betroffen ist.
> - Die Häufigkeit von Gefäßprotheseninfektionen wird in der Literatur mit 1–6 % angegeben.
> - Infektionen von Endoprothesen sind sehr selten, wobei aortale Fisteln nach TEVAR häufiger auftreten als nach offenem thorakalem Aortenersatz.

1.2 Begriffsdefinitionen

1.2.1 Frühinfektion und Spätinfektion

Abhängig vom Zeitpunkt des Auftretens der Gefäßprotheseninfektion wird in der Literatur zwischen Früh- und Spätinfektionen unterschieden. Eine Gefäßprotheseninfektion wird als Frühinfektion bezeichnet, wenn sie innerhalb der ersten 2 Monate nach Implantation der Gefäßprothese auftritt. Manifestiert sich die Gefäßprotheseninfektion nach diesem Zeitraum, wird sie als Spätinfektion bezeichnet (Chakfé et al. 2020).

1.2.2 Low-Grade-Infektion und High-Grade-Infektion

Zusätzlich wird bei Protheseninfektionen abhängig vom klinischen Bild in Low-Grade-Infektionen und High-Grade-Infektionen unterteilt. Low-Grade-Infektionen verlaufen häufig klinisch inapparent. Die Patienten stellen sich mit unspezifischer Symptomatik vor. Sie können auch Jahre nach Implantation der Gefäßprothese auftreten. Gelingt ein Erregernachweis, handelt es sich häufig um niedrig virulente Erreger.

High-Grade-Infektionen werden durch hoch virulente Erreger verursacht. Sie treten in zeitlich deutlich kürzerem Abstand zur Implantation auf. Die Patienten stellen sich mit einer spezifischen Klinik (z. B. Fieber, abdominelle oder thorakale Schmerzen) vor, oftmals mit einem septischen Krankheitsbild (Setacci et al. 2014). Bei Vorliegen einer aortoenteralen/bronchialen Fistel können katastrophale Blutungen mit Meläna, Hämoptysen und Hämatemesis auftreten.

1.3 Pathogenese von Gefäßprotheseninfektionen

1.3.1 Exogene und endogene Infektion

Eine häufige Ursache für Gefäßprotheseninfektionen ist die intraoperative direkte bakterielle Kontamination des Prothesenmaterials. Das geschieht entweder von außen durch das Personal oder durch kontaminierte Medizinprodukte (exogene Infektion). Alternativ wird die Prothese durch Erreger der natürlichen Hautflora des Patienten oder durch transiente Besiedelungserreger kontaminiert (endogene Infektion) (Taher et al. 2015).

Neben der vorbestehenden mikrobiellen Besiedelung im Operationsgebiet können auch andere endogene Erregerreservoire vorhanden sein und zu einer Kontamination der Gefäßprothese führen. So wurde als Zufallsbefund in 8–20 % der Fälle im Thrombenmaterial von abdominellen Aortenaneurysmen eine bakterielle Besiedelung nachgewiesen (Hobson et al. 2004). Van der Vliet untersuchte bei 216 Patienten mit abdominellen Aortenaneurysmen den intraoperativen Thrombus aus dem Aneurysmasack. In 25 % der Fälle konnte eine bakterielle Besiedelung nachgewiesen werden. Vier Patienten (1,9 %) entwickelten im Nachbeobachtungszeitraum eine Protheseninfektion (Van der Vliet et al. 1996). In einer Arbeit von Vakhitov et al. wurden Thrombusaspirate von Patienten mit Extremitätenischämie oder tiefen Beinvenenthrombosen auf Bakterien-PCR untersucht. Ein Nachweis von Bakterien-PCR gelang in 57,6 % der arteriellen Thrombusaspirate, wobei thrombosierte Bypässe in 75 % der Fälle und Prothesenbypässe in 77,8 % der Fälle betroffen waren. In 80 % der Fälle ließ sich DNA von Bakterien der *Streptococcus-mitis*-Gruppe nachweisen, welche v. a. in der Mundflora vorkommen (Vakhitov et al. 2018). Auch die bakterielle Besiedelung der Nasenschleimhaut mit *Staphylococcus aureus* stellt ein mögliches endogenes Erregerreservoir dar und ist mit einer erhöhten Rate an postoperativen Wundinfektionen assoziiert (Tatterton et al. 2011). Daneben können Infektionen wie Pneumonien oder Infekte der Harnwege über hämatogene Streuung im Rahmen einer Bakteriämie sowie eine bakterielle Translokation zu einer Besiedelung des Prothesenmaterials und nachfolgend einem Protheseninfekt führen (Chakfé et al. 2020). Unter bakterieller Translokation versteht man die Passage von bakteriellen Erregern aus dem Gastrointestinaltrakt in andere Körperkompartimente (z. B. Blutbahn) (Berg 1999).

1.3.2 Entstehungsmechanismus der Protheseninfektion

Die Entstehung einer Protheseninfektion hängt von der Virulenz des Erregers, der Immunantwort sowie den biomechanischen Eigenschaften des implantierten Prothesenmaterials ab (Baddour et al. 2003).

Virulenz des Erregers
Die Fähigkeit von Mikroorganismen, sich an Fremdmaterial zu binden und Biofilm zu bilden, ist eine wichtige Voraussetzung für die Entstehung von Gefäßprotheseninfektionen. Diese Fähigkeit haben die meisten Erreger, die sich auf Haut und Schleimhäuten befinden, insbesondere

Staphylococcus spp. Die Biofilmbildung läuft hierbei in mehreren Phasen ab. Zunächst binden die Erreger an die Oberfläche des Implantates. Die Bindung erfolgt hierbei einerseits über die physikalischen Eigenschaften der Erreger und der Implantatoberfläche (Hydrophobizität), andererseits über Zelladhäsionsmoleküle (Adhäsine, MSRAMM: "microbial surface components recognizing adhesive matrix molecules"). Diese binden an Proteinstrukturen (Fibronektin, Vitronektin und Fibrinogen) der Zellmatrix, die sich nach Implantation einer Gefäßprothese auf der Oberfläche des Implantates bildet (Darouiche et al. 2003).

Nach Bindung der Erreger an die Gefäßprothese beginnen diese zu akkumulieren und eine extrazelluläre Matrix zu bilden, welche aus Polysacchariden, Proteinen, Teichonsäure und DNA zugrunde gegangener Zellen (eDNA: extrazelluläre DNA) besteht (Otto 2018). Dabei nehmen die Zellverbände myzelartige Strukturen an, die sich aneinanderlagern. Im Verlauf werden diese durch Proteasen und Nukleasen desintegriert. Die Zellen lösen sich von der Implantatoberfläche ab, treten in den Blutkreislauf ein und führen zur Bakteriämie.

Die körpereigenen Abwehrzellen, insbesondere Phagozyten, können diese Permeabilitätsbarriere nur schlecht durchdringen. Da die Bakterienzahl im Biofilm gering (< 10 CFU) und die Stoffwechselaktivität deutlich reduziert ist, wird zusätzlich die Wirksamkeit der meisten Antibiotika (bis um den Faktor 1000) deutlich herabgesetzt (Dunne et al. 1993), und die Resistenzentwicklung – insbesondere bei gut gegen Staphylokokken wirksamen Antibiotika wie z. B. Rifampicin – steigt (Croes et al. 2010). Reserveantibiotika wie Linezolid, Tigecyclin und Daptomycin weisen gegenüber Biofilmen eine bessere Wirksamkeit auf, wobei sich gezeigt hatte, dass auch bei Daptomycin der Diffusionskoeffizient im Biofilm von S. epidermidis im Vergleich zu Wasser auf 28 % reduziert war (Frei et al. 2011).

▶ Gefäßprotheseninfektion bei Biofilmbildnern, insbesondere bei S. epidermidis, lassen sich schlecht behandeln, und eine Sanierung des Infektes ist ohne Ausbau der Gefäßprothese fast nie möglich.

Immunantwort des Wirtes

Nach Implantation einer Gefäßprothese kommt es zu einer Immunantwort auf das implantierte Fremdmaterial. Im Lumen der Prothese ändern sich die Flussverhältnisse des Blutes. Es kommt zur Veränderung der Blutströmung, mit Scherkräften im Bereich der Anastomosen („shear stress") und der Fremdkörperoberfläche sowie Änderung der Druckverhältnisse auf die Gefäßwand, was negativen Einfluss auf die Funktion des Endothels, der T-Zellen und der Thrombozyten (Baddour et al. 2003) hat. Das Endothel wird lokal aktiviert, Apoptose und Inflammation induzierende Mediatoren werden ausgeschüttet, was die Adhäsion von Thrombozyten begünstigt. Durch den Kontakt mit dem Fremdmaterial wird die physiologische Funktion von Abwehrzellen wie Monozyten und neutrophilen Zellen zusätzlich eingeschränkt (Baddour et al. 2003). Die Adhäsion bakterieller Erreger an das Fremdmaterial wird hierdurch erleichtert.

Biomechanische Eigenschaften des Prothesenmaterials

Das Einwachsen einer Kunststoffprothese verläuft zeitlich verzögert. Nach Abdichtung der implantierten Prothese sprossen Neogefäße und juvenile Bindegewebszellen aus der Umgebung in die Prothesenmatrix ein und es bildet sich im Verlauf eine schlecht vaskularisierte, bindegewebige Kapsel um die Prothese (Vollmar 1982). Da Implantate eine hydrophobe Oberfläche aufweisen, können sich Bakterien an diese besser binden als an biologische Materialien (Otto 2018). Zusätzlich spielt für die bakterielle Adhäsion an Prothesenmaterialien die Oberflächenspannung, welche die Bindung von Fibrinogen und die Thrombozytenaggregation beeinflusst, eine wichtige Rolle (Baddour et al. 2003). Bei PTFE-Prothesen ist diese niedriger als bei Dacron-Prothesen, was die deutlich höhere Affinität bakterieller Erreger zu Dacron erklärt (Tatterton et al. 2011).

▶ Die biomechanischen Eigenschaften alloplastischen Prothesenmaterials führen zu einer verminderten immunologischen Erregerabwehr.

Entstehungsmechanismus von sekundären aortoenteralen Fisteln

Der Entstehungsmechanismus von aortoenteralen sowie von aortoösophagealen und aortobronchialen Fisteln ist unklar. Als Ursachen werden neben der Pulsation der Aortenprothese, welche eine chronische, immer wiederkehrende Druckbelastung auf die umliegenden Strukturen auslöst und dann zur mechanischen Arrosion mit Gewebsnekrose und Fistelbildung führt, auch ein vorbestehendes Pseudoaneurysma im Anastomosenbereich, ein chronischer Infekt der Aortenprothese sowie ein direkter Kontakt der Prothese mit dem umgebenden Material und technische Fehler bei der Primäroperation (fehlende Deckung der Prothese, Prothesendurchzug, Länge der Prothesenschenkel) angesehen (Chafke et al. 2020). Zudem führt eine Endograftimplantation zur Überstentung von für die Versorgung angrenzender Strukturen wichtigen Gefäßen, was zur Ischämie mit Nekrose führen kann, wenn kein ausreichender Kollateralkreislauf vorhanden ist (Porcu et al. 2005).

1.4 Erregerspektrum der Gefäßprotheseninfektion

In ca. 2/3 der Fälle wird die Gefäßprotheseninfektion durch grampositive Erreger (*Staphylococcus aureus*, Enterokokken und koagulasenegative Staphylokokken [KNS]) verursacht. Gramnegative Erreger (*Pseudomonas aeruginosa*, *Escherichia coli*, *Bacterioides*) werden in 1/3 der Fälle nachgewiesen. Gefäßprotheseninfektionen mit Nachweis von Anaerobiern oder Pilzen sind selten (Chakfé et al. 2020). Tab. 1.1

Tab. 1.1 Übersicht über das Erregerspektrum gefäßchirurgischer Infektionen aus den Jahren 2009–2013

Erreger	Anteil (in %)
S. aureus	36 (davon 20 % MRSA)
Koagulasenegative Staphylokokken	20
Enterococcus spp.	16
E. coli	12
P. aeruginosa	8
Enterobacter spp.	6
Klebsiella spp.	5
Proteus spp.	1
Candida albicans	1

zeigt eine Übersicht über das Erregerspektrum gefäßchirurgischer Infektionen aus den Jahren 2009–2013, modifiziert nach NRZ-KISS-Referenzdaten (Taher et al. 2015).

Methicillin-resistente Staphylokokken (MRSA) werden häufig bei Gefäßprotheseninfektionen nachgewiesen (Inui et al. 2015). Über die Häufigkeit von multiresistenten gramnegativen Erregern (MRGN) bei Gefäßprotheseninfektionen finden sich in der Literatur keine Angaben. Es ist jedoch zu vermuten, dass die Anzahl dieser in den nächsten Jahren stark ansteigen wird. Eine aktuelle retrospektive Studie von Melo et al. analysierte das Erregerspektrum bei Gefäßprotheseninfektionen. Die Autoren beobachteten über einen Zeitraum von 10 Jahren (2008–2018) einen Anstieg von gramnegativen multiresistenten Erregern. Im selben Zeitraum sank die Rate von Gefäßprotheseninfektionen, bei denen grampositive Erreger nachgewiesen wurden (Melo et al. 2021).

1.5 Risikofaktoren für Gefäßprotheseninfektionen

Es existieren zahlreiche Risikofaktoren, die eine Protheseninfektion begünstigen können. In der aktuellen Leitlinie zum Management von Gefäßprotheseninfektionen wird zwischen prä-operativen, intraoperativen, postoperativen sowie patientenbezogenen Risikofaktoren unterschieden (Chakfé et al. 2020) (Tab. 1.2).

Tab. 1.2 Übersicht über die Risikofaktoren, welche eine Gefäßprotheseninfektion begünstigen

Präoperativ
• Notfalleingriff
• Inguinaler Zugang
• Rezidiveingriff
• Dauer der präoperativen Hospitalisierung
• Infektionen im Bereich des Operationsgebietes
• Vorhandensein von trophischen Störungen mit/ohne Infektion
• Z. n. perkutaner Intervention im Operationsgebiet
Intraoperativ
• Fehlende Sterilität
• Lange Operationsdauer
• Zweitprozedur gastrointestinal/urogenital
• Inadäquate/fehlende Antibiotikaprophylaxe
Postoperativ
• Wundinfektion
• Hautnekrose
• Lymphozele
• Serom
• Graftthrombose
• Hämatom
Patientenbezogen
• Immunsuppression
• Kortikosteroideinnahme
• Chemotherapie
• Tumorerkrankung
• Malnutrition
• Diabetes mellitus
• Niereninsuffizienz/Dialyse
• Leberzirrhose

Fazit für die Praxis
- Gefäßprotheseninfektionen entstehen durch direkte bakterielle Kontamination während der Implantation, bakterielle Translokation oder hämatogene Streuung.
- Die am häufigsten nachgewiesenen Erreger sind Staphylokokken.
- Die Virulenz des Erregers, die Immunantwort sowie die biomechanischen Eigenschaften der Gefäßprothese haben Einfluss auf die Entstehung des Protheseninfektes.

Literatur

Baddour LM, Bettmann MA, Bolger AF, Epstein AE, Ferrieri P, Gerber MA, Gewitz MH, Jacobs AK, Levison ME, Newburger JW, Pallasch TJ, Wilson WR, Baltimore RS, Falace DA, Shulman ST, Tani LY, Taubert KA und AHA (2003). Nonvalvular cardiovascular device-related infections. Circulation 108(16):2015–2031. https://doi.org/10.1161/01.CIR.0000093201.57771.47

Berg RD (1999) Bacterial translocation from the gastrointestinal tract. Adv Exp Med Biol 473:11–30. https://doi.org/10.1007/978-1-4615-4143-1_2

Breier AC, Schröder C, Gastmeier P, Geffers C (2016) Postoperative Wundinfektionen in der Gefäßchirurgie – wo stehen wir? Gefäßchirurgie 21:138–144

Chakfé N, Diener H, Lejay A, et al (2020) Editor's Choice – European Society for Vascular Surgery (ESVS) 2020 Clinical Practice Guidelines on the Management of Vascular Graft and Endograft Infections [published correction appears in Eur J Vasc Endovasc Surg. 2020 Dec;60(6):958. Eur J Vasc Endovasc Surg 59(3):339–384. https://doi.org/10.1016/j.ejvs.2019.10.016

Croes S, Beisser PS, Neef C, Bruggeman CA, Stobberingh EE (2010) Unpredictable effects of rifampin as an adjunctive agent in elimination of rifampin-susceptible and -resistant Staphylococcus aureus strains grown in biofilms. Antimicrob Agents Chemother 54(9):3907–3912. https://doi.org/10.1128/AAC.01811-09

Czerny M, Eggebrecht H, Sodeck G et al (2014) New insights regarding the incidence, presentation and treatment options of aorto-oesophageal fistulation after thoracic endovascular aortic repair: the European registry of endovascular aortic repair complications. Eur J Cardiothorac Surg 45(3):452–457. https://doi.org/10.1093/ejcts/ezt393

Czerny M, Reser D, Eggebrecht H et al (2015) Aortobronchial and aorto-pulmonary fistulation after thoracic endovascular aortic repair: an analysis from the European registry of endovascular aortic repair complications. Eur J Cardiothorac Surg 48(2):252–257. https://doi.org/10.1093/ejcts/ezu443

Darouiche R (2003) Antimicrobial approaches for preventing infections associated with surgical implants. Clin Infect Dis 36:1284–1289

Diener H, Assadian O, Zegelmann M, Steinbauer M, Debus ES, Larena-Avellaneda A (2017) Gefäßprotheseninfektionen. In: Debus E, Gross-Fengels W (Hrsg) Operative und interventionelle Gefäßmedizin. Springer Reference Medizin. Springer, Berlin, Heidelberg. https://doi.org/10.1007/978-3-662-45856-3_114-1

Diener H, Chafke N, Honig S (2020) Die europäischen Leitlinien zur Versorgung von Gefäßprothesen- und Stentgraftinfektionen. Kommentierte Zusammenfassung. Gefäßchirurgie 25:632–642

Dietrich ES, Felder S, Kaier K (2018) Kosten nosokomialer Infektionen. In: Dettenkofer M, Frank U, Just HM, Lemmen S, Scherrer M (Hrsg) Praktische Krankenhaushygiene und Umweltschutz. Springer Reference Medizin. Springer, Berlin, Heidelberg. https://doi.org/10.1007/978-3-642-40600-3_22

Dunne WM, Mason EO, Kaplan SL (1993) Diffusion of rimapin and vancomycin through a Staphylococcus epidermidis biofilm. Antimicrob Agents Chemother 37(12):2511–2526

Frei E, Hodgkiss-Harlow K, Rossi PJ et al (2011) Microbial pathogenesis of bacterial biofilms: a causative factor of vascular surgical site infection. Vas Endo Sur 45(8):688–696. https://doi.org/10.1177/1538574411419528

Giles KA, Scali ST, Pearce BJ et al (2019) Impact of secondary interventions on mortality after fenestrated branched endovascular aortic aneurysm repair. J Vasc Surg 70(6):1737–1746.e1. https://doi.org/10.1016/j.jvs.2019.02.029

Gouveia E Melo R, Martins B, Pedro DM, Santos CM, Duarte A, Fernandes E Fernandes R, Garrido P, Mendes Pedro L (2021) Microbial evolution of vascular graft infections in a tertiary hospital based on positive graft cultures. J Vasc Surg 74(1):276–284.e4. https://doi.org/10.1016/j.jvs.2020.12.071. Epub 2020 Dec 19. PMID: 33348004.

Hallett JW Jr, Marshall DM, Petterson TM et al (1997) Graft-related complications after abdominal aortic aneurysm repair: reassurance from a 36-year population-based experience. J Vasc Surg 25(2):277–286. https://doi.org/10.1016/s0741-5214(97)70349-5

Hobson RW, Wilson EW, Veith F (2004) Vascular Surgery: Principles and Practice, Third Edition, Revised and Expanded. https://doi.org/10.1081/0819-9-120024925

Horan T, Andrus M, Dudeck M (2008) CDC/NHSN surveillance definition of heltcare-associated infection and criteria for specific types of infections in the acute care setting. Am J Infect Control 36:309–332

Inui T, Bandyk DF (2015) Vascular surgical site infection: risk factors and preventive measures. Semin Vasc Surg 28(3–4):201–207. https://doi.org/10.1053/j.semvascsurg.2016.02.002

Kahlberg A, Grandi A, Loschi D et al (2019) A systematic review of infected descending thoracic aortic grafts and endografts. J Vasc Surg 69(6):1941–1951.e1. https://doi.org/10.1016/j.jvs.2018.10.108

Kahlberg A, Rinaldi E, Piffaretti G et al (2016) Results from the Multicenter Study on Aortoenteric Fistulization After Stent Grafting of the Abdominal Aorta (MAEFISTO). J Vasc Surg 64(2):313–320.e1. https://doi.org/10.1016/j.jvs.2016.04.008

Knight BC, Tait WF (2009) Dacron patch infection following carotid endarterectomy: a systematic review of the literature. Eur J Vasc Endovasc Surg 37(2):140–148. https://doi.org/10.1016/j.ejvs.2008.10.016

Kommission für Krankenhaushygiene und Infektionsprävention (KRINKO) (2018) Prävention postoperativer Wundinfektionen. Bundesgesundheitsblatt 68:448–473

Lejay A, Koncar I, Diener H, Vega de Ceniga M, Chakfé N (2018) Post-operative infection of prosthetic materials or stents involving the supra-aortic trunks: a comprehensive review. Eur J Vasc Endovasc Surg 56(6):885–900. https://doi.org/10.1016/j.ejvs.2018.07.016

NRZ Nationales Referenzzentrum für Surveillance von nosokomialen Infektionen (2016) Deutsche nationale Punkt-Prävalenz-Erhebung von nosokomialen Infektionen und Antibiotika-Anwendung Abschlussbericht. Abschlussbericht PPS 2016 (nrz-hygiene.de).

O'Connor S, Andrew P, Batt M, Becquemin JP (2006) A systematic review and meta-analysis of treatments for aortic graft infection. J Vasc Surg 44(1):38–45. https://doi.org/10.1016/j.jvs.2006.02.053

Otto M. (2018). Staphylococcal Biofilms. Microbiology spectrum, 6(4), https://doi.org/10.1128/microbiolspec.GPP3-0023-2018. https://doi.org/10.1128/microbiolspec.GPP3-0023-2018

Piffaretti G, Dorigo W, Ottavi P et al (2019) Prevalence and risk factors for heparin-bonded expanded polytetrafluoroethylene vascular graft infection after infrainguinal femoropopliteal bypasses. J Vasc Surg 70(4):1299–1307.e1. https://doi.org/10.1016/j.jvs.2019.03.023

Porcu P, Chavanon O, Sessa C, Thony F, Aubert A, Blin D (2005) Esophageal fistula after endovascular treatment in a type B aortic dissection of the descending thoracic aorta. J Vasc Surg 41(4):708–711. https://doi.org/10.1016/j.jvs.2004.12.052

Setacci C, Chisci E, Setacci F, Ercolini L, de Donato G, Troisi N, Galzerano G, Michelagnoli S (2014) How To Diagnose and Manage Infected Endografts after Endovascular Aneurysm Repair. Aorta (Stamford) 2(6):255–264. https://doi.org/10.12945/j.aorta.2014.14-036. PMID: 26798744; PMCID: PMC4682678.

Taher F, Assadian O, Hirsch K et al (2015) Protheseninfektionen im aortofemoralen Bereich und Ihre Vermeidung. Chirurg 86:293–302

Tatterton MR, Homer-Vanniasinkam S (2011). Infections in vascular surgery. Injury 42(5):35–41. https://doi.org/10.1016/S0020-1383(11)70131-0

Vakhitov D, Tuomisto S, Martiskainen M, Korhonen J, Pessi T, Salenius JP, Suominen V, Lehtimäki T, Karhunen PJ, Oksala N (2018) Bacterial signatures in thrombus aspirates of patients with lower limb arterial and venous thrombosis. J Vasc Surg 67(6):1902–1907. https://doi.org/10.1016/j.jvs.2017.05.090

Van de Weijer MA, Kruse RR, Schamp K, Zeebregts CJ, Reijnen MM (2015) Morbidity of femoropopliteal bypass surgery. Semin Vasc Surg 28(2):112–121. https://doi.org/10.1053/j.semvascsurg.2015.09.004

Van der Vliet JA, Kouwenberg PP, Muytjens HL et al (1996) Relevance of bacterial cultures of abdominal aortic aneurysm contents. Surgery 119:129–132

Vogel TR, Symons R, Flum DR (2008) The incidence and factors associated with graft infection after aortic aneurysm repair. J Vasc Surg 47(2):264–269. https://doi.org/10.1016/j.jvs.2007.10.030

Vollmar J (Hrsg) (1982) Rekonstruktive Chirurgie der Arterien, 3. Aufl. Thieme Verlag, Stuttgart, New York

Wilson WR, Bower TC, Creager MA et al (2016) Vascular graft infections, mycotic aneurysms, and endovascular infections: a scientific statement from the American heart association. Circulation 134(20):e412–e460. https://doi.org/10.1161/CIR.0000000000000457

Klassifikation von Gefäßprotheseninfektionen

Martin Lainka

Inhaltsverzeichnis

2.1　Zusammenfassung. 13
2.2　Definition postoperativer Wundinfektionen 13
2.3　Klassifikation von Gefäßprotheseninfektionen. 14
　　　2.3.1　Die MAGIC-Klassifikation 16
2.4　Bewertung der MAGIC-Kriterien im klinischen Alltag 20
Literatur 21

2.1　Zusammenfassung

Die Gefäßprotheseninfektion stellt ein äußerst inhomogenes Krankheitsbild dar. Prognose und Verlauf sowie therapeutische Optionen hängen von einer frühzeitigen und sicheren Diagnose ab. Die Diagnosestellung bedeutet ebenso wie die Erarbeitung eines effektiven Therapiekonzeptes im klinischen Alltag eine große Herausforderung. Darüber hinaus stellt sich die Problematik einer Evaluation der jeweiligen Therapiekonzepte, da einheitliche, vergleichbare und objektivierbare Falldefinitionen bisher fehlten.

Neben der allgemein akzeptierten Definition nosokomialer Wundinfektionen nach CDC-Kriterien existieren für die Gefäßprotheseninfektionen einige historische Klassifikationen, die im Wesentlichen deskriptiver Natur sind und keine objektivierbaren Diagnoseparameter berücksichtigen.

Erstmalig liefert die MAGIC-Klassifikation eine einheitliche Falldefinition anhand klinischer, radiologischer und laborchemischer Parameter. Sie ermöglicht die Nutzung zur frühzeitigen Diagnosestellung, zur wissenschaftlichen Vergleichbarkeit von Patientenkollektiven und ist in den europäischen Leitlinien zur Diagnosestellung empfohlen.

2.2　Definition postoperativer Wundinfektionen

Im chirurgischen Alltag spielt die postoperative Beurteilung der Wundheilung eine wesentliche Rolle für den Genesungsprozess des Patienten und beeinflusst das therapeutische Konzept im Hinblick auf die Rekonvaleszenz sowie die Prognose der jeweiligen Grunderkrankung. Die klinische Einschätzung des lokalen

M. Lainka (✉)
Sektion für Gefäßchirurgie und Endovaskuläre Chirurgie, Klinik für Allgemein-, Viszeral- und Transplantationschirurgie, Universitätsklinikum Essen, Essen, Deutschland
E-Mail: Martin.Lainka@uk-essen.de

Befundes unterliegt häufig dem Bias der subjektiven Bewertung durch das Behandlungsteam. Zur Diagnosestellung einer Wund-, aber auch einer Protheseninfektion bedarf es deshalb objektivierbarer Kriterien. Diese stellen die Grundlage einer wissenschaftlichen Evaluation der entsprechenden Krankheitsbilder dar.

▶ **Wichtig**
Die gängigste Definition und Klassifikation der Wundinfektionen stammt vom Center for Disease Control and Prevention (CDC) (Horan et al. 2008).

Sie hat sich in Deutschland u. a. im Rahmen der Erfassung von nosokomialen Infektionen durch das Nationale Referenzzentrum für Surveillance von nosokomialen Infektionen (NRZ) des RKI etabliert (Lyons 2016). Hier werden unterschiedliche Kriterien zur Erfassung von oberflächlichen und tiefen, nosokomialen Wundinfektionen mit und ohne Organ- bzw. Körperhöhlenbeteiligung aufgestellt.

Die Kriterien umfassen neben der Lokalisationsbeschreibung und dem Zeithorizont des Auftretens sowohl objektivierbare mikrobiologische Befunde als auch eine Reihe subjektiver klinischer Parameter (Tab. 2.1). Zur Bestätigung einer Wund- oder nosokomialen Infektion muss jeweils ein Parameter des zeitlichen Zusammenhangs und der Lokalisation sowie ein Parameter der Gruppe 3 erfüllt sein. In dieser Gruppe gilt neben zutreffenden klinischen und mikrobiologischen Kriterien auch die Diagnosestellung einer nosokomialen Infektion durch den behandelnden Arzt als begründend, sofern nicht zwingende Gründe für die Annahme des Gegenteils vorliegen (Lyons 2016). Dies führt zwar zu einer Einschränkung der Objektivierbarkeit der Kriterien, kann jedoch ggf. die Gefahr einer Untererfassung von nosokomialen Infektionen reduzieren.

2.3 Klassifikation von Gefäßprotheseninfektionen

Zur Klassifikation von Gefäßprotheseninfektionen existieren außerhalb der MAGIC-Klassifikation einige historische Einteilungen, die sich im Wesentlichen an deskriptiven Kriterien orientieren. Es bleibt bei diesen Klassifikationen insgesamt unklar, anhand welcher Parameter die Diagnose einer Protheseninfektion gestellt werden kann. Die älteste Kategorisierung ist die Klassifikation nach Szilagyi aus dem Jahr 1972 (Zühlke et al. 1994) (Tab. 2.2). Die Einteilung wurde im Rahmen einer retrospektiven Untersuchung von über 3000 Gefäßrekonstruktionen vorgenommen. Hierbei konnte gezeigt werden, dass Grad-I- und -II-Infektionen häufig einen spontanen Heilungsverlauf zeigen und dass erst Grad-III-Infektionen mit Involvierung des Prothesenmaterials kompliziert verlaufen. Die Ausdehnung der Infektion in Bezug auf das eingebrachte Prothesenmaterial spiegelt sich in der Szilagyi-Klassifikation nicht wieder, doch konnten die Ergebnisse seiner Arbeit bereits aufzeigen, dass das Outcome im Hinblick auf Amputationsraten und Letalität bei Involvierung der Anastomosen schlechter ist als bei Beschränkung der Infektion auf den Prothesenschaft. Samson veröffentlichte im Jahr 1988 eine modifizierte Klassifikation der peripheren Protheseninfektion (Szilagyi et al. 1972). Diese erweiterte die Grad-III-Infektion nach Szilagyi um die Grade IV (mit Anastomosenbeteiligung) und V (mit Komplikationen) vor dem Hintergrund eines möglichen therapeutischen Teilerhalts oder sogar vollständigen Erhalts des eingebrachten Prothesenmaterials in Abhängigkeit von der Anastomosenbeteiligung. Tatsächlich konnte Samson zeigen, dass – im Gegensatz zur notwendigen vollständigen Prothesenentfernung bei Grad-V-Infektionen – bei Grad-III-Infektionen häufig ein vollständiger und bei Grad-IV-Infektionen in 72 % der Fälle ein zumindest teil-

Tab. 2.1 CDC-Kriterien zur Erfassung von nosokomialen Wundinfektionen

Verpflichtende Diagnosekriterien	Oberflächliche Wundinfektion	Tiefe Wundinfektion	Infektion von Organen und Körperhöhlen
1	Infektion innerhalb von *30 Tagen* nach einer operativen Prozedur	Infektion innerhalb von *30 Tagen* nach einer operativen Prozedur, ohne vorhandenes Implantat oder innerhalb *eines Jahres* mit vorhandenem Implantat und wenn die operative Prozedur für die Infektion ursächlich erscheint	Infektion innerhalb von *30 Tagen* nach einer operativen Prozedur, ohne vorhandenes Implantat oder innerhalb *eines Jahres* mit vorhandenem Implantat und wenn die operative Prozedur für die Infektion ursächlich erscheint
und 2	Infektion betrifft Kutis und Subkutis	Infektion betrifft tiefe Weichteile	Infektion betrifft jedwede Körperregion, ausgenommen Kutis, Subkutis, Faszie oder Muskel, die durch die Operation eröffnet oder manipuliert worden ist
und 3	*Mindestens eines* der folgenden Kriterien:	*Mindestens eines* der folgenden Kriterien:	*Mindestens eines* der folgenden Kriterien:
a	Eitrige Sekretion aus der oberflächlichen Inzision	Eitrige Sekretion aus der tiefen Inzision, jedoch nicht aus einem Organ oder einer Körperhöhle im Operationsgebiet	Eitrige Sekretion über eine Drainage, die durch eine Stichinzision in ein Organ oder eine Körperhöhle platziert wurde
b	Keimnachweis mittels aseptisch gewonnener Kulturen von Flüssigkeit oder Gewebe der oberflächlichen Inzision	Spontane oder chirurgisch initiierte Eröffnung einer tiefen Inzision mit positivem kulturellem Keimnachweis oder ohne Probengewinnung, wenn der Patient eines der folgenden Zeichen aufweist: Fieber (>38 °C) oder lokale Schmerzen. Eine negative Keimkultur gilt nicht für dieses Kriterium	Keimnachweis mittels aseptisch gewonnener Kulturen von Flüssigkeit oder Gewebe der Organe oder Körperhöhle
c	Mindestens eines der folgenden Zeichen oder Symptome einer Infektion: Schmerz, lokale Schwellung, Rötung, Überwärmung und bewusste chirurgische Eröffnung der Inzision mit positiver Keimkultur oder ohne Probengewinnung. Eine negative Keimkultur gilt nicht für dieses Kriterium	Nachweis eines Abszesses oder anderweitiger Hinweis auf eine Infektion der tiefen Inzision durch direkte Untersuchung, während einer Reoperation oder durch histopathologische oder radiologische Untersuchung	Nachweis eines Abszesses oder anderweitiger Hinweis auf eine Infektion eines Organs oder einer Körperhöhle durch direkte Untersuchung, während einer Reoperation oder durch histopathologische oder radiologische Untersuchung
d	Diagnose einer oberflächlichen Wundinfektion durch den behandelnden Chirurgen oder Arzt	Diagnose einer tiefen Wundinfektion durch den behandelnden Chirurgen oder Arzt	Diagnose einer Infektion eines Organs oder einer Körperhöhle durch den behandelnden Chirurgen oder Arzt

weiser Prothesenerhalt möglich war. Zühlke verwendete letztlich für seine Klassifikation ausschließlich die Einteilung einer direkten Prothesenbeteiligung ohne die isolierten Wundinfektionen der Kategorie I und II nach Szilagyi oder Samson (Tab. 2.2) (Zühlke et al. 1994). Abschließend soll der Vollständigkeit halber noch die weniger gebräuchliche Einteilung nach Bunt

Tab. 2.2 Klassifikationen der Protheseninfektion

		Szilagyi	Zühlke	Samson
Infektion der Dermis		I		I
Infektion der Subkutis		II		II
Infektion mit Prothesenbeteiligung	Ohne Anastomosenbeteiligung	III	I	III
	Mit Anastomosenbeteiligung	III	II	IV
	Mit Komplikationen (z. B. Blutung oder Prothesenverschluss)	III	III	V

Tab. 2.3 Klassifikation der Protheseninfektion nach Lokalisation und Modalität

Modalität der Protheseninfektion modifiziert nach Bunt		Lokalisation
Periphere Protheseninfektion	P0	Kavitäre Prothese
	P1	Extrakavitäre Prothese
	P2	Extrakavitärer Anteil einer kavitären Prothese
	P3	Angioplastie mit Prothesenpatch
Prothetoenterische Erosion		
Prothetoenterische Fistel		
Aortale Stumpfinfektion nach Exzision einer infizierten aortalen Prothese		

mit Bezug auf Modalität und Lokalisation der Protheseninfektion Erwähnung finden (Tab. 2.3) (Bunt 1983).

2.3.1 Die MAGIC-Klassifikation

Der aortale Protheseninfekt (aortale Graftinfektion, AGI) stellt – verglichen mit den klinisch zugänglichen Wundinfektionen und Protheseninfektionen der Peripherie – eine besondere Herausforderung der Gefäßmedizin dar.

Diagnostik und Therapie gestalten sich in vielen Fällen schwierig. Die klinische Symptomatik ist meist unspezifisch. Weder existieren aktuell diagnostische Maßnahmen, die alleinig beweisend für einen aortalen Protheseninfekt wären, noch hat sich bisher ein einheitlicher diagnostischer Standard etabliert. Auch eine einheitliche, allgemein akzeptierte Definition der AGI existiert nicht. Zusätzlich ist die Studienlage limitiert und die Evidenz für die einzelnen diagnostischen Maßnahmen begrenzt. Vor dem Hintergrund einer hohen Mortalität (bis zu 100 %; Diener et al. 2020; O'Hara et al. 1984) unter konservativer Therapie, einer hohen Morbidität und Mortalität der geforderten, meist vollständigen Fokussanierung (18–30 %; O'Hara et al. 1984) und Rezidivraten von bis zu 18 % (Chafké et al. 2020) auch nach operativer Therapie ist die exakte Diagnosestellung essenziell für das Outcome der Patienten. Darüber hinaus besteht weitestgehend Unklarheit über die Gewichtung der einzelnen diagnostischen Ergebnisse in Hinblick auf die therapeutische Konsequenz.

Bisher wurden die unterschiedlichen zur Verfügung stehenden und in den vorherigen Abschnitten beschriebenen Klassifikationen der Gefäßprotheseninfektion zum Teil auch für AGIs verwendet. Letztlich blieb jedoch ungeklärt, auf welcher Basis die Diagnose des Infektes in den einzelnen Prothesenabschnitten gestellt werden sollte, was vor allem für die kavitären Anteile der Rekonstruktionen wichtig erscheint, da hier häufig die klinische Beurteilung schwierig ist. Auch für die wissenschaftliche Betrachtung z. B. der Behandlungsergebnisse von Protheseninfektionen fehlt somit der Konsens für die notwendigen diagnostischen Kriterien, die zu einer Vergleichbarkeit unterschiedlicher Patientenkollektive führen können und somit zu einer Vergleichbarkeit unterschiedlicher Therapiekonzepte.

Erstmalig hat die sog. MAGIC-Arbeitsgruppe (Management of Aortic Graft Infection Collaboration), bestehend aus zahlreichen Krankenhausärzten (Gefäßchirurgen, Infektiologen, Mikrobiologen und Radiologen) großer gefäßmedizinischer Abteilungen in England im Rahmen eines interdisziplinären Konsensusprozesses eine Klassifikation zur Definition

Tab. 2.4 Kriterien zur Diagnostik der aortalen Protheseninfektion (MAGIC-Kriterien)

Kriterien	Klinisch/chirurgisch	Radiologie	Labor
Majorkriterium	Pus (bestätigt durch Mikroskopie) im Bereich der Prothese oder im Aneurysmasack	Periprothetische Flüssigkeit im CT ≥ 3 Monate nach Prothesenanlage	Erregernachweis an explantierter Prothese
	Offene Wunde mit freiliegender Prothese oder kommunizierender Fistel	Periprothetische Luft im CT ≥ 7 Wochen nach Prothesenanlage	Erregernachweis aus einer intraoperativen Probe
	Fistelentwicklung, z. B. aortoenterisch oder aortobronchial	Nachweis progredienter periprothetischer Luftansammlung in serieller Bildgebung	Erregernachweis mittels perkutaner, radiologisch gesteuerter Punktion und Aspirat aus periprothetischer Flüssigkeit
	Prothesenanlage in infiziertem Gebiet, z. B. Fistel, mykotisches Aneurysma oder infiziertes Pseudoaneurysma		
Minorkriterium	Lokale klinische Infektzeichen einer aortalen Protheseninfektion, z. B. Rötung, Schwellung, Überwärmung, Schmerz, putride Sekretion	Andere: z. B. verdächtige periprothetische Luft/Flüssigkeit/Weichgewebsinfektion; Aneurysmawachstum; Nachweis eines Pseudoaneurysmas; Diszitis/Osteomyelitis; lokale Darmwandverdickung; verdächtige metabolische Aktivität in der FDG-PET/CT; Aufnahme radioaktiv markierter Leukozyten	Positive Blutkulturen bei Verdacht auf aortale Protheseninfektion und Ausschluss anderer Infektionsursachen
	Fieber ≥ 38°C mit aortaler Protheseninfektion als wahrscheinlichster Ursache		Pathologisch erhöhte Infektionsparameter, z. B. BSG, CRP; Leukozytenzahl bei aortalem Protheseninfekt als wahrscheinlichste Ursache

eines Fallstandards bei aortalen Gefäßprotheseninfektionen erarbeitet (O'Hara et al. 1984). Begleitet wurde der Konsensusprozess von einem systematischen Review der Literatur.

Insgesamt wurden drei Kategorien zur Klassifikation herangezogen, die im Wesentlichen den klinischen Alltag der diagnostischen Maßnahmen widerspiegeln. Hierbei handelt es sich um Kriterien aus dem Bereich der klinisch/chirurgisch zugänglichen Diagnostik, der Radiologie und der Laborchemie bzw. Mikrobiologie. Zu jeder Kategorie wurden Diagnoseparameter in Major- und Minorkriterien eingeteilt (Tab. 2.4). Als verdächtig auf eine AGI wurde das Vorliegen eines Majorkriteriums oder von zwei Minorkriterien aus zwei unterschiedlichen diagnostischen Kategorien gewertet. Die sichere Diagnose einer AGI wurde definiert als Nachweis eines Majorkriteriums plus eines weiteren Kriteriums aus einer anderen Kategorie, unabhängig von der Gewichtung in Major- oder Minorkriterium.

Ziel war es, letztlich eine einheitliche Falldefinition zu erarbeiten, die darüber hinaus auch in Situationen mit schwierigen und grenzwertigen Symptomkonstellationen praktischen Alltagsnutzen hat. Die Verwendung der MAGIC-Klassifikation ist in den aktuellen europäischen Leitlinien zur Vereinheitlichung der diagnostischen Maßnahmen bei Verdacht auf jedwede Gefäßprotheseninfektion mit höchstem Empfehlungsgrad verankert (Chafké, et al. 2020).

Klinische und chirurgische Kriterien
Die Symptomatik einer aortalen Protheseninfektion ist häufig unspezifisch, insbesondere, wenn ausschließlich der kavitäre Anteil involviert ist. Ist bei einer AGI der nichtkavitäre Teil einer Prothese – wie z. B. der femorale Anschluss einer Y-Prothese – betroffen, so ist dieser häufig der klinischen Diagnostik zugänglich. Die klassischen klinischen Zeichen wie Rötung, Schwellung, Schmerz und Überwärmung können ebenso wie putride Sekretion den Weg zur Diagnose weisen. Hier stellt sich jedoch nach wie vor die Herausforderung, zwischen oberflächlichen und postoperativen Wundinfektionen sowie einer tatsächlichen Beteiligung der Prothese zu unterscheiden. Bereits die alten Einteilungen der Protheseninfektionen haben diese wichtige Unterscheidung zusammengefasst (Tab. 2.3). Da gerade dann, wenn eine klinische Beteiligung der Prothese über den subkutanen Infekt hinaus nicht gesichert ist, die Diagnose einer AGI nur unter Zuhilfenahme anderer diagnostischer Kriterien gestellt werden kann, sind allgemeine Infektionszeichen aufgrund ihrer fehlenden Spezifität im Rahmen der MAGIC-Klassifikation als Minorkriterium gewertet worden. So werden hier die o. g. klinischen Zeichen und die putride Sekretion einerseits und Fieber $\geq 38\,°C$ andererseits als jeweils ein Minorkriterium benutzt, wenn die AGI der wahrscheinlichste Grund ist, andere Infektionsquellen also ausgeschlossen sind.

Als diagnostischer Hinweis auf eine isolierte kavitäre AGI scheiden lokale klinische Symptome meistens aus. Lediglich Fieber mit einer AGI als wahrscheinlichster Ursache spielt hier eine Rolle. Wichtige klinische und chirurgische Befunde im Rahmen der Diagnostik einer AGI sind der Nachweis bzw. das Vorliegen einer Organfistel (aorto- bzw. prothetoenterisch oder aorto- bzw. prothetobronchial). Hier wird aufgrund des Oberflächenkontaktes der Prothese eine Keimbesiedlung postuliert bzw. eine Infektion als wahrscheinlich angenommen. Dies trifft auch auf das Vorliegen einer Fistel zur Hautoberfläche oder das sichtbare Freiliegen einer Prothese z. B. im Wundbereich zu. All diese Befunde werden im Bereich der klinischen und chirurgischen Majorkriterien aufgeführt.

Ein häufiger Befund im klinischen Alltag im Rahmen der AGI-Diagnostik ist der Nachweis von Flüssigkeit im Prothesenlager. Hier können durchaus nichtinfektiöse Ursachen vorliegen. So ist die Unterscheidung gegenüber einer nichtinfektiösen Perigraftreaktion häufig schwierig klinisch und apparativ/sonographisch zu stellen, ohne dass nachgewiesene Flüssigkeit gewonnen und untersucht wird. Im Rahmen der MAGIC-Klassifikation wird demnach nur der mikroskopisch verifizierte Nachweis von Pus um die Prothese akzeptiert und als Majorkriterium verwendet.

Ein weiteres Majorkriterium ist nach Expertenkonsens die Implantation eines Grafts oder Endografts in bereits zum Operationszeitpunkt infiziertes Gebiet, wie z. B. mykotische Aneurysmen oder infizierte Pseudoaneurysmen. Hier muss unabhängig vom gewählten Implantatmaterial regelmäßig mit einem Übergreifen der Infektion auf die Prothese gerechnet werden. In diesem Fall liegt also nach der MAGIC-Klassifikation immer der Verdacht auf eine Protheseninfektion vor, da grundsätzlich schon bei Eingriffsdurchführung ein Majorkriterium erfüllt ist. Sollte ein weiteres Kriterium erfüllt werden, muss die Diagnose einer AGI per Definition gestellt werden.

Radiologische Kriterien
Der Nachweis von periprothetischer Flüssigkeit oder Luft ist verdächtig auf das Vorliegen einer Protheseninfektion. Dieser Nachweis kann in der Praxis aufgrund seiner schnellen Verfügbarkeit mittels einer Ultraschalluntersuchung erbracht werden. Wie in anderen Bereichen auch, so ist auch hier die Aussagekraft der Untersuchung von vielen patientenseitigen Rahmenbedingungen (Lokalisation des betroffenen Prothesenabschnittes, Darmgasüberlagerung, BMI) abhängig und unterliegt zudem einer Inter- sowie Intraobservervariabilität. Vergleichbarer und heutzutage ebenfalls kurz-

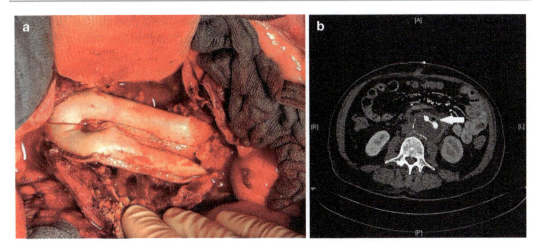

Abb. 2.1 Implantation einer Selfmade-Y-Prothese aus bovinem Perikardpatch bei Protheseninfekt (**a**); CTA des Patienten am 3. postoperativen Tag mit periprothetischer Luft und Flüssigkeit im Aneurysmasack (**b**)

fristig verfügbar ist die CTA-Untersuchung. Sie gilt als Untersuchung der ersten Wahl in der Diagnostik der AGI (Chafké et al. 2020). Trotzdem sind die Spezifität und Sensitivität der CTA nur moderat, die CTA ist daher als alleiniges Kriterium zur Diagnosestellung einer AGI nur bedingt geeignet (Reinders Folmer et al. 2018).

Als Majorkriterien der MAGIC-Klassifikation gelten der Nachweis periprothetischer Luft oder Flüssigkeit. Es gilt jedoch zu beachten, dass derartige Nachweise in der Frühphase nach Protheseimplantation Normalbefunde darstellen können (Abb. 2.1). Erst mit einem Zeitabstand von 7 Wochen für periprothetische Luft bzw. 3 Monate für periprothetische Flüssigkeit stellen derartige Befunde eine Seltenheit dar und sind verdächtig auf eine AGI (Qvarfordt et al. 1985; Reinders Folmer et al. 2018). Insgesamt ist die Evidenz von derlei Befunden beschränkt und bezieht sich im Wesentlichen auf konventionelle Aortenprothesen. Ein zusätzliches Majorkriterium ist die Zunahme der periprothetischen Luft in mehreren aufeinanderfolgenden CT-Untersuchungen, da hier gasproduzierende Mikroorganismen als ursächlich angenommen werden können (Abb. 2.2).

Weitere diagnostische, CT-morphologische Zeichen einer Protheseninfektion werden als Minorkriterien gewertet (Tab. 2.4), da sie entweder stark von der subjektiven Beurteilung des Unter-

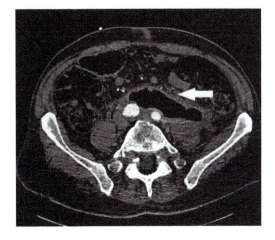

Abb. 2.2 Periprothetische Luft bei Infektion mit *Enterococcus faecium*, *Escherichia coli* und *Pseudomonas aeroginosa*

suchers beeinflusst werden (z. B. Fettgewebsalteration oder -zeichnungsvermehrung) oder weil sie ihren Ursprung auch in anderen infektiösen Ursachen haben können (z. B. Psoasabszess oder Diszitis). Die FDG-PET/CT kann lange als Zeichen natürlicher Umbauprozesse nach Protheseimplantation eine Mehranreicherung zeigen (Samson et al. 1988) und wird deshalb in der MAGIC-Klassifikation nur als Minorkriterium eingestuft, auch wenn es im klinischen Alltag häufig zur vermeintlich beweisenden Differenzialdiagnostik verwendet wird.

Laborchemische und mikrobiologische Kriterien

Für die Diagnose eines Protheseninfektes ist der Nachweis einer bakteriellen Kontamination ein wichtiger Befund. Nicht nur weil damit letztlich bei AGI der Beweis einer Infektion erfolgt, sondern auch, weil daraus Konsequenzen für eine effektive Begleitbehandlung im Sinne einer resistenzgerechten Antibiotikatherapie erwachsen.

Nach der MAGIC-Klassifikation gelten als Majorkriterien der Keimnachweis am explantierten Graft oder aus einer operativen Probe sowie aus einem radiologisch gesteuerten, perkutanen Aspirat periprothetischer Flüssigkeit. Gerade die Gewinnung derartiger Aspiratproben gestaltet sich je nach individuellem Befund schwierig und ist abhängig vom zeitlichen Auftreten des Infektverdachtes nach der Implantation der Prothese, da hier die Inkorporation in das umgebende Gewebe unterschiedlich ausgeprägt ist. Gelingt der präoperative Nachweis nicht, stehen als Infektionskriterien nur noch intraoperative Keimnachweise zur Verfügung (explantierte Prothese oder intraoperative/r Probe/Abstich), weshalb diese Majorkriterien für eine präoperative Diagnose und Beurteilung der operativen Therapieindikation ungeeignet sind.

Die Diagnose einer AGI ist bei negativen serologischen Infektionsparametern (z. B. Leukozytenzahl oder CRP) eher fragwürdig (O'Hara et al. 1984). Andererseits können diese Parameter auch im Rahmen nichtinfektiöser Veränderungen erhöht oder Zeichen einer anderweitigen Infektion unabhängig von einer AGI sein. Gleiches gilt für den blutkulturellen Keimnachweis, der zusätzlich mit einer Reihe von Unsicherheiten bei der Probengewinnung behaftet ist. Beide gelten nur dann als Minorkriterium, wenn andere Ursachen einer Infektion unwahrscheinlich sind (Tab. 2.4).

2.4 Bewertung der MAGIC-Kriterien im klinischen Alltag

Die MAGIC-Kriterien stellen zunächst einmal einen Expertenkonsens dar, dessen Ziel es war, eine erstmalige, einheitliche Falldefinition der AGI zu erstellen (O'Hara et al. 1984). Neben einer klinischen Praktikabilität stand für die Autoren die Möglichkeit im Fokus, mit dieser einheitlichen Definition die Basis für eine Vergleichbarkeit im Rahmen zukünftiger und aktuell vollständig fehlender RCTs zu schaffen.

Voraussetzung für die Nutzung der MAGIC-Klassifikation sowohl unter klinischen als auch unter wissenschaftlichen Aspekten ist eine Evaluation der Spezifität und Sensitivität bei der Diagnosestellung einer AGI. Darüber hinaus ist die Praktikabilität der Kriterien zur Stellung einer präoperativen Verdachtsdiagnose zu bewerten, da ersichtlich ist, dass einige entscheidende Kriterien nicht immer im Rahmen des Diagnostikprozesses erhoben werden können (z. B. Fistelnachweis oder Erregernachweis an explantierter Prothese bzw. intraoperativer Probe).

Die MAGIC-Kriterien wurden erstmalig in einer Arbeit aus dem Jahr 2021 anhand von 257 Patienten der prospektiven VASGRA Cohort Study retrospektiv validiert. Es zeigte sich – verglichen mit der Einschätzung einer interdisziplinären Expertengruppe – bezogen auf das Patientenkollektiv eine Sensitivität von 99 % und eine Spezifität von 61 %. Wurden alle Verdachtsfälle der MAGIC-Klassifikation als nicht erkrankt eingestuft, ergab sich eine Sensitivität und Spezifität von jeweils 93 %. Die Autoren folgerten, dass für die MAGIC-Kriterien eine sehr gute Sensitivität und Spezifität für tatsächliche Infektionen, jedoch eine etwas reduzierte Spezifität für Verdachtsfälle einer aortalen Protheseninfektion besteht (Anagnostopoulos et al. 2021). Es bleibt anzumerken, dass die Validierung im Studiendesign einer retrospektiven Zuordnung eines prospektiv erhobenen Patientenkollektivs zahlreiche Limitationen aufweist.

▶ Aktuell stellen die MAGIC-Kriterien die einzige Falldefinition für die aortale Protheseninfektion dar. Sie werden in den aktuellen europäischen Leitlinien mit höchstem Grad zur Diagnosestellung auch bei nichtaortalen Infektionen empfohlen. Sie sind darüber hinaus eine objektivierbare Basis für die Vergleichbarkeit von Patientenkollektiven im Rahmen zukünftiger Studien.

Fazit für die Praxis
- Die CDC-Kriterien stellen die allgemein akzeptierte Klassifikation zur Erfassung nosokomialer Wundinfektionen dar.
- Die historischen Klassifikationen zur Protheseninfektion sind deskriptiv und enthalten keine diagnostischen Parameter, die zur Diagnosestellung geeignet sind. Sie eignen sich deshalb kaum für eine wissenschaftliche Vergleichbarkeit von Patientenkollektiven und Therapiekonzepten.
- Die MAGIC-Klassifikation ist die erste einheitliche Falldefinition einer AGI.
- Sie eignet sich aufgrund ihrer guten Sensitivität und Spezifität bei nachgewiesenem Protheseninfekt zur Diagnoseevaluation und zur wissenschaftlichen Vergleichbarkeit.
- Die MAGIC-Klassifikation ist in den europäischen Leitlinien zur Vereinheitlichung der diagnostischen Maßnahmen bei Verdacht auf jedwede Gefäßprotheseninfektion empfohlen.

Literatur

Anagnostopoulos A et al, the VASGRA Cohort Study (2021) Validation of the Management of Aortic Graft Infection (MAGIC) Criteria for the Diagnosis of Vascular Graft/Endograft Infection: Results from the Prospective Vascular Graft Cohort Study. Eur J Vasc Endovasc Surg 62:251–257

Bunt TJ (1983) Synthetic vascular graft infections. Graft infections. Surgery 93:733–746

Chafké N et al European Society for Vascular Surgery (ESVS) (2020) 2020 Clinical Practice Guidelines on the Management of Vascular Graft and Endograft Infection. Eur J Vasc Surg 59:339–384

Diener H, Chafké N, Honig (2020) Die europäische Leitlinie zur Versorgung von Gefäßprothesen- und Stentgraftinfektionen – Kommentierte Zusammenfassung. Gefäßchirurgie 8:632–641

Horan TC, Andrus M, Dudeck MA (2008) CDC/NHSN surveillance definition of health care-associated infection and criteria for specific types of infections in the acute care setting. Am J Infect Control 36:309–32 https://www.rki.de/DE/Content/Infekt/Krankenhaushygiene/Nosokomiale_Infektionen/DownloadsRKI_Definitionen_nosokomialer_Infektionen_E-Book.pdf?_blob=publicationFile

Lyons OTA et al (2016) Diagnosis of aortic graft infection: a case definition by the management of aortic graft infectrion collaboration (MAGIC). Eur J Vasc Endovasc Surg 52:758–763

O'Hara PJ, Borkowski GP, Hertzer NR, O'Donovan PB, Brigham SL, Beven EG (1984) Natural history of periprothetic air on computerized axial tomographic examination of the abdomen following abdominal aortic aneurysm repair. J Vasc Surg 1:429–433

Qvarfordt PG, Reilly LM, Mark AS, Goldstone J, Wall SD, Ehrenfeldt WK et al (1985) Computerized tomographic assessment of graft incorporation after aortic reconstruction. Am J Surg 150:227–231

Reinders Folmer EI, Von Meijenfeldt GCI, Van der Laan MJ, Glaudemans AWJM, Slart RHJA, Saalem BR et al (2018) Diagnosis imaging in vascular graft infection. A systematic review and meta-analysis. Eur J Vasc Endovasc Surg 56:719–729

Saleem BR, Berger P, Vaartjes I, De Keizer B, Vonken EJ, Slart RH et al (2015) Modest utility of quantitative measures in (18)F-fluorodeoxyglucose positron emission tomography scanning for the diagnosis of aortic prothetic graft infection. J Vasc Surg 61:965–971

Samson RH, Veith FJ, Janko GS, Gupta SK, Scher LA (1988) A modified classification and approach to the management of infections involving peripheral arterial prothetic grafts. J Vasc Surg 8:147–153

Szilagyi DE, Smith RF, Elliot JP, Vrandecic MP (1972) Infection in arterial reconstruction with synthetic grafts. Ann Surg 176(3):321–323

Zühlke HV, Harnoss BM, Lorenz EPM (1994) Postoperative Infektionen in der Gefäßchirurgie. In: Zühlke HV, Lorenz EPM (Hrsg) Septische Gefäßchirurgie, 2. Aufl. Blackwell Wiss.-Verl., S 12–18. ISBN 3-89412-143-2 12–18

Prävention von Gefäßprotheseninfektionen

Ojan Assadian und Friedrich Längle

Inhaltsverzeichnis

3.1 Zusammenfassung... 23
3.2 Maßnahmen zur Prävention von Gefäßprotheseninfektionen.............. 23
    3.2.1 Maßnahmen, welche die Kontamination von Prothesen verhindern (aseptische Maßnahmen).. 24
    3.2.2 Maßnahmen, die erfolgte Kontamination verhindern bzw. reduzieren (antiseptische Maßnahmen)..................................... 27
3.3 Technologische Innovationen zur Prävention von Gefäßprotheseninfektionen... 28
Literatur.. 29

3.1 Zusammenfassung

Im Rahmen der Behandlung von Gefäßprotheseninfektionen gilt die Entfernung des infizierten Fremdkörpers sowie die Sanierung der Strombahn nach wie vor als Mittel der Wahl. Da dies bei permanenten Implantaten – wie sie speziell Gefäßprothesen darstellen – ausgesprochen problematisch ist, werden zunächst alle Möglichkeiten einer Gefäßprothesen-erhaltenden Therapie ausgeschöpft. Angesichts dessen kommt der primären Prävention derartiger Infektionen ein überragender Stellenwert zu.

3.2 Maßnahmen zur Prävention von Gefäßprotheseninfektionen

Aufgrund der gut untersuchten Pathogenese, insbesondere der Kontamination während der Implantation oder hämatogener Adhäsion von Mikroorganismen am Gefäßprothesenmaterial, lassen sich zwei präventive Ansätze abgrenzen:

- die Primärprävention einer Kontamination (aseptische Maßnahmen) und
- die Sekundärprävention, welche die Kontamination zwar nicht verhindern kann, aber die in Kontakt getretenen Mikroorganismen an oder um die Gefäßprothese abtöten oder reduzieren kann (antiseptische Maßnahmen).

O. Assadian (✉)
Landesklinikum Wiener Neustadt, Wiener Neustadt, Österreich
E-Mail: ojan.assadian@wienerneustadt.lknoe.at

F. Längle
Klinik für Chirurgie, Landesklinikum Wiener Neustadt, Wiener Neustadt, Österreich
E-Mail: Friedrich.Laengle@wienerneustadt.lknoe.at

3.2.1 Maßnahmen, welche die Kontamination von Prothesen verhindern (aseptische Maßnahmen)

Präoperative Sanierung bestehender Infektionsherde

Jede Art von lokaler oder systemischer Infektion soll vor elektiver Implantation einer Gefäßprothese saniert sein. Bei Hautinfektionen sollen insbesondere akute Wunden vor dem Eingriff abgeheilt sein. Problematischer ist die Abheilung chronisch bestehender Wunden, welche oft gerade wegen arterieller Minderperfusion an betroffenen Extremitäten nicht abheilen können. Auch wenn bei arteriellen oder arteriovenösen chronischen Wunden nach dem Stromgebiet der Gefäßläsion eine Abheilung nicht möglich ist, so muss eine lokale Infektion zumindest mittels Antiseptika beseitigt oder kontrolliert sein, eine systemische Wundinfektion muss mittels systemischer Antibiotika behandelt werden.

Leicht zu übersehende Infektionsherde bestehen bei Patienten mit schlechtem Zahnstatus, bei denen endodontische Sanierungen oder Extraktionen vor dem geplanten Eingriff durchgeführt werden sollten, bei Patienten mit klinisch nicht abgeklärten Harnwegsinfektionen sowie bei Patienten mit künstlichen Herzklappen und einem hohen Risiko einer Endokarditis.

Es liegt ein hoher Evidenzgrad dafür vor, dass eine Antibiotikaprophylaxe die Bakteriämie-Inzidenz nach zahnärztlichen Eingriffen senkt. Andererseits konnte bisher in keiner Studie gezeigt werden, dass der die Gefäßprotheseninfektion verursachende Stamm (z. B. Streptokokken) aus der Mundhöhle stammt und die hämatogene Besiedlung nach einem Zahneingriff erfolgt ist. Aus diesem Grund wird die routinemäßige Antibiotikaprophylaxe bei zahnärztlichen oder zahnchirurgischen Eingriffen kontrovers diskutiert. Entsprechende Fachgesellschaften haben daher entweder keine Aussage darüber getroffen, ob bei allen Patienten mit Gefäßprothesen vor Implantation bzw. bei weniger als 3 Monate zurückliegender Operation und bevorstehender Zahnmanipulation eine Antibiotikaprophylaxe durchzuführen ist, oder sie haben sich so geäußert, dass die Entscheidung dem jeweiligen behandelnden Arzt überlassen bleiben soll (Chaikof et al. 2018). Eine Empfehlung zur Anwendung topischer antimikrobieller Substanzen wie z. B. Mundspülungen zur Prophylaxe einer Bakteriämie wird aufgrund fehlender Evidenz nicht gegeben. Als bisherige Empfehlung gilt jedoch die Einhaltung einer guten Mund- und Zahnhygiene bei Gefäßprothesenpatienten (Häyrinen-Immonen et al. 2000).

Patienten mit künstlichen Herzklappen hingegen haben ein hohes Risiko, durch hämatogene Streuung eine Late-onset-Kunstklappenendokarditis zu erwerben oder bei bestehender Endokarditis hämatogen einer Gefäßprotheseninfektion zu erleiden. Daher wird bei allen Eingriffen, die eine potenzielle Bakteriämie nach sich ziehen können, eine PAP empfohlen (Sivri et al. 2019; Bardia et al. 2021).

Hautantiseptik und Umgang mit Haaren

Wie bei gefäßchirurgischen Operationen soll störender Haarwuchs im OP-Gebiet möglichst kurz vor der OP mittels Clipping gekürzt und nicht mittels Rasur entfernt werden (Tanner et al. 2021). Auf sorgfältig durchgeführte Hautantiseptik mittels alkoholbasierter Hautantiseptika und Einhaltung der Einwirkungszeiten sowie steriler Abdeckung des OP-Gebiets muss geachtet werden (Ulmer et al. 2014). Ob die Kombination eines alkoholischen Hautantiseptikums mit einem remanenten Wirkstoff, z. B. Chlorhexidin, Octenidin oder Hexitidin bei Implantation von Gefäßprothesen eine zusätzliche Sicherheit vor Einschleppung von Mikroorganismen in das Operationsgebiet bietet, ist dürftig untersucht (Harnoss et al. 2018). Da die offene Implantation von Gefäßprothesen länger als 60 min dauert, sollte zumindest ein theoretischer Vorteil bei Verwendung von kombinierten Hautantiseptika vorliegen.

Laminar Airflow (LAF)

Im Allgemeinen galt bisher die Ansicht, dass die Insertion großer Implantate wie z. B. Hüft- oder Knietotalendoprothesen als aseptische Operationen in Räumen mit gerichteter Luftführung (Laminar-Air-Flow, LAF) durchgeführt werden sollen, da durch diese technische Maßnahme partikel- und damit mikroorganismusfreie Luft in das OP-Gebiet gerichtet wird und die Möglichkeit der Eintragung exogener Mikroorganismen verhindert werden soll. Der Nutzen dieser technischen Maßnahme ist aber selbst für die Implantation orthopädischer Endoprothesen in den letzten Jahren in keiner Studie mehr zweifelsfrei nachgewiesen worden. Für die offene Implantation gefäßchirurgischer Prothesen liegen kaum Daten vor. Da die gerichtete Luftführung bei LAF anfällig gegenüber der Positionierung von Gegenständen (z. B. OP-Deckenleuchte, komplexe technische Medizinprodukte) und Personalbewegungen ist, ist es im Umkehrschluss sogar möglich, dass dadurch die Luftverwirbelung stärker ist als bei konventionellen reinlufttechnischen Be- und Entlüftungsanlagen (RLTA) ohne LAF. Zur abschließenden Klärung, insbesondere zur Prävention von Gefäßprotheseninfektionen, sind weitere Studien notwendig.

Umgang mit Operationshandschuhen

Mikroperforationen von chirurgischen Handschuhen sind ein bekanntes Problem der intraoperativen Wundkontamination. Die Wahrscheinlichkeit für eine Perforation wird mit bis zu 78 % bei hochriskanten Eingriffen angegeben (Marin-Bertolin et al. 1997; Pitten et al. 2000; Laine et al. 2004; Partecke et al. 2009). Frühere Studien haben gezeigt, dass die Perforationsraten von chirurgischen Handschuhen und die Bakterienmenge auf der Hand des Operateurs mit steigender Operationsdauer zunehmen (Assadian et al. 2014) und mit einer erhöhten Rate postoperativer Wundinfektionen assoziiert sind (Mistelli et al. 2009). Eine Translokation von Pathogenen durch Handschuhperforationen wurde in beiden Richtungen nachgewiesen (Krikorian et al. 2007; Harnoss et al. 2009). Es ist davon auszugehen, dass durch regelmäßigen Handschuhwechsel ein wichtiger Beitrag zur Reduktion nosokomialer Infektionen und Komplikationen geleistet und damit eine verminderte postoperative Morbidität erreicht werden kann.

Unabhängig vom jeweiligen Material der Handschuhe ist bei gefäßchirurgischen Operationen mit etwa 15 % Handschuhperforation am Ende der OP zu rechnen (Assadian et al. 2014). Das Risiko von Perforationen steigt mit der OP-Dauer und ist am Zeigefinger der nichtdominanten Hand der ersten Assistenz aufgrund der Nutzung dieses Fingers im Sinne eines explorativen Instrumentes bei gleichzeitiger Gefahr der Verletzung durch die Spitze der vom Chirurgen geführten Nadel am höchsten. Eine umfangreiche Schweizer Studie belegte gut (Mistelli et al. 2009), dass die Rate postoperativer Infektionen nach Handschuhperforation signifikant höher war und in der Gruppe von Patienten, bei denen zusätzlich keine PAP verabreicht wurde, die höchsten Werte zeigte.

Daher sollte nach der Präparation der OP-Stelle und vor dem Berühren der sterilen Gefäßprothese über dem ersten Paar Handschuhe ein zweites Paar sterile OP-Handschuhe angelegt werden. Bei der Perforation von Handschuhen während der Operation sollen zwei neue sterile OP-Handschuhe angelegt werden. Ein routinemäßiger Handschuh-Wechsel nach definiertem Zeitplan kann die Zahl der Mikroperforationen reduzieren und die Übertragung von Mikroorganismen verhindern. Die optimalen Modalitäten sind für gefäßchirurgische Eingriffe allerdings noch nicht ausreichend gut untersucht.

Sanierung eines *Staphylococcus-aureus*-Trägertums

Es wird geschätzt, dass bis zu ca. 1/3 der Bevölkerung mehr oder minder asymptomatische Träger von *S. aureus* sind. Bei den Betroffenen findet sich der Erreger an feuchten und behaarten Körperregionen wie dem Vestibulum nasi, den Axillen und im Perineum. Führt diese Besiedelung im Normalfall nicht zu Infektionen oder nur zu leichten oberflächlichen Follikulitiden nach der Rasur, so ist ein *S.-aureus*-Trägertum als Risikofaktor postoperativer Infektionen biologisch plausibel und gut untersucht.

Das präoperative Screening von Patienten auf *S. aureus* bzw. MRSA mit anschließender Dekolonisation wird daher als weitere Möglichkeit zur Reduzierung von Gefäßprotheseninfektionen angesehen. Weiterhin hat sich die Einführung von Maßnahmenbündeln bzw. Checklisten als wirksam für die Senkung von Gefäßprotheseninfektionen erwiesen (Bae et al. 2022). Zur Sanierung eines *S.-aureus*-Trägertums können zwei unterschiedliche Strategien angewendet werden: Das mikrobiologisch und infektiologisch empfohlene Vorgehen beruht auf dem präoperativen Screening mittels Abstrich und Untersuchung auf *S. aureus*. Im Falle eines positiven Nachweises können entweder Mupirocin Nasalcreme 2-mal täglich sowie einmal täglich Ganzkörperwaschung mit einem Chlorhexidin-basierten Mittel für 5 Tage oder eine auf Octenidindihydrochlorid basierte Sanierung mittels Nasengel, Mundantisepsis und Ganzkörperwaschung, ebenfalls für 5 Tage, angewendet werden. Da diese an sich simple Maßnahme organisatorisch nicht einfach umzusetzen ist und mindestens 1 Woche vor dem Operationstermin eingeplant werden muss, hat sich auch die Strategie der universellen Dekontamination etabliert. Hierbei werden alle Patienten – unabhängig davon, ob ein *S.-aureus*-Trägertum nachgewiesen wurde oder nicht – präventiv saniert. Wird dieser Weg gewählt, darf aber die Sanierung nicht mit einem topischen Antibiotikum wie Mupirocin erfolgen, da bei langjähriger Anwendung in einer Institution der Anteil Mupirocin-resistenter Bakterien steigt. Die Anwendung von topischen Antiseptika wie Octenidindihydrochlorid ist diesbezüglich unproblematischer.

Der Einsatz von Inzisionsfolien

Bei der Anwendung von nicht antiseptisch imprägnierten Inzisionsfolien steigt das Risiko postoperativer Wundinfektionen signifikant an. Der gänzliche Verzicht auf eine Folie ist unter dem Aspekt der Infektionsprävention der Anwendung einer nicht antiseptisch imprägnierten Folie überlegen. Beim Vergleich zwischen antimikrobiellen Folien und nichtantimikrobiellen Folien schneiden antimikrobielle Folien in allgemeinen chirurgischen Studien allerdings günstiger ab. Zum Vergleich zwischen antimikrobiellen Folien und dem Nicht-Einsatz von Inzisionsfolien liegen nur wenige Daten vor. Werden Inzisionsfolien verwendet, so sollen sie antimikrobiell beschichtet sein.

▶ Für besonders gefährdete Patientengruppen können Chlorhexidin-freisetzende oder PVP-Jod-beschichtete Inzisionsfolien in Betracht gezogen werden (Kramer et al. 2010; Webster et al. 2013; Casey et al. 2015).

Wundmanagement und postoperative Verbände

Obwohl verschiedene Techniken angewendet und je nach Zentrum favorisiert werden, gibt es derzeit keine klare Evidenz für die Überlegenheit eines einzelnen Wundverschlusses über eine andere Methode.

Die Verwendung von antibakteriell imprägniertem Nahtmaterial führt zwar in der kolorektalen Chirurgie – insbesondere beim Verschluss einer medianen Laparotomie – zu einer Reduktion der Wundinfektionen; insbesondere für gefäßchirurgische Eingriffe in der Leistenregion besteht jedoch derzeit keine konklusive Evidenz.

Es fehlt auch Evidenz für die Verwendung von versiegelten Wundverbänden, die jedoch den Vorteil der besseren Abdichtung und Verhinderung von Serombildungen mit sich bringen.

Die Verwendung von Wunddrainagen führt nicht zu einer Reduktion der Infektionsrate, sehr wohl jedoch zu einem erhöhten Blutverlust und damit zu der möglichen Notwendigkeit der Fremdbluttransfusion, die wiederum ein erhöhtes Infektionsrisiko mit sich bringt.

Okklusive oder silberimprägnierte Wundauflagen führen nachweislich zu einer Reduktion der Wundkomplikationen sowie der Wundinfektionen und periprothetischen Infektionen durch *S. aureus* im Vergleich zu Standardverbänden.

- Bei trockenen Verhältnissen sollte die Wundauflage zumindest 48 h belassen werden (ICMPJI 2018).

3.2.2 Maßnahmen, die erfolgte Kontamination verhindern bzw. reduzieren (antiseptische Maßnahmen)

Perioperative Antibiotikaprophylaxe (PAP)

Zur Senkung der SSI-Rate (Chaikof et al. 2018; Anagnostopoulos et al. 2019) wird die PAP durchgeführt:
- bei Patienten mit der Wundklassifikation „kontaminiert" und „schmutzig" unabhängig von weiteren Faktoren,
- bei „sauberen" oder „sauber kontaminierten" Eingriffen oder Wunden abhängig von vorhandenen Risikofaktoren sowie
- bei aseptischen Eingriffen mit Implantation eines Fremdkörpers wie einer Gefäßprothese.

In der Mehrzahl der Fälle können Antibiotika verwendet werden, die gegen Staphylokokken und z. T. gegen gramnegative Erreger gerichtet sind. Neben Cephalosporinen der 1. und 2. Generation kommen zahlreiche andere Antibiotika zum Einsatz, z. B. Betalaktam/Betalaktamasehemmer-Kombinationen, 3.-Generations-Cephalosporine, Chinolone oder Kombinationen mit Metronidazol zur Abdeckung von Anaerobiern (Zhao et al. 2022). Die Auswahl des Antibiotikums richtet sich neben dem zu erwartenden Spektrum der postoperativen Infektion auch nach den pharmakokinetischen Eigenschaften, dem Nebenwirkungsspektrum und ökonomischen Aspekten. Bei gefäßchirurgischen Eingriffen kann allgemein – ohne Rücksicht auf spezielle epidemiologische Resistenzsituationen – die Gabe eines Cephalosporins der 1. oder 2. Generation (Cefazolin, Cefuroxim, Cefamandol) erwogen werden.

Der optimale Zeitpunkt für die Antibiotikagabe ist 20–60 min vor der Inzision, sodass vom Zeitpunkt des chirurgischen Einschnitts in die Haut bis zum Wundverschluss eine ausreichende Wirkstoffkonzentrationen im Gewebe des Operationsortes vorhanden sind (Schmitt et al. 1990; Chaikof et al. 2018; Anagnostopoulos et al. 2019). Überschreitet die Operationsdauer 2–3 h nicht, reicht die einmalige Antibiotikagabe. Bei längerer Operationszeit kann eine zweite oder dritte Gabe erfolgen.

- Eine Antibiotikagabe nach Wundverschluss hat keinen weiteren Einfluss auf die Infektionsrate. Eine über 24 h hinausgehende Antibiotikagabe stellt keine PAP dar und sollte nur bei besonderen Risiken und gegebener Indikation, wie beispielsweise der Notwendigkeit der Behandlung einer bestehenden Infektion, erwogen werden.

Antimikrobiell ausgelobte Gefäßprothesenmaterialien

Die Modifizierung einer Materialoberfläche verändert ihre Wechselwirkungen mit Mikroorganismen und kann durch veränderte Wechselwirkung mit Proteinen und anderen Blutbestandteilen, z. B. Thrombozyten, die mikrobielle Adhärenz reduzieren. Materialien, die antiadhäsive Eigenschaften besitzen oder zumindest kolonisationsresistent sind und diese Eigenschaften in vivo beibehalten, wären demnach geeignete Kandidaten zur Verhinderung implantatassoziierter Infektionen. Die Entwicklung einer Oberfläche, auf der überhaupt keine mikrobielle Adhäsion stattfindet, erscheint allerdings aus materialdynamischer Sicht kaum realisierbar (Veloso et al. 2018).

Antimikrobielle Kunststoffe zielen mehr auf das Verhindern der mikrobiellen Kolonisation als auf das Verhindern der Adhäsion ab (Chakfé et al. 2020). Mit Antibiotika, Antiseptika oder antimikrobiell wirksamen Metallen ausgerüstete Prothesenmaterialien sind exzessiv studiert worden. Bisher haben nur äußerst wenige Lösungsansätze eine Marktreife erlangt, um auch klinisch zur Verfügung zu stehen. Dies hat auch mit anderen wesentlichen Material- und Gewebseigenschaften sowie regulatorischen Kriterien zur Marktzulassung zu tun.

Das Wirkungsprinzip der meisten antimikrobiellen Materialien besteht darin, dass die antimikrobiell wirksame Substanz entweder an die Oberfläche gebunden („leaching") oder in das Innere des Materials („non-leaching") eingebaut ist. Die Freisetzungskinetik hängt stark von Verfahrensparametern, der Ladungsdosis, der Art des Verfahrens, der molekularen Teilchengröße der Wirksubstanz und vor allem von den physikalisch-chemischen Eigenschaften des Kunststoffs ab. Bei den meisten Entwicklungen wird in der Anfangsphase eine hohe Wirkstoffkonzentration in der unmittelbaren Umgebung der Biomaterialoberfläche erreicht, die meistens die minimale Hemmkonzentration (MHK) bzw. die minimale bakterizide Konzentration (MBK) von empfindlichen Mikroorganismen überschreitet (Ricco und Assadian 2011). Die weitaus meisten Materialien besitzen eine Freisetzungskinetik, die einer Reaktionskinetik erster Ordnung mit hoher initialer Wirkstofffreisetzung und anschließender exponentieller Abnahme entspricht. Allerdings wurden auch Kunststoffwirkstoffsysteme mit veränderter Freisetzungskinetik entwickelt (Ricco et al. 2012). In allen Fällen sollen antimikrobielle Gefäßprothesenmaterialien in der Lage sein, zumindest bereits adhärente Mikroorganismen zu eliminieren und die antimikrobielle Wirksubstanz über einen gewissen Zeitraum so freizusetzen, dass in unmittelbarer Oberflächenumgebung Werte oberhalb der MHK bzw. MBK resultieren. Damit soll das Wettrennen körpereigener Zellen auf die Prothese begünstigt und die Besiedelung durch Mikroorganismen gehemmt werden. Um dies optimal zu erreichen, müssen geeignete antimikrobielle Wirkstoffe mit guter Biokompatibilität eingesetzt werden, welche eine hohe antimikrobielle Wirksamkeit bei gleichzeitig bestehender ausgezeichneter Gewebeverträglichkeit aufweisen. Insgesamt konnten sich antimikrobiell wirksame Gefäßprothesen bisher nicht für präventive Routinezwecke chirurgisch etablieren, da ihr prophylaktischer Nutzen ohne bestehender Infektion nur schwierig auch unter ökonomischen Gesichtspunkten zu vertreten ist.

3.3 Technologische Innovationen zur Prävention von Gefäßprotheseninfektionen

Da die Adhäsion von Bakterien oder Pilzen der entscheidende Schritt in der Pathogenese von Gefäßprotheseninfektionen ist, sollte die Verhinderung der Adhäsion eine weitere präventive Möglichkeit darstellen. Obwohl in den letzten Jahren neue Erkenntnisse vor allem zur molekularen Pathogenese von Fremdkörperinfektionen gewonnen wurden, hat dies allerdings aktuell noch nicht dazu geführt, solche Erkenntnisse dazu zu nutzen, die Adhäsion von Mikroorganismen grundsätzlich zu vereiteln. Es ist bisher relativ unbekannt, ob z. B. spezifische Adhäsine (Polysaccharide, Proteine), die an der molekularen Pathogenese beteiligt sind, von allgemeiner Bedeutung für die Adhäsion einer Bakteriengattung oder nur einer Bakterienspezies sind oder ob diese Faktoren eventuell sogar stammabhängig sind. Daher sind die meisten Ansätze zur Infektionsprävention derzeit noch auf die Modifizierung der Fremdkörpermaterialien und nicht auf die Beeinflussung spezifischer Adhäsionsvorgänge gerichtet.

Fazit für die Praxis
- Durch Einhaltung einfacher präventiver Maßnahmen lassen sich Gefäßprotheseninfektionen effektiv verhindern.
- Vor Gefäßprothesenimplantation sollte auf eine strenge Hautantiseptik geachtet werden.
- Die Einwirkdauer der Hautdesinfektion sowie die zeitlich richtige Gabe der PAP spielen hierbei eine wichtige Rolle.
- Vor elektiven Eingriffen sollte eine Dekolonisation durchgeführt werden.
- Präoperativ vorbestehende Infektionsherde müssen saniert werden (Zahnstatus).

Literatur

Anagnostopoulos A, Ledergerber B, Kuster SP, Scherrer AU, Näf B, Greiner MA, Rancic Z, Kobe A, Bettex D, Hasse B (2019) VASGRA Cohort study. Inadequate perioperative prophylaxis and postsurgical complications after graft implantation are important risk factors for subsequent vascular graft infections: prospective results from the vascular graft infection cohort study. Clin Infect Dis. 69(4):621–630. https://doi.org/10.1093/cid/ciy956

Assadian O, Kramer A, Ouriel K, Suchomel M, McLaws ML, Rottman M, Leaper D, Assadian A (2014) Suppression of surgeons' bacterial hand flora during surgical procedures with a new antimicrobial surgical glove. Surg Infect (Larchmt) 15(1):43–49. https://doi.org/10.1089/sur.2012.230

Bae S, Kim ES, Kim HS, Yang E, Chung H, Lee YW, Jung J, Kim MJ, Chong YP, Kim SH, Choi SH, Lee SO, Kim YS (2022) Risk factors of recurrent infection in patients with staphylococcus aureus bacteremia: a competing risk analysis. Antimicrob Agents Chemother 66(7):e0012622. https://doi.org/10.1128/aac.00126-22

Bardia A, Treggiari MM, Michel G, Dai F, Tickoo M, Wai M, Schuster K, Mathis M, Shah N, Kheterpal S, Schonberger RB (2021) Adherence to guidelines for the administration of intraoperative antibiotics in a nationwide US sample. JAMA Netw Open 4(12):e2137296. https://doi.org/10.1001/jamanetworkopen.2021.37296

Chaikof EL, Dalman RL, Eskandari MK, Jackson BM, Lee WA, Mansour MA, Mastracci TM, Mell M, Murad MH, Nguyen LL, Oderich GS, Patel MS, Schermerhorn ML, Starnes BW (2018) The Society for Vascular Surgery practice guidelines on the care of patients with an abdominal aortic aneurysm. J Vasc Surg 67(1):2–77.e2. https://doi.org/10.1016/j.jvs.2017.10.044

Casey AL et al. (2015) Antimicrobial activity and skin permeation of iodine present in an iodineimpregnated surgical incise drape. J Antimicrob Chemother 70(8):2255–2260

Chakfé N, Diener H, Lejay A, Assadian O, Berard X, Caillon J, Fourneau I, Glaudemans AWJM, Koncar I, Lindholt J, Melissano G, Saleem BR, Senneville E, Slart RHJA, Szeberin Z, Venermo M, Vermassen F, Wyss TR, Esvs Guidelines Committee, de Borst GJ, Bastos Gonçalves F, Kakkos SK, Kolh P, Tulamo R, Vega de Ceniga M, Document Reviewers, von Allmen RS, van den Berg JC, Debus ES, Koelemay MJW, Linares-Palomino JP, Moneta GL, Ricco JB, Wanhainen A (2020) European Society for Vascular Surgery (ESVS) 2020 Clinical practice guidelines on the management of vascular graft and endograft infections. Eur J Vasc Endovasc Surg 59(3):339–384. https://doi.org/10.1016/j.ejvs.2019.10.016

Häyrinen-Immonen R, Ikonen TS, Lepäntalo M, Lindgren L, Lindqvist C (2000) Oral health of patients scheduled for elective abdominal aortic correction with prosthesis. Eur J Vasc Endovasc Surg 19(3):294–298. https://doi.org/10.1053/ejvs.1999.0984

Harnoss JC, Partecke LI, Heidecke CD, Hübner NO, Kramer A, Assadian O (2010) Concentration of bacteria passing through puncture holes in surgical gloves. Am J Infect Control 38(2):154–158. https://doi.org/10.1016/j.ajic.2009.06.013

Harnoss JC, Assadian O, Kramer A, Probst P, Müller-Lantzsch C, Scheerer L, Bruckner T, Diener MK, Büchler MW, Ulrich AB (2018) Comparison of chlorhexidine-isopropanol with isopropanol skin antisepsis for prevention of surgical-site infection after abdominal surgery. Br J Surg 105(7):893–899. https://doi.org/10.1002/bjs.10793

International Consensus Meeting on Prosthetic Joint Infection 2018; https://icmphilly.com/document/icm-2018-general-document/

Kramer A et al. (2010) Prevention of postoperative wound infections by covering the surgical field with iodineimpregnated incision drape (Ioban 2). GMS Krankenhhyg Interdiszip 5(2):Doc8. https://doi.org/10.3205/dgkh000151

Krikorian R, Lozach-Perlant A, Ferrier-Rembert A, Hoerner P, Sonntag P, Garin D, Crance JM (2007) Standardization of needlestick injury and evaluation of a novel virus-inhibiting protective glove. J Hosp Infect 66(4):339–345

Laine T, Kaipia A, Santavirta J, Aarnio P (2004) Glove perforations in open and laparoscopic abdominal surgery: the feasibility of double gloving. Scand J Surg 93(1):73–76

Marin-Bertolin S, Gonzalez-Martinez R, Gimenez CN, Marquina Vila P, Amorrortu-Velayos J (1997) Does double gloving protect surgical staff from skin contamination during plastic surgery? Plast Reconstr Surg 99(4):956–960

Misteli H, Weber WP, Reck S, Rosenthal R, Zwahlen M, Fueglistaler P, Bolli MK, Oertli D, Widmer AF, Marti WR (2009) Surgical glove perforation and the risk of surgical site infection. Arch Surg 144(6):553–558

Partecke LI, Goerdt AM, Langner I, Jaeger B, Assadian O, Heidecke CD, Kramer A, Huebner NO (2009) Incidence of microperforation for surgical gloves depends on duration of wear. Infect Control Hosp Epidemiol 30(5):409–414

Pitten FA, Herdemann G, Kramer A (2000) The integrity of latex gloves in clinical dental practice. Infection 28(6):388–392

Ricco JB, Assadian O (2011) Antimicrobial silver grafts for prevention and treatment of vascular graft infection. Semin Vasc Surg 24(4):234–241. https://doi.org/10.1053/j.semvascsurg.2011.10.006

Ricco JB, Assadian A, Schneider F, Assadian O (2012) In vitro evaluation of the antimicrobial efficacy of a new silver-triclosan vs a silver collagen-coated polyester vascular graft against methicillin-resistant Staphylococcus aureus. J Vasc Surg 55(3):823–829.

https://doi.org/10.1016/j.jvs.2011.08.015. Epub 2011 Nov 10

Schmitt DD, Edmiston CE, Krepel C, Gohr C, Seabrook GR, Bandyk DF, Towne JB (1990) Impact of postantibiotic effect on bacterial adherence to vascular prostheses. J Surg Res 48(4):373–378. https://doi.org/10.1016/0022-4804(90)90078-g

Sivri F, Eryılmaz U, Özkısacık EA (2019) Prosthetic aortic vascular graft infection due to left arm cellulitis. Turk Kardiyol Dern Ars 47(3):245. https://doi.org/10.5543/tkda.2018.91376

Tanner J, Melen K (2021) Preoperative hair removal to reduce surgical site infection. Cochrane Database Syst Rev 8(8):CD004122. https://doi.org/10.1002/14651858.CD004122.pub5

Ulmer M, Lademann J, Patzelt A, Knorr F, Kramer A, Koburger T, Assadian O, Daeschlein G, Lange-Asschenfeldt B (2014) New strategies for preoperative skin antisepsis. Skin Pharmacol Physiol. 27(6):283–292. https://doi.org/10.1159/000357387

Veloso TR, Claes J, Van Kerckhoven S, Ditkowski B, Hurtado-Aguilar LG, Jockenhoevel S, Mela P, Jashari R, Gewillig M, Hoylaerts MF, Meyns B, Heying R (2018) Bacterial adherence to graft tissues in static and flow conditions. J Thorac Cardiovasc Surg 155(1):325–332.e4. https://doi.org/10.1016/j.jtcvs.2017.06.014

Webster J et al. (2013) Use of plastic adhesive drapes during surgery for preventing surgical site infection. Cochrane Database Syst Rev. https://doi.org/10.1002/14651858.CD006353.pub4

Zhao AH, Kwok CHR, Jansen SJ (2022) How to prevent surgical site infection in vascular surgery: a review of the evidence. Ann Vasc Surg 78:336–361. https://doi.org/10.1016/j.avsg.2021.06.045

Diagnostik von Protheseninfektionen

Holger Diener

Inhaltsverzeichnis

4.1	Zusammenfassung	31
4.2	Generelle Aspekte	32
4.3	Klinische Aspekte	32
4.4	SIRS, Sepsis und septischer Schock	33
4.5	Mikrobiologischer Erregernachweis	34
4.6	Erregergewinnung	35
	4.6.1 Direkte Probengewinnung	35
	4.6.2 Indirekte Probengewinnung	36
4.7	Mikrobiologische Nachweismethoden	36
Literatur		38

4.1 Zusammenfassung

Protheseninfektionen können in ihrem Erscheinungsbild sehr heterogen sein. Nicht selten überwiegen unspezifische Symptome wie Fieber und Abgeschlagenheit, sodass der Nachweis mitunter schwierig sein kann. Sind Endoprothesen oder vaskuläre alloplastische Implantate im Körper vorhanden, so folgt dem Verdacht auf eine Protheseninfektion eine umfangreiche klinische und mikrobiologische Diagnostik bis zum sicheren Nachweis. In einigen Fällen kann der Prothesen- oder Endograftinfekt erst infolge einer operativen Freilegung gelingen. Kommt es zu Komplikationen durch Fisteln, die zu lebensbedrohlichen Blutungen führen können, oder zum Vollbild einer Sepsis, steigt die Mortalitätsrate rapide an. Der Nachweis pathogener Erreger erfolgt bevorzugt durch direkte Probengewinnung, idealerweise vor Beginn einer Antibiotikatherapie. Zur mikrobiologischen Diagnostik stehen kulturelle Methoden, ergänzt durch die Sonikation, molekularbiologische Untersuchungen wie die PCR und metabolische Assays zur Verfügung. Die Kombination aus mehreren Diagnostik-Tools ist empfehlenswert und führt zu einer Detektion von verursachenden Mikroorganismen in 75–98 % der Fälle.

H. Diener (✉)
Krankenhaus Buchholz, Abteilung für Gefäß- und Endovaskularchirurgie, Buchholz, Deutschland
E-Mail: holger.diener@krankenhaus-buchholz.de

4.2 Generelle Aspekte

▶ Bei Verdacht einer Protheseninfektion ist eine umfassende Analyse aus klinischem Erscheinungsbild, charakteristischen Laborparametern, mikrobiologischem Nachweis durch Blutkulturen und insbesondere durch direkte Probengewinnung und bildgebende Diagnostik erforderlich. Dabei sind der Zeitpunkt der Infektion nach dem initialen Eingriff sowie die Lokalisation der vaskulären Implantate von Bedeutung und bei der diagnostischen Vorgehensweise zu berücksichtigen.

Für die Diagnose einer Protheseninfektion liefern die Magic-Kriterien eine wertvolle Hilfestellung. Die farbkodierte Duplexsonographie, die Angio-Computertomographie (Angio-CT), die Magnetresonanztomographie (MRT) sowie das PET-CT und gegebenenfalls zusätzliche nuklearmedizinische Untersuchungsverfahren sichern neben den mikrobiologischen Nachweisverfahren ergänzend die Diagnose (Chakfe et al. 2020; Diener et al. 2020; Wilson et al. 2016).

▶ Postimplantationssyndrome, charakterisiert durch transistorisches Fieber, Leukozytose und CRP-Erhöhung, sind ebenso wie eine Perigraftreaktion mit Flüssigkeitssaum differenzialdiagnostisch davon abzugrenzen. Sie entstehen in der Frühphase nach Implantation vaskulärer (Endo-)Prothesen und sind stets abakteriell (Chafke et al. 2020; Diener et al. 2020).

4.3 Klinische Aspekte

Die klinische Präsentation einer Protheseninfektion kann in erheblichem Maße variieren. Neben unspezifischen Zeichen wie Fieber, Abgeschlagenheit und erhöhten serologischen Entzündungsparametern können direkte Zeichen wie Abszess, Fisteln und klassische lokale Entzündungszeichen Rubor, Calor und Dolor wegweisend sein oder mit lebensbedrohlichen Symptomen wie Sepsis, Blutung mit hämorrhagischem Schock oder Anastomosenrupturen auffällig werden. Dabei sind Früh- von Spätinfektionen einerseits sowie die extrakavitäre oder intrakavitäre Lokalisation zu unterscheiden. Bei Letzteren ist die abdominelle von der thorakalen Graftinfektion weiter zu differenzieren (Chakfe et al. 2020; Wilson et al. 2016; Diener et al. 2020).

▶ Fieber unklaren Ursprungs, unklare Leukozytose und CRP-Erhöhung können die einzigen klinischen und laborchemischen Zeichen einer vaskulären Prothesen- oder Endograftinfektion sein.

Bei Verdacht einer Protheseninfektion sind die Anamnese mit Erfassung der Voreingriffe und deren Verläufe ebenso wichtig wie das Erkennen klassischer Infektzeichen. Vor dem ursprünglichen Eingriff vorhandene Wunden, beispielsweise im Rahmen einer begleitenden pAVK im Stadium IV, sind mögliche Auslöser einer Protheseninfektion. Intraoperative bakterielle Kontamination gilt als der häufigste Risikofaktor für eine Protheseninfektion. Die zweithäufigste Ursache von Protheseninfektionen sind endogener Genese durch fortgeleitete Infektionen, postoperative Wundinfektionen oder intraabdominelle Infektionen. Nosokomiale Wundinfektionen innerhalb der ersten 30 Tage postoperativ sind dabei zu berücksichtigen. Rund 30 % der intraabdominellen Protheseninfekte resultieren aus einer aortoenteralen Erosion bzw. einer Fistelbildung zwischen der Aorta und dem Duodenum, seltener auch dem Kolon. Eine hämatogene Streuung als Ursache ist selten und tritt bevorzugt in der frühen postoperativen Phase (> 2 Monate) auf (Chakfe et al. 2020; Wilson et al. 2016; Diener et al. 2020; FitzGerald et al. 2005; Ueberrueck et al. 2005; Farinas et al. 2017). Vogel et al. analysierten 14.000 Patienten nach Aortenaneurysmarekonstruktion. Eine Bakteriämie während der Hospitalisation war assoziiert mit einer höheren Rate an Protheseninfektionen (Odds Ratio [OR] 4,2; 95-%-KI 1,5–11,8) (Vogel et al. 2008). 50–65 % der Infektionen entstehen unmittelbar postoperativ bzw. binnen 30 Tagen nach Implantation und werden durch bakterielle Kontamination während der Operation verursacht. Klassische Infektzeichen mit Fieber und Leukozytose, Wundrötung oder purulente Sekretion, Wundheilungsstörung mit und ohne Fisteln, freiliegende Prothesen sowie Anastomosenblutungen oder Sepsis sind häufiger in der Frühphase zu finden (Chakfe et al. 2020; Diener et al. 2020).

Spätinfektionen manifestieren sich definitionsgemäß mehr als 2 Monate nach der Primäroperation und verlaufen hingegen oft klinisch inapparent oder mit dezent lokalen Befunden wie Schwellung ohne Rötung. Weitere klinische Erscheinungsbilder bei Spätinfektionen sind Pseudoaneurysmen, Anastomosendilatationen oder periprothetische Flüssigkeit in der Bildgebung. Sie werden daher auch als indirekte Zeichen einer Protheseninfektion bezeichnet. Ischämien durch partielle oder komplette Graftthrombosen, embolische Verschlüsse oder akut einsetzende Blutungen können schwerwiegende Manifestationen von Spätinfektionen sein (Wilson et al. 2016; Diener et al. 2020; Vogel et al. 2008).

Extrakavitäre Protheseninfektionen sind häufig in der Leiste, der poplitealen Region oder am distalen Unterschenkel lokalisiert. Charakteristisch für extrakavitäre Infektionen sind häufig klinisch apparente Merkmale wie schmerzlose oder schmerzhafte Schwellungen, lokale Infektzeichen oder kutane Fisteln und Wundheilungsstörungen. Obligat ist bei Weichgewebsschwellungen stets die duplexsonographische Untersuchung zum Nachweis eines möglichen Pseudoaneurysmas. Hierbei handelt es sich meistens um ein – durch ein infektazerbiertes Nahtaneurysma entstandenes – Aneurysma spurium. In rund der Hälfte der Fälle führt ein Pseudoaneurysma an der Anastomose zu lebensbedrohlichen Blutungen oder zur Ischämie mit drohendem Beinverlust infolge thrombotischer oder embolischer Verschlüsse (Wilson et al. 2016).

Im Gegensatz dazu finden sich bei abdominellen und thorakalen intrakavitären Protheseninfektionen meistens keine lokalen Infektzeichen. Häufig sind späte Manifestationszeitpunkte, die durch unspezifische Symptome wie Fieber, Abgeschlagenheit, Leukozytose oder Zeichen einer Sepsis charakterisiert sind. Auch septische Embolisationen sind beschrieben, die zu Infektionen oder Abszessen in prothesenfernen Regionen führen können. Intrakavitäre infizierte Gefäßprothesen können benachbarte Organe arrodieren, gegebenenfalls Fisteln ausbilden und in deren Folge mit massiven Blutungen und hämorrhagischem Schock einhergehen (Chafke et al. 2020; Wilson et al. 2016; Diener et al. 2020). Selten sind aortourethrale Fisteln, deren Inzidenz weniger als 1 % beträgt; Leitsymptom sind rezidivierende Hämaturien (Diener et al. 2020).

4.4 SIRS, Sepsis und septischer Schock

Infolge einer systemischen Ausbreitung von pathogenen Mikroorganismen werden körpereigene Abwehrsysteme initiiert. Diese komplexe Reaktion wird klinisch als Systemic Inflammatory Response Syndrom (SIRS) bezeichnet. Klinisch ist das SIRS-Syndrom durch das Auftreten von mindestens 2 der nachfolgenden Kriterien definiert: Körpertemperatur > 38° oder < 36°, Herzfrequenz > 90/min, Hyperventilation > 20/min oder $pACO_2$ < 33 mmHg, Leukozytose < 12.000 oder < 400/µl oder > 10 % unreife Neutrophile im Differenzialblutbild (Bone et al. 1992). 2016 wurde in einer internationalen Konsensuskonferenz eine neue Definition der Sepsis und des septischen Schocks eingeführt: Sepsis ist definiert als lebensbedrohliche Organdysfunktion, die durch eine fehlregulierte Wirtsantwort auf eine Infektion hervorgerufen wird (Singer et al. 2016). Dabei dient der Quick-Sofa-Score (QSOFA) als Screening-Methode zur Erkennung von Risikopatienten in der Prähospitalphase sowie für Patienten außerhalb von Intensivstationen. Klinische Indikatorparameter sind Atemfrequenz (> 22/min), systolischer Blutdruck (< 100 mmHg) und Bewusstseinstrübung (Glasgow Coma Scale < 15). Der SOFA-Score (Sep-

Tab. 4.1 Sofa-Score modifiziert nach Singer et al. 2016

Organsystem	Parameter	1	2	3	4
Atmung	PaO$_2$/FiO$_2$	< 400 mmHg [< 53.32 kPa]	< 300 mmHg [< 39,99 kPa]	< 200 mmHg und künstliche Beatmung [< 26,66 kPa]	< 100 mmHg und künstliche Beatmung [< 13,33 kPa]
Nervensystem	**Glasgow Coma Scale** (GCS)	13–14	10–12	6–9	< 6
Herz-Kreislauf-System	(Dosierungen in µg/kg/min)	MAP < 70 mmHg	**Dopamin** ≤ 5 oder **Dobutamin** (beliebige Dosis)	Dopamin > 5 oder **Adrenalin** ≤ 0,1 oder **Noradrenalin** ≤ 0,1	Dopamin > 15 oder Adrenalin > 0,1 oder Noradrenalin > 0,1
Leber	**Bilirubin**	1,2–1,9 mg/dl [20–32 µmol/l]	2,0–5,9 mg/dl [33–101 µmol/l]	6,0–11,9 mg/dl [102–204 µmol/l]	> 12,0 mg/dl [> 204 µmol/l]
Gerinnung	**Thrombozyten**	< 150.000 /µl	< 100.000 /µl	< 50.000 /µl	< 20.000 /µl
Niere	**Kreatinin**	1,2–1,9 mg/dl [110–170 µmol/l]	2,0–3,4 mg/dl [171–299 µmol/l]	3,5–4,9 mg/dl [300–440 µmol/l] (oder Urin < 500 ml/d)	> 5,0 mg/dl [> 440 µmol/l] (oder Urin < 200 ml/d)

sis Related Organ Failure Assessment) wird zur Beurteilung von Patienten auf Intensivstationen herangezogen und soll den Grad der Organdysfunktion und das daraus resultierende Mortalitätsrisiko beurteilen. Dabei werden 6 Organsysteme mithilfe spezifischer Parameter beurteilt. Eine akute Veränderung des SOFA-Scores um mehr als 2 Punkte infolge einer Infektion wird dabei als Organdysfunktion definiert (Singer et al. 2016) (Tab. 4.1).

Beim septischen Schock wird trotz adäquater Volumengabe eine Vasopressorengabe erforderlich, um bei persistierender Hypotonie einen mittleren arteriellen Druck > 65 mmHg aufrecht zu erhalten. Zusätzlich steigt das Serumlaktat auf >2 mmol/l an. Die Krankenhaussterblichkeit steigt auf über 40 % an (Singer et al. 2016).

4.5 Mikrobiologischer Erregernachweis

Die Identifikation von pathogenen Mikroorganismen ist Voraussetzung für eine zielgerichtete begleitende Antibiotikatherapie und beeinflusst somit den Heilverlauf. Waren die verursachenden Bakterien früher hauptsächlich *Staphylococcus aureus*, so hat sich zuletzt das Erregerspektrum erweitert (Chakfe et al. 2020; Wilson et al. 2016; Diener et al. 2020).

Die Gründe für die veränderte Keimepidemiologie sind vielfältig. Neue Operationsverfahren und -techniken, insbesondere die vielfältigen endovaskulären Verfahren sowie die perioperative Antibiotikaprophylaxe auf der einen Seite stehen multimorbide Patienten, die Durchführung komplexer vaskulärer Revisionseingriffe, eine zunehmende Frequenz von Notfalleingriffen sowie eine Veränderung der Hospitalkeimflora auf der anderen Seite gegenüber. In der Konsequenz kommt es zudem zu einem vermehrten Auftreten multiresistenter Erreger oder von *Pseudomonas* spp. Deren Nachweis gilt besondere Beachtung. Während multiresistente Keime die Chance auf eine Heilung reduzieren können, ist deren tatsächliche Bedeutung im Zusammenhang mit vaskulären Protheseninfektionen noch unklar (Chafke et al. 2020; Wilson et al. 2016; Batt et al. 2017). Nach Auffassung der amerikanischen Leitlinien hat der Nachweis multiresistenter Keime einen erheblichen Einfluss auf die chirurgische Vorgehensweise (Wilson et al. 2016).

In bis zu 75 % der Fälle werden Mischkulturen mit mehr als einer Erregerspezies nachgewiesen (Diener et al. 2020; Wilson et al.

2016). Auf der anderen Seite gibt es manifeste Protheseninfekte, bei denen kein Keimnachweis gelingt. Dies ist insbesondere bei Spätinfektionen der Fall, die durch niedrig virulente Erreger entstehen können (Batt et al. 2017).

Nach einer Metaanalyse zu aortalen Protheseninfektionen gibt es einen Zusammenhang zwischen den nachgewiesenen Erregern und dem Risiko einer Reinfektion. So wurden in den Untersuchungen S. aureus, *Enterbacteriaceae*, Pseudomonaden und β-hämolysierende Streptokokken als virulent eingestuft und gehen mit einem signifikant höheren Risiko einer Reinfektion einher. Dagegen wurden *Staphylococcus epidermidis*, Corynebakterien und *Cutibacterium acnes* als wenig virulente Erreger bezeichnet (Batt et al. 2017).

Eine wichtige Determinante für die Virulenz von Erregern ist die Bildung extrazellulärer Polysaccharidadhäsine mit der Möglichkeit, Biofilme zu produzieren (Kujath et al. 2006). Die Entwicklung eines Biofilms beginnt mit dem Anheften der Bakterien auf dem prothetischen Material durch zusätzliche Bildung eines gallertartigen Schleims, der wiederum die Adhärenz unterstützt. Für den Gefäßchirurgen ist relevant, dass die Adhäsion der Bakterien primär an wirtseigene Proteine und nicht an Biomaterialien erfolgt (Kujath et al. 2006; von Eiff et al. 1999; Erb et al. 2014; Antonios et al. 2006; Zimmerli et al. 1998), wobei allerdings große Unterschiede in der Fähigkeit zur Adhärenz an verschiedenen Materialien beobachtet werden können. Durch die Kolonisation in vielschichtigen Zelllagen, die in einer amorphen extrazellulären Matrix eingebettet sind und keine hämatogene oder lymphogene Perfusion zulassen, ist der Organismus nicht in der Lage, die Bakterien zu eliminieren (von Eiff et al. 1999; Erb et al. 2014; Antonios et al. 2006; Zimmerli et al. 1998). In Biofilmen eingebetteten Erreger können sich der mikrobiologischen Diagnostik entziehen und sind schwerer zu detektieren (Kujath et al. 2006; von Eiff et al. 1999; Erb et al. 2014; Antonios et al. 2006; Zimmerli et al. 1998).

4.6 Erregergewinnung

Besteht der Verdacht einer Protheseninfektion, so sollte jede Anstrengung unternommen werden, um die pathogenen Mikroorganismen zu detektieren (Chakfe et al. 2020; Wilson et al. 2016).

▶ Idealerweise sollten Probematerialien und Erreger, wenn der klinische Verlauf und der Schweregrad der Infektion es zulässt, vor dem Beginn einer antibiotischen Therapie auf direktem Weg gewonnen werden.

Die Herausforderung bei der Probengewinnung besteht darin, kein kontaminiertes Material zu erhalten. Für die Erregerdiagnostik ist entscheidend, die Proben umgehend der mikrobiologischen Labordiagnostik zuzuführen, andernfalls müssen diese bei +4° gelagert werden (Thomson et al. 2013).

4.6.1 Direkte Probengewinnung

Der Nachweis verursachender pathogener Mikroerreger gelingt am zuverlässigsten, wenn die Proben direkt aus dem Infektionsgebiet gewonnen werden, idealerweise im Rahmen der chirurgischen Freilegung. Dabei sollten explantierte Prothesenanteile sowie Gewebebiopsien aus dem Infektgebiet und dem Prothesenlager entnommen werden. Mikrobiologisch aufgearbeitete Gewebeproben sind in ihrer diagnostischen Aussagekraft grundsätzlich Abstrichpräparaten überlegen, und zwar selbst dann, wenn diese intraoperativ gewonnen wurden. Ist periprothetische Flüssigkeit vorhanden, wird die Gewinnung von 3 verschiedenen Proben empfohlen. Anaerobe Transportmedien sollten ergänzend verwendet werden. Eine Histologie ergänzt die mikrobiologische Diagnostik (Chafke et al. 2020; Wilson et al. 2016; Diener et al. 2020).

Abstriche sind, wenn möglich, zu vermeiden. Sie erlauben mitunter keine Differenzierung zwischen kolonisierenden Erregern und echten pathogenen Mikroorganismen. Bei der Aufarbeitung von Abstrichen besteht naturgemäß die Schwierigkeit, Bakterien und Pilze von Tupferfasern auf Nährböden zu übertragen, da das Inokulum aus dem Tupfer des Abstrichs nicht zuverlässig auf mehrere Nähragarböden verteilt werden kann. Werden Tupfer dennoch verwendet, so sollten diese aus PTFE bestehen (Roelofsen et al. 1999).

Untersuchungen konnten zeigen, dass bei nicht in das umgebende Gewebe inkorporierte Prothesen und Transplantaten bei Vorliegen einer Protheseninfektion in 89 % der Fälle eine positive Bakterienkultur nachgewiesen werden kann. Ist das vaskuläre Transplantat bzw. die Prothese hingegen inkorporiert, war die Kultur bei 97 % der untersuchten Proben negativ (Padberg et al. 1995).

4.6.2 Indirekte Probengewinnung

Ist eine direkte Nachweismethode nicht möglich – insbesondere, wenn eine Reoperation nicht durchgeführt wird –, können indirekte Nachweismethoden von Bedeutung sein. Indirekte Verfahren sind in erster Linie Blutkulturen, sonographisch oder computertomographisch gesteuerte Punktionen oder Material aus drainierenden Fisteln oder Wunden (Thomson et al. 2013; Roelofsen et al. 1999). Abstriche sollten, wie bereits dargestellt, generell vermieden werden. Dies gilt im Besonderen bei existierenden Wunden oder drainierenden Fisteln in Hinblick auf die Kontaminationsgefahr. Erregermaterial aus den Komponenten der Vakuumtherapie (Negative Pressure Wound Therapy; NPWT) eignen sich bei zu geringer Spezifität und Sensitivität nicht als Nachweis pathogener Erreger einer Protheseninfektion (Scherrer et al. 2016).

Sonographische oder CT-gesteuerte Punktionen periprothetischer Flüssigkeit oder Abszesse erfolgen unter sterilen Kautelen nach entsprechender Hautantiseptik. Dabei gilt es darauf zu achten, dass alkoholische Hautantiseptika ohne remanentem Zusatz wie Chlorhexidin oder Octenidin bzw. ohne Zusatz von PVP-Jod eingesetzt werden, damit diese antimikrobiellen Substanzen nicht in die abgenommene Probe gelangen und noch vor Kultivierung gewonnene Erreger unerwünscht abtöten oder inaktivieren (Diener et al. 2020).

Blutkulturen sind grundsätzlich durchzuführen. In 35 % der Fälle gelingt ein positiver Keimnachweis. In 22–30 % der Fälle sind prä- und perioperative nachgewiesene Erreger identisch. Auch wenn vielfach keine Erregerisolierung gelingt, ist der diagnostische und prognostische Aussagewert im Falle eines positiven Nachweises hoch. Zu bedenken ist, dass sich die Erreger aufgrund der Ausbildung von Biofilmen der konventionellen Diagnostik durch Blutkulturen entziehen. Dies ist insbesondere bei Spätinfektionen der Fall, daher gelingt der Erregernachweis durch Blutkulturen häufiger bei der Frühinfektion (Chakfe et al. 2020; Wilson et al. 2016).

4.7 Mikrobiologische Nachweismethoden

Zur Detektion pathogener Erreger kommen verschiedene mikrobiologische Techniken zur Anwendung (Tab. 4.2). Neben der Anzüchtung der Erreger auf verschiedenen Agarplatten oder in flüssigen Kulturmedien können indirekte molekularbiologische Nachweismethoden mittels Polymerase Chain Reaction (PCR) eingesetzt werden. Molekularbiologische Nachweismethoden weisen eine hohe Sensitivität bei guter Spezifität auf. Dagegen ist die Sensitivität direkter kultureller Methoden geringer, die Spezifität jedoch wesentlich besser und vor allem aussagekräftiger, da im Gegensatz zu molekularbiologischen Methoden viable, vermehrungsfähige Erreger nachgewiesen werden. Eine vorausgegangene Antibiotikatherapie beeinflusst das Kulturergebnis (Osmon et al. 2013; Xu et al. 2017). Eine zeitgleiche Durchführung kultureller und molekularbiologischer Verfahren sollte angestrebt werden (Chafke et al. 2020; Xu et al. 2017; Oliva et al. 2021; Kokosar et al. 2017).

Tab. 4.2 Verfahren zur mikrobiologischen Diagnostik. (+) kennzeichnen die in Kombination bevorzugten Verfahren. Erklärung siehe Text

Kulturbasierte Methoden	Nicht kulturbasierte Methoden	Molekulare Assays	Mikroskopische Methoden
Abstriche	Dithiotreitol (DTT) Assay	PCR (+)	Gramfärbung
Gewebekulturen (+)	Metabolische Assays – Resazurin Assay – XTT Assay – Bio Timer Assay		Lasermikroskopie
Sonikation (+)			Fluoreszenzmikroskopie
			Elektronenmikroskopie

Besondere Anwendungsverfahren wie Sonikation, Vortexmischer (Schüttelgerät zur Durchmischung von Reaktionsansätzen) sowie das Herstellen von Verdünnungsreihen verbessern die Detektion von pathogenen Keimen sowie das Lösen von Mikroorganismen aus Prothesenmaterialien und aus Biofilmen.

Bei der Sonikation handelt es sich um ein quantitatives Verfahren, bei dem in einem Ultraschallbad unter 1- bis 5-minütiger Anwendung einer langwelligen Frequenz von 25–40 kHz Bakterien aus den Prothesenanteilen und Biofilmen gelöst werden. Die Ultraschallwellen erzeugen dabei in einem flüssigen Medium Hoch- und Niederdruckbereiche. Während der Niederdruckphase bilden sich mikroskopisch kleine Bläschen, die in der Hochdruckphase weiter kollabieren, wobei eine hohe Energiemenge an der Oberfläche des Fremdkörpers freigesetzt wird. Die Sonikationslösung kann zentrifugiert werden und wird anschließend verdünnt, der Erregernachweis erfolgt durch Anzüchtung auf verschiedenen Kulturmedien. Das Verfahren entspricht der initialen Vorgehensweise, um adhärente Bakterien aus orthopädischen Gelenkprothesen zu entfernen und anzuzüchten (Xu et al. 2017; Oliva et al. 2021).

Kokosar konnte mittels Sonikation explantierter Prothesen und durch PCR einen Keimnachweis in 95,8 % der Fälle von 22 Patienten mit Protheseninfektionen erzielen. Dabei konnte durch Kulturen der Sonikationsflüssigkeit ein Nachweis bei 79,2 % und mittels PCR bei 66,7 % erzielt werden, im Gegensatz zu positiven Blutkulturen (35,3 %) oder intraoperativen Abstrichen (31,8 %). In 37,5 % der Fälle konnten Keime ausschließlich durch Sonikation oder PCR nachgewiesen werden (Kokosar et al. 2017). In einer vergleichbaren Publikation bei 45 Patienten mit Protheseninfektionen beträgt die Sensitivität der Bakterienkultur ohne Sonikation 85,7 %, bei Verwendung der Sonikation 89,7 % und beim genspezifischen PCR-Nachweis 79,5 %. Die Sensitivität bei Kombination aus Sonifikation und PCR beträgt 100 % bei einer Spezifität von 83,3 % (Puges et al. 2018).

▶ Zur mikrobiologischen Diagnostik sollen eine Kombination aus Bakterienkulturen mit und ohne Sonikation sowie molekularbiologische Methoden (PCR) angewendet werden. Dies gewährleistet einen Keimnachweis mit hoher Sensitivität und Spezifität.

Neuere Untersuchungen inokulieren Sonikationsflüssigkeit in Blutkulturen. Dieses insbesondere bei orthopädischen Implantatinfektionen eingesetzte Verfahren kann zu einem schnelleren Nachweis von Mikroorganismen führen, jedoch fehlen Grenzwerte, und der Nachweis anaerober Bakterien ist weniger effektiv (Oliva et al. 2021; Calori et al. 2016; Kolenda et al. 2021).

Nicht kulturbasierte Methoden umfassen verschiedene metabolische Assays, insbesondere zur Keimdetektion in Biofilmen. Diese Verfahren sind teilweise noch in der Erprobung und finden derzeit bei vaskulären Protheseninfektionen wenig Anwendung. Einen vielversprechenden Ansatz bietet hingegen die Anwendung eines Dithiotreitol-Assays (DTT), ein starkes Reduktionsmittel, das Disulfidbindungen zwischen Cysteingruppen spaltet und damit als ein Protein-Denaturierungsmittel wirkt. Vorteile sind die einfache Anwendung und die niedrigen Kosten. Ein spezielles Instrumentarium ist nicht erforderlich. Sowohl Gewebepartikel als auch Prothesenfragmente lassen sich mit dieser Methode untersuchen. Nachteil ist ein toxischer Effekt auf Bakterienzellen, was zu einer Fehlinterpretation mit falsch negativen Ergebnissen führen kann. Ein kommerzielles MicroDTTect-System ist derzeit in der Anwendung, die Ergebnisse bei vaskulären Protheseninfektionen bleiben abzuwarten und sind Gegenstand aktueller Forschungsarbeiten (Calori et al. 2016).

Ergänzt wird die Erregerdiagnostik durch Anwendung mikroskopischer Techniken. Neben den klassischen Gramfärbungen sind elektronenmikroskopische Untersuchungen, laserbasierte Mikroskopie und Fluoreszenzmikroskopie der Vollständigkeit halber aufzuführen. Insbesondere bei den letztgenannten Methoden ist, abgesehen von den hohen Kosten, eine hohe Expertise der Untersucher erforderlich, Vorteile liegen in der Möglichkeit der Unterscheidung zwischen lebenden und toten Bakterien sowie in der Erforschung von Biofilmen (Kolenda et al. 2021).

Fazit für die Praxis
- Vaskuläre Protheseninfektionen sind in ihrem klinischen Erscheinungsbild sehr heterogen.
- Frühinfektionen sind von Spätinfektionen zu unterscheiden.
- Für die Erregerdiagnostik sind explantierte Prothesenanteile, Gewebeproben sowie periprothetische Flüssigkeit zu bevorzugen.
- Direkte sind indirekten Verfahren zur Probengewinnung vorzuziehen.
- Abstriche sind wegen der Kontaminationsgefahr und eingeschränkter Auswertbarkeit nicht empfehlenswert.
- Es besteht eine hohe Spezifität und Sensitivität in der mikrobiologischen Erregerdiagnostik durch Kombination aus kulturbasierten und molekularbiologischen Verfahren, wobei die Sonikation die Detektion pathogener Erreger erhöht.
- Vorhandene Biofilme erschweren die Keimdiagnostik.

Literatur

Antonios VS, Noel AA, Steckelberg JM, Wilson WR, Mandrekar JN, Harmsen WS et al (2006) Prosthetic vascular graft infection: a risk factor analysis using a case-control study. J Infect 53:49e55

Batt M, Feugier P, Camou F, Coffy A, Senneville E, Caillon J, Calvet B, Chidiac C, Laurent F, Revest M, Daures JP (2017) Research group for vascular graft infection. A meta-analysis of outcomes after in situ reconstructions for aortic graft infection. Angiology. 1:3319717710114. https://doi.org/10.1177/0003319717710114

Bone RC Balk RA et al (1992) Definitions for sepsis and organ failure and guidelines for the use of innovative therapies in sepsis. The ACCP/SCCM Consensus Conference Committee. American College of Chest Physicians/Society of Critical Care Medicine. Chest 101(6):1644–1655, ISSN 0012-3692. PMID 1303622. (Review)

Calori GM, Colombo M, Navone P, Nobile M, Auxilia F, Toscano M, et al (2016) Comparative evaluation of MicroDTTect device and flocked swabs in the diagnosis of prosthetic and orthopaedic infections. Injury 2016 47:17e21

Chakfe N, Diener H, Lejay A, Assadian O, Berard X, Caillon J, Fourneau I, Glaudemans AWJM, Koncar I, Lindholt J, Melissano G, Saleem BR, Senneville E, Slart RHJ, Szeberin Z, Venermo M, Vermassen F, Wyss TR, European Society for Vascular Surgery (ESVS) (2020) 2020 Clinical practice guidelines on the management of vascular graft and endograft infections. Eur J Vasc Endovasc Surg 59:339e384

Diener H, Chakfe N, Honig S (2020a) Die europäischen Leitlinien zur Versorgung von Gefäßprothesen- und Stentgraftinfektionen. Gefäßchirurgie 25:632–642

Diener H, Assadian O, Debus ES, Steinbauer M, Zegelmann M, Larena A (2020b) Gefäßprotheseninfektion. Operative und interventionelle Gefäßmedizin 2020 2. Aufl. https://doi.org/10.1007/978-3662533789

Erb S, Sidler JA, Elzi L, Gurke L, Battegay M, Widmer AF et al (2014) Surgical and antimicrobial treatment of prosthetic vascular graft infections at different surgical sites: a retrospective study of treatment outcomes. PLoS ONE 9:e112947

Fariñas MC, Campo A, Duran R, Sarralde JA, Nistal JF, Gutiérrez-Díez JF, Fariñas-Álvarez C (2017) Risk factors and outcomes for nosocomial infection after prosthetic vascular grafts. J Vasc Surg 66(5):1417–1426

FitzGerald SF, Kelly C, Humphreys H (2005) Diagnosis and treatment of prosthetic aortic graft infections: confusion and inconsistency in the absence of evidence or consensus. J Antimicrob Chemother 56:996–999

Kokosar Ulcar B, Lakic N, Jeverica S, Pecavar B, Logar M, Cerar TK, Lejko-Zupanc T (2017) Contribution of sonicate-fluid cultures and broad-range PCR to microbiological diagnosis in vascular graft infections. Infect Dis (Lond) 20:1–7.

Kolenda C, Josse J, Batailler C, Faure A, Monteix A, Lustig S, Ferry T, Laurent F, Dupieux C (2021) Experience with the use of the microDTTect device for the diagnosis of low-grade chronic prosthetic joint infections in a routine setting. Front Med (Lausanne). 16(8):565555. https://doi.org/10.3389/fmed.2021.565555.PMID:33796542;PMCID: PMC8007775

Kujath P, Scheele J (2006) Auftreten und Virulenzfaktoren bakterieller Erreger bei Gefäßinfektionen. Gefäßchirurgie 11:393–401

Oliva A, Miele MC, Ismail DA et al (2021) Challenges in the Microbiological Diagnosis of Implant-Associated Infections: A Summary of the Current Knowledge Front Microbiol 2021 Oct 29;12:750460. https://doi.org/10.3389/fmicb.2021.750460.eCollection2021 https://doi.org/10.3389/fmicb.2021.750460

Osmon DR, Berbari EF, Berendt AR, Lew D, Zimmerli W, Steckelberg JM et al (2013) Diagnosis and management of prosthetic joint infection: clinical practice guidelines by the infectious diseases society of America. Clin Infect Dis 56:e1e25

Padberg FT Jr, Smith SM, Eng RH (1995) Accuracy of disincorporation for identification of vascular graft infection. Arch Surg 130:183–187

Puges M, Pereyre S, Bérard X, Accoceberry I, Roy CL, Stecken L et al (2018) Comparison of genus specific PCR and culture with or without sonication for microbiological diagnosis of vascular graft infection. Eur J Vasc Endovasc Surg 56:562–571. https://doi.org/10.1016/j.ejvs.2018.06.064

Roelofsen E, van Leeuwen M, Meijer-Severs GJ, Wilkinson MH, Degener JE (1999) Evaluation of the effects of storage in two different swab fabrics and under three different transport conditions on recovery of aerobic and anaerobic bacteria. J Clin Microbiol 37:3041e3

Scherrer AU, Bloemberg G, Zbinden R, Zinkernagel AS, Fuchs C, Frauenfelder S et al (2016) Prosthetic vascular graft infections: bacterial cultures from negative-pressure-wound-therapy foams do not improve diagnostics. J Clin Microbiol 54:2190e3

Singer M, Deutschman CS, Seymour CW, Shankar-Hari M, Annane D Bauer M, Bellomo R, Bernard GR Chiche J-D, Coopersmith CM, Hotchkiss RS, Levy MM, Marshall JC, Martin GS, Opal SM, Rubenfeld GD, van der Poll T, Vincent J-L, Angus DC (2016) The Third International Consensus Definitions for Sepsis and Septic Shock (Sepsis-3). JAMA. 315(8):801–810, PMID 26903338

Thomson RB Jr et al (2013) A guide to utilization of the microbiology laboratory for diagnosis of infectious diseases: 2013 Recommendations by the Infectious Diseases Society of America (IDSA) and the American Society for Microbiology (ASM). Clin Infect Dis 57:22e121

Ueberrueck T, Zippel R, Tautenhahn J et al (2005) Vascular graft infections: in vitro and in vivo investigations of a new vascular graft with long-term protection. J Biomed Mater Res B Appl Biomater 74:601–607

Vogel TR, Symons R, Flum DR (2008) The incidence and factors associated with graft infection after aortic aneurysm repair. J Vasc Surg 47:264–269

von Eiff C, Heilmann C, Herrmann M et al (1999) Basic aspects of the pathogenesis of staphylococcal polymer-associated infections. Infection 27(Suppl 1):S7-10

Wilson WR, Bower TC, Creager MA et al (2016) american heart association committee on rheumatic fever, endocarditis, and kawasaki disease of the council on cardiovascular disease in the young; council on cardiovascular and stroke nursing; council on cardiovascular radiology and intervention; council on cardiovascular surgery and anesthesia; council on peripheral vascular disease; and stroke council. Vascular graft infections, mycotic aneurysms, and endovascular infections: a scientific statement from the American heart association. Circulation 134(20):e412-e460

Xu Y, Larsen LH, Lorenzen J, Hall-Stoodley L, Kikhney J, Moter A et al (2017) Microbiological diagnosis of device-related biofilm infections. APMIS 125:289–303. https://doi.org/10.1111/apm.12676

Zimmerli W, Widmer AF, Blatter M, Frei R, Ochsner PE (1998) Role of rifampin for treatment of orthopedic implant-related staphylococcal infections: a randomized controlled trial. Foreign-Body Infection (FBI) Study Group. JAMA 279:1537e41 21

5.2 Computertomographie (CT)

Die Computertomographie (CT) ist nach wie vor die Standarddiagnostik der ersten Wahl. Sie ist nahezu ubiquitär verfügbar und Radiologen wie auch Gefäßchirurgen sind in der Befundung geübt. Durch verschiedene Infektzeichen in der CT kann die Verdachtsdiagnose erhärtet werden.

5.2.1 Technik

Bei Verdacht auf Protheseninfekt sollte die CT immer nach Applikation von intravenösem (i. v.) Kontrastmittel mindestens zweiphasig erfolgen. Eine orale Kontrastierung ist nicht notwendig.

Die arterielle Phase zeigt den Status und die versorgte Gefäßanatomie sowie mögliche Folgen der Protheseninfektion, wie z. B. Pseudoaneurysma oder Diskontinuität des Aneurysmasackes. Die Spätphase lässt eine perivaskuläre Flüssigkeitsansammlung von der entzündlich bedingten perivaskulären Kontrastierung differenzieren. Zusätzlich lässt sich ggf. eine Weichteilvermehrung zwischen Graft und Wand darstellen. Bei entsprechender Fensterung lassen sich auch kleine Lufteinschlüsse darstellen.

Gasbildende Bakterien führen zu periprothetischen Lufteinschlüssen als typisches Zeichen eines Protheseninfekts. Eine rasche Größenzunahme des Aneurysmasackes gilt ebenfalls als ein wichtiges Kriterium.

5.2.2 Radiologische Infektzeichen bei CT und MRT

(Fukuchi et al. 2005; Shahidi et al. 2007)
- Ektope Luft
- Perivaskuläre Flüssigkeit (< 20 HE)
- Perivaskuläre Kontrastierung (> 20 HE)
- Pseudoaneurysma
- Diskontinuität des Aneurysmasackes
- Weichteilvermehrung (> 5 mm) zwischen Graft und Wand

Ektope Luft

Ektope Luft kann sowohl bei einer Protheseninfektion mit einer Fistelverbindung zum Darm als auch ohne eine solche Verbindung gesehen werden.

Besteht ein enger zeitlicher Zusammenhang zur stattgefundenen Operation, muss postoperative, physiologisch vorkommende freie Luft von infektverdächtiger Luft unterschieden werden. Man kann davon ausgehen, dass freie Luft eine Woche nach OP selten ist und spätestens 4–7 Wochen danach dringend auf einen Protheseninfekt hinweist (Qvarfordt et al. 1985, O'Hara).

Perivaskuläre Flüssigkeit und perivaskuläre Kontrastierung

Perivaskuläre Flüssigkeit und eine perivaskuläre Kontrastierung sind in den ersten Wochen nach Operation völlig unspezifisch. Nach 3 Monaten sind diese Befunde jedoch dringend verdächtig auf einen Protheseninfekt (Qvarfordt et al. 1985). Eine Weichteilkontrastierung von > 5 mm zwischen Prothese und Aneurysmawand ist suspekt zu werten. Nur in Ausnahmefällen kann perivaskuläre Flüssigkeit nach einem Jahr auftreten (Williamson et al. 1989). Gilt der Befund als hoch verdächtig, sollten u. U. eine Aspiration und mikrobiologische Auswertung erfolgen (siehe Abb. 5.3 a/b und 5.5 a).

Pseudoaneurysmen

Treten Pseudoaneurysmen auf, ist eine Protheseninfektion nur selten die Ursache. Dagegen zeigen sich bei ca. einem Viertel aller Protheseninfekte ein Pseudoaneurysma, sodass zumindest ein Protheseninfekt in Betracht gezogen werden sollte.

Ist ein Infekt ursächlich, treten Pseudoaneurysmen in einem kürzeren Intervall ab Operationsdatum als in den übrigen Fällen auf (Dennis et al. 1986).

▶ **Wichtig**
Ein kurzes Intervall zwischen Operation und Auftreten eines Pseudoaneurysma ist verdächtig auf einen Protheseninfekt.

Auch nach Entfernung einer infizierten Prothese kann es am Aorten- bzw. Gefäßstumpf aufgrund einer residuellen Kontamination oder Infektion zu einem Pseudoaneurysma kommen („stump blow").

Unter Zuhilfenahme der unterschiedlichen Kriterien kann mit der CT beim akuten Gefäßprotheseninfekt eine Sensitivität und Spezifität von nahezu 100 % erreicht werden, während bei chronischen Protheseninfekten nur ca. 55 % erzielt werden (Legout et al. 2012).

5.3 Magnetresonanztomographie (MRT)

Die MRT-Bildgebung bietet den Vorteil der Verwendung verschiedener Sequenzen zur Beurteilung von Flüssigkeitsformationen. Neben klassischen T2-Sequenzen wurde die STIR-Sequenz als besonders aussagekräftig beschrieben. Analog zur CT-Untersuchung muss Kontrastmittel appliziert und in mehreren Phasen beurteilt werden. Gerade Weichteilbeteiligungen, wie z. B. am M. iliopsoas, oder eine knöcherne Beteiligung, wie eine Spondylodiszitis, lassen sich jedoch mit der MRT sensitiver als mit der CT detektieren (Olofsson et al. 1988) (Abb. 5.1 und 5.2).

Zur genauen Beurteilung der Beziehung bzw. Ausdehnung der fortgeleiteten Infektion zu oder von der Wirbelsäule sollte additiv zur CT eine MRT durchgeführt werden, um auch eine potenzielle operative Sanierung abzuschätzen. Kleine Flüssigkeitsmengen um die Prothese (perivaskuläre Flüssigkeit) lassen sich mit hoher Genauigkeit detektieren. Bei der Beurteilung kleiner Luftmanifestationen ist die MRT jedoch weniger sensitiv als die CT.

Typische Zeichen einer Protheseninfektion in der MRT sind analog zur CT-Diagnostik exzentrische Flüssigkeitsansammlungen, eine vermehrte Kontrastmittelanreicherung sowie eine Weichteilvermehrung um die Prothese. Die Beurteilung von Flüssigkeit ist im direkten Zeitraum nach Protheseninplantation ähnlich unspezifisch wie in der CT. Mit Hilfe der Diffusionsbildgebung (DWI), ein Verfahren, das die Diffusionsbewegung von Wassermolekülen im Interstitium misst (Brownsche Molekularbewegung), lassen sich in Zusammenschau mit dem sogenannten ADC-Wert (Apparent Diffusion Coefficient) jedoch blande Flüssigkeitsformationen von Abszessen mit hoher Sicherheit differenzieren.

Unmittelbar nach Operation wird bis zu einem Zeitraum von 24 Wochen Flüssigkeit auch in MRT-Untersuchungen noch regelmäßig beschrieben und ist damit nicht spezifisch für einen Protheseninfekt. Nach 24 Monaten zeigt

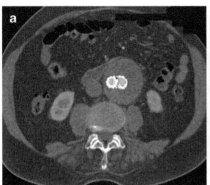
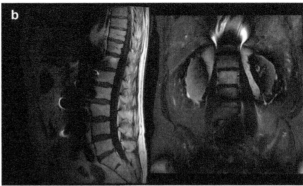

Abb. 5.1 81-jähriger Patient kommt in die Notaufnahme mit massiven Schmerzen am lumbosakralen Übergang sowie im Mittelbauch und nach mehrfachem Erbrechen. Vor einem Jahr Implantation einer dreifach gebranchten Prothese. Embolisation eines Typ-II-Endoleaks über die Riolan'sche Anastomose. **a** In der CT kein Hinweis auf Perforation. **b** In der MRT kein Hinweis auf Spondylodiszitis oder Psoasabszess, soweit aufgrund der Artefakte beurteilbar. Es erfolgt eine orale Antibiose über 6 Wochen

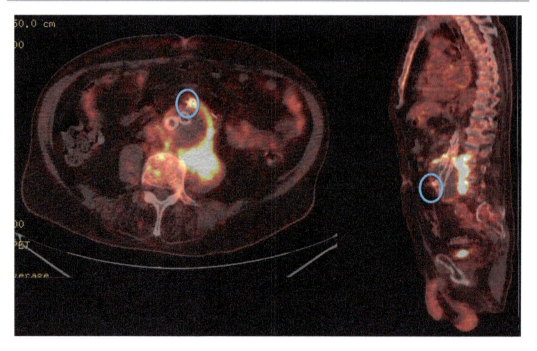

Abb. 5.2 Nach 3 Monaten erneute Wiedervorstellung mit fieberhaftem Infekt. ^{18}F-FDG-PET/CT: deutliche, semizirkuläre pathologische Glukoseutilisation um die Prothese mit Ausdehnung zum M. iliopsoas links. Vermutlich hat eine vorangegangene Embolisation eines Typ-II-Endoleaks über die A. mesenterica inferior zu der Infektion geführt

sich ein in T1- und T2-Wichtung hypointenser Saum um die Prothese, der als Fibrose und damit unspezifisch gewertet wird (Spartera et al. 1990; Spartera et al. 1994).

Die Differenzierung kleiner Luftansammlungen ist in der MRT methodisch bedingt schwieriger, insbesondere die Abgrenzung als Signalauslöschung zur Unterscheidung von kleineren präexistenten Verkalkungen.

5.4 Szintigraphie

Zur Suche aktiver Entzündungsherde bei Protheseninfekten kann auch die Leukozytenszintigraphie eingesetzt werden. Bei dieser Technik wird dem Patienten Blut abgenommen und daraus die Leukozyten selektiert. Im Anschluss erfolgt die radioaktive Markierung der Leukozyten, z. B. mit ^{99m}Technetium oder ^{111}Indium. Die kürzere Halbwertszeit des Technetiums wird für akute Prozesse verwendet, die längere Halbwertszeit des Indiums bei chronischen Entzündungsprozessen. Die markierten Leukozyten werden anschließend in die Armvene appliziert. Alternativ können auch ^{99m}Tc-markierte Antigranulozytenantikörper eingesetzt werden. Nach einer definierten Wartezeit werden Aufnahmen an einer Gammakamera bzw. eine SPECT (Single Photon Computed Tomography) angefertigt. Aufgrund der vermehrten Anreicherung von Leukozyten bzw. Granulozyten am Entzündungsherd im Vergleich zum restlichen Körpergewebe lassen sich Protheseninfekte detektieren. Mithilfe der Leukozytenszintigraphie werden bei dieser Fragestellung Sensitivitäten von 60–100 % erreicht (Mark et al. 1985). Bei unklaren Fällen kann so eine Zusatzinformation zur CT-Diagnostik erreicht werden. In der direkten postoperativen Phase muss jedoch mit falsch positiven Ergebnissen gerechnet werden. Typisch ist eine vermehrte Aktivität um die Prothese bei fehlender Aktivität im übrigen Weichteilgewebe. Die Szintigraphie wurde im klinischen Alltag bei Verfügbarkeit weitgehend von der ^{18}F-FDG-PET/CT abgelöst.

5.5 ¹⁸F-FDG-PET/CT

Die PET/CT als Hybridverfahren kombiniert die Vorteile der nuklearmedizinischen Positronenemissionsuntersuchung mit der anatomischen Genauigkeit der Computertomographie. ¹⁸F-FDG als Tracer wird in metabolisch aktiven Zellen aufgenommen. Entzündungszellen exprimieren Glukosetransporter, die zu einer vermehrten Aufnahme der Glukose in die Zellen führen. Inwieweit die ¹⁸F-FDG-PET Vorteile zur Leukozytenszintigraphie bietet, ist nicht vollständig untersucht. Im klinischen Alltag lässt sich jedoch in der Regel schneller und routinierter eine PET/CT-Untersuchung als eine Leukozytenszintigraphie durchführen.

Für die ¹⁸F-FDG-PET/CT-Untersuchung werden die Patienten mindestens 6 h vor Untersuchung nüchtern belassen. Bei Diabetikern wird der Blutzuckerspiegel optimal eingestellt (< 150 mg/dl). Eine Stunde vor der Bildgebung werden 2,5–3 MBq ¹⁸F-FDG/kg Körpergewicht über einen intravenösen Zugang appliziert. Unmittelbar vor der PET-Untersuchung wird am selben Gerät eine native CT-Untersuchung durchgeführt. Anschließend erfolgt die PET-Untersuchung am Scanner in Rückenlage, und beide Untersuchungen werden abschließend fusioniert.

Die Sensitivität der PET-CT für die Detektion von Protheseninfekten wird zwischen 91 % und 100 %, die Spezifität mit 64–93 % als relativ hoch angegeben (Fukuchi et al. 2005; Keidar et al. 2007; Spacek et al. 2009).

Unterschiede in der Beurteilung von Infektionen der thorakalen versus der abdominellen Gefäße werden nicht beschrieben. Es zeigt sich jedoch eine etwas vermehrte physiologische metabolische Aktivität an Stentgrafts im Vergleich zu klassischen Gefäßprothesen (Chrapko et al. 2020).

▶ Merke
Die Interpretation der Tracer-Aufnahme wird oft individuell beurteilt und ist damit untersucherabhängig. Hilfreich bei der Differenzierung können 4- bis 5-stufige Beurteilungssysteme sein:

Stufe

0: Aufnahme wie Umgebung
1: geringgradige FDG-Aufnahme, vergleichbar mit inaktiver Muskulatur und Fett
2: moderate FDG-Aufnahme, gut sichtbar und höher als inaktive Muskulatur und Fett
3: starke FDG-Aufnahme, aber geringer als die physiologische Aufnahme der Harnblase
4: sehr starke FDG-Aufnahme, vergleichbar mit der Harnblase

Dabei werden Läsionen der Graduierung 3 und 4 als entzündliche Läsionen gewertet. (Stumpe et al. 2000).

Da es oft zu einem geringgradigen physiologischen Uptake um die Prothesen kommt, wird eine heterogene und fokale Tracer-Aufnahme eher als verdächtig angesehen (Abb. 5.3; 5.4 a, b). Ein homogenes, diffuses oder lineares Uptake wird als eher unspezifisch gewertet.

▶ Merke
Uptake um die Prothese bei Verdacht auf Protheseninfekt (Abb. 5.5)
Unspezifisch: homogen, linear oder diffus
Verdächtig: heterogen oder fokal

Zusätzlich können qualitative Parameter, wie zum Beispiel der „Maximal Standardized Uptake Value" (SUVmax) oder die „Tissue to Background Ratio" (TBR) zur Objektivierbarkeit beitragen. Klare Richtlinien zur Interpretation dieser Werte gibt es jedoch noch nicht. Bei unklaren Befunden kann auch eine Verlaufsuntersuchung sinnvoll sein.

Eine initiale Entzündungsreaktion, ausgelöst durch das Prothesenmaterial, kann als falsch positiver Befund relativ lange persistieren. So wird ein FDG-Uptake 6–8 Wochen nach Implantation als physiologisch angesehen.

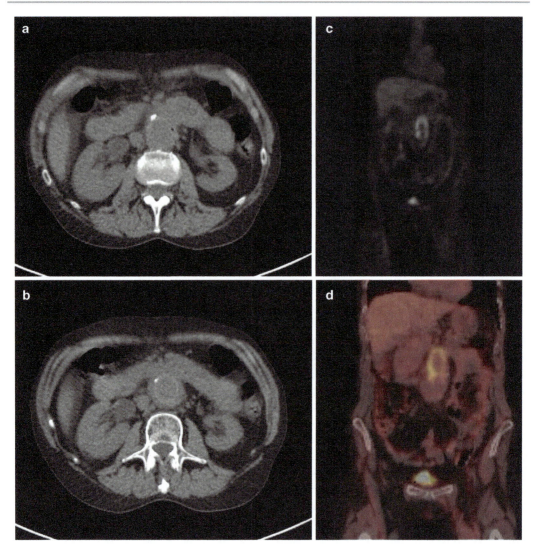

Abb. 5.3 71-jährige Patientin mit Zustand nach Sanierung eines offenen Bauchaortenaneurysmas mit infrarenalem Aortenersatz vor 4 Jahren. Verdacht auf Protheseninfekt. ^{18}F-FDG-PET/CT-Untersuchung. In der nativen Low-Dose-CT winziger suspekter Lufteinschluss am lateralen Rand der Prothese links (**a**) und Weichteilsaum um die Prothese als typische CT-Kriterien (**b**). In der PET-Studie (**c**) und in den Fusionsbildern (PET/CT) (**d**) mäßige, suspekte heterogene Mehranreicherung um die Prothese

Bei mildem, inhomogenem Tracer-Uptake kann auch hier eine Verlaufskontrolle sinnvoll sein (Saleem et al. 2014).

Außer zur Diagnose einer vaskulären Protheseninfektion kann die ^{18}F-FDG-PET/CT auch zur Therapiekontrolle eingesetzt werden. So konnten Husman et al. zeigen, dass bei insgesamt 25 Patienten die Kontroll-PET/CT nach durchschnittlich 170 Tagen in 76 % der Fälle zu einer Fortsetzung der Antibiose geführt hat, in 8 % der Fälle die Antibiose gestoppt wurde und in 16 % die Antibiose geändert wurde (Husmann et al. 2015).

Die Stärke und der Stellenwert der ^{18}F-FDG-PET/CT-Untersuchung liegt insbesondere bei unklaren Befunden mit weitgehend unauffälligen CT-Kriterien. So konnte in einer Studie mit insgesamt 24 Patienten mit Verdacht auf Gefäßprotheseninfekt bei 3 Patienten ohne morphologische Auffälligkeiten in den ande-

5 Bildgebung bei Gefäßprotheseninfektionen

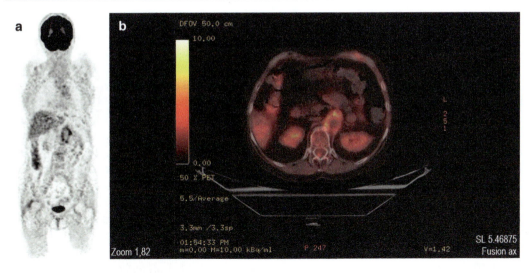

Abb. 5.4 69-jährige Patientin mit Zustand nach offenem Aortenersatz bei mykotischem Bauchaortenaneurysma vor 4 Monaten. BSG- und CRP-Erhöhung. In der ^{18}F-FDG-PET-Studie (**a**) und in den fusionierten PET/CT-Bildern (**b**) heterogene Mehranreicherung um die Prothese, verdächtig auf einen Protheseninfekt

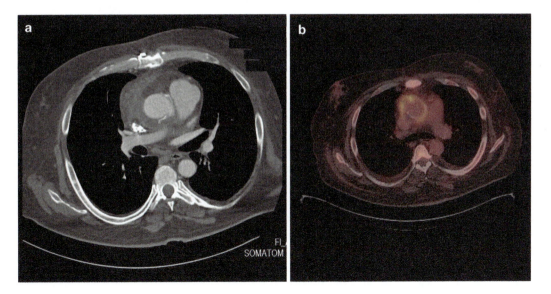

Abb. 5.5 51-jähriger Patient mit Zustand nach Ersatz der Aorta ascendens vor 13 Monaten. Verdacht auf Aortenklappenendokarditis oder Protheseninfekt der Aorta ascendens. **a** In der CT mit KM deutlicher Flüssigkeitssaum mit entzündlichen Injektionen um die Prothese, vereinbar mit Protheseninfekt. **b** In der eine Woche später durchgeführten ^{18}F-FDG-PET/CT-Untersuchung ringförmige Glukoseutilisation um den Aortenersatz mit Ausdehnung in das umliegende Gewebe, dringend verdächtig auf einen Protheseninfekt

ren bildgebenden Verfahren ein Uptake der infizierten Prothesen nachgewiesen werden (Chrapko et al. 2020). Bei insgesamt 15 Patienten war zusätzlich die typische computertomographische Trias aus Pseudoaneurysma, Weichteilschwellung und perivaskulärer Flüssigkeit nachweisbar.

▶ Die ^{18}F-FDG-PET/CT hat vor allem dann einen Stellenwert, wenn die CT-Kriterien nicht eindeutig vorhanden sind oder fehlen, der klinische Verdacht aber persistiert.

5.6 Vergleich der unterschiedlichen Modalitäten untereinander

In einem Vergleich von Patienten mit Verdacht auf Protheseninfekt zeigte die MRT eine Überlegenheit aufgrund eines positiven Vorhersagewertes von 95 % im Vergleich zur Leukozytenszintigraphie mit 80 % sowie einen negativen Vorhersagewert von 80 % versus 82 % (Shahidi et al. 2007).

Die Sensitivität und der negative Vorhersagewert der Kombination aus PET und CT ist mit bis zu 100 % hoch bei niedrigerer Spezifität (Husmann et al. 2019). Mit der CT alleine werden Sensitivitäten und Spezifitäten von bis zu 95 % angegeben, wobei diese hohen Werte nur bei hohem klinischem Verdacht auf Protheseninfekt erreicht werden. Bei geringer Infektausprägung sinkt die Sensitivität auf 55 % (Fukuchi et al. 2005; Macedo et al. 2004; Sueyoshi et al. 1998).

Aufgrund der aktuellen Datenlage ist es unklar, inwieweit die PET/CT Vorteile zu den anderen bildgebenden Verfahren bietet. Die primäre CT-Diagnostik bleibt das Verfahren der ersten Wahl. Bei unklarem Befund und persistierendem klinischem Verdacht kann eine PET/CT die Verdachtsdiagnose erhärten. Nach den MAGIC-Kriterien wird eine verdächtige metabolische Aktivität in der ^{18}F-FDG-PET/CT lediglich als ein Minorkriterium angesehen.

5.7 MAGIC-Kriterien

In einem Zusammenschluss von britischen Gefäßchirurgen, Infektiologen, Mikrobiologen und Radiologen (Management of Aortic Graft Infection Collaboration, MAGIC) wurden Kriterien festgelegt, anhand derer eine Gefäßprotheseninfektion als wahrscheinlich definiert werden kann. Dabei wurden auch die radiologischen Kriterien in sogenannte Minor- und Majorkriterien unterteilt (Lyons et al. 2016). Befunde werden dabei als verdächtig auf Protheseninfektion angesehen, wenn ein einzelnes Majorkriterium oder Minorkriterien aus zwei der drei Kategorien (1. klinisch/chirurgisch, 2. radiologisch, 3. laborchemisch) vorlagen.

Folgende Befunde werden als Majorkriterien definiert:
- In der CT Flüssigkeit um die Prothese >= 3 Monate nach Implantation
- In der CT Luft um die Prothese >= 7 Wochen nach Implantation
- Zunehmende Luft um die Prothese im Verlauf

Als Minorkriterien werden folgende Befunde angegeben:
- Andere verdächtige Luft/Flüssigkeit/Weichteilentzündung als oben beschrieben
- Expansion des Aneurysmas
- Pseudoaneurysmen
- Fokale Darmwandverdickung
- Diszitis/Osteomyelitis
- Verdächtige metabolische Aktivität in ^{18}F-FDG-PET/CT oder Szintigraphie

Fazit für die Praxis
- Die Diagnosestellung einer Gefäßprotheseninfektion ist klinisch wie bildmorphologisch eine Herausforderung.
- Die Computertomographie (CT) stellt die Standarddiagnostik der ersten Wahl dar, da sie nahezu ubiquitär verfügbar ist und Radiologen wie auch Gefäßchirurgen in der Befundung geübt sind.
- Typische Infektzeichen sind ektope Luft, perivaskuläre Flüssigkeit, eine perivaskuläre Kontrastmittelaufnahme, die Ausbildung eines Pseudoaneurysmas, eine Diskontinuität des Aneurysmasackes oder eine Weichteilvermehrung (> 5 mm) zwischen Graft und Wand.
- Die MRT spielt überwiegend zur Be-

urteilung einer potenziellen Beteiligung der Wirbelsäule oder der Knochen beziehungsweise einer komplexen Ausdehnung in die Weichteile eine Rolle.
- Die ^{18}F-FDG-PET/CT sollte dann durchgeführt werden, wenn typische CT-Kriterien nicht eindeutig vorhanden sind oder fehlen, der klinische Verdacht jedoch persistiert.
- Auch eine ^{18}F-FDG-PET/CT-Untersuchung im Verlauf bei primär unauffälligem Befund kann zur Diagnose führen.

Literatur

Chrapko BE, Chrapko M, Nocuń A, Zubilewicz T, Stefaniak B, Mitura J, Wolski A, Terelecki P (2020) Patterns of vascular graft infection in 18F-FDG PET/CT. Nucl Med Rev Cent East Eur 23(2):63–70

Dennis JW, Littooy FN, Greisler HP, Baker WH (1986) Anastomotic pseudoaneurysms: a continuing late complication of vascular reconstructive procedures. Arch Surg 121:314–317

Fukuchi K, Ishida Y, Higashi M, Tsunekawa T, Ogino H, Minatoya K, Kiso K, Naito H (2005) Detection of aortic graft infection by fluorodeoxyglucose positron emission tomography: comparison with computed tomographic findings. J Vasc Surg 42(5):919–925

Husmann L, Sah BR, Scherrer A, Burger IA, Stolzmann P, Weber R, Rancic Z, Mayer D, Hasse B (2015) VASGRA Cohort. 18F-FDG PET/CT for Therapy Control in Vascular Graft Infections: A First Feasibility Study. J Nucl Med 56(7):1024–1029

Husmann L, Huellner MW, Ledergerber B, Anagnostopoulos A, Stolzmann P, Sah BR, Burger IA, Rancic Z, Hasse B (2019) and the Vasgra Cohort. Comparing diagnostic accuracy of 18F-FDG-PET/CT, contrast enhanced CT and combined imaging in patients with suspected vascular graft infections. Eur J Nucl Med Mol Imaging 46(6):1359–1368

Keidar Z, Engel A, Hoffman A, Israel O, Nitecki S (2007) Prosthetic vascular graft infection: the role of 18F-FDG PET/CT. J Nucl Med. 48(8):1230–1236. https://doi.org/10.2967/jnumed.107.040253. Epub 2007 Jul 13. PMID: 17631553.

Legout L, D'Elia PV, Sarraz-Bournet B et al. (2012) Diagnosis and management of prosthetic vascular graft infections. Med Mal Infect 42(3):102–109

Lyons OT, Baguneid M, Barwick TD, Bell RE, Foster N, Homer-Vanniasinkam S, Hopkins S, Hussain A, Katsanos K, Modarai B, Sandoe JA, Thomas S, Price NM (2016) Diagnosis of aortic graft infection: a case definition by the management of aortic graft infection collaboration (MAGIC). Eur J Vasc Endovasc Surg 52(6):758–763

Macedo TA, Stanson AW, Oderich GS, Johnson CM, Panneton JM, Tie ML (2004) Infected aortic aneurysms: imaging findings. Radiology 231(1):250–257

Mark AS, McCarthy SM, Moss AA, Price D (1985) Detection of abdominal aortic graft infection: comparison of CT and in-labeled white blood cell scans. AJR Am J Roentgenol 144(2):315–318

O'Hara PJ, Borkowski GP, Hertzer NR, O'Donovan PB, Brigham SL, Beven EG (1984) Natural history of periprosthetic air on computerized axial tomographic examination of the abdomen following abdominal aortic aneurysm repair. J Vasc Surg 1:429e33

Olofsson PA, Auffermann W, Higgins CB, Rabahie GN, Tavares N, Stoney RJ (1988) Diagnosis of prosthetic aortic graft infection by magnetic resonance imaging. J Vasc Surg 8(2):99–105

Qvarfordt PG, Reilly LM, Mark AS, Goldstone J, Wall SD, Ehrenfeld WK et al. (1985) Computerized tomographic assessment of graft incorporation after aortic reconstruction. Am J Surg 150:227e31

Saleem BR, Pol RA, Slart RH, Reijnen MM, Zeebregts CJ (2014) 18F-Fluorodeoxyglucose positron emission tomography/CT scanning in diagnosing vascular prosthetic graft infection. Biomed Res Int 2014:471971

Shahidi S, Eskil A, Lundof E, Klaerke A, Jensen BS (2007) Detection of abdominal aortic graft infection: comparison of magnetic resonance imaging and indium-labeled white blood cell scanning. Ann Vasc Surg 21(5):586–592

Spacek M, Belohlavek O, Votrubova J, Sebesta P, Stadler P (2009) Diagnostics of „non-acute" vascular prosthesis infection using 18F-FDG PET/CT: our experience with 96 prostheses. Eur J Nucl Med Mol Imaging 36(5):850–858

Spartera C, Morettini G, Petrassi C, Marino G, Minuti U, Pavone P, Di Cesare E, Passariello R, Ventura M (1990) Role of magnetic resonance imaging in the evaluation of aortic graft healing, perigraft fluid collection, and graft infection. Eur J Vasc Surg 4(1):69–73

Spartera C, Morettini G, Petrassi C, Di Cesare E, La Barbera G, Ventura M (1994) Healing of aortic prosthetic grafts: a study by magnetic resonance imaging. Ann Vasc Surg 8(6):536–542

Stumpe KD, Dazzi H, Schaffner A, von Schulthess GK (2000) Infection imaging using whole-body FDG-PET. Eur J Nucl Med 27(7):822–832

Sueyoshi E, Sakamoto I, Kawahara Y, Matsuoka Y, Hayashi K (1998) „Infected abdominal aortic aneurysm: early CT findings" Abdom Imag 23(6):645–648

Williamson MR, Boyd CM, Shah HR (1989) Prosthetic graft infections: diagnosis and treatment. Crit Rev Diagn Imaging 29:181–213

Extraanatomische Rekonstruktion

Holger Diener und Eike Sebastian Debus

Inhaltsverzeichnis

6.1	Zusammenfassung.	51
6.2	Therapeutisches Vorgehen.	52
	6.2.1 Entfernung des Fremdmaterials	52
6.3	Extraanatomische Rekonstruktionsverfahren	53
	6.3.1 Retroperitoneale Infektion	54
6.4	In-situ-Rekonstruktionen	56
6.5	Die infizierte Leiste.	57
	6.5.1 Der Obturatorbypass.	57
	6.5.2 Axillodistaler Bypass	57
	6.5.3 Andere technische Varianten.	57
6.6	Sonstige Umgehungen	58
	Literatur	58

6.1 Zusammenfassung

Die Infektionen, insbesondere aber der Protheseninfekt, stellen in der rekonstruktiven Gefäßchirurgie eine der am meisten gefürchteten Komplikationen dar. Am häufigsten ist die Leistenregion von einer solchen Infektion betroffen. Da alloplastische Implantate normalerweise keine Infektresistenz aufweisen, sind Infekte in diesem Fall als weitaus bedenklicher einzustufen als nach Verwendung von autologen Venentransplantaten. Mit der autologen Vene, dem kryopreservierten Allograft, dem xenogenen Material und den antimikrobiell beschichteten Kunststoffprothesen stehen heute verschiedene Materialien für die extraanatomische und die In-situ-Rekonstruktion zur Verfügung.

Die Entscheidung für die Therapie ist auf den Individualfall auszurichten. Für die Behandlung der Gefäßprotheseninfektion existiert lediglich eine schwache Evidenzlage. Sie folgt den allgemeinen Grundsätzen der Infektchirurgie; die Entscheidung zur Rekonstruktion und die Wahl des Rekonstruktionsverfahrens sind jedoch stark von der individuellen Lokalsituation und der Gesamtkonstellation des Patienten abhängig.

Im Wesentlichen sind die in Tab. 6.1 aufgeführten Optionen zu unterscheiden, wobei

H. Diener (✉)
Abteilung für Gefäß- und Endovaskularchirurgie,
Krankenhaus Buchholz, Buchholz, Deutschland
E-Mail: holger.diener@krankenhaus-buchholz.de

E. S. Debus
Universitäres Herz- und Gefäßzentrum Hamburg,
Klinik für Gefäßmedizin, Hamburg, Deutschland
E-Mail: s.debus@uke.de

Tab. 6.1 Therapeutische Strategien beim Protheseninfekt

In-situ-Rekonstruktion	Ex-situ-Rekonstruktion	Keine Rekonstruktion
Vollständige oder partielle Entfernung der infizierten Prothese	Entfernung der alten Prothese komplett oder teilweise	Belassen oder Entfernen der Prothese
Rekonstruktion durch – Kunststoff (z. B. Silberprothese, Triclosan und/oder Rifampicin-getränkt) – Eigenvene – Eigenarterie – Homologe Arterie – Allograft – Xenograft	– Rekonstruktion aortale Position: – Implantation eines axillo(bi)femoralen Bypasses mit Aortenstumpfverschluss – Vorgehen ein- oder zweizeitig – Infizierte Leiste: extraanatomisch, z. B. Cross-over nach partiellem Ausbau, Obturatorbypass, transiliakaler Bypass – Infizierter femorodistaler Bypass: extraanatomisch (z. B. In-situ-Vene, subkutane Bypassführung)	Drainage, Spülung, Vakuumverband, Antibiose
	Ultima Ratio: extrakorporale Umleitung	

sich zwischen peripherer und aortaler Position unterschiedliche Verfahren anbieten.

6.2 Therapeutisches Vorgehen

Unabhängig von dem verwendeten Austauschmaterial bzw. dem Rekonstruktionsverfahren müssen Kriterien der septischen Chirurgie im chirurgischen Konzept beachtet werden. Diese beinhalten ein intensives Wunddébridement mit Entfernung sämtlichen kontaminierten und nekrotischen Gewebes sowie die systemische antibiotische Therapie. Der lokale Einsatz von Antiseptika und Antibiotikaträgern ergänzt das Vorgehen. Rationale für die systemische antibiotische Therapie ist die Kontrolle der Infektion, wohingegen z. B. die Silber- oder Triclosan-Beschichtung einer Polyesterprothese lokal das Anhaften der Bakterien an das neue Implantat erschwert. Die Deckung mit vitalem Gewebe, z. B. mit großem Netz- oder einem Muskellappen, ist abschließend empfehlenswert.

▶ **Wichtig**
Für das Therapieregime stellen sich 3 wesentliche Fragen:
  Muss das gesamte Fremdmaterial entfernt werden?
  Welche Materialien kommen für die neue Rekonstruktion infrage?
  Auf welche Art erfolgt die Rekonstruktion (in situ/ex situ)?

6.2.1 Entfernung des Fremdmaterials

In der Regel wird die gesamte Prothese entfernt – Reinfekte im verbliebenen Material sind vor allem bei Frühinfektionen häufig, da hier die Kunststoffprothese noch nicht vollständig in das Implantatlager eingeheilt ist. Dies konnte auch in der prospektiven Studie mit Silberacetat-beschichteten Prothesen gezeigt werden (10 % Reinfektionen bei vollständiger Prothesenexplantation vs. 42,6 % bei inkompletter Entfernung) (Zegelman et al. 2006).

Der Wechsel eines aortalen Grafts geht mit einer nicht unerheblichen Mortalität einher. Der aortale Protheseninfekt führt praktisch immer zu einer schweren Beeinträchtigung des Allgemeinzustandes; nicht selten präsentieren sich die Patienten mit septischem Krankheitsbild. Das Mortalitätsrisiko einer vollständigen Prothesenexplantation ist in diesen Fällen exorbitant hoch und muss gegen das Risiko eines teilbelassenen Grafts abgewogen werden. Dieser Eingriff belastet den Patienten mehr als der Ausbau eines femoropoplitealen Bypasses. Hier steht mit der Amputation eine Ultima Ratio zur Verfügung.

Ist die **Anastomose** betroffen? Jede freiliegende, infizierte Anastomose mit Kunststoff sollte saniert werden, Blutungen sind sonst unausweichlich. Hier ist die Klassifikation nach Zühlke und Harnoss hilfreich, die den Befall der Anastomose miteinbezieht (siehe Kap. 2). Liegt jedoch keine Anastomose frei, kann darüber nachgedacht werden, diesen Teil der Prothese zu belassen – insbesondere beim Spätinfekt und bei radiologisch eingeheiltem Prothesensegment. Es bietet sich z. B. bei einer aortofemoralen Umleitung die Möglichkeit an, den distalen Schenkel im infizierten Gebiet abzusetzen, proximal zu ligieren und dann anatomisch oder extraanatomisch zu rekonstruieren Die Verwendung der Unterdrucktherapie erweitert in ausgewählten Fällen das Therapiespektrum.

Wie hoch ist die **Virulenz** des Erregers? Es konnte festgestellt werden, dass manche Keime ein aggressives Vorgehen erfordern, andere wiederum mit lokalen Maßnahmen zu beherrschen sind. Hier spielt auch der Zeitpunkt der Infektion eine Rolle: Bei Frühinfekten ist die Prothese meist noch nicht gut eingeheilt, die Erreger können sich entlang der Prothese ausbreiten. Bei Spätinfekten dagegen findet man oft eine sehr gut eingeheilte Prothese in den nichtbetroffenen Abschnitten. So haben Bandyk et al. über eine Serie von Spätinfekten mit dem wenig virulenten *Staphylococcus epidermidis* berichtet, wo lediglich die betroffenen Prothesenabschnitte entfernt und durch PTFE-Implantate erfolgreich ersetzt wurden. Dagegen muss bei *Pseudomonas*-Nachweis der gesamte Bypass gewechselt werden (Calligaro et al.2003). Bei Nachweis von MRSA im Implantat kam es bei inkomplettem Ausbau immer zu einem Reinfekt (Zegelmann et al. 2006), sodass auch bei diesem Keim eine vollständige Explantation „erzwungen" werden sollte.

Wie ist der **Zustand des Patienten?** Calligaro et al. berichten über 9 Patienten, bei denen aufgrund der Komorbidität oder eines inoperablen Abdomens („hostile abdomen") die infizierte Aortenprothese ganz oder partiell belassen wurde (Calligaro et al. 2009). Grundvoraussetzung ist die Drainage und Spülung von Verhalten sowie die langfristige antibiotische Abdeckung über Monate. Auf diese Weise konnte in 7 Fällen eine Heilung erreicht werden. Die Nachbeobachtungszeit betrug bis zu 15 Jahre. Auch andere Arbeitsgruppen berichten über akzeptable Ergebnisse unter Belassung von Teilen der Prothese (Hart et al. 2005; Illuminati et al. 2004). Im eigenen Patientengut beobachteten wir eine praktisch inoperable 85-jährige Patientin, die mit Infektion einer Aortenprothese seit 2 Jahren konservativ behandelt wird: Bisher wurden 3-mal Abszesse abpunktiert, ohne dass eine Ausbreitung der Infektion entlang der Prothese bis zum gegenwärtigen Zeitpunkt nachgewiesen werden konnte.

▶ Das Kunststoffmaterial sollte in der Regel vollständig entfernt werden.

Dennoch kann es in Einzelfällen vertretbar sein, Teile der Prothese oder sogar das Implantat unter testgerechter antibakterieller Therapie und unter engmaschiger Kontrolle zu belassen. Es handelt sich jedoch um einen Kompromiss mit unsicherem Ausgang, der der reduzierten Ausgangssituation des Patienten geschuldet ist und mit ihm besprochen werden muss. Unter Anwendung biologischer Sicherungsoperationen belassen manche Arbeitsgruppen bewusst nichtinfizierte Prothesenanteile (Oderich et al. 2006). Es ist auffällig, dass in den letzten Jahren immer mehr Berichte publiziert wurden, dass Kunststoff auch langfristig erfolgreich belassen werden konnte.

6.3 Extraanatomische Rekonstruktionsverfahren

Je nach betroffener Region sind verschiedene Optionen möglich. Am häufigsten sind die Infektionen in der Leiste und aufsteigend in die Iliakalregion. Diese Unterscheidung ist für die Symptomatik und Diagnostik von Bedeutung: Während ein Leisteninfekt leicht zu diagnostizieren ist, kann sich die retroperitoneale Infektion einer Aortenprothese hinter einer blanden Symptomatik verbergen. Dagegen stellt die aortoenterische Fistel unter Umständen eine drama-

spricht 2–3 % in den neueren Publikationen (Sharp et al. 1994; Yeager et al. 1999).

Es besteht das Risiko einer Nachblutung der Anastomose von Aorta und Venengraft (3 %) (Ali et al. 2005).

Häufigere Revisionsoperationen Trotz dieser Revisionen sind sekundäre Offenheits- und Beinerhaltungsraten mit denen nach In-situ-Rekonstruktionen vergleichbar. Es entfallen jedoch die Morbidität der Venenentnahme und die Möglichkeit der Degradation beim Allograft.

Die französische Arbeitsgruppe von Jean Baptiste hat 2011 eine retrospektive Fallserie von 82 Patienten mit Protheseninfektionen in aortaler Position retrospektiv analysiert und die In-situ-Rekonstruktion mit extraanatomischen Bypässen verglichen. Eine In-situ-Rekonstruktion erfolgte in 63 Fällen (26 Silberprothesen, 21 Allografts, 8 Rifampicin-getränkte Prothesen, 6 autologe Venen und 2 PTFE-Prothesen), während 11 Patienten mit einem extraanatomischen Bypass operiert wurden. Die perioperative Mortalität war vergleichbar. Die extraanatomischen Rekonstruktionen zeigten jedoch ein signifikant erhöhtes Risiko einer Protheseninfektion und ein signifikant niedrigeres Überleben innerhalb von 24 Monaten (Jean-Baptiste et al. 2011).

Zusammenfassend ist der axillobifemorale extraanatomische Bypass eine Option im weiten Therapiespektrum zur Sanierung von Protheseninfektionen, die aber durch die verbesserten Möglichkeiten der In-situ-Rekonstruktion immer mehr an Bedeutung verloren hat und nur noch speziellen Indikationen vorbehalten werden sollte (Berger et al. 2011).

Thorakofemoraler/distaler Bypass
Zur Umgehung der infrarenal gelegenen, infizierten aortalen Prothese bietet sich als Anschluss auch die weitere Aorta descendens an. Bereits 1961 wurde eine Fallbeschreibung von Blaisdell publiziert (Blaisdell et al. 1963). Infrage kommen auch die Aorta ascendens und die infradiaphragmal gelegene Aorta als Spendergefäße. Man wird auf dieses invasive Verfahren nur dann zurückgreifen, wenn zum einen eine In-situ-Rekonstruktion nicht mehr möglich ist und zum anderen die axillofemorale Umleitung rezidivierend thrombosiert. Als Bypassmaterial wird Kunststoff verwendet (Zühlke et al. 1994).

Cross-over-Bypass
Der Cross-over-Bypass stellt eine elegante Alternative zur Revaskularisierung der Beckenstrombahn mit akzeptablen Langzeitergebnissen dar, auch in Kombination mit interventionellen Verfahren (Wienzer et al. 2006). Als Spendergefäß kommen die A. iliaca oder die A. femoralis infrage. Seine Rolle im Therapiekonzept der Protheseninfekte ist in der Ergänzung eines einseitigen axillodistalen Bypasses mit weit peripherem Anschluss zu sehen bzw. bei Infekt der Medianlinie in Ergänzung zum axillofemoralen Bypass. So kann kurzstreckig autologes Material bei gefährdeter Leiste verwendet werden.

6.4 In-situ-Rekonstruktionen

Die In-situ-Rekonstruktionen umfassen die Wiederherstellung einer verschlossenen Strombahn nach Entfernung des infizierten Implantates (Desobliteration der Arterie, endovaskuläre Wiedereröffnung) und die Rekonstruktion durch Trans- und Implantate. Im Ausnahmefall ist die alleinige Explantation ohne erneute Bypassimplantation möglich. Dies setzt eine kompensierte Durchblutung voraus und sollte –wenn immer möglich – erwogen werden. Die metachron durchgeführte Rekonstruktion ist zur Vermeidung eines Reinfektes immer sicherer als der simultane Eingriff. In der Regel kann auf eine erneute Bypassanlage nicht verzichtet werden.

Sehr wichtig ist die Frage des Materials, insbesondere bei tiefem Infekt einer Aortenprothese. Meist hängt es von den Vorlieben des Operateurs ab, ob die tiefe Vena femoralis, ein Allograft oder eine (silberbeschichtete) Kunststoffprothese Anwendung findet. Hinsichtlich der verschiedenen Materialien und der Vergleichbarkeit sei auf die folgenden Kapitel verwiesen. Autologe und homologe Materialien sind dabei zu bevorzugen. Die Vorteile des Kunststoffs liegen in der universellen Verfügbarkeit, der einfachen Handhabung und der kürzeren Operationszeit.

6.5 Die infizierte Leiste

In der Leistenregion entstehen septische Bypasskomplikationen am häufigsten. Es gibt mehrere Möglichkeiten, die infizierte Leiste zu umgehen.

6.5.1 Der Obturatorbypass

Eine Option stellt der Obturatorbypass dar. Hier wird der Bypass nach Anschluss an die A. iliaca durch das Foramen obturatorium geführt. Erstmals wurde diese Technik von Shaw und Baue 1963 publiziert (Shaw et al. 1963). Der Anschluss peripher wird klassischerweise über einen medialen Zugang an der A. poplitea im Segment I vorgenommen. Auch hier sind weiter distal gelegene Anastomosen möglich. Es ist auch möglich, den Obturatorbypass an der kontralateralen A. iliaca im Sinne eines Cross-over-Bypasses zu führen.

Die Offenheitsraten sind als mittelmäßig zu bezeichnen. So sind nach einem Jahr noch 73 % bzw. 57 % der Rekonstruktionen durchgängig (Reddy et al. 2000, Sautner et al. 1994). Die 5-Jahres-Beinerhaltungsrate liegt dennoch bei akzeptablen 76,5 %. Auch hier findet sich als Ausdruck der schweren Grundkrankheit eine beachtliche perioperative Mortalität, die sich im Rahmen von 14,7 und 16,6 % bewegt (Patel et al. 2002; Reddy et al. 2000; Meyer et al. 1999).

Die eigene Arbeitsgruppe hat mit dem „dorsalen Obturatorbypass" eine technische Modifikation publiziert: Die Prothese wird dorsal am Oberschenkel über eine Zusatzinzision verlängert und nach weiter distal lateral geführt (Debus et al. 2001). Die beim herkömmlichen Obturatorbypass mitbetroffenen, medialen Areale werden auf diese Weise sicher umgangen. Die mittelfristigen Ergebnisse hinsichtlich Offenheit und Reinfektionsrate sind ermutigend.

6.5.2 Axillodistaler Bypass

Zu nennen ist einerseits der bereits oben beschriebene axillodistale Bypass, der subkutan unter Umgehung der kritischen Region nach peripher geführt werden kann. Die Höhe des distalen Anschlusses ist von der Durchgängigkeit des Empfängergefäßes abhängig. Die Offenheitsrate sinkt mit der Länge des Bypasses. In einer größeren Serie mit 30 derartigen Rekonstruktionen wird eine primäre (sekundäre) Offenheit von 64 % (77 %) nach einem Jahr angegeben, bei einem Beinerhalt von 84 % (Webster et al. 2015). Auch in anderen Arbeiten werden sehr günstige Offenheits- und Langzeitergebnisse genannt: So findet sich in der Aufstellung von Meyer et al., die verschiedene extraanatomische Varianten zusammenfasst, eine vergleichbare primäre (sekundäre) Offenheitsrate von 78 % (84,1 %) nach 2 Jahren und ein Beinerhalt von 78,4 % (Meyer et al. 1999). Die perioperative Mortalität wurde mit 8 % angegeben.

6.5.3 Andere technische Varianten

Mit dem „lateralen" Bypass ist eine Technik beschrieben, bei der, wie beim axillofemoralen Bypass, die Prothese lateral subkutan in der Leiste nach distal verläuft (Leather et al. 1977). Der proximale Anschluss liegt jedoch in der ipsilateralen A. iliaca oder der distalen Aorta.

Eine Alternative, die infizierte Leiste zu umgehen, wurde mit dem „infraskrotalen, perineal femorofemoralen" Bypass publiziert (Illuminati et al. 2004). Eine Heilungsrate von 88 %, eine primäre Offenheit von 86 % und Beinerhaltungsrate von 91 % nach 3 Jahren sind gute Ergebnisse.

Auch der dorsolaterale Fibularisbypass und dessen Verlängerung zur A. tibialis posterior kann bei einem In-situ-Infekt der originären Strombahn als extraanatomisches distales Bypassverfahren genutzt werden (Behrendt et al. 2022; Debus et al. 2002).

Sogar ein **transossäres Vorgehen** ist umgesetzt worden: In Fallberichten wurde eine Bypassführung durch das Os ileum erwähnt, um die infizierte Leiste zu umgehen. Der infizierte Kunststoff wurde in einer zweiten Sitzung entfernt (Brzezinski et al. 1989).

In verzweifelten Fällen kann zur Überbrückung ein **extrakorporaler Bypass** angelegt werden: Die Extremität ist perfundiert, das Bypasslager kann konditioniert werden, und der definitive Eingriff kann metachron durchgeführt werden.

▶ Der Obturatorbypass stellt eine extraanatomische Standardoperation bei der Therapie des Protheseninfektes in der Leiste dar, wenn nicht in situ rekonstruiert werden kann. Es gibt anatomisch verschiedene Alternativen, die individuell in Abhängigkeit von der Lokalsituation Verwendung finden.

Deutlich seltener als in der Leiste kommt es zu einer Infektion am distalen Anschluss nach femorodistaler Rekonstruktion. Falls (noch) vorhanden, sollte auf die umliegenden oberflächlichen Venen als Ersatzmaterial zurückgegriffen werden. In der Regel sollte das Implantat leicht gegen einen Venenbypass in situ ausgewechselt werden können. Auch hier stellt die Frage, ob der gesamte Kunststoff entfernt werden muss. Alternativ kommen verschiedene extraanatomische Varianten infrage, wobei der laterale Tibialis-anterior-Bypass eine erprobte Methode mit zufriedenstellenden Langzeitergebnissen darstellt. Eine weitere Möglichkeit stellt der subkutane In-situ-Venenbypass dar: Hier kann der infizierte Bypass problemlos entfernt werden, und die Rekonstruktion ist mit uneingeschränkten Langzeitergebnissen femorodistaler Umleitungen verbunden.

6.6 Sonstige Umgehungen

Weitere typische, wenn auch seltenere Regionen zur Umgehung stellen die A.-carotis- bzw. die Subclavia-Axilla-Region dar. Am häufigsten ist in diesem Bereich der Infekt nach Karotis-Patchplastik mit Kunststoff. In der Regel werden hier In-situ-Rekonstruktionen mit Vene vorgenommen (Rizzo et al. 2000), da für die kurzen Strecken meist genügend Material vorhanden sein dürfte. Wir setzen im Infektfall einen biologischen Patch aus bovinem Perikard (Vascugard) ein. An der Karotis haben wir ihn 4-mal erfolgreich eingesetzt, in der Leiste kam er 27-mal zu Anwendung. Zu einer Rezidivblutung kam es in der Leiste lediglich zweimal, eine aneurysmatische Degeneration haben wir nach 5 Jahren bislang nicht beobachtet.

Fazit für die Praxis
- Die Entscheidung zur Rekonstruktion und die Wahl des Rekonstruktionsverfahrens sind stark von der individuellen Lokalsituation und der Gesamtkonstellation des Patienten abhängig.
- Vorteile sind die geringere Invasivität und die Möglichkeit des metachronen Vorgehens.
- Die deutlich schlechteren Offenheitsraten und das größere Reinfektionsrisiko sollten bei der Wahl eines extraanatomischen Rekonstruktionsverfahrens berücksichtigt werden.

Literatur

Ali AT, Bell C, Modrall JG et al (2005) Graft-associated hemorrhage from femoropopliteal vein grafts. J Vasc Surg 42:667–767

Angle N, Dorafshar AH, Farooq MM et al (2002) The evolution of the axillofemoral bypass over two decades. Ann Vasc Surg 16:742–745

Behrendt CA, Debus ES (2022) A Fibula Preserving Dorsolateral Approach to Reach Both the Peroneal and Posterior Tibial Arteries. Eur J Vasc Endovasc Surg 64(5):584

Berger P, Moll FL (2011) Aortic graft infections: is there still a role for axillobifemoral reconstruction? Semin Vasc Surg 24:205–210. https://doi.org/10.1053/j.semvascsurg.2011.10.011

Blaisdell FW, Hall AD (1963) Axillary-Femoral Artery Bypass for Lower Extremity Ischemia. Surgery 54:563–568

Brzezinski W, Callaghan JC (1989) Transiliac bypass for infected femoral end of an aortofemoral graft. Can J Surg 32:121–123

Calligaro KD, Veith FJ, Yuan JG et al (2003) Intra-abdominal aortic graft infection: complete or partial graft preservation in patients at very high risk. J Vasc Surg 38:1199–1205

Debus ES, Sailer MA, Dinkel H-P et al (2001) Der dorsale Obturatorbypass – eine sichere Möglichkeit zur Ausschaltung der Leistenregion beim Protheseninfekt. Gefäßchirurgie 6:158–163

Debus ES, Larena A, Sailer MA, Moll R, Franke S (2002) Der dorsolaterale Fibularisbypass-Beschreibung des Fibularisbypass-Beschreibung des Zugangswegs und erste klinische Erfahrungen. Gefäßchirurgie 2(7):89–93

Hart JP, Eginton MT, Brown KR et al (2005) Operative strategies in aortic graft infections: is complete graft excision always necessary? Ann Vasc Surg 19:154–160

Illuminati G, Calio FG, D'Urso A et al (2004) Infrascrotal, Perineal, Femorofemoral Bypass for Arterial Graft Infection at the Groin. Arch Surg 139:1314–1319

Jean-Baptiste N, Benjamin DK, Cohen-Wolkowiez M, Fowler VG, Laughon M, Clark RH, Smith PB (2011) Coagulase-negative staphylococcal infections in the neonatal intensive care unit. Infect Control Hosp Epidemiol 32(7):679–686

Leather RP, Karmody AM (1977) A lateral route for extra-anatomical bypass of the femoral artery. Surgery 81:307–309

Louw JH (1964) The Treatment of Combined Aortoiliac and Femoropopliteal Occlusive Disease by Splenofemoral and Axillofemoral Bypass Grafts. Surgery 55:387–395

Meyer T, Schweiger H, Lang W (1999) Extraanatomic bypass in the treatment of prosthetic vascular graft infection manifesting in the groin. Vasa 28:283–288

Oderich GS, Bower TC, Cherry KJ Jr et al (2006) Evolution from axillofemoral to in situ prosthetic reconstruction for the treatment of aortic graft infections at a single center. J Vasc Surg 43:1166–1174

O'Hara PJ, Hertzer NR, Beven EG et al (1986) Surgical management of infected abdominal aortic grafts: review of a 25-year experience. J Vasc Surg 3:725–731

Patel A, Taylor SM, Langan EM et al (2002) Obturator bypass: a classic approach for the treatment of contemporary groin infection. Am Surg 68:653–658; discussion 658–9

Quinones-Baldrich WJ, Hernandez JJ, Moore WS (1991) Long-term results following surgical management of aortic graft infection. Arch Surg 126:507–511

Reddy DJ, Shin LH (2000) Obturator bypass: technical considerations. Semin Vasc Surg 13:49–52

Reilly LM, Altman H, Lusby RJ et al (1984) Late results following surgical management of vascular graft infection. J Vasc Surg 1:36–44

Rizzo A, Hertzer NR, O'hara PJ et al (2000) Dacron carotid patch infection: a report of eight cases. J Vasc Surg 32:602–606

Sautner T, Niederle B, Herbst F et al (1994) The value of obturator canal bypass. A review. Arch Surg 129:718–722

Seeger JM, Pretus HA, Welborn MB et al (2000) Long-term outcome after treatment of aortic graft infection with staged extra-anatomic bypass grafting and aortic graft removal. J Vasc Surg 32:451–459; discussion 460–1

Sharp WJ, Hoballah JJ, Mohan CR et al (1994) The management of the infected aortic prosthesis: a current decade of experience. J Vasc Surg 19:844–850

Shaw RS, Baue AE (1963) Management of sepsis complicating arterial reconstructive surgery. Surgery 53:75–86

Ward RE, Holcroft JW, Conti S et al (1983) New concepts in the use of axillofemoral bypass grafts. Arch Surg 118:573–576

Webster J1, Alghamdi A (2015) Use of plastic adhesive drapes during surgery for preventing surgical site infection. Cochrane Database Syst Rev 4:CD006353. https://doi.org/10.1002/14651858.CD006353.pub4

Wintzer C, Daum H, Diener H et al (2006) Kombination von PTA der Spenderarterie und Cross-over-Bypass bei bilateraler Beckenarteriensklerose. Gefäßchirurgie 11:84–93

Yeager RA, Taylor LM Jr, Moneta GL et al (1999) Improved results with conventional management of infrarenal aortic infection. J Vasc Surg 30:76–83

Zegelman M, Guenther G, Eckstein HH et al (2006) In-situ-Rekonstruktion mit alloplastischen Prothesen beim Gefäßinfekt. Evaluation von mit Silberacetat beschichteten Prothese. Gefäßchirurgie 11:402–406

Zühlke HV, Harnoss BM, Lorenz EPM (1994) Extraanatomische Bypassverfahren 102–117

Endovaskuläre Therapie bei Gefäßprotheseninfektionen

Andreas S. Peters, Dittmar Böckler und Moritz S. Bischoff

Inhaltsverzeichnis

7.1	Zusammenfassung	61
7.2	Gefäßchirurgische Behandlungsprinzipien	62
7.3	Indikation und Stellenwert der endovaskulären Therapie von G-/EPI	62
7.4	Datenlage	62
	7.4.1 Supraaortale Äste	63
	7.4.2 Thorakale und thorakoabdominelle Aorta	64
	7.4.3 Abdominelle Aorta	64
7.5	Technische Überlegungen	65
	7.5.1 Planung	65
	7.5.2 Operatives Setting	66
	7.5.3 Materialauswahl	67
	7.5.4 Gefäßzugang	67
	7.5.5 Prinzipielles Vorgehen	67
	7.5.6 Ballonblockade zur proximalen Blutungskontrolle	68
Literatur		68

7.1 Zusammenfassung

Die primäre und sekundäre Infektion von eingebrachten Gefäßprothesen oder Endoprothesen (G-/EPI) ist eine seltene, aber schwerwiegende Komplikation in der Gefäßchirurgie. Klassifiziert werden postoperative Infektionen nach gefäßrekonstruktiven Eingriffen vorrangig nach Szilagyi (Szilagyi et al. 1972), wobei nur die Grad-III-Infektion das Prothesenmaterial direkt miteinbezieht. Im Hinblick auf die Ausdehnung eines Protheseninfekts kann die Klassifikation von Zühlke und Kollegen herangezogen werden (Zühlke et al. 1994). Die Verläufe sind in Abhängigkeit von der Lokalisation der infizierten Prothese, dem vorliegenden Keimspektrum bzw. der Virulenz der Erreger sowie dem Allgemeinzustand des Patienten unter konservativer Therapie kompliziert. Arrosionsblutungen, Sepsis und Multiorganversagen sind die meist fatalen Folgen. Aufgrund der Individualität und Komplexität der Fälle sollte eine Behandlung im multidisziplinären Kontext aus Gefäß-

A. S. Peters (✉) · D. Böckler · M. S. Bischoff
Klinik für Gefäßchirurgie und Endovaskuläre Chirurgie, Universitätsklinikum Heidelberg, Heidelberg, Deutschland
E-Mail: Andreas.peters1@med.uni-heidelberg.de

D. Böckler
E-Mail: Dittmar.Boeckler@med.uni-heidelberg.de

M. S. Bischoff
E-Mail: Moritz.Bischoff@med.uni-heidelberg.de

chirurgie, Infektiologie, Mikrobiologie, Radiologie, Nuklearmedizin und Pathologie erfolgen (Mayer et al. 2020). Im folgenden Kapitel werden Indikation, Stellenwert und Datenlage einer endovaskulären Therapie von G-/EPI vorgestellt und diskutiert. Des Weiteren erfolgt ein Überblick über prinzipielle technische Überlegungen und Voraussetzungen.

7.2 Gefäßchirurgische Behandlungsprinzipien

Generell besteht der einzige kurative Therapieansatz in der radikalen Entfernung des infizierten Prothesenmaterials, kombiniert mit einem aggressiven, großflächigen Débridement des umliegenden Gewebes sowie einer antiseptischen Spülung. Im Anschluss erfolgt dann entweder eine extraanatomische Revaskularisation unter Umgehung des infizierten Situs oder im Optimalfall alternativ eine orthotope Rekonstruktion unter Einsatz von autologem/homologem Material, ggf. auch zweizeitig. Hier stehen z. B. für den Aortenersatz prinzipiell die Vena femoralis superficialis (sog. tiefe Vene, „deep vein"), kryokonservierte Leichenarterien (Homograft), Rinderperikard oder Schafskollagen-beschichtete Prothesen zu Verfügung (Betz et al. 2019; Chung et al. 2018). Eine begleitende (ggf. dauerhafte) antibiogrammgerechte Antibiotikatherapie ist obligat.

Alle Operationstechniken weisen gerade in der septischen Phase eine hohe Morbidität und Mortalität auf und sollten daher in Zentren mit hoher Expertise auf dem Gebiet der septischen Gefäßchirurgie durchgeführt werden (Chafke et al. 2020). In individuellen Fällen, in denen ein Ausbau der infizierten Prothese nicht möglich erscheint, können Spül-Saug-Drainagen – entweder CT-gesteuert oder offen-chirurgisch eingebracht – eine Therapiealternative mit unklarer Prognose darstellen (Erhart et al. 2013).

7.3 Indikation und Stellenwert der endovaskulären Therapie von G-/EPI

Vor dem Hintergrund dieser grundsätzlichen Forderung eines radikalen Ausbaus des infizierten Fremdmaterials erscheint die Therapie von Gefäßprothesen oder Endoprothesen (G-/EPI) mittels endovaskulärer Methoden, und damit erneuter Implantation alloplastischen Materials, zunächst paradox. Es besteht keine kausale Therapie der Infektionsquelle sowie eine Inkaufnahme einer Superinfektion der neu implantierten endovaskulären Materialien.

Der Vorteil endovaskulärer Techniken liegt in der geringeren Eingriffsmorbidität und -mortalität. Insbesondere gecoverte Stents (Stentgrafts, SG) stellen ein schnelles und hoch effektives Behandlungsverfahren dar, um im Rahmen von G-/EPI auftretende oder drohende Hämorrhagien zu therapieren bzw. ihnen vorzubeugen. Hieraus leitet sich direkt die Indikation zur endovaskulären Therapie bei Gefäßprotheseninfektion ab: die Kontrolle einer aktiven oder drohenden Blutung mit dem Ziel der Reduktion der akuten Morbidität und Mortalität. Übergeordnet muss entschieden werden, ob die Implantation im Rahmen eines kurativen Ansatzes vorübergehend als „Bridging" oder aber definitiv und somit palliativ erfolgt.

▶ Grundsätzlich ist eine endovaskuläre Therapie von G-/EPI als sog. Bridging mit zweizeitiger Konversion oder aber als palliativer Versorgung möglich.

7.4 Datenlage

Obige Erläuterungen veranschaulichen, dass es sich bei der endovaskulären Therapie von G-/EPI nicht um ein etabliertes, sondern um ein situativ-adaptives Verfahren handelt, welches v. a.

in dringlichen Fällen oder Notfallsituationen zur Anwendung kommt. Allgemein handelt es sich bei der Anwendung von Endoprothesen bei G-/EPI um eine Off-Label-Applikation des verwendeten Materials. Dementsprechend ist die Literatur zum Thema insgesamt limitiert und besteht überwiegend aus Fallberichten bzw. Fallserien (Haidar et al. 2017; Sorber et al. 2017). Auch die im Jahr 2020 publizierten *„Clinical Practice Guidelines on the Management of Vascular Graft and Endograft Infections"* der Europäischen Gesellschaft für Gefäßchirurgie (ESVS) geben zur endovaskulären Therapie von G-/EPI keine allgemeingültigen Empfehlungen. Stattdessen werden endovaskuläre Techniken bei G-/EPI lediglich mit unterschiedlichen Evidenzklassen und -levels in die therapeutischen Möglichkeiten miteinbezogen. Dies erfolgt dabei insbesondere in Abhängigkeit von der Lokalisation des G-/EPI (Tab. 7.1) (Chafke et al. 2020).

Der initiale Vorteil des endovaskulären Vorgehens geht bei fehlender Sanierung des Infektes im Verlauf verloren (Kakkos et al. 2016). In einer systematischen Übersichtsarbeit von Antoniou und Kollegen zeigte sich, dass es nach endovaskulärer Therapie von aortoenteralen Fisteln bei fast der Hälfte der 41 untersuchten Fälle innerhalb von 13 Monaten zu einer Reinfektion und/oder Blutung kam (Antoniou et al. 2009). Im Folgenden werden die Empfehlungen der o. g. Leitlinie in Bezug auf die Applikation von endovaskulären Verfahren bei G-/EPI daher bzgl. ihrer Lokalisation kurz zusammengefasst und mit Kasuistiken veranschaulicht. Für tiefergehende Informationen wird auf die entsprechenden Folgekapitel verwiesen (siehe Kap. 16–24).

▶ Es existieren keine standardisierten, evidenzbasierten Praxisanweisungen für die endovaskuläre Therapie von G-/EPI.

7.4.1 Supraaortale Äste

Bei G-/EPI im Bereich der supraaortalen Äste empfiehlt die Leitlinie ggf. den Einsatz von endovaskulären Verfahren, im Notfall bei aktiver Blutung, ggf. kombiniert als Hybrideingriff (**Empfehlungsgrad Klasse IIb, Level C,** Tab. 7.1). Bei infiziertem Patch- bzw. Anastomosenausriss nach alloplastischer Rekonstruktion der extrakraniellen Karotisstrombahn besteht die Option der definitiven zweizeitigen Hybridlösung: In einem ersten Eingriff erfolgt die probatorische Ballonokklusion der A. carotis interna. Bleibt der Patient asymptomatisch, erfolgt in gleicher interventioneller Sitzung der Verschluss derselben mittels Coil- bzw. Plug-Embolisation distal der infizierten Läsion. In der Regel betrifft dies bereits den intrakraniellen Verlauf des Gefäßes. Der Vorteil gegenüber einem alleinigen offen-chirurgischen Ausbau liegt in der distalen Blutungskontrolle. Zudem kann angiographisch die zerebrale Kollateralversorgung evaluiert werden. Im Rahmen eines zweiten Eingriffes erfolgt dann der offen-chirurgische Ausbau des infizierten Materials mit ggf. Durchführung einer Externa-Plastik zum Erhalt der physiologischen Externa-Interna-Kollateralkreisläufe (Tuchmann et al. 1979). Dieses Verfahren bietet sich in erster Linie bei ausgeprägten Befunden an, bei denen eine arterielle Rekonstruktion risikobehaftet bzw. unmöglich ist (Abb. 7.1). Im Bereich der extrakraniellen Karotisstrombahn können endovaskuläre Verfahren auch erfolgreich als Bridging, beispielsweise bei infektassoziiertem Patchausriss, angewendet werden. Durch die Implantation eines SG kann hier in einem ersten Schritt die drohende oder manifeste Blutungskomplikation mit Verlegung von Atemwegen und Gefahr des Erstickungstodes zunächst be-

Tab. 7.1 Evidenzklasse und -level einer endovaskulären Therapie bei Protheseninfektion. (Modifiziert nach Chafke et al. 2020)

Lokalisation	Evidenzklasse	Evidenzlevel
Supraaortale Äste	IIb	C
Thorakoabdominelle Aorta	IIa	B
Abdominelle Aorta	IIb	C
Extremitäten	–	–

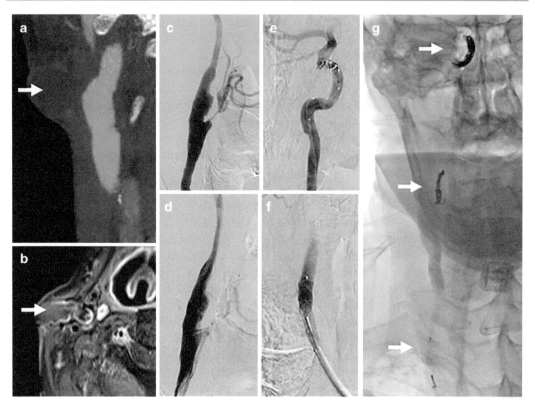

Abb. 7.1 Ein 65-jähriger Patient mit septischem Dacron-Patchausriss rechts bei Z. n. Karotisendarterektomie vor 3 Jahren. Verhaltformation (weißer Pfeil) mit randständiger Kontrastmittelaufnahme im Bereich der Karotisgabel rechts in der koronaren Computertomographie-Angiographie (**a**) bzw. diffusionseingeschränkte Formation (weißer Pfeil) mit Hyperintensität in der T1-Wichtung der axialen Magnetresonanz-Angiographie (**b**), vereinbar mit einem superinfizierten Hämatom. Transfemorale Übersichtsangiographie der rechten Karotisgabel (**c**) mit Coiling der A. carotis externa (**d**) und interna (im intrakraniellen Verlauf, **e**) sowie Plug-Embolisation der A. carotis communis (**f**) nach asymptomatischer Probeokklusion. Durchleuchtungs-Übersicht a.-p. mit Darstellung der Verschlusslokalisationen (weiße Pfeile) im Bereich der rechten Karotisstrombahn (**g**)

herrscht werden. Im zweiten Schritt können dann unter kontrollierten Bedingungen die Resektion und Rekonstruktion, z. B. im Sinne eines Veneninterponats, erfolgen (Abb. 7.2).

7.4.2 Thorakale und thorakoabdominelle Aorta

Bei Patienten mit aktiver und lebensbedrohlicher Blutung, z. B. im Rahmen einer aortoösophagealen Fistel nach offenem thorakalen Aortenersatz, sollte zur Blutungskontrolle und hämodynamischen Stabilisierung eine notfallmäßige SG-Implantation im Sinne einer thorakalen endovaskulären Aortenreparatur (TEVAR) erwogen werden (**Klasse IIa, Level B,** Tab. 7.1).

Es handelt sich hierbei jedoch, wie eingangs erwähnt, um ein „Bridging" bzw. ein Palliativverfahren. Auch bei Blutungen im Rahmen einer aortobronchialen/aortopulmonalen Fistel sollte eine TEVAR erwogen werden (**Klasse IIa, Level C,** Tab. 7.1). Unter Umständen kann dies, bei sekundärem Verschluss des fisteltragenden Luftwegdefekts und Bedecken mit körpereigenem Gewebe (Canaud et al. 2013), auch Teil eines kurativen Therapieansatzes bilden (**Klasse IIa, Level C,** Tab. 7.1).

7.4.3 Abdominelle Aorta

Auch bei abdominellen Blutungen auf dem Boden eines G-/EPI sollte eine endovaskuläre

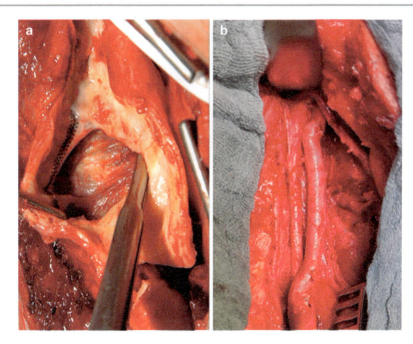

Abb. 7.2 Ein 75-jähriger Patient mit gedeckt rupturiertem Dacron-Patchaneurysma der Karotisgabel. Die intraoperativen Bilder zeigen die Pathologie nach Entfernen des notfallmäßig eingebrachten Stentgrafts (**a**), welche konventionell mittels Veneninterponat (**b**) rekonstruiert werden konnte

Versorgung erwogen werden (**Klasse IIa, Level C**, Tab. 7.1). Dies gilt auch bei Vorliegen einer aortoenteralen Fistel (Abb. 7.3). Obgleich auch Literaturangaben für einen definitiven endovaskulären Therapieansatz (z. B. bei fehlender Sepsis) zu finden sind (Erhart et al. 2013), steht grundsätzlich auch in dieser Lokalisation klar der temporäre bzw. palliative Charakter des Verfahrens im Vordergrund. So berichteten Kakkos et al. in einer Übersichtsarbeit, dass die mit Sepsis assoziierte Reinfektionsrate nach endovaskulärer Therapie einer aortoenteralen Fistel gegenüber einer offen-chirurgischen Sanierung statistisch signifikant erhöht ist (2-Jahresrate bei endovaskulärer Versorgung bzw. nach offen-chirurgischer Sanierung: 42 % vs. 19 %; p = 0,001) (Kakkos et al. 2016).

7.5 Technische Überlegungen

Der Vorteil der endovaskulären Therapie von G-/EPI besteht in der schnellen Versorgungsmöglichkeit unter reduzierter Invasivität und vergleichsweise hoher Kontrollierbarkeit des Eingriffes. Des Weiteren bietet das Verfahren in den Händen erfahrener Gefäßchirurgen ein breites Spektrum, um auf diverse anatomische und situative Herausforderungen zu reagieren. Grundprinzipien der endovaskulären Versorgung sind dabei die – falls notwendig – schnelle (proximale) Blutungskontrolle mit anschließendem Auskleiden bzw. Abdichten der infizierten Prothese/Endoprothese mittels SG.

▶ Prinzipien der endovaskulären Therapie von G-/EPI: schnell, minimalinvasiv und in der Erstversorgung sicher.

7.5.1 Planung

Zur präoperativen Planung des Eingriffes ist neben der Kenntnis der durchgeführten Voroperationen die kontrastmittelgestützte Computertomographie-Angiographie (CTA) indiziert. Sie gilt in den Leitlinien auch als Goldstandard für

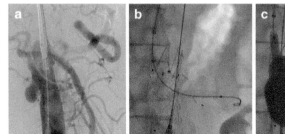
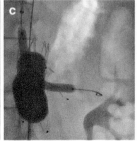
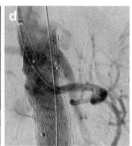

Abb. 7.3 Ein 61-jähriger, hoch komorbider Patient präsentiert sich sechs Wochen nach infrarenalem Aortenersatz bei Aortenaneurysma mit einem hämatogenen Frühinfekt und Ruptur der oberen Anastomose (**a**). Die Pathologie wurde mittels Einfach-Chimney für die linke Nierenarterie und Cuff-Stentgraft versorgt (**b** und **c**). Die rechte Niere wurde aufgegeben. Die Abschlussangiographie zeigt eine erfolgreiche endovaskuläre Ausschaltung (**d**)

die Detektion eines G-/EPI (**Klasse I, Level B, Tab. 7.1**) Die CT-basierte Dünnschicht-Schnittbildgebung (1 mm Schichtdicke) erlaubt neben der exakten Visualisierung der (drohenden) Blutungslokalisation auch die Planung des endovaskulären Zugangs an der Bildnachverarbeitungsstation sowie die Möglichkeit der SG-Auswahl anhand spezifischer Längen- und Diametermessungen. Diese sollten, wann immer möglich, unter Zuhilfenahme spezieller Softwarelösungen Centerline-gestützt vorgenommen werden. Dies gilt für aortale genauso wie für periphere Gefäßpathologien oder bei herausfordernder Anatomie nach Voroperationen. Auch im Akutfall sollte, wann immer es die hämodynamische Situation des Patienten erlaubt, die CTA erfolgen, um ein „blindes" Navigieren in einem eventuell unbekannten Situs (Stichwort: Konsiloperation) zu vermeiden. Bei hämodynamischer Instabilität muss unter Umständen auf eine präoperative Bildgebung verzichtet und stattdessen intraoperativ die Prothesenauswahl getroffen werden (s. u.).

▶ Die kontrastmittelgestützte CTA ist für die Planung die Bildgebung der Wahl und muss rund um die Uhr zur Verfügung stehen.

7.5.2 Operatives Setting

Für die endovaskuläre Therapie von G-/EPI empfiehlt sich idealerweise die Versorgung in einem Hybrid-Operationssaal bzw. mit einem modernen Hochleistungs-C-Bogen mit Angiographiefunktion. Der Hybrid-Operationssaal bietet die maximalen endovaskulären sowie konventionellen Versorgungsmöglichkeiten aus ärztlicher, pflegerischer und logistischer Sicht. Er ist daher konventionellen Operationssälen mit einfachen C-Bögen, insbesondere bei Notfalleingriffen, vorzuziehen. Wie bereits erwähnt, sind die anatomischen Kenntnisse über den aktuell vorliegenden Situs des Patienten und die implantierten Prothesen unumgänglich, wenn im Notfall eine schnelle proximale Blutungskontrolle erreicht werden muss. Das Operationsgebiet sollte großzügig abgedeckt werden, um Eingriffserweiterungen zu ermöglichen und ggf. auf konventionelle Verfahren umzusteigen. Um sich die Option eines transbrachialen Zuganges offen zu halten, sollte ein Arm ausgelagert bzw. vorbereitet werden. In Abhängigkeit von der anatomischen Zielregion (z. B. Nähe zum Viszeralsegment) kann die Hochlagerung der Arme zur Verbesserung der Bildqualität und zur Reduktion der Strahlenbelastung beitragen (Marcondes et al. 2021). Die Vollnarkose ist in den meisten Fällen das Anästhesieverfahren der Wahl. Bei peripheren Eingriffen bietet sich der perkutane Eingriff in Lokalanästhesie und Analgosedierung an.

▶ Die endovaskuläre Versorgung sollte im Hybrid-Operationssaal eines ausgewiesenem Gefäßzentrums durchgeführt werden.

7.5.3 Materialauswahl

Der SG stellt in Verbindung mit anderen endovaskulären Methoden die ideale Prothese für die Versorgung von Blutungen oder drohenden Arrosionen im Rahmen von Protheseninfekten dar. Prämisse hierbei ist bei der septischen Arrosionsblutung immer das „life first". Das heißt, im Fokus steht nicht die möglichst haltbare Gefäßrekonstruktion, sondern der Schwerpunkt liegt auf Maßnahmen, die das Überleben des Patienten sichern. Die Auswahl der Stentgrafts hinsichtlich Länge und Durchmesser erfolgt anhand der präoperativen CTA oder anhand intraoperativ (z. B. mittels PTA-Ballon, Messkatheter) erhobener Messungen. Der Stentgrafttyp (selbstexpandierbar vs. ballonexpandierbar) sowie das anzustrebende Oversizing (typischerweise mindestens +10–20 % gegenüber der einliegenden Prothese) richtet sich nach der zu behandelnden anatomischen Region bzw. dem einliegenden Material, wobei insbesondere die Länge großzügig gewählt werden sollte, da das tatsächliche Ausmaß arrodierter Areale auch in der CTA schwer abschätzbar sein kann. Wichtig hierbei ist die detaillierte Materialkunde. Kenntnisse über verfügbare Durchmesser, Längen und ggf. Überdilatierbarkeit sowie die zugehörigen Schleusengrößen (sog. Up- bzw. Downsizing) sind unabdingbar für eine schnelle und sichere Versorgung. Hinsichtlich der sog. Pushability, d. h. der Einbringbarkeit der SG-Systeme, sind steife Drähte zu bevorzugen, um eine zügige Applikation von Schleusen- und SG-Systemen zu gewährleisten. Ballonexpandierbare Stentgrafts sollten, wann immer möglich, schleusengeschützt eingebracht werden, um ein Abscheren des SG vom Ballon zu vermeiden.

▶ Detaillierte Materialkunde ist die grundlegende Voraussetzung für eine erfolgreiche endovaskuläre Versorgung.

7.5.4 Gefäßzugang

Die klassischen Zugangswege der endovaskulären Therapie sind die A. femoralis communis (Bischoff et al. 2014), aber auch die A. brachialis bzw. A. axillaris. Ob der Zugang dabei (ultraschallgesteuert) perkutan oder primär als Cut-down erfolgt, ist im Notfall sekundär und insbesondere von der klinischen Situation, den anatomischen Gegebenheiten und der Expertise der Operateure abhängig (Kret et al. 2016; Lentz et al. 2022). Prinzipiell sollten nach Meinung der Autoren zwei Gefäßzugänge zur Verfügung stehen (SG-Zugang und Angiographiezugang), um eine Versorgung möglichst schnell und sicher zu ermöglichen.

▶ Variable Zugangswege vergrößern die technischen Versorgungsoptionen.

7.5.5 Prinzipielles Vorgehen

Nach Etablierung der Zugänge erfolgt die Visualisierung des zu therapierenden Bereiches idealerweise mittels einer Angiographie über einen Angiographiekatheter. Mithilfe von Roadmap/Overlay-Funktionen steht das Angiographiebild den Operateuren anschließend für die Implantation zur Verfügung. Im Idealfall kann im Hybrid-Operationssaal eine Registrierung der präoperativen CTA auf die intraoperative Bildgebung erfolgen. Bei einfachen Anatomien ist ggf. die retrograde Schleusenangiographie bei liegendem Draht ausreichend. Die Implantation der ausgewählten SG-Systeme erfolgt schleusengestützt über einen steifen Draht. Im Anschluss erfolgt nach Rückzug der Schleuse die Inflation des Ballons bzw. das Auslösen des SG. Im Bereich der Blutung abgehende Seitenäste (z. B. aortal: linke A. subclavia, Aa. renales, pelvin: A. iliaca interna, peripher: A. profunda femoris, A. carotis externa) können hier im Notfall geopfert werden und je nach Szenario primär überstentet oder durch Coil- oder Plug-Embolisation verschlossen werden. Bei Mitbeteiligung lebenswichtiger Gefäße, z. B. der A. mesenterica superior, kann der Einsatz der sog. „Chimney"-Technik erwogen werden (siehe auch Abb. 7.3), wobei hier auf ein entsprechendes Oversizing der Hauptprothese (+ 30–40 %, je nach Anzahl der intendierten Chimneys) zu achten ist (Verhoeven et al. 2012). Zudem muss an dieser Stelle darauf hingewiesen werden, dass im Rahmen dieser Methode ggf. keine primär vollständige Ausschaltung des Prozesses aufgrund sog. Gutter-Endoleckagen erzielt werden kann (Donas et al. 2021). Bei Mismatch zwischen Nativgefäß und Prothese (Stichwort: Anastomosenblutung) können ballonexpandierbare SG vorsichtig überdilatiert werden, wobei hier auf eine Verkürzung der vom Hersteller angegebenen Nominallänge zu achten ist (s. o.). Vor Beendigung des Eingriffs sollte das Ergebnis in mehreren Angiographieserien und verschiedenen Ebenen dokumentiert werden.

7.5.6 Ballonblockade zur proximalen Blutungskontrolle

Bei primär oder sekundär hämodynamisch instabilen Patienten kann – analog zur endovaskulären Therapie des rupturierten Aortenaneurysmas – bei aortalen oder pelvinen Arrosionsblutungen bei G-/EPI eine intraoperative Ballonblockade (Resuscitative Endovascular Balloon Occlusion of the Aorta, REBOA) erfolgen (Wortmann et al. 2020). Dabei wird der Ballonkatheter im Idealfall unter Durchleuchtung über einen inguinalen Zugang in die Aorta (REBOA-Zone I [infrarenal] oder III [thorakal]) vorgebracht und nach Einwechseln einer langen Schleuse, die ihn in seiner Position stabilisiert, unter taktiler und visueller Steuerung inflatiert. Ein kontralateraler Zugang erlaubt hier eine Fortführung des Eingriffs nach Besserung der hämodynamischen Situation unter einliegendem Ballon, ggf. mit Wechseleinlage. Andernfalls kann unter Ballonblockade ein offen-chirurgisches Vorgehen vollzogen werden.

▶ Die aortale Ballonokklusion verschafft in der Notfallsituation hämodynamische Stabilität.

Fazit für die Praxis
- Die endovaskuläre Versorgung von Gefäßprotheseninfektionen stellt eine individuelle Therapieoption dar. Ziel ist das Beherrschen einer aktiven oder drohenden Blutungssituation.
- Der Eingriff kann aufgrund des Belassens des infizierten Primärmaterials als palliativer Bail-out oder als temporäres Bridging mit zweizeitiger Rekonstruktion erfolgen.
- SG stellen in den meisten Fällen das Prothesenmaterial der Wahl dar. Die Versorgung sollte zur Maximierung logistischer und personeller Kompetenz in ausgewiesenen Gefäßzentren mit entsprechender Ausstattung erfolgen.

Literatur

Antoniou GA et al (2009) Outcome after endovascular stent graft repair of aortoenteric fistula: a systematic review. J Vasc Surg 49(3):782–789

Betz T et al (2019) Biosynthetic vascular graft: a valuable alternative to traditional replacement materials for treatment of prosthetic aortic graft infection? Scand J Surg 108(4):291–296

Bischoff MS et al (2014) Challenging access in endovascular repair of infrarenal aortic aneurysms. J Cardiovasc Surg (Torino) 55(2 Suppl 1):75–83

Canaud L et al (2013) Open surgical secondary procedures after thoracic endovascular aortic repair. Eur J Vasc Endovasc Surg 46(6):667–674

Chakfe N et al (2020) Editor's choice – european society for vascular surgery (ESVS) 2020 clinical practice guidelines on the management of vascular graft and endograft infections. Eur J Vasc Endovasc Surg 59(3):339–384

Chung J (2018) Management of aortoenteric fistula. Adv Surg 52(1):155–177

Donas KP (2021) Empfehlungen zur Optimierung der präoperativen Planung der endovaskulären Aneurysmareparatur mit der Chimney-Technik. Gefässchirurgie 26:278–280

Erhart P et al (2013) Zentraler Protheseninfekt bei aortoenteraler Fistel – Gibt es beim Hochrisikopatienten eine Alternative zum Prothesenausbau? Gefässchirurgie 18:714–717

Haidar GM et al (2017) „In situ" endografting in the treatment of arterial and graft infections. J Vasc Surg 65(6):1824–1829

Kakkos SK et al (2016) Editor's choice – management of secondary aorto-enteric and other abdominal arterio-enteric fistulas: a review and pooled data analysis. Eur J Vasc Endovasc Surg 52(6):770–786

Kret MR et al (2016) Arterial cutdown reduces complications after brachial access for peripheral vascular intervention. J Vasc Surg 64(1):149–154

Lentz CM et al (2022) Brachial and axillary artery vascular access for endovascular interventions. Ann Vasc Surg 81:292–299

Marcondes GB et al (2021) Evaluation of safety of overhead upper extremity positioning during fenestrated-branched endovascular repair of thoracoabdominal aortic aneurysms. Cardiovasc Intervent Radiol 44(12):1895–1902

Mayer DO, Hasse B (2020) Gefäß(endo)protheseninfektionen: Erfahrungen und Lehren aus 8 Jahren prospektiver Begleitung der VASGRA-Kohorte am Universitätsspital Zürich. Gefässchirurgie 25(8):621–631

Sorber R et al (2017) Treatment of aortic graft infection in the endovascular era. Curr Infect Dis Rep 19(11):40

Szilagyi DE et al (1972) Infection in arterial reconstruction with synthetic grafts. Ann Surg 176(3):321–333

Tuchmann A, Piza F (1979) Plastic surgery of the carotis externa as a palliative reconstruction in irreparable occlusion of the carotis interna. Vasa 8(2):129–133

Verhoeven ELG et al (2012) Chimney-Graft bei komplexen Aortenaneurysmen. Gefässchirurgie 17(7):640–643

Wortmann M et al (2020) Resuscitative endovascular balloon occlusion of the aorta (REBOA): current aspects of material, indications and limits: an overview. Chirurg 91(11):934–942

Zühlke HV, Harnoss BM, Lorenz EBM (1994) Postoperative Infektionen in der Gefäßchirurgie

Gefäßersatzmaterialien – Autologe Vene

Achim Neufang

Inhaltsverzeichnis

8.1	Zusammenfassung	71
8.2	Einleitung	72
8.3	Autologe Venen zum Ersatz einer infizierten Gefäßprothese	72
	8.3.1 Planung der Venengewinnung	73
	8.3.2 Vorbereitung und Technik der Venenentnahme	73
8.4	Einsatzmöglichkeiten der autologen Vene	76
	8.4.1 Venenpatchplastik im infizierten Gebiet	76
	8.4.2 Lokaler Ersatz einer infizierten Prothese mit autologer Vene	77
	8.4.3 Langstreckiger Ersatz der aortoiliakalen Achse mit VFS	78
	8.4.4 Neuanlage eines peripheren Bypasses bei Protheseninfektionen	80
Literatur		80

8.1 Zusammenfassung

Die Verwendung autologer Vene strebt eine biologische Rekonstruktion des infizierten Gefäßabschnitts idealerweise unter Erhalt der anatomischen Gefäßachse an. Je nach Kaliber und Lokalisation der infizierten Prothese kommen verschiedene Venen in Betracht. Vom oberflächlichen Venensystem stehen an den Beinen die Vena saphena magna (VSM) und die Vena saphena parva (VSP) zur Verfügung. Falls erforderlich, können auch Armvenen zur Anwendung kommen. Die Vena femoralis superficialis (VFS) hat ein größeres Kaliber und kann bis zur Vena poplitea (VP) entnommen werden. Sie bietet sich im Fall einer Protheseninfektion im aortoiliakalen Bereich als ideales kaliberadäquates autologes Implantat an. Autologe Venen können problemlos auch in Notfallsituationen entnommen und implantiert werden. Es kann auch aus autologer Vene ein Gefäßtransplantat von geeigneter Länge und passendem Kaliber durch Kombination mehrerer Venensegmente zusammengefügt werden. Die Vene kann als Patchmaterial, als direkter Gefäßersatz und als Bypassmaterial zur Anwendung kommen. Sie kann bei Bedarf auch gut mit anderem biologischem Material wie z. B. bovinem Perikard kombiniert werden.

A. Neufang (✉)
Sektion Gefäßchirurgie, Klinik für Herz- und Gefäßchirurgie, Johannes Gutenberg-Universität Mainz, Mainz, Deutschland
E-Mail: achim.neufang@unimedizin-mainz.de

8.2 Einleitung

Schon seit langem ist die Verwendung autologer Vene zum Ersatz infizierter Gefäßprothesen etabliert. Im Gegensatz zur Exzision und extraanatomischen Umgehung mit synthetischen Gefäßprothesen ließ sich durch die anatomische Rekonstruktion des infizierten Gefäßabschnittes im aortoiliakalen und femoralen Abschnitt mit autologer Vene und anderem autologem Material eine gute Ausheilungsquote der Infektion nach Entfernung des Prothesenmaterials mit niedrigerer Sterblichkeit erreichen (Quinones-Baldrich und Gelabert 1990; Ehrenfeld et al. 1979; Lorentzen und Nielsen 1986; Seeger et al. 1983). Entscheidend für den erfolgreichen Ersatz großkalibriger arterieller Abschnitte der abdominellen Aorta und der Beckengefäße bei Protheseninfektionen war die Einführung der autologen VFS durch Clagett in den USA und Nevelsteen in Europa vor 30 Jahren (Clagett et al. 1993; Nevelsteen et al. 1993). Hiermit ließ sich die Prognose der zentralen Protheseninfektion entscheidend verbessern. Die Verwendung von autologer Vene hat den entscheidenden Vorteil der direkten Verfügbarkeit und einer relativen Infektresistenz bei Implantation in einen kontaminierten Situs. Die VFS hat die niedrigste Reinfektionsrate und wird entsprechend der aktuellen Leitlinie vor allem für Patienten mit normalem Risiko empfohlen (Chakfe et al. 2020).

8.3 Autologe Venen zum Ersatz einer infizierten Gefäßprothese

Autologes Venenmaterial steht in variabler Länge und Kaliber sowohl bei der Planung einer elektiven Operation als auch in der Notfallsituation rund um die Uhr fast immer zur Verfügung. Im Falle einer elektiven Operation können schon im Vorfeld die infrage kommenden Venen auf Tauglichkeit untersucht werden. Schon die im Rahmen der präoperativen Gefäßdiagnostik durchgeführte Computertomographie kann Aufschluss über das Vorhandensein der VFS oder der VSM geben (Johnston et al. 2012).

Sowohl die oberflächlichen als auch die tiefen Venen der Beine und der Arme sind als Implantat geeignet (Tab. 1). Es kann Vene je nach Bedarf in variabler Länge aus einer nicht oder kaum kontaminierten Region entnommen werden und je nach dem notwendigen Kaliber als Ersatz oder Bypass direkt implantiert oder damit ein autologer Venengraft von geeigneter Länge, Kaliber und Konfiguration hergestellt werden. Sollte die VSM nicht zur Verfügung stehen, können auch die VSP oder Armvenen zur Anwendung kommen. Die Vena basilica (VB) oder

Tab. 8.1 Autologes Venenmaterial zum Einsatz bei einer Gefäßprotheseninfektion

Vene	Länge	Kaliber	Entnahmetechnik	Geeignet für	Orientierung
Vena saphena magna	Nicht wesentlich limitiert	3–6 mm	einfach	Patch Interponat Bypass	Reversed oder nonreversed
Vena saphena parva	limitiert	3–5 mm	erschwert	Patch Bypass	Reversed oder nonreversed
Vena basilica – Vena brachialis	limitiert	3–8 mm	einfach	Patch Interponat Bypass	Reversed oder nonreversed
Vena cephalica	Bis 45 cm	3–6 mm	einfach	Interponat Bypass	Reversed oder nonreversed
Vena femoralis superfizialis	Bis 25 cm	6–10 mm	Erschwert; Schonung des zentralen venösen Abstroms	Patch Interponat Bypass	Reversed oder nonreversed

Tab. 8.2 Lokalisationen und Indikationen für mögliche Venenimplantation bei Protheseninfektion

Lokalisation der Protheseninfektion	Art des infizierten Implantats	Vene	Art der Rekonstruktion
Aorta und Beckenachse	Aobdomineller Aortenersatz, EVAR-Prothese, aortofemoraler Bypass, iliacofemoraler Bypass, Crossover Bypass, iliacaler Stent, Stentgraft	VFS, VB, (VSM)	Interponat Bypass Patch
Leiste	Patchplastik, Femoralisersatz	VSM, VFS	Patch Interponat
Oberschenkel	Femoropoplitealer Prothesenbypass; Stent, Stentgraft	VSM, VB, VFS	Bypass Interponat Patch
Unterschenkel	Femoropoplitealer oder femorocruraler Prothesenbypass	VSM, VSP, VB, VCEP,	Bypass Interponat Patch
Hals	Patchplastik	VSM, VFS	Patch Interponat
Viszeralgefäße	Aortoviszeraler Prothesenbypass	VFS, VSM	Bypass Interponat Patch

die Vena cephalica (VC) können vom Unter- oder Oberarm entnommen werden. Falls eine Vene von größerem Kaliber erforderlich ist, steht die VFS an beiden Beinen zur Verfügung. Der Einsatz der verschiedenen Venen richtet sich nach der von der Infektion betroffenen Region und dem Kaliber des Gefäßes (Tab. 2).

8.3.1 Planung der Venengewinnung

Zu Beginn der Venengewinnung muss berücksichtigt werden, ob die autologe Vene für eine zentrale Rekonstruktion im aortoiliakalen Bereich oder für eine Rekonstruktion an einer Extremität unterhalb des Leistenbandes benötigt wird. Im Falle der Infektion einer Gefäßprothese an der abdominellen Aorta oder den Beckengefäßen sind in der Regel Venensegmente von größerem Kaliber notwendig. Für die Abmessung der notwendigen Länge ist die Lokalisation der distalen Prothesenanastomose an der A. iliaca oder an der Femoralisbifurkation entscheidend. Hier kommt in erster Linie die VFS als ideales Transplantat zur Anwendung.

Für infrainguinale Protheseninfektionen richtet sich die zu gewinnende Venenlänge in erster Linie nach der Position des infizierten Prothesenimplantates. Aber auch die Lokalisation des potenziellen peripheren Empfängergefäßes und der notwendige Verlauf des neu anzulegenden Venenbypasses sind mitentscheidend. Als Transplantat kommen hier die VSM, die VSP oder Armvene in Betracht.

▶ Die Lokalisation der infizierten Prothese und ihr Kaliber entscheiden über die Art der zu verwendenden Vene.

8.3.2 Vorbereitung und Technik der Venenentnahme

Präoperative Duplexsonographie

Es sollte, wenn immer zeitlich möglich, schon eine präoperative Evaluation der Venen mittels Duplexsonographie erfolgen. Die Qualität und der Verlauf der VSM, der VSP sowie der Armvenen lässt sich sehr gut mit der Duplexsonographie beurteilen (Blebea et al. 1994; Salles-Cunha et al. 1995). Mittels einfacher Markierung auf der Haut kann der Verlauf für die durchzuführende Operation markiert werden. Wichtig ist die Beurteilung der VFS bei geplanter Rekonstruktion an den zentralen Arterien. Dabei muss die VFS an beiden Oberschenkeln in Hinsicht auf ihr Kaliber, auf Doppelungen und postthrombotische Veränderungen überprüft werden (Valentine 2000). Ebenfalls sollte bei schon vorausgegangenen Operationen an der Femoralisbifurkation speziell im Falle einer Patchplastik, einer Profundaplastik oder einem Prothesenanschluss an der Arteria profunda femoris (APF) die Offenheit der Vena profunda femoris (VPF) überprüft werden (Neufang und Savvidis 2016). Es ist leider präoperativ nicht immer bekannt, ob im Rahmen einer früheren Operation die VPF bereits durchtrennt und ligiert wurde. Wenn die VPF nicht als durchgängig dargestellt werden kann, sollte auf die Entnahme der VFS verzichtet werden, da bei Entnahme der VFS die Gefahr einer schweren venösen Stauung besteht. Die Ultraschalluntersuchung kann auch schon Informationen über eine möglicherweise vorliegende Dopplung des Gefäßverlaufs geben. Bei einem langstreckig gedoppelten Gefäßverlauf kann ein kleineres Kaliber resultieren mit schlechteren Voraussetzungen für die Rekonstruktion der Aorta oder der Beckengefäße. Andererseits kann dann auch geplant ein Teil des Venensystems bei der Entnahme geschont werden.

▶ Eine präoperative Duplexsonographie der Venen vereinfacht die operative Strategie.

Entnahme der VFS

In einer Notfallsituation, z. B. im Falle einer Arrosionsblutung in der Leiste, muss auf die präoperative Duplexsonographie verzichtet werden. Es sollten dann immer beide Beine komplett desinfiziert und abgedeckt werden, um gegebenenfalls die erforderliche Venengewinnung durchführen zu können. Die Lagerung des Kniegelenkes unter leichter Außenrotation des Beines auf einer sterilen Rolle ermöglicht eine bessere Exposition des Verlaufes der VFS, aber auch der VSM. Die Hautinzision wird entlang der vorderen Begrenzung des Musculus sartorius, beginnend in der Leistenregion, entsprechend der geschätzten notwendigen Venenlänge angelegt, die Faszie vor dem Muskel längs eröffnet und dieser nach dorsal abgedrängt. Die VFS und die davor liegende AFS kommen so zur Darstellung. Entsprechend der notwendigen Venenlänge kann die Präparation von zentral nach peripher erfolgen. Schon zu Beginn sollte die von laterodorsal in die Vena femoralis communis (VFC) einmündende VPF zweifelsfrei dargestellt werden (Abb. 8.1a). Nur im Falle eines sicheren venösen Abflusses über diese Vene darf dann die weitere Präparation und Entnahme der VFS fortgeführt werden. Man muss bei der Präparation unbedingt auf die Schonung der arteriellen Seitenäste der begleitenden AFS achten. Die Seitenäste der VFS sollten bei septischen Gefäßprozessen nicht durch einfache Ligaturen, sondern durch Durchstechungen mit dünnem, nichtresorbierbarem Nahtmaterial (Polypropylene 5.0 oder 6.0) erfolgen. Peripher können die Seitenäste mit Clips verschlossen und durchtrennt werden. Weiter peripher ist die Längsdurchtrennung des Adduktorenschlitzes notwendig, um den Übergang der VFS in die VP in der Fossa poplitea darzustellen. Diese Länge wird immer gebraucht, wenn ein Anschluss des Venengrafts von der Aorta her kommend in der Leistenregion erfolgen muss. Speziell in diesem Abschnitt muss auf die Schonung von arteriellen Kollateralen geachtet werden, um beim evtl. vorliegenden Verschluss der AFS keine Ischämie des Unterschenkels zu provozieren. Die VP kann bis knapp oberhalb des Kniegelenkes entnommen werden. Um eine sog. „sichere" Entnahme mit Erhalt eines klappentragenden venösen Popliteasegments und einer venösen Kollaterale zu gewährleisten, kann beim Mann noch 15 cm VP und bei der Frau noch 12 cm VP distal des Adduktorenschlitzes zusätzlich zur VFS entnommen werden, ohne den venösen Abstrom schwer zu kompromittieren (Santilli et al. 2000). Bei dieser Technik bleibt immer noch mindestens eine kräftige venöse Kollaterale ausgespart, die den zentralen Abfluss nach kranial gewährleistet.

Alle Seitenäste der Vene sollten vor ihrer Entnahme versorgt sein. Die Vene wird peripher abgeklemmt, durchtrennt und dann nach zentral mobilisiert. Der distale Venenstumpf wird mittels Durchstechungsligatur versorgt. Zentral wird die Einmündung der VPF in die VFC durch Auspräparation des venösen Konfluenz so dargestellt, dass sie tangential abgeklemmt werden und die VFS dann über der Klemme mit dem Skalpell oder der Schere abgesetzt werden kann (Abb. 8.1b). Der Absetzungsrand wird

8 Gefäßersatzmaterialien – Autologe Vene

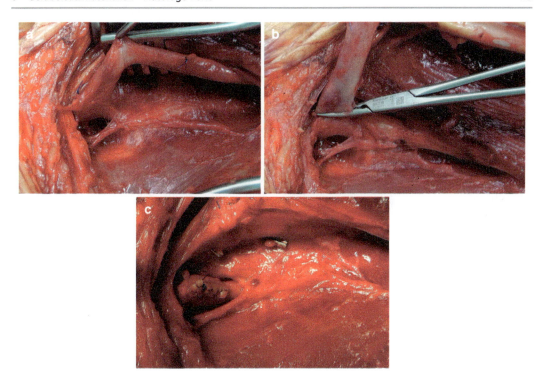

Abb. 8.1 **a** Einmündung der VPF. **b** Absetzen der VFS an der Einmündung der VPF. **c** Übernähung der VPF, die VFS wurde bereits entnommen

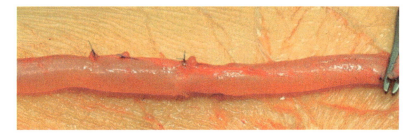

Abb. 8.2 Übernähung von Seitenästen der VFS mit nichtresorbierbarem Nahtmaterial

dann fortlaufend mit Polypropylene 5.0 oder 6.0 über der liegenden Klemme so vernäht, dass ein harmonischer Übergang zwischen VPF und VFC hergestellt wird, ohne dabei die VPF einzuengen (Abb. 8.1c). Ein proximaler Stumpf der VFS darf wegen einer möglichen Thrombusbildung und damit der Gefahr einer aszendierenden Phlebothrombose und möglichen Embolie nicht verbleiben. Die präparierte Vene wird durch Füllung mit heparinisierter NaCl-Lösung vorsichtig aufgedehnt und auf Undichtigkeiten überprüft. Diese Leckagen werden, wie auch die Seitenäste, mit einem dünnen Polypropylenefaden übernäht (Abb. 8.2). Ebenso kann es erforderlich werden, ektatische Segmente durch Übernähung zu verschmälern. Sehr ausgedünnte Segmente müssen im Einzelfall reseziert werden unter Reanastomosierung der Vene. Dies gilt auch für postphlebitisch veränderte Venenanteile. Die Klappen der VFS sind relativ kräftig und mit einem retrograden Valvulotom nicht einfach zu zerstören. Es empfiehlt sich daher,

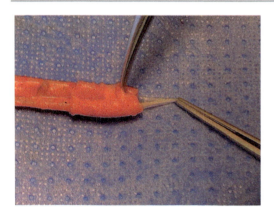

Abb. 8.3 Resektion der Venenklappen nach Eversion der VFS

die Vene schrittweise von zentral nach peripher zu evertieren, um die Segel mit einer dünnen Pinzette zu packen und dann mit einer feinen Schere offen zu resezieren (Abb. 8.3). Dies erlaubt einem zusätzlich die freie Wahl in Hinsicht auf die Orientierung der Vene bei der Implantation. Die Verwendung der VFS wird seit vielen Jahren für verschiedene Indikationen durchgeführt. Bei sorgfältiger Entnahmetechnik ist kaum mit relevanten negativen Auswirkungen auf den venösen Rückstrom zu rechnen (Dorweiler et al. 2014; Modrall et al. 2007; Wells et al. 1999).

▶ Die VPF muss offen sein und geschont werden. Kein venöser Stumpf zentral – Emboliegefahr! Die Venenklappen der VFS lassen sich am besten durch Eversion exzidieren.

Entnahme der oberflächlichen Venen des Beines und des Armes

Im Einzelfall ist für die Rekonstruktion eines mit einem infizierten Prothesenpatch rekonstruierten Gefäßabschnittes, wie zum Beispiel in der Leiste oder an der Karotisgabel, nur ein kurzes autologes Venensegment erforderlich. Hier empfiehlt es sich, eine in Hinblick auf die Wandqualität eher kräftigere Vene zu präparieren. Die proximale VSM oder auch die VSM der Knöchelregion sind hierzu geeignet.

Liegt eine Protheseninfektion im Bereich der Oberschenkelachse oder des Unterschenkels vor, muss auf längere kaliberadäquate Segmente der VSM, der VSP und auch der Armvenen zurückgegriffen werden. Auch hier gilt es, durch den präoperativen Einsatz der Duplexsonographie verwendbare Venenabschnitte zu identifizieren und deren Verlauf zu markieren. Auf jeden Fall sollte in einer solchen Situation auch die Venenentnahme am Arm miteinkalkuliert werden. Im Rahmen der elektiven oder notfallmäßigen Operation empfiehlt es sich, beide Beine und eventuell auch einen oder beide Arme mit abzudecken, damit intraoperativ jeder mögliche Zugang zu verwendbarem Venenmaterial gewährleistet ist. Im Rahmen der Venenentnahme muss hierbei auch schon der spätere Verlauf des Venenbypasses bei der Implantation bedacht werden.

Die Schnittführung bei Entnahme der VSM orientiert sich an ihrem Verlauf. Die Entnahme der VSP kann an der ipsi- oder kontralateralen Extremität erfolgen. Müssen lange Abschnitte von der Leistenregion nach distal überbrückt werden, sollte von vornherein auch die Möglichkeit der Verwendung von Armvene bedacht werden. Die VB hat oft ein sehr gutes Kaliber und ist auch für Rekonstruktionen am proximalen Oberschenkel gut geeignet (Parmar et al. 2009). Die VC hat am Unterarm eine eher kräftige Wand, die Wand am proximalen Oberarm ist allerdings oft sehr dünn, was bei der Verwendung in einem infizierten Situs bedacht werden muss. Es empfiehlt sich, die Seitenäste mit Durchstechungsligaturen mit dünnem Polypropylene zu versorgen.

Fazit: Eine präoperative Duplexsonographie und großzügiges Abdecken der Extremitäten erleichtern die Planung und Durchführung der Venenentnahme.

8.4 Einsatzmöglichkeiten der autologen Vene

8.4.1 Venenpatchplastik im infizierten Gebiet

Im einfachsten Fall kann mit einem autologen Venensegment eine infizierte Prothesenpatchplastik nach lokalem Débridement und An-

8 Gefäßersatzmaterialien – Autologe Vene

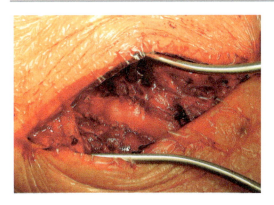

Abb. 8.4 Autologer Arteria-carotis-Patch bei Infekt

frischen der Arterienwand mit einem Venenpatch ersetzt werden. Hierzu muss das betroffene Arteriensegment proximal und distal der infizierten Rekonstruktion präpariert und kontrolliert werden. Nach Exzision des infizierten Patchmaterials kann dann bei noch erhaltener Hinter- und Seitenwand der Arterie eine neue Rekonstruktion mit einem autologen Venenpatch erfolgen. Hierzu ist in erster Linie die VSM – entweder aus der Leiste oder im Einzelfall aus der Knöchelregion – geeignet (Abb. 8.4). An der infizierten Karotisbifurkation gilt die autologe Rekonstruktion als Standard (Mann et al. 2012). Sollte ein von der Aorta kommender infizierter Prothesenschenkel in der Leiste entfernt werden und eine retrograde Desobliteration der nativen Beckenachse erfolgen, kann auch die ehemalige Anastomose an der Femoralarterie mit einem autologen Patch konstruiert werden. Im Einzelfall kann es auch notwendig werden, nach Resektion eines infizierten peripheren Prothesenbypasses eine alleinige Rekonstruktion der zentralen Anastomosenregion mit einem Venenpatch durchzuführen. Dies ist insbesondere dann notwendig, wenn ein Erhalt der betroffenen Extremität nicht mehr möglich ist, auf eine Bypassneuanlage verzichtet werden muss und simultan zur Prothesenentfernung auch eine Majoramputation erfolgt.

8.4.2 Lokaler Ersatz einer infizierten Prothese mit autologer Vene

Ist es nicht möglich, einen infizierten Prothesenpatch an der Karotis mit einem autologen Venenpatch zu ersetzen, kann hier auch ein Interponat mit einer kaliberkräftigen VSM erfolgen. Hierzu muss gegebenenfalls durch das Interponat temporär ein intraluminaler Shunt eingelegt werden (Mann et al. 2012). Diese Vorgehensweise betrifft auch die voroperierte Femoralisbifurkation mit infiziertem Prothesenmaterial. Anstelle einer längerstreckigen Venenpatchplastik kann hier ein Ersatz mit autologem Venenmaterial sinnvoller sein (Seeger et al. 1983). Hier bietet sich nach Exzision des infizierten Abschnittes entweder eine großlumige VSM (Abb. 8.5a), die VFS oder auch die VB (Abb. 8.5b) als kaliberadäquates Transplantat an. Gegebenenfalls kann es notwendig sein, die APF mit einem separaten Interponat

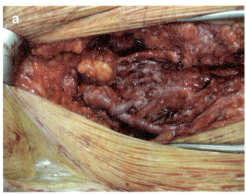 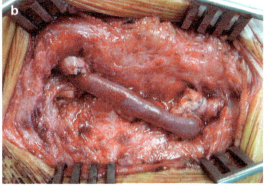

Abb. 8.5 a Autologe Rekonstruktion der Femoralisbifurkation bei Infekt. b Autologe Rekonstruktion bei Patchinfekt femoral

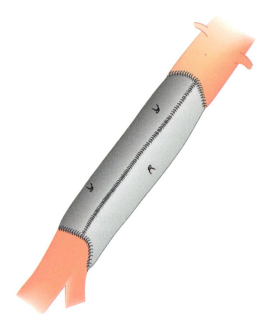

Abb. 8.6 Panelgraft aus autologer VSM

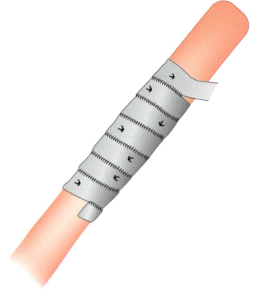

Abb. 8.7 Spiralgraft aus autologer VSM

zu versorgen (Abb. 8.5a). Es kann aber auch ein Venengraft geeigneten Kalibers aus mehreren Streifen VSM in Form eines sog. „panel-grafts" durch Längsnaht einzelner Venenstreifen mit Polypropylene hergestellt werden (Abb. 8.6). Hierzu ist am besten die VSM geeignet (Barbon et al. 2007). Im Einzelfall kann mit dieser Technik auch eine Rekonstruktion der Beckenetage oder der Aortenbifurkation erfolgen (Mallios et al. 2014).

Es ist aber auch möglich, mit einem längeren, längs inzidierten Segment der VSM durch spiralförmige Naht einen sog. Spiralgraft und damit ein Conduit entsprechenden Kalibers selbst herzustellen, etwa für einen abdominellen Aortenersatz nach Entfernung einer infizierten Gefäßprothese (Fowl et al. 1988) (Abb. 8.7). In diesem Fall muss die längs inzidierte Vene z. B. über einen Hegar-Stift geeigneter Größe mit Polypropylene fortlaufend spiralförmig vernäht werden. Diese Technik kann mit einer lokalen Omentumplastik kombiniert werden. Langfristige Ergebnisse sind als gut beschrieben (van Zitteren et al. 2011).

8.4.3 Langstreckiger Ersatz der aortoiliakalen Achse mit VFS

Liegt eine Protheseninfektion nach infrarenalem Aortenersatz, EVAR oder aortofemoralem Bypass vor, ist oft ein längerstreckiger Ersatz des infizierten Abschnittes erforderlich. Hier bietet sich die autologe VFS als kaliberadäquates autologes Transplantat in idealer Weise an (Schanzer et al. 1991; Sladen et al. 1994). Mit der autologen VFS können variable Konfigurationen an der abdominellen Aorta und den Beckengefäßen im Sinn eines sog. „neoaortoiliac systems" (NAIS) vorgenommen werden (Clagett et al. 1993, 1997). Im einfachsten Fall kann die abdominelle Aorta mit einem Y-förmigen Graft aus zwei VFS-Schenkeln ersetzt werden (Abb. 8.8a). Dieser Y-Graft wird zentral an der infra- oder juxtarenalen Aorta in End-zu-End-Technik anastomosiert und peripher entweder an der Arteria iliaca oder an der Femoralisbifurkation nach Exzision des Prothesenmaterials. Bei der zentralen Anastomose kann es sinnvoll sein, den Y-Graft um 90 Grad zu rotieren, um gute Sicht auf die Anastomose zwischen den beiden Venen-

8 Gefäßersatzmaterialien – Autologe Vene

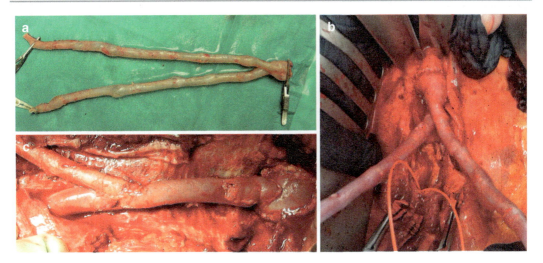

Abb. 8.8 **a** Y-Graft aus autologer VFS. **b** Aortale End-zu-End-Anastomose mit Y-Graft aus autologer VFS. **c** Erweiterung der zentralen Anastomose durch VSM-Venenpatch. Um Venenmaterial zu sparen, wurde die zweite Vene distal anastomosiert

segmenten zu erhalten (Abb. 8.8b). Ist das Kaliber der Vene zu klein im Vergleich zum zentralen Aortendurchmesser, sollte noch ein zusätzlicher Venenpatch aus VFS in die Anastomose integriert werden (Abb. 8.8c). Bei fehlender Gesamtlänge kann auch ein Schenkel im weiter peripheren Verlauf aus dem längeren VFS-Graft-Anteil entspringen (Abb. 8.8c). Es ist empfehlenswert, diese venöse Rekonstruktion nach lokalem Débridement des infizierten Situs mit Omentum majus abzudecken.

Die Ergebnisse für die zentralen Rekonstruktionen mit VFS sind durchgehend sehr gut und dauerhaft. Es ist mit einer hohen Wahrscheinlichkeit der dauerhaften Ausheilung der Infektion zu rechnen (Ali et al. 2009; Clagett et al. 1997; Daenens et al. 2003; Dorweiler et al. 2014; Ehsan und Gibbons 2009; Heinola et al. 2015; Nevelsteen et al. 1995). Diese Methode gilt daher als Methode der Wahl bei zentralen Protheseninfektionen (Chakfe et al. 2020). Im Einzelfall ist auch schon der Ersatz einer infizierten Gefäßprothese mit einem VFS-Panel-Graft an der Aorta descendens bei multiresistenten Keimen erfolgreich durchgeführt worden (Okamoto et al. 2012).

Es kann auch eine aortounilaterale Rekonstruktion mit der VFS angelegt und mit einem zusätzlichen venösen Cross-over-Bypass zur

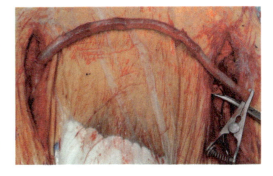

Abb. 8.9 Ersatz eines infizierten femorofemoralen Cross-over-Bypasses mit VFS

Gegenseite kombiniert werden. Ein solcher Cross-over-Bypass kann auch mit Armvenenmaterial wie zum Beispiel der VB erfolgen. Ein infizierter Cross-over-Bypass lässt sich sehr gut in situ nach Entfernung der infizierten Gefäßprothese mit VFS ersetzen (Abb. 8.9). Die Vene kann hierbei nach Débridement durch das alte Transplantatlager verlegt werden, ohne dass eine erhöhte Gefahr für eine Infektion des Venengrafts besteht. Sollte die erforderliche Länge der entnommenen VFS nicht ausreichen, kann auch eine Kombination der VFS mit einer Desobliteration des verschlossenen Nativsystems, anderen autologen Arterien oder bovinem Perikard (Abb. 8.10) erwogen werden (Wojciechow-

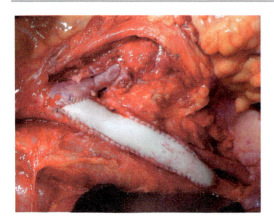

Abb. 8.10 Kombination der VFS mit bovinem Perikard

ski et al. 2006). Als Alternative zur VFS kann auch die VB als Ersatzmaterial für die untere Beckenetage erfolgreich zur Anwendung kommen (Spahos und Torella 2012).

8.4.4 Neuanlage eines peripheren Bypasses bei Protheseninfektionen

Auch jüngere Analysen favorisieren die autologe Rekonstruktion bei Infektionen in der Leistenregion (Scali et al. 2021). Nach der Explantation eines infizierten Prothesenbypasses an der Ober- und Unterschenkeletage ist es in den meisten Fällen unverzichtbar, die Durchblutung durch Neuanlage eines Bypasses wiederherzustellen. Dies ist am einfachsten mit autologer Vene möglich, die entweder in situ oder in einem neuen Bypasslager implantiert wird. Es gibt sogar Fälle, bei denen eine gutkalibrige VSM trotz eindeutiger Leitlinienempfehlungen bei der primären Bypassanlage (Aboyans et al. 2018) nicht verwendet wurde. Hier kann selbstverständlich die ipsilaterale VSM für die Bypassneuanlage genutzt werden. Im Falle eines infizierten supragenualen Prothesenbypasses muss überlegt werden, ob es sinnvoll ist, die distale Anastomose auf die Arteria poplitea unterhalb des Kniegelenkes anzulegen und die oft in die Infektion miteinbezogene Anastomose an der supragenualen Arteria poplitea aufzugeben. In diesem Fall kann nach Explantation der infizierten Prothese, Débridement und Drainageneinlage des alten Prothesenlagers der neue Venengraft entweder subkutan medial um das Kniegelenk herum unter Umgehung des infizierten tieferen Bereiches geführt werden oder sogar in der In-situ-Technik belassen werden. Dies hat den großen Vorteil, dass im Falle einer persistierenden Wundinfektion der neu angelegte Venenbypass hiervon nicht betroffen ist. Sollte die notwendige Bypasslänge mit ipsilateraler VSM nicht herzustellen sein, stehen die gegenseitige VSM, Armvenen und die VSP zur Verfügung. Im Falle eines infizierten gelenksüberschreitenden Bypasses sollte idealerweise ein subkutaner Bypassverlauf gewählt werden – außerhalb des alten Implantatlagers – und die distale Anastomose dann auf das am besten erhaltene Gefäß mit Abstrom zum Fuß angelegt werden. In dieser Situation ist es oft erforderlich, auch Armvene zu entnehmen, um die nötige Bypassgraftlänge zu erreichen. Im Fall einer unzureichenden Länge geeigneter Vene, kann auch das vorhandene Venenmaterial mit einer mittels Ringstripper des desobliterierten AFS anastomosiert werden und damit die distale Perfusion sichergestellt werden (Taylor et al. 1997).

> **Fazit für die Praxis**
> Die Verwendung der autologen Vene bietet vielfältige Möglichkeiten zur biologischen Rekonstruktion einer zentralen oder peripheren Protheseninfektion.

Literatur

Aboyans V, Ricco JB, Bartelink MEL, Bjorck M, Brodmann M, Cohnert T, Collet JP, Czerny M, De Carlo M, Debus S, Espinola-Klein C, Kahan T, Kownator S, Mazzolai L, Naylor AR, Roffi M, Rother J, Sprynger M, Tendera M, Tepe G, Venermo M, Vlachopoulos C, Desormais I, Document Reviewers, Widimsky P, Kolh P, Agewall S, Bueno H, Coca A, De Borst GJ, Delgado V, Dick F, Erol C, Ferrini M, Kakkos S, Katus HA, Knuuti J, Lindholt J, Mattle H, Pieniazek P, Piepoli MF, Scheinert D, Sievert H, Simpson I, Sulzenko J, Tamargo J, Tokgozoglu L, Torbicki A, Tsakountakis N, Tuñón J, Vega de Ceniga M, Windecker S, Zamorano JL. (2018) Editor's Choice – 2017 ESC Guidelines on the Diagnosis and Treatment of Peripheral Arterial Diseases, in collaboration with the European Society for Vascular Surgery (ESVS). Eur J Vasc Endovasc Surg 55(3):305–s368. https://doi.org/10.1016/j.ejvs.2017.07.018

Ali AT, Modrall JG, Hocking J, Valentine RJ, Spencer H, Eidt JF, Clagett GP (2009) Long-term results of the treatment of aortic graft infection by in situ replacement with femoral popliteal vein grafts. J Vasc Surg 50(1):30–39. https://doi.org/10.1016/j.jvs.2009.01.008

Barbon B, Militello C, De Rossi A, Martella B, Ballotta E (2007) Autologous great saphenous vein tailored graft to replace an infected prosthetic graft in the groin. Vasc Endovascular Surg 41(4):358–361. https://doi.org/10.1177/1538574407299805

Blebea J, Schomaker WR, Hod G, Fowl RJ, Kempczinski RF (1994). Preoperative duplex venous mapping: a comparison of positional techniques in patients with and without atherosclerosis. J Vasc Surg 20(2):226–233; discussion 233–224. http://www.ncbi.nlm.nih.gov/pubmed/8040946

Chakfe N, Diener H, Lejay A, Assadian O, Berard X, Caillon J, Fourneau I, Glaudemans A, Koncar I, Lindholt J, Melissano G, Saleem BR, Senneville E, Slart R, Szeberin Z, Venermo M, Vermassen F, Wyss TR, Esvs Guidelines C, ... Wanhainen A (2020). Editor's choice – european society for vascular surgery (ESVS) 2020 Clinical practice guidelines on the management of vascular graft and endograft infections. Eur J Vasc Endovasc Surg 59(3), 339–384. https://doi.org/10.1016/j.ejvs.2019.10.016

Clagett GP, Bowers BL, Lopez-Viego MA, Rossi MB, Valentine RJ, Myers SI, Chervu A (1993) Creation of a neo-aortoiliac system from lower extremity deep and superficial veins. Ann Surg 218(3):239–248; discussion 248–239. http://www.ncbi.nlm.nih.gov/pubmed/8373267

Clagett GP, Valentine RJ, Hagino RT (1997) Autogenous aortoiliac/femoral reconstruction from superficial femoral-popliteal veins: feasibility and durability. J Vasc Surg 25(2):255–266; discussion 267–270. http://www.ncbi.nlm.nih.gov/pubmed/9052560

Daenens K, Fourneau I, Nevelsteen A (2003) Ten-year experience in autogenous reconstruction with the femoral vein in the treatment of aortofemoral prosthetic infection. Eur J Vasc Endovasc Surg 25(3):240–245. https://doi.org/10.1053/ejvs.2002.1835

Dorweiler B, Neufang A, Chaban R, Reinstadler J, Duenschede F, Vahl CF (2014) Use and durability of femoral vein for autologous reconstruction with infection of the aortoiliofemoral axis. J Vasc Surg 59(3):675–683. https://doi.org/10.1016/j.jvs.2013.09.029

Ehrenfeld WK, Wilbur BG, Olcott CN, Stoney RJ (1979) Autogenous tissue reconstruction in the management of infected prosthetic grafts. Surgery 85(1):82–92. https://www.ncbi.nlm.nih.gov/pubmed/758717

Ehsan O, Gibbons CP (2009) A 10-year experience of using femoro-popliteal vein for re-vascularisation in graft and arterial infections. Eur J Vasc Endovasc Surg 38(2):172–179. http://www.ncbi.nlm.nih.gov/entrez/query.fcgi?cmd=Retrieve&db=PubMed&dopt=Citation&list_uids=19362498

Fowl RJ, Martin KD, Sax HC, Kempczinski RF (1988) Use of autologous spiral vein grafts for vascular reconstructions in contaminated fields. J Vasc Surg 8(4):442–446. https://doi.org/10.1067/mva.1988.avs0080442

Heinola I, Kantonen I, Jaroma M, Alback A, Vikatmaa P, Aho P, Venermo M (2015) Treatment of aortic prosthesis infections by graft removal and in situ replacement with autologous femoral veins and fascial strengthening. Eur J Vasc Endovasc Surg. https://doi.org/10.1016/j.ejvs.2015.09.015

Johnston WF, West JK, LaPar DJ, Cherry KJ, Kern JA, Tracci MC, Ailawadi G, Upchurch GR Jr. (2012) Greater saphenous vein evaluation from computed tomography angiography as a potential alternative to conventional ultrasonography. J Vasc Surg 56(5):1331–1337 e1331. https://doi.org/10.1016/j.jvs.2012.04.055

Lorentzen JE, Nielsen OM (1986) Aortobifemoral bypass with autogenous saphenous vein in treatment of paninfected aortic bifurcation graft. J Vasc Surg 3(4):666–668. https://www.ncbi.nlm.nih.gov/pubmed/3959266

Mallios A, Boura B, Alomran F, Combes M (2014) A new technique for reconstruction of the aortic bifurcation with saphenous vein panel graft. J Vasc Surg 59(2):511–515. https://doi.org/10.1016/j.jvs.2013.02.245

Mann CD, McCarthy M, Nasim A, Bown M, Dennis M, Sayers R, London N, Naylor AR (2012) Management and outcome of prosthetic patch infection after carotid endarterectomy: a single-centre series and systematic review of the literature. Eur J Vasc Endovasc Surg 44(1):20–26. https://doi.org/10.1016/j.ejvs.2012.04.025

Modrall JG, Hocking JA, Timaran CH, Rosero EB, Arko FR, Valentine RJ, Clagett GP (2007) Late incidence of chronic venous insufficiency after deep vein harvest. J Vasc Surg 46(3):520–525; discussion 525. https://doi.org/10.1016/j.jvs.2007.04.061

Neufang A, Savvidis S (2016) Operative technique and morbidity of superficial femoral vein harvest. Gefässchirurgie 21 (Suppl 2):45–54. https://doi.org/10.1007/s00772-016-0170-6

Nevelsteen A, Lacroix H, Suy R (1993) The superficial femoral vein as autogenous conduit in the treatment of prosthetic arterial infection. Ann Vasc Surg 7(6):556–560. https://doi.org/10.1007/BF02000150

Nevelsteen A, Lacroix H, Suy R (1995) Autogenous reconstruction with the lower extremity deep veins: an alternative treatment of prosthetic infection after reconstructive surgery for aortoiliac disease. J Vasc

Surg 22(2):129–134. http://www.ncbi.nlm.nih.gov/pubmed/7637111

Okamoto H, Tamenishi A, Matsumura Y, Niimi T (2012) Composite vein graft reconstruction for infected descending aortic prosthesis. Ann Thorac Surg 93(6):2061–2063. https://doi.org/10.1016/j.athoracsur.2011.08.056

Parmar CD, Kumar S, Torella F (2009) Autologous basilic vein for in situ replacement of infected prosthetic vascular grafts: initial experience. Vascular 17(3):158–160. https://doi.org/10.2310/6670.2008.00070

Quinones-Baldrich WJ, Gelabert HA (1990) Autogenous tissue reconstruction in the management of aortoiliofemoral graft infection. Ann Vasc Surg 4(3):223–228. https://doi.org/10.1007/BF02009448

Salles-Cunha SX, Beebe HG, Andros G (1995) Preoperative assessment of alternative veins. Semin Vasc Surg 8(3):172–178. http://www.ncbi.nlm.nih.gov/pubmed/8564029

Santilli SM, Lee ES, Wernsing SE, Diedrich DA, Kuskowski MA, Shew RL (2000) Superficial femoral popliteal vein: An anatomic study. J Vasc Surg 31(3):450–455. http://www.ncbi.nlm.nih.gov/pubmed/10709056

Scali ST, Lala S, Giles KA, Back MR, Arnaoutakis DJ, Cooper MA, Shah SK, Berceli SA, Upchurch GR Jr, Huber TS (2021) Contemporary management and outcomes of complex vascular surgical groin wound infections. J Vasc Surg 73(3), 1031–1040 e1034. https://doi.org/10.1016/j.jvs.2020.06.119

Schanzer H, Chiang K, Mabrouk M, Peirce EC (1991) Use of lower extremity deep veins as arterial substitutes: functional status of the donor leg. J Vasc Surg 14(5):624–627. https://doi.org/10.1067/mva.1991.31965

Seeger JM, Wheeler JR, Gregory RT, Snyder SO, Gayle RG (1983) Autogenous graft replacement of infected prosthetic grafts in the femoral position. Surgery 93(1 Pt 1):39–45. http://www.ncbi.nlm.nih.gov/pubmed/6849186

Sladen JG, Reid JD, Maxwell TM, Downs AR (1994) Superficial femoral vein: a useful autogenous harvest site. J Vasc Surg 20(6):947–952. http://www.ncbi.nlm.nih.gov/pubmed/7990190

Spahos T, Torella F (2012) The basilic vein: an alternative conduit for complex iliofemoral reconstruction. Eur J Vasc Endovasc Surg 43(4):457–459. https://doi.org/10.1016/j.ejvs.2012.01.002

Taylor SM, Langan EM, Snyder BA, Crane MM (1997) Superficial femoral artery eversion endarterectomy: a useful adjunct for infrainguinal bypass in the presence of limited autogenous vein. J Vasc Surg 26(3):439–445; discussion 445–436. http://www.ncbi.nlm.nih.gov/pubmed/9308589

Valentine RJ (2000) Harvesting the superficial femoral vein as an autograft. Semin Vasc Surg 13(1):27–31. http://www.ncbi.nlm.nih.gov/pubmed/10743886

van Zitteren M, van der Steenhoven TJ, Burger DH, van Berge Henegouwen DP, Heyligers JM, Vriens PW (2011) Spiral vein reconstruction of the infected abdominal aorta using the greater saphenous vein: preliminary results of the Tilburg experience. Eur J Vasc Endovasc Surg 41(5):637–646. https://doi.org/10.1016/j.ejvs.2011.01.020

Wells JK, Hagino RT, Bargmann KM, Jackson MR, Valentine RJ, Kakish HB, Clagett GP (1999) Venous morbidity after superficial femoral-popliteal vein harvest. J Vasc Surg 29(2):282–289; discussion 289–291

Wojciechowski J, Znaniecki L, Zelechowski P (2006) Superficial femoral vein and superficial femoral artery as replacement for infected axillofemoral graft. Ann Vasc Surg 20(4):544–546. https://doi.org/10.1007/s10016-006-9035-x

Gefäßersatzmaterialien – Kryokonservierte Allografts

Salome Weiss

Inhaltsverzeichnis

9.1	Zusammenfassung	83
9.2	Einleitung	84
9.3	Historisches	85
9.4	Kryokonservierung und Gewebebanken	85
9.5	Klinische Resultate kryokonservierter Allografts	86
	9.5.1 Aortoiliakale Allografts – frühpostoperative Komplikationen	88
	9.5.2 Aortoiliakale Allografts – Langzeitkomplikationen	89
	9.5.3 Periphere Allografts – Früh- und Langzeitkomplikationen	89
9.6	Verwendung von kryokonservierten Allografts – praktische Aspekte	90
Literatur		93

9.1 Zusammenfassung

Kryokonservierte Allografts (KA) werden in den 2020 Clinical Practice Guidelines der European Society for Vascular Surgery für die Rekonstruktion bei Gefäßprotheseninfekten empfohlen. Der wohl wichtigste Vorteil von KA bei Gefäßprotheseninfekten ist die gute Infektresistenz mit publizierten Reinfektionsraten um die 3 %. Im Vergleich zur autologen Vene fällt die Entnahme derselben und die damit verbundene Operationszeit und Morbidität weg. Sofern verfügbar, können KA in verschiedenen Größen, mit oder ohne Seitenäste bezogen werden. Wenn KA nicht über eine externe Gewebebank beschafft werden, ist ein definiertes Protokoll zur Entnahme, Aufbereitung und Lagerung der KA unabdingbar. KA müssen bei der Implantation korrekt aufgetaut und gehandhabt werden. Heutzutage werden KA in der Regel ohne Beachten der AB0- und HLA-Kompatibilität implantiert mit Verzicht auf eine Immunsuppression beim Empfänger bei fehlender Evidenz für den Nutzen einer solchen Therapie.

Graftassoziierte Komplikationen nach der Verwendung von KA werden in der Literatur mit unterschiedlicher, jedoch nicht zu unterschätzender Häufigkeit beschrieben. Dazu gehören frühe und späte Allograftrupturen. Außerdem können Pseudoaneurysmen, Graftthrombosen und -stenosen auftreten, welche jedoch häufig gut endovaskulär behandelbar sind. Neben einem gesamtheitlichen, interdisziplinären

S. Weiss (✉)
Universitätsklinik für Gefässchirurgie, Inselspital, Universitätsspital Bern, Universität Bern,
Bern, Schweiz
E-Mail: salome.weiss@insel.ch

Behandlungskonzept und chirurgischer Expertise ist bei der Verwendung von KA im Rahmen von Gefäßprotheseninfekten daher die Nachkontrolle der Patienten mit Erkennung und Behandlung von graftassoziierten Komplikationen von großer Wichtigkeit.

9.2 Einleitung

Unter kryokonservierten Allografts (Synonym: Homografts) werden in der Gefäßchirurgie arterielle und venöse Gefäßsegmente eines Organspenders verstanden, welche durch die Methode der Kryokonservierung haltbar gemacht und für die Gefäßrekonstruktion bei einem anderen Menschen verwendet werden (Allotransplantation). Bei Gefäßprotheseninfekten, insbesondere im Bereich der Aorta, werden in aller Regel arterielle Allografts verwendet. Hingegen finden venöse Allografts in gewissen Zentren in der peripheren Bypasschirurgie (kryokonservierte Vena saphena magna) und seltener in der AV-Shuntchirurgie (kryokonservierte Vena femoralis) Anwendung, wenn patienteneigenes Graftmaterial fehlt. Im vorliegenden Kapitel wird auf die Verwendung von arteriellen kryokonservierten Allografts (KA) für die In-situ-Rekonstruktion bei Gefäßprotheseninfekten eingegangen; der Schwerpunkt liegt dabei auf aortalen Gefäßprotheseninfekten.

So wie den anderen biologischen Gefäßprothesen wird auch KA im Setting eines Infektes im Vergleich zu Kunststoffprothesen eine bessere Infektresistenz zugeschrieben. Des Weiteren können KA, sofern verfügbar, in verschiedenen Größen und Längen, mit oder ohne Seitenäste für die renoviszeralen sowie die Bein- und Beckengefäße bezogen werden (Abb. 9.1). Nach sachgerechtem Auftauen und Vorbereiten der Grafts sind sie quasi "off-the-shelf" verwendbar. Im Vergleich zur autologen Vene (Kap. 8) fällt die Entnahme derselben und die damit verbundene Operationszeit und Morbidität weg. Neben einer relativ tiefen Reinfektionsrate werden nach Verwendung von KA sowohl im Kurz- als auch im Langzeitverlauf auch graftassoziierte Komplikationen wie Ruptur, Pseudoaneurysmabildung, Graftthrombosen und -stenosen beschrieben. Trotzdem werden KA in den 2020 Clinical Practice Guidelines der European Society for Vascular Surgery (ESVS) als erste Wahl für die Rekonstruktion bei thorakalen oder thorakoabdominalen Gefäßprotheseninfekten

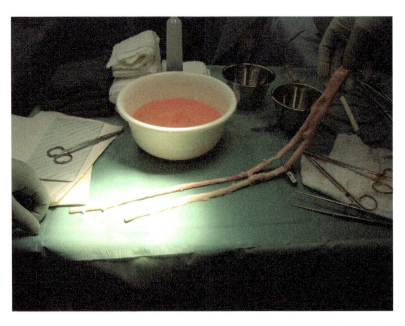

Abb. 9.1 Kryokonservierter Allograft der Aortenbifurkation mit Becken- und Femoralgefäßen nach Auftauen

(Klasse IIb, Level C) und als Alternative zur Verwendung von autologen Venen bei abdominalen Gefäßprotheseninfekten (Klasse IIa, Level C) empfohlen (Chakfe et al. 2020). Entsprechend dem Evidenzlevel C der Empfehlungen basieren diese auf mehrheitlich retrospektiven, kleinen bis mittelgroßen Patientenserien mit limitiertem Follow-up. Die vorliegende Evidenz sowie weitere wichtige Aspekte zur Verwendung von KA bei Gefäßprotheseninfekten werden in diesem Kapitel zusammengefasst.

9.3 Historisches

Nach mehrfachen Versuchen der Allotransplantation von Aortensegmenten bei Hunden beschrieben Gross et al. 1948 erstmals die Verwendung von frischen arteriellen Allografts zur Korrektur von thorakalen Gefäßanomalien bei 12 Patienten (Gross et al. 1948). Wenige Jahre später folgten Berichte über die Ausschaltung von abdominalen Aortenaneurysmata mit arteriellen Allografts (Dubost et al. 1952; Schafer et al. 1952). Im gleichen Zeitraum begann auch die Gruppe um Cooley und DeBakey gefriergetrocknete («freeze-dried») Allografts bei Leriche-Patienten zu implantieren (Debakey et al. 1954). Szilagyi et al. publizierten 1970 die 15-Jahresresultate von 132 aortoiliakalen und 121 femoropoplitealen arteriellen Allografts. Im aortoiliakalen Bereich zeigten sich neben einer hohen Langzeitmortalität (60 %) häufige Verschlüsse und aneurysmatische Graftdegenerationen. Noch schlechter waren die Resultate der peripheren Allografts mit einer Verschlussrate von >80 % bereits nach 5 Jahren (Szilagyi et al. 1970). Mit der Entwicklung und Verfügbarkeit von Kunststoffprothesen kam man daher in den nachfolgenden Jahrzehnten wieder weg von der verbreiteten Verwendung von Allografts.

In den 1990er Jahren gewannen Allografts als Graftersatzmaterial bei Gefäßprotheseninfekten rasch wieder an Bedeutung (Koskas et al. 1996). In einer der größten, frühen Serien berichtete die Gruppe um Kieffer über 111 frische und 68 kryokonservierte Allograftimplantationen bei infrarenalen Gefäßprotheseninfekten. Dabei konnten für frische Allografts im Gegensatz zu den kryokonservierten deutlich mehr frühe und späte allograftassoziierte Komplikationen nachgewiesen werden (Kieffer et al. 2004). Obwohl andere Gruppen auch danach noch frische Allografts verwendeten mit besseren Resultaten (u. a. unter Beachten der HLA- und AB0-Kompatibilität; Pupka et al. 2011), wurde deren Anwendung nach dem Erlass der Geweberichtlinie der Europäischen Union 2004 deutlich erschwert, sodass Frischtransplantations-Projekte in vielen Ländern gestoppt wurden (Fellmer et al. 2011) und sich die Kryokonservierung etablierte (Zhou et al. 2006; Brown et al. 2009; Bisdas et al. 2010). Dies nicht zuletzt auch aufgrund der guten Erfahrungen mit kryokonservierten Klappen-Allografts in der Herzchirurgie (O'Brien et al. 1987).

9.4 Kryokonservierung und Gewebebanken

Bereits die Pioniere der Allotransplantation in der Gefäßchirurgie experimentierten mit verschiedenen Konservierungsmöglichkeiten, um Allografts länger und ohne Qualitätseinbuße aufbewahren zu können (Gross et al. 1948; Creech et al. 1954; Foster et al. 1958). O'Brien führte 1975 die Kryokonservierung ein und zeigte nachfolgend den Vorteil von kryokonservierten gegenüber frischen Herzklappen-Allografts (O'Brien et al. 1987; Jashari et al. 2013).

Die lokale Gewinnung, Verarbeitung und Anwendung von KA mit Unterhaltung einer klinikeigenen Gewebebank ("tissue bank") ist aufwendig und durch regulatorische Hürden erschwert (Fellmer et al. 2013). KA werden daher meist von größeren, externen Gewebebanken bereitgestellt, wo sie in der Regel auch notfallmäßig beschafft werden können. In Deutschland werden Allografts häufig über die Deutsche Gesellschaft für Gewebetransplantation (DGFG) mit Hauptsitz in Hannover bezogen. Die DGFG ist ein Netzwerk von Spendekrankenhäusern, Transplantationszentren sowie 13 Gewebebanken, welches Gewebespende, -prozessierung und -transplantation koordiniert. Neben vaskulären Allografts werden auch Herzklappen, Amnion, Hornhaut und muskuloskelettale Gewebe vermittelt (https://gewebenetzwerk.de/). Die wohl größte Gewebebank für vaskuläre Allografts in Europa ist die European Homograft Bank (EHB) in Brüssel (Jashari et al. 2013). In den Vereinigten Staaten vertreibt hauptsächlich die Firma CryoLife (CryoLife, Inc., Kennesaw, GA, USA) kommerziell KA, wobei es sich hier um Spenden nach Kreislaufstillstand (Non-Heart-Beating-Spender) handelt mit tendenziell längeren warmen Ischämiezeiten (Fellmer et al. 2013). In vielen amerikanischen Allograftserien werden ausschließlich diese Grafts verwendet (Zhou et al. 2006; McCready et al. 2011; Harlander-Locke et al. 2014).

Die EHB in Brüssel gewinnt die Allografts vorwiegend von Heart-Beating-Spendern nach Hirntod (95 %) und zu einem kleineren Teil von Non-Heart-Beating-Spendern (nach Kreislaufstillstand) aus der Europäischen Union und der Schweiz (Jashari et al. 2013). Neben Spender-Ausschlusskriterien hinsichtlich infektiöser und maligner Erkrankungen (Jashari et al. 2010) ist das Alter für die Arterienspende auf 55 Jahre bzw. bei weiblichen Spendern ohne kardiovaskuläre Risikofaktoren auf 60 Jahre begrenzt. Morphologisch veränderte Arterien können nicht verwendet werden. Detailliertere Kriterien sowie der Ablauf der KA-Aufbereitung durch die EHB sind in der Tab. 9.1 zusammengefasst. Nach Entnahme der Spenderarterien im Operationssaal, in der Regel durch das lokale Transplantationsteam, wird das Material steril und gekühlt an die EHB transferiert. Dort findet nach verschiedenen Qualitätskontrollen die Inkubation in einer gekühlten antibiotischen Lösung statt. Die nachfolgende Kryokonservierung der Allografts erfolgt in einer Dimethylsulfoxid-(DMSO-)Lösung. DMSO ist ein Kryoprotektor, also ein Gefrierschutzmittel, welches in die Zellen eindringt, die Wassermoleküle bindet und die Eiskristallbildung vermindert. Das Einfrieren des Allografts in der Kryoprotektor-Lösung erfolgt in flüssigem Stickstoff mit kontrolliertem Absenken der Temperatur um 1 °C pro Minute bis −40 °C und danach um 5 °C pro Minute bis −100 °C. Danach werden die Allografts in einem monitorisierten Stickstofftank bei Temperaturen <−130 °C gelagert. Der Transfer zum implantierenden Zentrum erfolgt entweder ebenfalls in flüssigem Stickstoff bei <−130 °C oder auf Trockeneis bei −78 °C. Nach der Trockeneis-Versendung kann der Allograft vor Ort bei Bedarf 1–3 Monate in einem Kühlgerät bei −80 °C aufbewahrt werden. Zu bevorzugen ist jedoch die Versendung im flüssigen Stickstoff (Abb. 9.2), da der Allograft so bei Nicht-Gebrauch wieder an die EHB retourniert und weiter gelagert werden kann, ohne dass Schäden am Gewebe entstehen. Voraussetzung dafür ist, dass die kritische Temperatur von −123 °C nicht überschritten wurde (Jashari et al. 2013).

Die Kryokonservierungsprotokolle anderer Gewebebanken können von der beschriebenen Methode der EHB abweichen, insbesondere hinsichtlich der Kryoprotektor-Lösung (DMSO-Konzentration, Zusatzstoffe), der Einfriergeschwindigkeit sowie der Lagerungstemperatur und -dauer (Spacek et al. 2019; Georges et al. 2021; Golemovic et al. 2022). Es ist unklar, inwiefern sich das Konservierungsprotokoll auf die Qualität bzw. die Komplikationsrate der KA auswirkt. Touma et al. konnten keine Unterschiede hinsichtlich frühpostoperativer Mortalität und Komplikationsraten zwischen zwei verschiedenen Kryokonservierungsprotokollen (−80 °C und −150 °C) zeigen (Touma et al. 2014).

9.5 Klinische Resultate kryokonservierter Allografts

Die publizierten klinischen Resultate von KA bei Gefäßinfekten beschränken sich auf meist relativ kleine, fast immer monozentrische, retrospektive Patientenserien. Die Einschlusskriterien, die Techniken der Aufbereitung und die Verwendung der Grafts in den einzelnen Zentren sowie die berichteten Outcomes sind heterogen. Eine Metaanalyse aus dem Jahr 2019 fasste die Resultate von KA im Bereich der abdominalen Aorta zusammen (Antonopoulos et al. 2019). Bei insgesamt 1377 Patienten aus

Tab. 9.1 Gewinnung und Aufbereitung von kryokonservierten Allografts (KA) durch die European Homograft Bank EHB (Jashari et al. 2013)

Spenderkriterien

• Heart-Beating- oder Non-Heart-Beating*-Spender
• Altersgrenze 55 Jahre (Männer)/60 Jahre (Frauen**)
• Ausschluss infektiöser, generalisiert maligner, autoimmunologischer u. a. Erkrankungen (Jashari et al. 2010)
• Morphologische Ausschlusskriterien:
  – Atherome/Verkalkungen
  – Stenosen
  – Ulzerationen
  – Dilatation/Aneurysma
  – Größere Wandhämatome
  – Gefäßwandinfektion
  – Durch die Entnahme bedingte Risse

Entnahme (vor Ort)
• Allograftentnahme im Operationssaal • Spülung mit steriler Kochsalzlösung • Verpackung in sterilen Plastikbeuteln (gefüllt mit Kochsalzlösung von +4 °C) in einer Polystyrolbox mit Eis, inkl. Spenderblutproben • Transfer zur EHB innerhalb 24 h nach Entnahme bzw. Kreislaufstillstand
Verarbeitung (EHB)
• Präparation und erste morphologische Evaluation (inkl. Histopathologie), Ausmessen des Allografts • Screening von Spenderblut auf verschiedene bakterielle und virale Erkrankungen; mikrobielle Kulturen von Allograftproben • Inkubation in antibiotischer Lösung (Vancomycin, Lincomycin, Polymixin B) bei +4 °C über 48 h • Zweite morphologische Evaluation • Einlegen in der Kryoprotektor-Lösung (10 % DMSO in Medium 199) • Kryokonservierung mit einem kontrollierten Programm in flüssigem Stickstoff (Kühlung um 1 °C pro Minute bis −40 °C, danach um 5 °C pro Minute bis −100 °C) • Lagerung in einem Stickstofftank < −130 °C
Verwendung
• Auswahl eines geeigneten KA durch die EHB nach Kontaktaufnahme durch den Chirurgen • Transfer zum implantierenden Zentrum in einem «dry shipper» (flüssiger Stickstoff <−130 °C) oder auf Trockeneis (−78 °C) • Auftauen des KA unmittelbar vor Gebrauch gemäß Instruktion der EHB • Morphologische Evaluation durch den implantierenden Chirurgen • Erneute mikrobielle Kulturen von Allograftproben vor der Implantation • Implantation

* warme Ischämiezeit max. 6 h; ** falls keine kardiovaskulären Risikofaktoren vorliegen
DMSO Dimethylsulfoxid

31 Studien mit einem Follow-up von 6–53 Monaten lag die 30-Tage-Mortalität bei 14,9 %. Die Rate von Anastomosen- bzw. Allograftrupturen lag bei 5,9 % und die der Allograftdegenerationen/aneurysmatischen Dilatationen bei 4,99 %. Pseudoaneurysmen traten mit einer Häufigkeit von 3,11 % auf, thrombotische/stenotische Komplikationen bei 12,19 % und die Reoperationsrate lag bei 24,87 %. Wie erwartet, war die Reinfektionsrate mit 3,32 % relativ niedrig (Antonopoulos et al. 2019). Es ist jedoch zu beachten, dass sich die Komplikationsraten zwischen den einzelnen Studien stark unterschieden. Die Metaanalyse schloss neben Protheseninfekten mit oder ohne aortoenteralen Fisteln auch native Aorteninfekte ein. Sowohl das Vorliegen eines Protheseninfektes (im Vergleich zu einem nativen Aorteninfekt) als auch das Vorhandensein einer aortoenteralen Fistel wurden als prognostische, signifikant mit der Mortalität assoziierte Faktoren identifiziert (Touma et al. 2014). Es ist zudem zu postulieren, dass viele weitere Faktoren, wie eine ungenügende Infektbehandlung bzw. hochvirulente

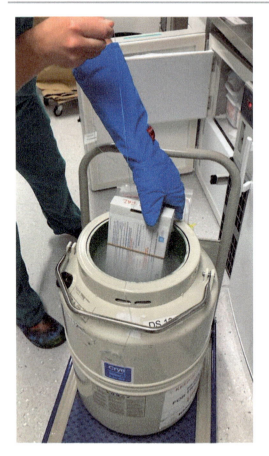

Abb. 9.2 Lieferung eines kyrokonservierten Allografts im Stickstofftank

Erreger sowie technische Aspekte bei der Verwendung von KA das Auftreten von graftassoziierten Komplikationen beeinflussen können.

9.5.1 Aortoiliakale Allografts – frühpostoperative Komplikationen

Mehrere, relativ aktuelle Studien haben auf eine relevante Rate an frühpostoperativen graftassoziierten Komplikationen hingewiesen (Touma et al. 2014; Ben Ahmed et al. 2018; Weiss et al. 2021).

Die frühe Mortalität nach Implantation eines KA im Setting eines aortalen Infektes liegt in den publizierten Serien der letzten 10 Jahre zwischen 6 und 43 % (Harlander-Locke et al. 2014; Touma et al. 2014; Minga Lowampa et al. 2016; Heo et al. 2017; Lejay et al. 2017; Ben Ahmed et al. 2018; Mestres et al. 2019; Couture et al. 2021b; Weiss et al. 2021), mit den höchsten Mortalitätsraten bei Patienten mit thorakalen oder thorakoabdominalen Pathologien (Couture et al. 2021b). Es ist klar, dass die hohe postoperative Mortalität von der Schwere des Krankheitsbildes, der Komplexität dieser Reoperationen und den Komorbiditäten der Patienten abhängt. Einige Studien berichten jedoch über frühe, teils fatale, graftassoziierte Komplikationen. Die frühe graftassoziierte Mortalität beträgt in diesen Studien zwischen 2,8 und 7 % (Touma et al. 2014; Ben Ahmed et al. 2018; Couture et al. 2021b; Weiss et al. 2021) und ist zu einem großen Teil auf Allograft- oder Anastomosenrupturen zurückzuführen. Als mögliche Ursache für diese frühen Rupturen wurde ein persistierendes lokales Infektgeschehen, insbesondere bei Patienten mit besonders virulenten Erregern oder aortoenteralen Fisteln, postuliert (Touma et al. 2014; Couture et al. 2021b). Allerdings konnten der Erregertyp sowie das Vorhandensein einer aortoenteralen Fistel in einer multivariablen Analyse nicht als Prädiktor für eine Allograftruptur < 6 Monaten nach Implantation bestätigt werden (Couture et al. 2021b). In anderen Serien wurden Allograftrupturen ohne Hinweise auf eine persistierende Infektion nachgewiesen (Minga Lowampa et al. 2016; Weiss et al. 2021). Ein zu hoher Zug bzw. hämodynamischer Stress im Bereich von End-zu-End-Anastomosen zwischen zwei KA-Segmenten, das Abrutschen einer Ligatur von einem Allograftseitenast oder eine durch einen Clip auf einem Seitenast bedingte Drucknekrose sowie eine spontane Nekrose des Allografts wurden als weitere Ursachen von Allograftrupturen im frühen und mittelfristigen Verlauf beschrieben (Minga Lowampa et al. 2016).

Die Gesamtrate an frühen graftassoziierten Komplikationen (fatal oder nicht) wurde in den genannten Studien mit 7,5–19 % angegeben (Touma et al. 2014; Couture et al. 2021b; Weiss et al. 2021). Neben Allograftrupturen wurden insbesondere frühe Graftthrombosen und – etwas seltener – Graftstenosen beschrieben.

9.5.2 Aortoiliakale Allografts – Langzeitkomplikationen

Obwohl man in älteren Publikationen noch relativ häufig über aneurysmatische Degenerationen von Allografts liest, wurde über solche in den aktuelleren Serien kaum mehr berichtet (Vogt et al. 2002; Harlander-Locke et al. 2014; Ben Ahmed et al. 2018; Couture et al. 2021b; Weiss et al. 2021). Es muss angenommen werden, dass dies mit der Verbesserung der Kryokonservierungsmethoden über die Zeit zusammenhängt. Kieffer et al. berichteten in ihrer Serie von 1988–2002 noch über mehrere aneurysmatische Dilatationen, fast ausschließlich bei den damals noch teilweise frisch verwendeten Allografts und am häufigsten im iliakofemoralen Bereich (Kieffer et al. 2004).

Viel häufiger wurden in den aktuelleren Publikationen Graftthrombosen und -stenosen sowie die Entwicklung von (Anastomosen-) Pseudoaneurysmen beschrieben (Couture et al. 2021b). Auch Allograftrupturen wurden im mittel- und langfristigen Verlauf beschrieben (Minga Lowampa et al. 2016; Ben Ahmed et al. 2018; Couture et al. 2021b).

Insbesondere die Rate an okklusiven Degenerationen (Graftthrombosen und -stenosen) sowie Pseudoaneurysmen trägt zu einer relevanten Reinterventionsrate bei, auch wenn diese Reinterventionen meist endovaskulär erfolgen können. Die Ätiologie dieser späten Degenerationen ist nicht geklärt – möglicherweise spielen immunologische Vorgänge im Sinne einer chronischen Abstoßung oder hämodynamischer Stress eine Rolle. Das Alter des Spenders sowie das Vorhandensein von Verkalkungen in dem Allograft bei Entnahme konnten nicht als prädiktive Faktoren für Langzeitkomplikationen bestätigt werden (Couture et al. 2021b).

9.5.3 Periphere Allografts – Früh- und Langzeitkomplikationen

Gemäß der EHB werden kryokonservierte Femoralarterien weitaus am häufigsten transplantiert (2520 Femoralarterien versus 1109 aortale Allografts in den letzten 30 Jahren; Jashari et al. 2023), wenn auch wohl nicht immer im Setting von Gefäßprotheseninfekten, sondern auch in der primären Bypasschirurgie bei fehlendem autologen Venenconduit. Im Vergleich zur Verwendung von KA bei aortoiliakalen Gefäßprotheseninfekten gibt es für deren Verwendung im peripheren Bereich noch weniger Daten. Die schon erwähnte Serie von Szilagyi et al. zeigte 1970 erstmals die hohe Verschlussrate von peripheren Allografts (Szilagyi et al. 1970). Neuere Publikationen unterscheiden sich zum Teil deutlich hinsichtlich der Häufigkeit von Allograftverschlüssen, aneurysmatischer Degenerationen, Rupturen und Reinfektionen. Die primäre 1-Jahres-Offenheitsrate von KA wird in drei kleinen Serien mit 50–54 % angegeben, wobei es sich in diesen Studien um Patienten mit chronisch-kritischer Beinischämie mit oder ohne Zeichen einer Infektion und nicht um Patienten mit Gefäßprotheseninfektion handelte (Wang et al. 2018; Guevara-Noriega et al. 2019; Hirth-Voury et al. 2020). Bei peripheren Gefäßprotheseninfekten berichteten Castier et al. bei 36 Patienten von einer primären und sekundären Offenheitsrate von 57 und 78 % nach 3 Jahren (Castier et al. 2010). Hingegen beobachteten Lejay et al. bei 28 Patienten nach 5 Jahren noch eine primäre Offenheitsrate von 59 % (Lejay et al. 2017). Während in letzterer Serie bei 7 von 28 Patienten (25 %) eine aneurysmatische Degeneration auftrat, wurde dies in der aktuellen Serie von Tatar et al. in einem medianen Follow-up von knapp 2 Jahren bei keinem der 38 Patienten beobachtet (Tatar et al. 2020). Allograftrupturen wurden in den genannten Serien mit einer Häufigkeit zwischen 5 und 11 % angegeben, der mittlere bzw. mediane Follow-up betrug dabei 22–54 Monate (Castier et al. 2010; Lejay et al. 2017; Tatar et al. 2020). Während Castier et al. keine Reinfektionen beobachten, beschreiben Tatar et al. eine Reinfektion des KA bei 7/38 Patienten (18 %) (Castier et al. 2010; Tatar et al. 2020).

Trotz diesen nur teilweise akzeptablen Resultaten werden KA in den 2020 Clinical Practice Guidelines der ESVS auch im peripheren Bereich mit einer Empfehlung Klasse IIa, Level

C für die In-situ-Rekonstruktion bei Gefäßprotheseninfekten als Graftmaterial empfohlen (Chakfe et al. 2020).

9.6 Verwendung von kryokonservierten Allografts – praktische Aspekte

Die Indikationsstellung zur Verwendung von KA bei Gefäßprotheseninfekten geht aus den vorhergehenden Kapiteln hervor. Maßgebend für die Verwendung von KA ist deren Verfügbarkeit bzw. die Möglichkeit, KA jederzeit und rasch von einer Gewebebank beschaffen zu können, da Gefäßprotheseninfekte nicht selten notfallmäßig behandelt werden müssen.

Die Bestellung eines KA innerhalb Deutschlands über die DGFG erfolgt via einen 24-h-Dienst mit einem Formular, welches auf der Webseite der DGFG heruntergeladen werden kann (https://gewebenetzwerk.de/gewebevermittlung/; Abb. 9.3). Die Bestellung eines KA bei der European Homograft Bank in Brüssel erfolgt via Online-Bestellformular (https://www.saintluc.be/fr/homograft_request_form; Abb. 9.3). Notfallmäßige Bestellungen werden auch hier durch einen 24-h-Dienst bearbeitet.

Obwohl bei idealer Verfügbarkeit von KA eine passende Graftgröße und -länge gewählt werden sollte, kann ein Kaliber-Mismatch zum Nativgefäß sowie die Notwendigkeit der Verwendung von zwei oder mehr KA-Segmenten mit Allograft-Allograft-Anastomosen nicht immer vermieden werden. In einer größeren amerikanischen Serie konnten 73 % der Patienten mit aortoiliakalen Infekten mit nur einem einzigen KA-Segment behandelt werden (Harlander-Locke et al. 2014). In einer Studie aus Frankreich wurden bei abdominalen

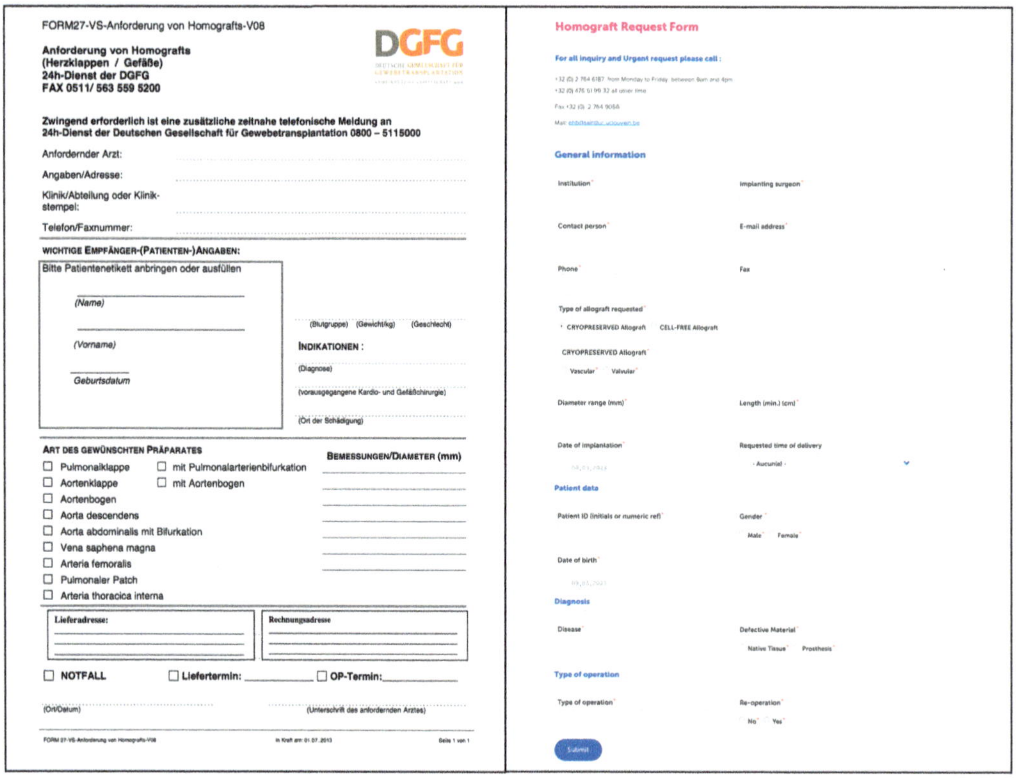

FORM27-VS-Anforderung von Homografts-V08

Anforderung von Homografts
(Herzklappen / Gefäße)
24h-Dienst der DGFG
FAX 0511/ 563 559 5200

DGFG
DEUTSCHE GESELLSCHAFT FÜR GEWEBETRANSPLANTATION

Zwingend erforderlich ist eine zusätzliche zeitnahe telefonische Meldung an 24h-Dienst der Deutschen Gesellschaft für Gewebetransplantation 0800 – 5115000

Anfordernder Arzt:
Angaben/Adresse:
Klinik/Abteilung oder Klinikstempel:
Telefon/Faxnummer:

WICHTIGE EMPFÄNGER-(PATIENTEN-)ANGABEN:

Bitte Patientenetikett anbringen oder ausfüllen
(Name)
(Vorname)
Geburtsdatum

(Blutgruppe) (Gewicht/kg) (Geschlecht)

INDIKATIONEN:
(Diagnose)
(vorausgegangene Kardio- und Gefäßchirurgie)
(Ort der Schädigung)

ART DES GEWÜNSCHTEN PRÄPARATES

BEMESSUNGEN/DIAMETER (mm)

- ☐ Pulmonalklappe ☐ mit Pulmonalarterienbifurkation
- ☐ Aortenklappe ☐ mit Aortenbogen
- ☐ Aortenbogen
- ☐ Aorta descendens
- ☐ Aorta abdominalis mit Bifurkation
- ☐ Vena saphena magna
- ☐ Arteria femoralis
- ☐ Pulmonaler Patch
- ☐ Arteria thoracica interna

Lieferadresse: **Rechnungsadresse**

☐ **NOTFALL** ☐ **Liefertermin:** ☐ **OP-Termin:**

(Ort/Datum) (Unterschrift des anfordernden Arztes)

FORM 27-VS-Anforderung von Homografts-V08 In Kraft am: 01.07.2013 Seite 1 von 1

Homograft Request Form

For all inquiry and Urgent request please call :

+32 (0) 2 764 6187 from Monday to Friday between 9am and 4pm
+32 (0) 475 51 99 32 all other time
Fax +32 (0) 2 764 9058

General information

Institution* Implanting surgeon*
Contact person* E-mail address*
Phone* Fax
Type of allograft requested*
CRYOPRESERVED Allograft CELL-FREE Allograft
CRYOPRESERVED Allograft*
Vascular* Valvular*
Diameter range (mm)* Length (min.) (cm)*
Date of implantation* Requested time of delivery
- Aucun(e) -

Patient data

Patient ID (initials or numeric ref)* Gender*
Male* Female*
Date of birth*

Diagnosis

Disease* Defective Material*
Native Tissue* Prosthesis*

Type of operation

Type of operation* Re-operation*
No* Yes*

Submit

Abb. 9.3 Bestellformulare der Deutschen Gesellschaft für Gewebetransplantation (links) sowie der European Homograft Bank in Brüssel (rechts)

Gefäßprotheseninfekten durchschnittlich zwei KA pro Patient gebraucht (Couture et al. 2021a).

Gemäß Angaben der EHB erhält der/die implantierende Chirurg/in zu dem Allograft jeweils eine Dokumentation, inklusive Krankengeschichte und Serologien des Spenders, Angaben zur Aufbereitung und den erfolgten Qualitätskontrollen. Im Gegenzug ist der/die Chirurg/in rechtlich verpflichtet, der EHB Angaben über die Destination (den Empfänger) des KA zu machen. Ebenso besteht eine Verpflichtung, vor der KA-Implantation erneute mikrobiologische Proben vom Graft zu nehmen und die EHB im Falle eines Keimnachweises unverzüglich zu informieren (Jashari et al. 2013).

Das Auftauen des KA sollte auf den Zeitpunkt der Implantation abgestimmt werden und strikt nach Anleitung der entsprechenden Gewebebank erfolgen. Die Auftauvorschrift für Allografts, welche über die DGFG bezogen werden, findet sich beispielsweise unter https://gewebenetzwerk.de/wp-content/uploads/2020/10/FORM27-VS-Anforderung-von-Homografts-V08-UND-Auftauvorschrift-AA59-HKK-V04.pdf. In der Regel erfolgt das Auftauen des KA – noch im Kunststoffbeutel verpackt – im 37 °C warmen Wasserbad. Anschließend wird der KA direkt in 0,9 % Natriumchlorid-Lösung eingelegt, unter schrittweiser Verdünnung zum Ausspülen der Kryoprotektor-Lösung (Jashari et al. 2013; Georges et al. 2021; Golemovic et al. 2022).

Es muss auf eine vorsichtige Handhabung des KA geachtet werden, da durch die Manipulation vor und während des Auftauens Brüche in der Wandstruktur des Allografts entstehen können (Muller-Schweinitzer 2009; Heo et al. 2017). Auch nach dem Auftauen muss der Umgang mit dem Allograft vorsichtig erfolgen. Heo et al. empfehlen, ganz auf das Ausklemmen des Allografts mit einer Gefäßklemme zu verzichten (Heo et al. 2017).

Durch eine verbesserte Handhabung und technische Modifizierungen konnten Vogt et al. in einer kleinen Patientenserie die graftassoziierte Mortalität nach KA-Implantation vollständig eliminieren (Vogt et al. 2002).

Bisdas et al. schlugen vor, den Allograft nach dem Auftauen zusätzlich in Neomycin einzulegen, um den Graft vor der Kolonisierung mit Erregern zu schützen (Bisdas et al. 2010). Andere Autoren empfehlen, die Anastomosen jeweils mit Gentamicin-imprägniertem Fibrinkleber zu bedecken (Vogt 2011; Janko et al. 2019).

Seitenäste des KA, wie die Abgänge von Lumbal- und Interkostalarterien, sollten nicht bloß ligiert, sondern transmural mit nichtresorbierbarem Nahtmaterial übernäht werden (Abb. 9.4) (Vogt 2011; Antonopoulos et al. 2019; Janko et al. 2019). Insbesondere sollten dafür keine Gefäßclips verwendet werden. Um Blutungen von diesen übernähten Ästen besser kontrollieren zu können, können die Lumbal- und Interkostalarterien bei der Allograftimplantation nach ventral orientiert werden (Janko et al. 2019). Im Gegensatz zu Kunststoffprothesen tolerieren es Allografts kaum, längs gedehnt zu werden. Es sollte daher auf eine ausreichende Länge der Grafts geachtet werden, mit keinerlei Zug auf den Anastomosen (Vogt 2011; Antonopoulos et al. 2019). Ebenso empfehlen die meisten Autoren, die Anastomosen mit einem Allograftstreifen zu verstärken (Vogt 2011; Janko et al. 2019). Alternativ kann auch ein Xenoperikardstreifen verwendet werden (Weiss et al. 2021).

Neben den hier diskutierten Aspekten sollten bei der Verwendung von KA sämtliche etablierte Prinzipien der Behandlung eines Gefäßprotheseninfektes angewendet werden. Dazu gehört, wenn immer möglich, die komplette Resektion des infizierten Grafts, ein radikales Débridement des arteriellen Bettes, gefolgt von der Gefäßrekonstruktion mit Anastomosen in einem gesunden, nichtinfizierten Gebiet. Idealerweise sollte der Allograft mit vitalem, gut durchblutetem Gewebe gedeckt werden. Dies kann im Bereich der abdominalen Aorta mittels Omentumplastik erreicht werden, welche gleichzeitig eine adäquate Trennung des Allografts von den Darmschlingen gewährleistet. An anderer Lokalisation können für die Deckung des Allografts gestielte Muskellappen verwendet werden. Besonders wichtig ist es, beim Gefäßprotheseninfekt einen Keimnachweis in den intraoperativen Proben zu erzwingen, um eine zielgerichtete antibiotische Therapie von adäquater Dauer zu etablieren. Nach Behandlung eines

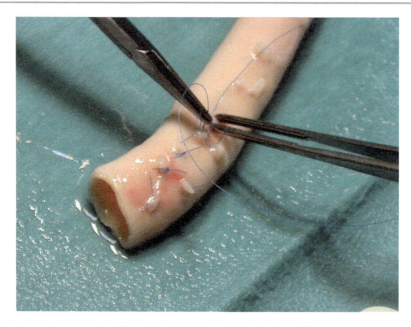

Abb. 9.4 Kryokonservierter aortaler Allograft nach Auftauen (Nahaufnahme); Übernähen der Seitenäste transmural mit nichtresorbierbaren Nähten

Gefäßprotheseninfektes mit einem KA ist eine lebenslange Nachkontrolle der Patienten inklusive Bildgebung obligat, um graftassoziierte Komplikationen zu erkennen und zu behandeln. Dies entspricht einer Empfehlung Klasse I, Level C der 2020 Clinical Practice Guidelines der ESVS.

Kontaktangaben DGFG und EHB
Deutsche Gesellschaft für Gewebetransplantation – Gemeinnützige Gesellschaft mbH
Feodor-Lynen-Str. 21 30625 Hannover
   https://gewebenetzwerk.de/
   info@gewebenetzwerk.de, Telefon: +49 511 563 559 30 oder +49 800 511 5000 (24-h-Rufnummer), Telefax: +49 511 563 559 55

European Homograft Bank
Tour Rosalind Franklin
Avenue Mounier, 49
Entrée F – Route 703 EHB
1200 Bruxelles, https://www.saintluc.be/fr/mch-presentationehb-saintluc@uclouvain.be
   Telefon: +32 (0)2 764 61 87 oder +32 (0)2 475 51 99 32 (24-h-Rufnummer), Telefax: +32 (0)2 764 9056

Fazit für die Praxis
- Kryokonservierte Allografts haben erwiesenermassen eine gute Infektresistenz und werden auch in den aktuellen ESVS Guidelines für die Rekonstruktion von Gefässprotheseninfekten empfohlen
- Die korrekte Handhabung von kryokonservierten Allografts ist wichtig, um Schäden an den Grafts zu vermeiden
- Zu den wichtigsten technischen Aspekten bei der Implantation gehören das transmurale Übernähen von Seitenästen, die Verstärkung der Anastomosen und das Vermeiden von jeglichem Zug auf den Anastomosen
- Zusätzlich sollten sämtliche etablierte Prinzipien der Behandlung eines Gefässprotheseninfektes angewendet werden
- Graft-assoziierte Komplikationen wie Allograft-Rupturen, Pseudoaneurysmen, Graftthrombosen und -stenosen können

- sowohl im Kurz- und als auch im Langzeitverlauf auftreten
- Um solche Komplikationen zu erkennen ist eine Nachkontrolle der Patienten inklusive Schicht-Bildgebung unabdingbar und wird in den aktuellen ESVS Guidelines lebenslang empfohlen

Bildquellen

https://gewebenetzwerk.de/wp-content/uploads/2020/10/FORM27-VS-Anforderung-von-Homografts-V08-UND-Auftauvorschrift-AA59-HKK-V04.pdf und https://www.saintluc.be/fr/homograft_request_form (Abb. 9.3).

Die anderen Abbildungen wurden freundlicherweise zur Verfügung gestellt von:
PD Dr. med. Sébastien Déglise und Dr. med. Juliette Brusa, Service de chirurgie vasculaire, Centre hospitalier universitaire vaudois (CHUV), Lausanne, Schweiz (Abb. 9.2), sowie Prof. Dr. med. Jürg Schmidli und Prof. Dr. med. Matthias K. Widmer, Universitätsklinik für Gefässchirurgie, Inselspital, Universitätsspital Bern, Schweiz (Abb. 9.1 und 9.4).

Literatur

Antonopoulos CN, Papakonstantinou NA, Hardy D et al (2019) Editor's choice – cryopreserved allografts for arterial reconstruction after aorto-iliac infection: a systematic review and meta-analysis. Eur J Vasc Endovasc Surg 58(1):120–128

Ben Ahmed S, Louvancourt A, Daniel G et al (2018) Cryopreserved arterial allografts for in situ reconstruction of abdominal aortic native or secondary graft infection. J Vasc Surg 67(2):468–477

Bisdas T, Bredt M, Pichlmaier M et al (2010) Eight-year experience with cryopreserved arterial homografts for the in situ reconstruction of abdominal aortic infections. J Vasc Surg 52(2):323–330

Brown KE, Heyer K, Rodriguez H et al (2009) Arterial reconstruction with cryopreserved human allografts in the setting of infection: a single-center experience with midterm follow-up. J Vasc Surg 49(3):660–666

Castier Y, Paraskevas N, Maury JM et al (2010) Cryopreserved arterial allograft reconstruction for infected peripheral bypass. Ann Vasc Surg 24(8):994–999

Chakfe N, Diener H, Lejay A et al (2020) Editor's choice – european society for vascular surgery (ESVS) 2020 clinical practice guidelines on the management of vascular graft and endograft infections. Eur J Vasc Endovasc Surg 59(3):339–384

Couture T, Gaudric J, Du Montcel ST et al (2021a) Short and mid term outcomes of cryopreserved abdominal aortic allografts used as a substitute for infected prosthetic grafts in 200 patients. Eur J Vasc Endovasc Surg 62(1):89–97

Couture T, Gaudric J, Davaine JM et al (2021b) Results of cryopreserved arterial allograft replacement for thoracic and thoracoabdominal aortic infections. J Vasc Surg 73(2):626–634

Creech O Jr, De Bakey ME, Cooley DA et al (1954) Preparation and use of freeze-dried arterial homografts. Ann Surg 140(1):35–43

Debakey ME, Creech O Jr, Cooley DA (1954) Occlusive disease of the aorta and its treatment by resection and homograft replacement. Ann Surg 140(3):290–310

Dubost C, Allary M, Oeconomos N (1952) Resection of an aneurysm of the abdominal aorta: reestablishment of the continuity by a preserved human arterial graft, with result after five months. AMA Arch Surg 64(3):405–408

Fellmer PT, Matia I, Jonas S (2013) Arterial allografts in vascular surgery–best choice in cases of aortic graft infection?! Zentralbl Chir 138(5):530–535

Fellmer PT, Matia I, Tautenhan H-M et al (2011) Auswirkung des Gewebegesetzes auf die Anwendung frischer arterieller Homografts. Gefässchirurgie 16:403–406

Foster JH, Lance EM, Scott HW Jr (1958) Experience with ethylene oxide treated freeze-dry arterial homografts in 110 consecutive patients. Ann Surg 148(2):230–238

Georges G, Allard B, Dakkak M et al (2021) Appraising 5 years in activity of the largest public Canadian vascular graft bank. J Vasc Surg 74(3):972–978

Golemovic M, Skific M, Haluzan D et al (2022) Ten-year experience with cryopreserved vascular allografts in the Croatian Cardiovascular Tissue Bank. Cell Tissue Bank

Gross RE, Hurwitt ES et al (1948) Preliminary observations on the use of human arterial grafts in the treatment of certain cardiovascular defects. N Engl J Med 239(16):578

Guevara-Noriega KA, Lucar-Lopez GA, Pomar JL (2019) Cryopreserved allografts for treatment of chronic limb-threatening ischemia in patients without autologous saphenous veins. Ann Vasc Surg 60:379–387

Harlander-Locke MP, Harmon LK, Lawrence PF et al (2014) The use of cryopreserved aortoiliac allograft for aortic reconstruction in the United States. J Vasc Surg 59(3):669–674

Heo SH, Kim YW, Woo SY et al (2017) Recent results of in situ abdominal aortic reconstruction with cryopreserved arterial allograft. Eur J Vasc Endovasc Surg 53(2):158–167

Hirth-Voury A, Massiot N, Giauffret E et al (2020) Comparison of cryopreserved arterial allografts versus heparin-bonded vascular grafts in infragenicular bypass for chronic limb threatening ischemia. Ann Vasc Surg 64:33–42

Janko MR, Bose S, Lawrence PF (2019) Current status of treatment for aortic graft infection: when should cryopreserved allografts be used? Semin Vasc Surg 32(1–2):81–87

Jashari R, Van Hoeck B, Ngakam R et al (2013) Banking of cryopreserved arterial allografts in Europe: 20 years of operation in the European Homograft Bank (EHB) in Brussels. Cell Tissue Bank 14(4):589–599

Jashari R, Bouzet V, Alcaraz Blanco MJ et al (2023) Vascular allografts for clinical application in Europe: assessment of 30 years of experience with vascular tissue banking in Brussels. Cell Tissue Bank 1–13

Jashari R, Goffin Y, Vanderkelen A et al (2010) European homograft bank: twenty years of cardiovascular tissue banking and collaboration with transplant coordination in Europe. Transplant Proc 42(1):183–189

Kieffer E, Gomes D, Chiche L et al (2004) Allograft replacement for infrarenal aortic graft infection: early and late results in 179 patients. J Vasc Surg 39(5):1009–1017

Koskas F, Plissonnier D, Bahnini A et al (1996) In situ arterial allografting for aortoiliac graft infection: a 6-year experience. Cardiovasc Surg 4(4):495–499

Lejay A, Delay C, Girsowicz E et al (2017) Cryopreserved cadaveric arterial allograft for arterial reconstruction in patients with prosthetic infection. Eur J Vasc Endovasc Surg 54(5):636–644

McCready RA, Bryant MA, Fehrenbacher JW et al (2011) Long-term results with cryopreserved arterial allografts (CPAs) in the treatment of graft or primary arterial infections. J Surg Res 168(1):e149-153

Mestres CA, Quintana E, Kopjar T et al (2019) Twenty-year experience with cryopreserved arterial allografts for vascular infections. Eur J Cardiothorac Surg 55(2):358–365

Minga Lowampa E, Holemans C, Stiennon L et al (2016) Late fate of cryopreserved arterial allografts. Eur J Vasc Endovasc Surg 52(5):696–702.

Muller-Schweinitzer E (2009) Cryopreservation of vascular tissues. Organogenesis 5(3):97–104

O'Brien MF, Stafford EG, Gardner MA et al (1987) A comparison of aortic valve replacement with viable cryopreserved and fresh allograft valves, with a note on chromosomal studies. J Thorac Cardiovasc Surg 94(6):812–823

Pupka A, Skora J, Janczak D et al (2011) In situ revascularisation with silver-coated polyester prostheses and arterial homografts in patients with aortic graft infection–a prospective, comparative, single-centre study. Eur J Vasc Endovasc Surg 41(1):61–67

Schafer PW, Hardin CA (1952) The use of temporary polythene shunts to permit occlusion, resection, and frozen homologus graft replacement of vital vessel segments; a laboratory and clinical study. Surgery 31(2):186–199

Spacek M, Mericka P, Janousek L et al (2019) Current vascular allograft procurement, cryopreservation and transplantation techniques in the Czech Republic. Adv Clin Exp Med 28(4):529–534

Szilagyi DE, Rodriguez, FJ, Smith RF et al (1970) Late fate of arterial allografts. Observations 6 to 15 years after implantation. Arch Surg 101(6):721–733

Tatar AR, Derycke L, Cochennec F et al (2020) Unmet needs in cryopreserved arterial allograft implantation for peripheral vascular graft infections. Eur J Vasc Endovasc Surg 60(5):788–789

Touma J, Cochennec F, Parisot J et al (2014) In situ reconstruction in native and prosthetic aortic infections using cryopreserved arterial allografts. Eur J Vasc Endovasc Surg 48(3):292–299

Vogt PR (2011) Arterial allografts in treating aortic graft infections: something old, something new. Semin Vasc Surg 24(4):227–233

Vogt PR, Brunner-LaRocca HP, Lachat M et al (2002) Technical details with the use of cryopreserved arterial allografts for aortic infection: influence on early and midterm mortality. J Vasc Surg 35(1):80–86

Wang SK, Gutwein AR, Drucker NA et al (2018) Cryopreserved homografts in infected infrainguinal fields are associated with frequent reinterventions and poor amputation-free survival. Ann Vasc Surg 49:24–29

Weiss S, Bachofen B, Widmer MK et al (2021) Long-term results of cryopreserved allografts in aortoiliac graft infections. J Vasc Surg 74(1):268–275

Zhou W, Lin PH, Bush RL et al (2006) In situ reconstruction with cryopreserved arterial allografts for management of mycotic aneurysms or aortic prosthetic graft infections: a multi-institutional experience. Tex Heart Inst J 33(1):14–18

Gefäßersatzmaterialien – xenogene Materialien

Brigitta Lutz und Christian Reeps

Inhaltsverzeichnis

10.1 Zusammenfassung. 95
10.2 Verfügbare Materialien. 96
    10.2.1 Bovines Perikard. 96
    10.2.2 Ovine Materialien 96
    10.2.3 Porcines Material. 97
    10.2.4 Equines Material 97
10.3 Technisches Vorgehen. 97
    10.3.1 Anfertigen einer Custom-made-Prothese aus xenogenem Material . . . 97
10.4 Periphere Bypasschirurgie 100
10.5 Infektresistenz und Reinfektionsrate. 100
    10.5.1 Bovines Perikard 101
    10.5.2 Omniflow©-II-Prothese. 101
    10.5.3 Equines Perikard 101
    10.5.4 Xenogenes Material bei aortoenterischer Fistel 101
10.6 Komplikationen und Revisionsbedürftigkeit 102
    10.6.1 Offenheit 102
    10.6.2 Ruptur 102
10.7 Zusammenfassung. 103
Literatur 103

10.1 Zusammenfassung

Der Gefäßprotheseninfekt ist eine der größten Herausforderungen in der Gefäßchirurgie. Xenogenes Material für den Gefäßersatz umfasst kollagenhaltige Gewebe boviner, equiner, porciner und oviner Herkunft. Durch Inaktivierung von Oberflächenantigenen ist die Verträglichkeit im menschlichen Organismus gegeben. Die Anwendung xenogenen Materials ist insbesondere durch Patcherweiterungsplastiken auch außerhalb von Gefäß- bzw. Gefäßprotheseninfekten etabliert und zeigt gute Langzeitergebnisse. Dieses Kapitel soll den Einsatz im Rahmen von zentralen und peripheren Gefäßprotheseninfekten darstellen. Dabei werden sowohl anwendungsbezogene Überlegungen als auch die zu erwartende Infektresistenz beleuchtet, um den Stellenwert von xenogenem Material beim

B. Lutz (✉) · C. Reeps
Gefäßchirurgie und endovaskuläre Chirurgie,
Klinik und Poliklinik für Viszeral-, Thorax-, und
Gefäßchirurgie, Universitätsklinik Carl Gustav Carus
Dresden, Dresden, Deutschland
E-Mail: brigitta.lutz@uniklinikum-dresden.de

Infekt bewerten zu können. Es zeigt sich, dass xenogene Materialien eine sehr gute Ergänzung zu den weiteren verfügbaren Materialien darstellen. Der Einsatz muss neben technischen Überlegungen auch unter Einbeziehung der Komorbiditäten des einzelnen Patienten und des Keimspektrums erfolgen.

10.2 Verfügbare Materialien

10.2.1 Bovines Perikard

Bovines Perikard hat ein weites Anwendungsspektrum in der Gefäßchirurgie. Im nichtinfektiösen Situs wie bei der Patcherweiterungsplastik nach Karotis- oder Femoralarterien-Thrombendarteriektomie zeigt das Material ein gutes Handling und niedrige Restenoseraten (Léonore et al. 2021). Die Oberflächenantigene sind durch Glutaraldehyd inaktiviert und das Material ist chemisch dezellularisiert, wodurch eine Abstoßung durch den Empfängerorganismus verhindert wird. Durch die Fixierung in Glutaraldehyd werden vermehrt Querverbindungen zwischen den Kollagenfasern gebildet, was die Stabilität (Zugfestigkeit) des Gewebes weiter erhöht (Oswal et al. 2007). Das Material ist weich, mit feinen Gefäßnähten und -nadeln gut zu verarbeiten und von hochwertiger homogener Qualität. Bovines Perikard ist von verschiedenen Herstellern und in unterschiedlichen Größen verfügbar (z. B. 1×6 cm bis 10×16 cm XenoSure® Biologic Patch, Le Maitre® Vascular Inc. Burlington, MA, USA, oder 4×4 cm bis 12×25 cm PeriGuard® Repair-Patch, Lamed GmbH, Oberhaching, Deutschland), sodass eine individuelle Anpassung durch Zuschnitt und eigenhändige Konfiguration als Röhren verschiedener Größen sehr gut möglich ist. Die Vorhaltung ist unkompliziert ohne Kühlung mit langer Haltbarkeit, sodass eine perfekte Off-the-Shelf-Verfügbarkeit vorhanden ist. Preislich ist bovines Perikard, welches z. B. für die Zurichtung einer Bifurkationsprothese benötigt wird, vergleichbar mit z. B. alloplastischen silberimprägnierten Y-Prothesen und damit deutlich günstiger als kryokonservierte Gewebespenden. Die verfügbaren Formen umfassen neben Perikardpatches auch verbrauchsfertige Röhren, bei jedoch deutlich höherem Preis (4- bis 10-fach teurer). Durch händische Nähte oder Klammernahtgeräte lassen sich aus dem Patch viele verschiedene Konfigurationen erzeugen (Lutz et al. 2017), sodass rein technisch betrachtet alle benötigten Gefäßkonfigurationen selbstständig durch den Chirurgen hergestellt werden können (siehe Abb. 10.3a–d). Gängige Konfigurationen für den Gefäßersatz sind einzelne Röhren z. B. für den thorakalen oder femoralen Einsatz bzw. eine Kombination aus mehreren Röhren z. B. als aortobiiliakaler Ersatz (siehe Abb. 10.3b–d).

10.2.2 Ovine Materialien

Die Omniflow®-II-Prothese (LeMaitre Vascular, Inc., Burlington, MA, USA) ist ein Polyestergitter, das mit Schafskollagen überzogen ist. Sie lässt sich ebenfalls bei Raumtemperatur für längere Zeit lagern. Laut Hersteller soll das biokompatible Kollagen ebenfalls keine Oberflächenantigene aufweisen und auch nach Jahren in seiner Struktur nicht degradieren. Es sind Prothesen mit Durchmesser von 5, 6, 7 und 8 mm und Längen von 20–65 cm verfügbar. Als Vorteil des Kollagenüberzugs wird angenommen, dass das eingearbeitete alloplastische Material keinen direkten Kontakt mit dem (potenziell) infizierten Situs aufweist und somit eine Biofilmbildung am Kunststoff verhindert werden kann. Das verstärkende Polyesternetz soll laut Hersteller hierbei einer Aneurysmabildung im zeitlichen Verlauf vorbeugen. Dennoch muss in der Langzeitbeobachtung mit einer aneurysmatischen Degeneration sowohl im Bereich der Anastomosen als auch im Bypassverlauf in 12,2 (Neufang et al. 2020) – 19 % (Fink et al. 2015) gerechnet werden. Die Offenheit ist, wie bei anderen Materialien in der peripheren Bypasschirurgie, abhängig von der Bypasslänge und der Lokalisation der unteren Anastomose und ordnet sich zwischen den Offenheitsraten von PTFE und autologen Venen ein. So zeigte eine größere Singlecenter-Studie für 205 Anwendungen der

Omniflow-II-Prothese eine Frühverschlussrate von 8,2 %; die primäre und primär-assistierte Offenheit nach 5 Jahren betrug oberhalb des Kniegelenks 71 bzw. 78 %, unterhalb des Kniegelenks 40 bzw. 50 % (Neufang et al. 2020). Bei der Verwendung der Omniflow-II-Prothese in aortaler Position zeigten sich Verschlüsse bei 15,7 % in einem Nachbeobachtungszeitraum von 3 Jahren (Betz et al. 2021). Aus den röhrenförmigen Omniflow-Prothesen kann hierfür „surgeon modified" eine Bifurkation genäht werden (siehe Abb. 10.3d). In Fallserien zeigte dies gute Ergebnisse (Betz et al. 2019).

10.2.3 Porcines Material

Analog zu bovinem Perikard ist auch dezellularisiertes, porcines Perikard auf dem Markt verfügbar. Das Material ist dünner, sodass es möglicherweise für die Herstellung schmallumiger Röhren einen Vorteil bietet. Die mechanische Widerstandsfähigkeit (Zugfestigkeit) zeigte sich jedoch in Zugversuchen im Vergleich zu bovinem Perikard als signifikant reduziert (Caballero et al. 2017; Gauvin et al. 2013). Der Einsatz von porcinem Perikard als Gewebeersatz ist aktuell in der Gefäßchirurgie noch deutlich weniger verbreitet, entsprechend ist die Datenlage spärlicher. Insgesamt sind jedoch bei der Verwendung in Herzklappen langjährige Erfahrungen vorhanden, die eine gute Haltbarkeit zeigen. Im Tiermodell hat sich bei Verwendung als Patchplastik die Induktion einer neointimalen Hyperplasie als geringer herausgestellt (Chlupac et al. 2022). Allerdings wurde eine erhöhte Adhärenz von Thrombozyten bzw. Thrombogenität nachgewiesen (Gauvin et al. 2013).

10.2.4 Equines Material

Der Einsatz von equinem Perikard ist in der Gefäßchirurgie in Deutschland nicht weit verbreitet, es existieren jedoch auch Marktzulassungen in verschiedenen Größen. Laut Hersteller (Auto Tissue Berlin GmbH, Deutschland) ist das Material weicher als bovines Perikard und damit besser formbar. Es soll des Weiteren eine bessere Stechbarkeit mit geringeren Stichkanalblutungen aufweisen. Durch die flexiblen Materialeigenschaften soll die Anwendung besonders im (kinder-)herzchirurgischen Bereich sinnvoll sein. Insgesamt ist das Material kürzer in Anwendung, sodass hinsichtlich Langzeitergebnissen in vivo nur wenige Jahre überblickt werden. Dabei zeigte equines Perikard eine gute mechanische Stabilität (Elassal et al. 2021), bei allerdings verminderter mechanischer Zugfestigkeit im Vergleich zu bovinem Perikard (Grefen et al. 2018).

10.3 Technisches Vorgehen

Xenogene Perikardpatches zeigen eine rauere und eine glattere Seite. Während an der rauen Seite durch die vergrößerte Oberfläche in Strömungsversuchen deutlich mehr Zellen adhärent waren, zeigte die glatte Seite eine geringe Thrombogenität (Gauvin et al. 2013). Daher sollte bei einem vaskulären Einsatz von Perikard zwingend darauf geachtet werden, dass die glatte Seite eine intraluminale Orientierung aufweist und die raue Seite zum umgebenden Gewebe zeigt. So kann man zum einen die Offenheit des rekonstruierten Gefäßes, zum anderen auch die Inkorporation in das umgebende Gewebe verbessern. Die meisten xenogenen Materialien werden in einer aldehydhaltigen oder antibiotischen Lösung vorgehalten; es ist zwingend notwendig, die Materialien vor deren Einsatz nach Herstellerangaben mit ausreichend Spüllösung vorzubehandeln, um die Gewebeverträglichkeit zu gewährleisten.

10.3.1 Anfertigen einer Custom-made-Prothese aus xenogenem Material

Das zu verwendende xenogene Material ist entweder als flaches Gewebestück (bovines, porcines oder equines Perikard), welches durch Nähte oder Klammernahtgeräte in andere Konfigurationen überführt werden kann, oder in vorbestehender Röhrenform wie bei der ovinen Omniflow-II-Prothese oder der bovinen Röhren-

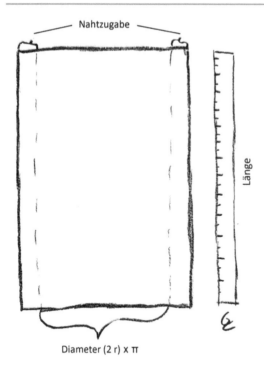

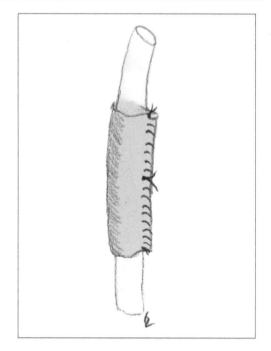

Abb. 10.1 Zurechtgeschnittenes Perikardpatch für die Anfertigung eines Tube-Grafts

Abb. 10.2 Anfertigen eines Perikardschlauches unter Zuhilfenahme eines Drainageschlauches

prothesen (BioIntegral Vascular Graft, BioIntegral Surgical Inc., Mississauga, ON, Canada) verfügbar. Um bei komplexeren Konfigurationen Operationszeit zu sparen, sollte wann immer möglich die Anfertigung der Prothese durch ein zweites Team am „back-table" erfolgen, während das erste Operationsteam den Situs exponiert.

Für die Anfertigung eines Tube-Grafts aus einem Perikardpatch wird die zu ersetzende Strecke mit dem Lineal abgemessen und der Perikardpatch unter Berücksichtigung einer Nahtzugabe von 2–4 mm (je nach Größe & Dicke des Materials) zurechtgeschnitten. Der angestrebte Durchmesser wird als Diameter $(2\,r) \times \pi$ + Nahtzugabe ermittelt (Abb. 10.1). Zur Vereinigung der Patchseiten erfolgt eine fortlaufende Naht (Nahtstärke 4×0 [aortoiliakal] bis 5×0 [peripher]). Zur Sicherung der Nähte und für die Möglichkeit der Kürzung der Prothese erfolgt ca. alle 2 cm eine Stoppnaht (Knoten) und die Fortsezung der Naht mit neuem Faden (Abb. 10.3 a). Alternativ zur berechneten Durchmessermethode kann das Perikardmaterial auch um eine zylindrische Struktur geschlagen und vernäht werden (Abb. 10.2). Im OP stehen hierfür sterile Drainagen oder Spritzen verschiedener Stärke zur Verfügung. Der intraoperative Situs eines thorakalen Ersatzes, welcher mit bovinem Perikardtube durchgeführt wurde, ist in Abb. 10.4 dargestellt.

Für eine aortobiiliakale bzw. bifemorale Prothese wird das Patch so zurechtgeschnitten, dass es sich im Verlauf verjüngt, sodass daraus eine zunächst dickere Röhre mit dann schmalerer Röhre entsteht (Abb. 10.3c). Wo sich die Röhre verjüngt, wird eine angeschrägte, ca. 1,5 cm durchmessende Aussparung belassen, um hier später den zweiten Prothesenschenkel anzufügen. Bei sehr langstreckigen Röhren haben einzelne Autoren auch die Verwendung eines Klammernahtgerätes mit gutem Abdichtungsverhalten beschrieben (Del Tatto et al. 2020; Côté et al. 2020).

Anzumerken ist, dass angefertigte Perikard-Tubes eine gewisse Tendenz zur Knickstenosenbildung aufweisen, sodass bei zu

10 Gefäßersatzmaterialien – xenogene Materialien

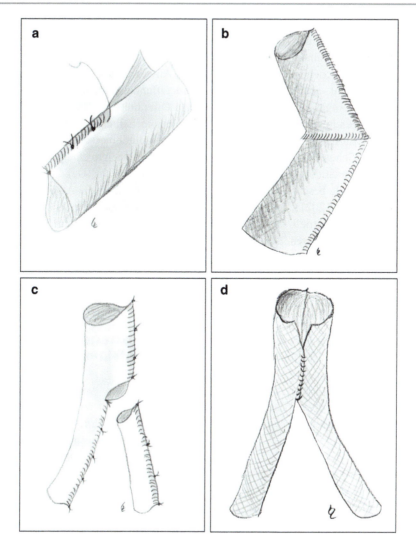

Abb. 10.3 a Fertigen eines Perikardschlauches durch Längsnaht; **b** getaperte und abgewinkelte Röhre; **c** Bifurkationsprothese aus zwei Perikard-Tubes zusammengesetzt; **d** Bifurkationsprothese aus zwei ovinen Röhren zusammengesetzt

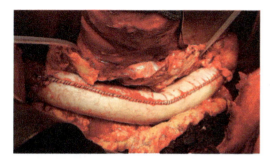

Abb. 10.4 Bovines Perikard-Tube in thorakaler Position (kraniales Ende rechts im Bild; kaudales links)

erwartender ausgeprägter Kurvatur die Prothese entsprechend durch schräges Aneinanderfügen zweier Röhren angepasst werden sollte (Abb. 10.3b).

Bei der Verwendung von bereits geformten Röhren kann ein Arbeitsschritt gespart werden. Aus zwei röhrenförmigen Prothesen kann eine Bifurkationsprothese angefertigt werden. Zum einen kann durch zweimaliges Einschneiden der Prothesenenden und deren Vereinigung (Abb. 10.3d) ein Prothesenhauptkörper erzeugt werden. Limitierend dabei ist jedoch der erreichbare Hauptkörperdiameter. Benötigt man einen größeren Diameter des Hauptkörpers, so ist die Kombination aus einem wie oben angefertigten Perikardschlauch mit zwei Röhrenprothesen möglich (nicht abgebildet). Vorteil dieser Variante ist die eingesparte Zeit und die Möglichkeit, bei Verwendung der Omniflow-II-Prothese vor der Einnaht im Situs je nach Bedarf die Schenkel mit der Schere kürzen zu können. Nachteil dieser Methode ist der deutlich erhöhte Materialpreis. Mittlerweile beschreiben einzelne Autoren (Burghuber et al. 2021; Terlecki et al. 2019) die Anwendung industriell vorgefertigter xenogener Bifurkationsprothesen (BioIntegral Bifurcation Vascular Graft, BioIntegral Surgical Inc., Mississauga, ON, Canada), wobei sowohl die Verfügbarkeit am Markt als auch die Größenauswahl aktuell – mit 16 × 8 mm; 18 × 9 mm, 20 × 10 mm – eingeschränkt ist. Vorteil ist hier neben der standardisierten und hochwertigen Verarbeitung der Wegfall der zeit- und personalintensiven Back-Table-Zurichtung. Nachteilig sind der deutlich höhere Preis (5- bis 10-mal höher) und die geringere Flexibilität in der Konfiguration des Gefäßersatzes.

10.4 Periphere Bypasschirurgie

Beim septischen Ersatz im Rahmen der peripheren Bypasschirurgie sind meist langstreckige Rekonstruktionen notwendig. Daher kann – in Ermangelung geeigneten Venenmaterials – die Anwendung xenogenen Prothesenmaterials indiziert sein. Die verfügbaren Diameter und Längen machen auch einen kniegelenksüberschreitenden Ersatz z. B. durch die „off-the-shelf" verfügbare Omniflow-II-Prothese möglich. Daneben gibt es Fallberichte (Del Tatto et al. 2020; Côté et al. 2020), dass durch die Anwendung eines Klammernahtgerätes (Echelon Flex™ Stapler, Ethicon® Inc., Somerville, MA, USA) zeit- und personalsparend langstreckige Perikard-Tubes angefertigt werden können. Bedacht werden muss hier allerdings, insbesondere bei gelenküberschreitenden Rekonstruktionen, dass handgefertigte Grafts zu Kinking mit Knickstenosebildung neigen mit den bekannten potenziellen Folgen für die Bypassoffenheit. Ein Graft mit Innendurchmesser von ca. 4 mm und Länge > 50 cm zeigte dabei in der femorokruralen Anwendung in einem Fallbericht eine primäre Offenheit von 0 % und eine primär-assistierte Offenheit von 100 % über einen Zeitraum über einem halben Jahr (Côté et al. 2020), ein ca. 7 mm durchmessendes und ca. 10 cm langes Interponat zeigte eine primäre Offenheit von 100 % über ein Jahr (Del Tatto et al. 2020), Undichtigkeiten sahen die Autoren nicht. Auch für den peripheren Einsatz sind vorgefertigte xenogene Bypässe in 6, 7 und 8 mm Durchmesser und 36–60 cm lang verfügbar (BioIntegral Surgical Inc., Mississauga, ON, Canada). Für diese Prothesentypen sind noch keine Ergebnisse publiziert.

10.5 Infektresistenz und Reinfektionsrate

Die Infektresistenz von Materialien kann einerseits in vitro durch die Besiedelung mit pathogenen Keimen evaluiert werden. Dies gibt jedoch lediglich Hinweise auf den Zusammenhang zwischen der Oberflächenstruktur und der Adhärenz von Bakterien. Dabei konnte beim Vergleich von Dacron, ePTFE, porcinem Perikard und Omniflow-II-Prothese nach Inokulation mit *Staphylococcus aureus*, *S. epidermidis*, *Pseudomonas aeruginosa* und *Enterococcus faecalis* gezeigt werden, dass ePTFE und porcines Perikard signifikant weniger kolonisiert war als die anderen Materialien (Woźniak et al. 2017).

In vivo hingegen wird die Infektresistenz – insbesondere in einem kontaminierten Situs – viel mehr durch die zelluläre Migrationsfähigkeit immunologisch kompetenter Zellen und Einheilungstendenz in das Ersatzmaterial bzw. die Erreichbarkeit für systemisch verabreichte Antibiotika definiert. Hierfür ist es erforderlich, dass das Ersatzmaterial gut inkorporiert wird. In den Tierversuchen konnte gezeigt werden, dass die Vaskularisation von Perikard an sich schnell voranschreitet, wobei bovines Perikard besser vaskularisiert wurde als porcines; insgesamt zeigten beide Materialien eine geringe Perigraftreaktion (Schlachtenberger et al. 2020). Im Vergleich dazu induzieren bestimmte silberbeschichtete Prothesen eine ausgeprägte leukozytäre Inflammation, die neben Bakterien auch die körpereigenen Zellen hemmt, sodass eine Einheilung deutlich verzögert eintritt (Jeanmonod et al. 2014).

10.5.1 Bovines Perikard

Bei der Anwendung von bovinem Perikard als Patchersatz im infizierten Situs peripher und bei AV-Fisteln konnte auch bei einer Infektion mit hochvirulenten Keimen (*Staphylococcus aureus* [MRSA & MSSA], Gruppe-B-Streptokokken, *Pseudomonas aeruginosa*, *E coli*, *Salmonella*) bei Kombination mit Antibiotikagabe über 4 Wochen und mehr eine Infektresistenz von mehr als 2 Jahren erzielt werden (McMillan et al. 2012). Bei der Verwendung von bovinem Perikard in aortaler Position zeigen sich in verschiedenen Serien Reinfektionsraten von 0–16,6 % (Lutz et al. 2017; Betz et al. 2019; Czerny et al. 2011; Almási-Sperling et al. 2020; Anibueze et al. 2017; Keschenau et al. 2021). Anzumerken ist jedoch, dass hier einzelne Autoren über eine hohe 30-Tage-Mortalität u. a. durch septische und Blutungskomplikationen berichten mit niedrigen Reinfektionsraten im Follow-up. Im Gegensatz dazu weisen andere eine niedrige frühe Mortalität, mit Verlaufsreinfektion aus. Ursächlich für die unterschiedlichen Ergebnisse kann hier die unterschiedliche Aggressivität der primären chirurgischen Therapie in verschiedenen Zentren sein.

10.5.2 Omniflow©-II-Prothese

Für die Omniflow-II-Prothesen werden ebenso widersprüchliche Ergebnisse berichtet. Im Tierversuch zeigte sich beim Vergleich von ovinen biosynthetischen Prothesen eine höhere Besiedlung mit *Staphylococcus aureus* im Vergleich zu PTFE-Prothesen (Bozoglan et al. 2016). Des Weiteren zeigt sich in Fallberichten auch die Möglichkeit der späten hämatogenen Infektion dieser Prothesen (Mufty et al. 2021). Im Gegensatz dazu zeigte sich in einer Fallserie mit infrarenalem Aortenersatz mit der Omniflow-II-Prothese bei 12 Patienten lediglich 1 Reinfektion in einer medianen Nachbeobachtungszeit von 3 Jahren (Betz et al. 2021).

10.5.3 Equines Perikard

Zwei kleine Fallserien über die Verwendung von equinem Perikard (jeweils einmal Ascendens- bzw. Bogenersatz; Kubota et al. 2015) und zweimal infrarenaler Ersatz (Yamamoto et al. 2009) zeigten keine Reinfektion. Jedoch zeigt ein Fallbericht einer Autopsie eines Patienten, der nach equinem infrarenalen Ersatz aus anderen Gründen verstarb, eine stark besiedelte und teilweise destruierte und durch MRSA infiltrierte Perikardwand (Yamamoto et al. 2011); sodass eine Destruktion des equinen Perikards durch hochvirulente Keime bewiesen wurde. Insgesamt ist die Evidenz der Anwendung von equinem Perikard in der Infektsituation begrenzt, sodass hier kein abschließendes Urteil gefällt werden kann.

10.5.4 Xenogenes Material bei aortoenterischer Fistel

Bei aortoenterischen Fisteln muss stets von einer Besiedlung mit einer Mischflora ausgegangen werden. Durch eine vorherige Antibiotikaanwendung ist eine Selektion aggressiverer Bakterien oder *Candida* möglich. Die Behandlung der aortoenterischen Fistel ist durch die Beteiligung kontaminierter Hohlorgane stets eine besondere Herausforderung. Gerade im Bereich von Ösophagus oder Duodenum besteht hier eine hochkomplexe viszeralchirurgische Komponente, die das Krankheitsbild zusätzlich verkomplizieren kann. Die Gefahr der Reinfektion durch viszerale Anastomoseninsuffizienz lässt sich mitunter schwer von der fehlenden Infektsanierung mit persistierender Besiedlung abgrenzen. Deshalb sollte die Behandlung aortoenterischer Fisteln möglichst interdisziplinär

Tab. 10.1 Reinfektionsrate bei Therapie der aortoenterischen Fistel mit unterschiedlichen Ersatzmaterialien

Autor	# Boviner Perikardersatz	Aortoenterische Fistel	Davon Reinfektion	# Hybridprothesen bovines Perikard & Omniflow II	Aortoenterische Fistel	Davon Reinfektion	# Omniflow-II-Prothese	Aortoenterische Fistel	Davon Reinfektion
Almási-Sperling	19	1	0						
Betz	3	2	0				8	2	0
Czerny	15	1	0						
Keschenau	8	1	0	12	1	0	8	0	0
Kreibich	45	7	1						
Lutz	13	3	0						
Weiss	35	1	0						
Zientara	9	1	0						

unter Einbeziehung viszeralchirurgischer Expertise durchgeführt werden. Bei multiplen Voroperationen, hochpathogenen Keimen wie z. B. Pseudomonaden und komplexer Rekonstruktion sollte zudem auch eine potenziell vorübergehende extraanatomische Rekonstruktion in Erwägung gezogen werden. Hierzu verweisen wir auch auf die Kap. 5 und 17.

Ein Blick auf die verfügbare Literatur bezüglich der Infektresistenz zeigt, dass in vielen Serien bovines Perikard sowie ovine biosynthetische Prothesen im Falle einer aortoenterischen Fistel verwendet wurden. Hier wurde bei in Summe 17 aortoenterischen Fisteln mit bovinem Ersatz nur 1 Reinfektion gezeigt; 3 weitere Fisteln mit ovinem Ersatz bzw. einer Kombination aus beiden Materialien zeigten ebenso keine weitere Reinfektion im Verlauf (Tab. 10.1).

10.6 Komplikationen und Revisionsbedürftigkeit

10.6.1 Offenheit

Die Offenheit der Rekonstruktionen ist meist abhängig von den Konfigurationen der gefertigten Prothesen. Gerade längere Röhren mit schmalerem Kaliber, unverstärkte gelenküberschreitende oder im schlimmsten Falle geknickte Rekonstruktionen neigen zum Verschluss mit der Notwendigkeit zur Revision. Insbesondere wird für die Omniflow-II-Prothese in peripherer Position eine relevante Frühverschlussrate beschrieben, wobei aber häufig mit zufriedenstellendem Ergebnis sekundär interveniert werden kann. Späte Okklusionen sind seltener, wobei dann oft ein Störung im Gefüge der Prothese ursächlich ist, sodass dann ein Tausch des betroffenen Segmentes erfolgen muss.

In aortoiliakaler Position haben sich bei bovinem Ersatz Graftokklusionen und konsekutive Amputationsraten von 0–10,5 % (Almási-Sperling et al. 2020) gezeigt; bei der Omniflow-II-Prothese zeigten sich Verschlüsse in bis zu 15,7 % der Fälle und Amputationsraten von 5,3 % (Betz et al. 2021).

10.6.2 Ruptur

Trotz der hohen Materialqualität werden im Verlauf auch Rupturen bei der Anwendung von xenogenem Material beschrieben. Mit einer frühen (binnen 30 Tagen) Rupturrate von 1,4 % und einer späten von 3,7 % bei bovinem Ersatz scheint das Risiko dennoch überschaubar (Hostalrich et al. 2019). Zudem kann hier ursächlich nur schwer zwischen Materialversagen und persistierendem bzw. rezidivierendem Infekt unterschieden werden. Deshalb sollten auch nach technisch erfolgreichem Ersatz regelmäßige Nachkontrollen obligat sein.

10.7 Zusammenfassung

Patienten mit infizierten Gefäßprothesen sind kritisch krank. Insbesondere bei zentralen Aortenprotheseninfekten besteht eine relevante Früh- und Spätmortalität und -morbidität auch durch konkurrierende, nichtgraftbedingte Ursachen. Hinzu kommt aufgrund von Graftversagen die Möglichkeit der Ruptur oder des Verschlusses, u. a. bedingt durch persistierende Infektion bzw. Reinfektion. Als Outcome-Parameter müssen daher stets Ruptur, Offenheit, Majoramputation und septische Komplikationen gewertet werden. Diesbezüglich ist die Datenlage schwach. Insbesondere fehlt es an randomisiertkontrollierten Studien, welche die potenziellen Ersatzmaterialien untereinander vergleichen. So kann nur auf Fallstudien mit begrenzter Fallzahl zugegriffen werden, in denen meist nur einzelne Materialsorten verwendet wurden. Die Evaluation der einzelnen Materialien im infizierten Situs ist aufgrund der oft individuellen Verläufe einzelner Patienten schwer vergleichbar. In-vitro-Studien verwenden zwar vergleichbare Parameter, da jedoch die Inkorporation des Materials fehlt, sind diese nicht mit dem Verhalten in vivo gleichzusetzen. Des Weiteren gibt es in der verfügbaren Literatur keine Standards bezüglich berichteter Komplikationen oder eine klare Definition der Reinfektion. Bei der Verwendung von xenogenen Ersatzmaterialien, insbesondere beim zentralen Aortenprotheseninfekt ohne vorhandenes autologes Material, sind in Europa vor allem bovines Perikard und ovine biosynthetische Prothesen führend und zeigen sich bezüglich der Outcome-Parameter als mögliche Alternative. Porcines und equines Perikard sind hingegen deutlich seltener im Einsatz, sodass diesbezüglich kaum Daten existieren. Auch im Kontext von aortoenterischen Fisteln konnten bovines Perikard und ovine biosynthetische Prothesen mit niedrigen Reinfektionsraten punkten. Ein klarer Vorteil von Perikardpatches ist die gute Verfügbarkeit, der relativ günstige Preis und die Möglichkeit, damit eine Fülle individuell geeigneter Gefäßkonfigurationen selbstständig zu erzeugen. Zusammengefasst lässt sich festhalten, dass bei Abwesenheit von Venen mit geeignetem Diameter und Länge xenogene Materialien beim septischen Gefäßersatz eine gute Alternative darstellen; eine engmaschige Nachbeobachtung der Patienten ist jedoch indiziert.

Fazit für die Praxis
- Viele Konfigurationen können selbst hergestellt werden.
- Das Material ist stets verfügbar und bei Raumtemperatur lagerfähig.
- Es gibt kein zusätzliches Hebetrauma wie bei autologem Material.
- Sinnvoll ist bei hochvirulenten Keimen eine Kombination mit Langzeitantibiotikatherapie.
- Nachkontrollen sind angezeigt.

Literatur

Almási-Sperling V, Heger D, Meyer A et al (2020) Treatment of aortic and peripheral prosthetic graft infections with bovine pericardium. J Vasc Surg 71(2):592–598

Anibueze C, Sankaran V, Sadat U et al (2017) Neoaortic xenoprosthetic grafts for treatment of mycotic aneurysms and infected aortic grafts. Ann Vasc Surg 44:419.e411–419.e412

Betz T, Neuwerth D, Steinbauer M et al (2019) Biosynthetic vascular graft: a valuable alternative to traditional replacement materials for treatment of prosthetic aortic graft infection? Scandinavian Journal of Surgery 108(4):291–296

Betz T, Steinbauer M, Toepel I, et al (2021) Midterm outcome of biosynthetic collagen prosthesis for treating aortic and peripheral prosthetic graft infections. Vascular 0(0):17085381211025380

Bozoglan O, Mese B, Eroglu E et al (2016) Which prosthesis is more resistant to vascular graft infection: polytetrafluoroethylene or Omniflow II biosynthetic grafts? Surg Today 46(3):363–370

Burghuber CK, Konzett S, Eilenberg W et al (2021) Novel prefabricated bovine pericardial grafts as alternate conduit for septic aortoiliac reconstruction. J Vasc Surg 73(6):2123–2131.e2122

Caballero A, Sulejmani F, Martin C et al (2017) Evaluation of transcatheter heart valve biomaterials: Biomechanical characterization of bovine and porcine pericardium. J Mech Behav Biomed Mater 75:486–494

Chlupac J, Matejka R, Konarik M et al (2022) Vascular remodeling of clinically used patches and decellularized pericardial matrices recellularized with autologous or allogeneic cells in a porcine carotid artery model. Int J Mol Sci 23(6):3310

Côté E, Trunfio R, Deslarzes-Dubuis C et al (2020) Innovative technique for below the knee arterial revascularisation using porcine self made stapled pericardial tube grafts. EJVES Vascular Forum 48:23–26

Czerny M, von Allmen R, Opfermann P et al (2011) Self-made pericardial tube graft: a new surgical concept for treatment of graft infections after thoracic and abdominal aortic procedures. Ann Thorac Surg 92(5):1657–1662

Del Tatto B, Saucy F (2020) A new homemade stapled vascular tube graft. Eur J Vasc Endovasc Surg 59(2):320–321

Elassal AA, Al-Radi OO, Zaher ZF et al (2021) Equine pericardium: a versatile alternative reconstructive material in congenital cardiac surgery. J Cardiothorac Surg 16(1):110

Fink M, Lesnik G, Wandschneider W (2015) Materialermüdung und Degeneration der Omniflow-II™-Prothese. Wien Klin Mag 18(3):78–85

Gauvin R, Marinov G, Mehri Y et al (2013) A comparative study of bovine and porcine pericardium to highlight their potential advantages to manufacture percutaneous cardiovascular implants. J Biomater Appl 28(4):552–565

Grefen L, König F, Grab M et al (2018) Pericardial tissue for cardiovascular application: an in-vitro evaluation of established and advanced production processes. J Mater Sci – Mater Med 29(11):172

Hostalrich A, Ozdemir BA, Sfeir J et al (2019) Systematic review of native and graft-related aortic infection outcome managed with orthotopic xenopericardial grafts. J Vasc Surg 69(2):614–618

Jeanmonod P, Laschke MW, Gola N et al (2014) Early host tissue response to different types of vascular prostheses coated with silver acetate or vaporized metallic silver. Eur J Vasc Endovasc Surg 47(6):680–688

Keschenau PR, Gombert A, Barbati ME et al (2021) Xenogeneic materials for the surgical treatment of aortic infections. J Thorac Dis 13(5):3021–3032

Kreibich M, Siepe M, Berger T et al (2021) Treatment of infectious aortic disease with bovine pericardial tube grafts. Eur J Cardiothorac Surg 60(1):155–161

Kubota H, Endo H, Noma M et al (2015) Xenopericardial roll graft replacement for infectious pseudoaneurysms and graft infections of the aorta. J Cardiothorac Surg 10(1):133

Léonore F-T, Elsa F, David P-C et al (2021) Short- and long-term outcomes following biological pericardium patches versus prosthetic patches for carotid endarterectomy: a retrospective bicentric study. Ann Vasc Surg 72:66–71

Lutz B, Reeps C, Biro G et al (2017) Bovine pericardium as new technical option for in situ reconstruction of aortic graft infection. Ann Vasc Surg 41:118–126

McMillan WD, Leville CD, Hile CN (2012) Bovine pericardial patch repair in infected fields. J Vasc Surg 55(6):1712–1715

Mufty H, Houthoofd S, Daenens K et al (2021) Late hematogenous seeding and infection of a femoropopliteal Omniflow II bypass. Vascular 29(5):720–722

Neufang A, Duenschede F, Espinola-Klein C et al (2020) Contemporary results with the biosynthetic glutaraldehyde denatured ovine collagen graft (Omniflow II) in femoropopliteal position. J Vasc Surg 71(5):1630–1643

Omniflow® II Vascular Prosthesis – The biosynthetic solution for peripheral revascularization and AV access available at: https://www.lemaitre.com/products/omniflow-ii-vascular-prosthesis. Accessed: 10. Juni 2022

Oswal D, Korossis S, Mirsadraee S et al (2007) Biomechanical characterization of decellularized and cross-linked bovine pericardium. J Heart Valve Dis 16(2):165

Schlachtenberger G, Doerr F, Brezina A et al (2020) Perigraft reaction and incorporation of porcine and bovine pericardial patches. Interact Cardiovasc Thorac Surg 32(4):638–647

Terlecki P, Zubilewicz T, Wojtak A et al (2019) Replacement of infected aortoiliac vascular grafts with bifurcated BioIntegral Surgical No-React® bovine pericardial xenografts. Xenotransplantation 26(3):e12496

Weiss S, Tobler E-L, von Tengg-Kobligk H et al (2017) Self made Xeno-pericardial aortic tubes to treat native and aortic graft infections. Eur J Vasc Endovasc Surg 54(5):646–652

Woźniak W, Kozińska A, Ciostek P et al (2017) Susceptibility of vascular implants to colonization in vitro by staphylococcus aureus, staphylococcus epidermidis, enterococcus faecalis and Pseudomonas aeruginosa. Pol J Microbiol 66(1):125

Yamamoto H, Yamamoto F, Ishibashi K et al (2009) In situ replacement with equine pericardial roll grafts for ruptured infected aneurysms of the abdominal aorta. J Vasc Surg 49(4):1041–1045

Yamamoto H, Yamamoto F, Tanaka F et al (2011) Vulnerability of an equine pericardial roll graft to Gram-positive cocci after graft replacement for a ruptured infected abdominal aorta. Interact Cardiovasc Thorac Surg 12(5):866–868

Zientara A, Schwegler I, Dzemali O et al (2016) Xenopericardial self-made tube grafts in infectious vascular reconstructions: Preliminary results of an easy and ready to use surgical approach. Vascular 24(6):621–627

# Gefäßersatzmaterialien – alloplastisches Material

11

Ralph-Ingo Rückert

Inhaltsverzeichnis

11.1 Zusammenfassung.. 105
11.2 Allgemeines.. 106
11.3 Alloplastisches Gefäßersatzmaterial.................................. 106
    11.3.1 Polyethylenterephthalat – PET (Dacron)........................ 107
    11.3.2 Polytetrafluoroethylen (PTFE – Teflon)........................ 119
11.4 Extrakavitäre Protheseninfektionen.................................. 122
    11.4.1 Periphere Gefäße.. 122
    11.4.2 Supraaortale Gefäße... 123
11.5 Intrakavitäre Protheseninfektionen.................................. 124
    11.5.1 Abdominelle Gefäße... 124
    11.5.2 Thorakale/thorakoabdominale Gefäße......................... 128
    11.5.3 Intravaskuläre (Stent-)Protheseninfektionen.................... 130
11.6 Infektion von AV-Shuntprothesen.................................... 133
11.7 Zukünftige Entwicklungen.. 133
Literatur... 135

11.1 Zusammenfassung

Alloplastisches Material erscheint in Anbetracht historischer und umfangreicher Erfahrung bis in die Gegenwart sowie auch im Vergleich mit alternativen Gefäßersatzmaterialien am wenigsten geeignet für den Gefäßersatz im Rahmen der komplexen Therapie von Gefäßprotheseninfektionen. Diese Erkenntnis findet ihren Ausdruck auch in den Europäischen und amerikanischen Leitlinien zum Management von Gefäßprothesen- und Endoprotheseninfektionen (Chafké et al. 2020; Wilson et al. 2016). Unter dem Gefäßersatz soll hier – im engeren Sinne – die In-situ-Rekonstruktion verstanden werden. Für die Alternative einer extraanatomischen Revaskularisation in somit nicht primär infiziertem Operationsgebiet gilt für alloplastisches Material dennoch eine analoge Indikationsstellung, da eine hämatogene Erregerdistribution (Bakteriämie) bei Gefäßprotheseninfektion stets in Betracht gezogen werden muss.

R.-I. Rückert (✉)
Klinik für Gefäß- und endovaskuläre Chirurgie, Gefäßzentrum am KEH, Evangelisches Krankenhaus Königin Elisabeth Herzberge gGmbH, Berlin, Deutschland
E-Mail: r.i.rueckert@keh-berlin.de

11.2 Allgemeines

Hinsichtlich der klinischen Praxis unterscheiden sich die Empfehlungen allerdings für die verschiedenen Gefäßregionen. Daher werden die supraaortalen und peripheren Gefäße sowie die abdominelle und thorakale/thorakoabdominelle Aorta separat betrachtet. Der Einsatz von alloplastischem Gefäßersatzmaterial zur Behandlung von Gefäßprotheseninfektionen ist für die Aorta – im Unterschied zu allen anderen Gefäßregionen – bis heute essenzieller Bestandteil des therapeutischen Armamentariums (Colacchio et al. 2023; Kim et al. 2023; Mufty et al. 2023; Tabiei et al. 2023). Das setzt allerdings prinzipiell voraus, dass für das alloplastische Material durch geeignete Modifikationen eine Erhöhung der Infektresistenz erreicht wird. Diese antimikrobiellen Gefäßprothesen sollen im Falle einer akzidentellen Kontamination primär die Anheftung von Mikroorganismen an das Prothesenmaterial verhindern. Als antimikrobielle Wirkstoffe kommen zunächst Antibiotika und Antiseptika in Betracht (Diener et al. 2020). Weitere Eigenschaften sollten eine zeitgerechte Inkorporation in das Umgebungsgewebe, eine geringe bis nicht vorhandene Porosität und daneben auch eine ausreichende Stabilität, Elastizität und Flexibilität sowie eine rasche Epithelisierung und geringe Thrombogenität der Innenfläche beinhalten (Zühlke 2019). Die bei bakterieller Kontamination von alloplastischem Material – also bei Protheseninfektion – auftretende feste Anhaftung der Erreger an der Prothesenoberfläche (bakterielle Adhärenz) und die Bildung eines Biofilms, welcher die Bakterien umgibt und abgekapselt und damit die Wirksamkeit individueller immunologischer Abwehrmechanismen und die der Antibiotika reduziert, sollen durch die antimikrobielle Modifikation möglichst effektiv verringert werden. Immer sind auch ökonomische Gesichtspunkte relevant. Bezogen auf die Synopsis aller dieser Kriterien haben autologe oder xenogene Gefäßersatzmaterialien häufig Vorteile. Ein wesentlicher Grund für den bevorzugten Einsatz von alloplastischem Gefäßersatzmaterial bei Protheseninfektion ist die ubiquitäre und sofortige Verfügbarkeit in allen Dimensionen, vorausgesetzt, die antiseptische und im Besonderen die antimikrobielle Modifikation ist entweder bereits vorhanden oder kann mit einfachen Mitteln intraoperativ vorgenommen werden.

Wenn man den Einsatz von alloplastischem Gefäßersatzmaterial zur Behandlung von Gefäßprotheseninfektionen untersucht, sollten verschiedene Aspekte betrachtet werden. Erstens stellt sich die Frage, ob und gegebenenfalls welche Vor- oder Nachteile die Verwendung alloplastischen Materials gegenüber Alternativen hat. Dafür können einerseits experimentelle In-vitro- (Mufty et al. 2022b) und In-vivo-Daten (Mufty et al. 2021a) und andererseits klinische Daten (Mufty et al. 2022a) herangezogen werden, wobei die Datenqualität berücksichtigt werden sollte. Ein Hauptkriterium für diese Analyse stellt dabei die Reinfektionsrate dar. Neben vergleichenden Studien sind die Ergebnisse von nichtvergleichenden Studien potenziell relevant, obwohl das Evidenzniveau hier deutlich geringer ist. Schließlich sind für die Beurteilung der Eignung von alloplastischem Material für den Gefäßersatz bei Protheseninfektionen auch Daten zur Infektresistenz der nichtmodifizierten alloplastischen Prothesen sowie der antimikrobiell modifizierten Prothesen in analogen klinischen Situationen, etwa bei infizierten (ehemals als "mykotisch" bezeichneten) Aneurysmen, relevant (Tabiei et al. 2023).

11.3 Alloplastisches Gefäßersatzmaterial

Die beiden am besten etablierten alloplastischen Gefäßersatzmaterialien sind Polyethylenterephthalat (PET), ein Polyester, oft synonym mit dem früheren Markennamen als Dacron bezeichnet, und Teflon (Polytetraflouroethylen – PTFE), heute meist aufgrund des Herstellungsprozesses als "expanded" PTFE (ePTFE) in Gebrauch. In-vitro-Untersuchungen haben gezeigt, dass die bakterielle Adhärenz (*Staphylococcus aureus*, *S. epidermidis* und *E. coli*) für PET stärker ist als für ePTFE (Schmitt et al. 1986). Für

PET (Dacron) existieren mindestens zwei in der klinischen Anwendung bewährte Modifikationen, die dessen Infektresistenz potenziell erhöhen (antimikrobielle Gefäßprothesen). Zwar liegen auch für ePTFE experimentelle Daten vor, die zeigen, dass durch Beschichtung bzw. Imprägnation, etwa mit Antibiotika, eine Erhöhung der Infektresistenz erreichbar ist. Diese Modifikationen sind jedoch klinisch bis dato irrelevant geblieben. Neben PET (Dacron) und ePTFE haben weitere alloplastische Gefäßersatzmaterialien, wie etwa Polyurethan, einstweilen keine Bedeutung für die Anwendung bei Protheseninfektionen.

11.3.1 Polyethylenterephthalat – PET (Dacron)

Antiseptische und antimikrobielle Modifikationen

PET (Dacron) kann mit antimikrobiellen Substanzen imprägniert werden. Dafür kommen vor allem Antibiotika in Betracht. Experimentelle In-vivo-Untersuchungen zeigten bereits vor mehr als 50 Jahren, dass in mit *E. coli* und *S. aureus* kontaminierten Wunden Dacron-Prothesen, die zuvor in Antibiotikalösungen getränkt worden waren, eine Abszessbildung verhindern konnten (Richardson et al. 1970). Am weitesten verbreitet ist die Beschichtung von Dacron-Prothesen mit dem Antibiotikum Rifampicin. Aber auch andere Antibiotika, wie Nebacetin, sind potenziell geeignet und weisen teilweise experimentell sogar bessere Daten auf als Rifampicin (Bisdas et al. 2012). Als weitere Möglichkeit, die Infektresistenz der Polyesterprothesen zu erhöhen, ist die Beschichtung mit Silber in verschiedenen Formen klinisch etabliert.

Rifampicin

Das auch lokal wirksame Antibiotikum Rifampicin ist besonders geeignet und am häufigsten untersucht für die Verwendung zur antimikrobiellen Modifikation von PET-(Dacron-)Prothesen. Rifampicin hat als das am besten wirksame Antibiotikum gegen *Mycobacterium tuberculosis* ein breites Wirkspektrum gegen grampositive und gramnegative Bakterienstämme. Der Wirkmechanismus besteht in der RNA-Schädigung durch die DNA-abhängige RNA-Polymerase (Jeffrey et al. 1986). Physikalische Eigenschaften begünstigen seine Anheftung an alloplastischem Prothesenmaterial (Diener et al. 2020). Die Retention von Rifampicin auf der Prothese resultiert aus der Ionenbindung zwischen den negativ geladenen Carboxylgruppen und den positiv geladenen Radikalen des Rifampicins (Brissonniere et al. 1991; D'Addato et al. 1996). Nachteilig ist die relativ kurze effektive Wirkzeit von Rifampicin auf der Prothese infolge Dilution (Lovering et al. 1996 und 1999; Malassiney et al. 1996). Die Beschichtung von PET-(Dacron-)Prothesen mit Gelatine bzw. mit Kollagen, primär für die Abdichtung dieser Prothesen verwendet, führt dazu, dass eine bessere und längere Bindung von Rifampicin an die Prothese erreicht wird (Malassiney et al. 1996; Goëau-Brissonnière et al. 2011). Die geschätzte Halbwertszeit des Rifampicins auf proteinbeschichteten Prothesen wurde mit 4–141 h angegeben (Lovering et al. 1999). Die Retention von Rifampicin nach Implantation ist jedoch nicht nur durch die Absorption des Antibiotikums selbst, sondern auch durch den Abbau der Gelatinebeschichtung bestimmt. Trotz Absorption der Gelatine innerhalb 7–10 Tagen nach Implantation (Drury et al. 1987) konnte gezeigt werden, dass ein signifikanter Anteil der Gelatine und damit auch die antibakterielle Aktivität von Rifampicin bis zu 2 Wochen auf der Prothese verbleibt (Koshiko et al. 2002).

Rifampicin zeigt eine gute antimikrobielle Wirkung mit rascher bakterizider Aktivität gegen Staphylokokken (Legout et al. 2014; Koshiko et al. 2002), wobei es auch in den Biofilm eindringt und anhaltende Aktivität gegen Bakterien in der stationären Phase auf Prothesenoberflächen zeigt (Edminston et al. 2006; Legout et al. 2014).

Experimentelle vergleichende In-vivo-Studien zur Infektresistenz bestätigen die Wirksamkeit von Rifampicin gegenüber *S. aureus* im Vergleich zu Silber (Goeau-Brissonnière et al. 2002; Hernández-Richter et al. 2003). Sogar gegen MRSA und *E. coli* konnte tierexperimentell eine Effektivität von Rifampicin gezeigt werden (Schneider et al. 2008).

Legout et al. (2014) untersuchten die Faktoren, die bei Patienten, die wegen Gefäßprotheseninfektionen mit Staphylokokken im Zeitraum von 2006–2010 behandelt wurden, zu einem Therapieversagen führten. Dabei wurde auch die Bedeutung von Rifampicin adressiert. Eine Behandlung wurde als erfolgreich definiert, wenn keinerlei Anhalt für eine Infektion während des gesamten Follow-ups mit einem Minimum von einem Jahr vorlag. Jedes andere Ergebnis wurde als Therapieversagen gewertet. 84 Patienten (72 M/12 F, medianes Alter 64,5±11 Jahre) mit Diabetes mellitus (n=25), Adipositas (n=48), KHK (n=48), Niereninsuffizienz (n=24) oder COPD (n=22) wurden mit einem medianen Follow-up von 470±469 Tagen behandelt. Die Protheseninfektion war primär intrakavitär (n=47). *Staphylococcus aureus* (n=65; inklusive 17 Methicillin-resistenter *S. aureus*) und ein Koagulase-negativer *Staphylococcus* (n=22) wurden identifiziert. Eine chirurgische Therapie wurde bei 71 Patienten vorgenommen. In der univariaten Analyse waren Nierenversagen (p=0,04), ein Aortenaneurysma (p=0,03), Fieber (p=0,009), eine Aneurysmaruptur (p=0,02), ein septischer Schock in der perioperativen Periode (p=0,005) und eine antibiotische Therapie, die Rifampicin enthält (p=0,03) signifikante Risikofaktoren. In der multivariaten Analyse waren zwei Variablen unabhängig mit einem Therapieversagen assoziiert: septischer Schock (OR 4,98: 95-%-KI 1,45–16,99; p=001) und eine Antibiose, die Rifampicin enthält (OR: 0,32: 95-%-KI 0,10–0,96; p=0,04]. Neben Fieber und einem septischen Schock war das Fehlen einer Antibiose mit Rifampicin mit einem schlechten Ergebnis assoziiert.

Allerdings ist die Wirksamkeit von Rifampicin gegenüber hochvirulenten und v. a. auch gramnegativen Bakterienspezies, wie Methicillin-resistenten Staphylokokken (MRSA), *Pseudomonas aeruginosa* oder auch *E. coli*, deutlich eingeschränkt, wie experimentelle (Vicaretti et al. 1999; Bisdas et al. 2012; Koshiko et al. 2002) und klinische Ergebnisse (Nasim et al. 1999) zeigen. Nachteilig ist darüber hinaus, dass Resistenzen entstehen können, so wie es etwa bei MRSA oder *Staphylococcus epidermidis* der Fall ist (Koshiko et al. 2002). Berard et al. entschieden sich gegen die weitere Verwendung von Rifampicin-getränkten PET-(Dacron-)Prothesen, nachdem eine In-vitro-Studie das Risiko der Entstehung von Rifampicin-resistenten Mutanten mit weniger nachhaltiger und effizienter antimikrobieller Aktivität binnen 7 Tagen gezeigt hatte (Berard et al. 2019, 2022). Die Bedeutung der Resistenzentwicklung zeigt sich für Berard et al. darin, dass das Risiko der Krankenhausmortalität in einer Studie zur Therapie infizierter Aortenaneurysmen dadurch erhöht wurde (p=0,01) (Berard et al. 2022). Wegen der Gefahr der Resistenzentwicklung empfahlen Legout et al. (2014), die Verordnung von Rifampicin für gezielte Antibiosen zu reservieren und Rifampicin immer als Teil einer dualen Therapie einzusetzen, um das Risiko der Resistenzentwicklung zu senken und damit die intensive und rasch wirksame Aktivität von Rifampicin gegen Staphylokokken zu erhalten.

▶ Nachteile von Rifampicin sind die schwächere Wirksamkeit gegenüber gramnegativen Bakterien wie Pseudomonaden, die eingeschränkte Wirksamkeit gegen MRSA und *E. coli* sowie die zunehmende Resistenzentwicklung.

In den meisten Studien und auch in der klinischen Anwendung werden PET-(Dacron-)Prothesen vor der Implantation für 15 min in einer Rifampicin-Lösung von 1 mg/ml getränkt (Lachapelle et al. 1994).

Um ein Antibiotikum an eine mit Gelatine oder Kollagen beschichtete Prothese zu binden, wird in der Praxis folgendes Vorgehen empfohlen (Zühlke 2019): 1. Lösung des Antibiotikums (z. B. Rifampicin, Daptomycin) in der vorgesehenen Menge des Verdünners, 2. Mischung des gelösten Antibiotikums mit 50 ml NaCl-Lösung 0,9 % in einer Nierenschale oder der Verpackung (Blister) und 3. vollständige Bedeckung und Tränkung der Prothese mit dieser

Antibiotika-Lösung für 10–15 min. Danach ist die maximale Menge des Antibiotikums an die Prothese gebunden.

Die antimikrobielle Wirksamkeit von Rifampicin ist allerdings zeit- und vor allem dosisabhängig. Vincaretti et al. 1998 konnten zeigen, dass eine höhere Dosis (10 mg/ml vs. 1,2 mg/ml) im Tierexperiment signifikant wirksamer gegen *Staphylococcus epidermidis* und auch gegen MRSA war. Während die minimale bakterizide Konzentration (MBK) von Rifampicin gegenüber *S. aureus* bei 2 µg/ml über 24 h Einwirkzeit liegt (Madurai et al. 1983), sind zum Abtöten von *Pseudomonas*-Spezies bereits 64 µg/ml erforderlich (Xiong et al. 1996). In der Mehrzahl der In-vitro- und In-vivo-Studien wird die tatsächlich verwendete Rifampicin-Konzentration in der Behandlungslösung nicht angegeben, sodass eine abschließende Beurteilung hinsichtlich Erfolg oder Misserfolg dieser Studien nicht möglich ist (Diener et al. 2020). In der Literatur finden sich nur spärliche Hinweise auf die tatsächlich eingesetzten Rifampicin-Konzentrationen der Benetzungsflüssigkeit, wobei Werte zwischen 1000 µg/ml (Braithwaite et al. 1998) und 60.000 µg/ml (Coggia et al. 2001) angegeben werden. Geht man bei einem 10 cm langen Prothesenstumpf von einer Gesamtfläche von $2 \times 15\ cm^2$ aus (Innen- und Außenfläche), kann man rechnerisch im besten Fall eine Beladung mit 2000 µg Rifampicin pro cm^2 Prothese annehmen. Stünde davon nur die Hälfte über 24 h als wirksamer Wirkstoff zur Verfügung, läge die Konzentration für Staphylokokken 500-fach und für Pseudomonaden 15-fach über der erforderlichen MBK. Eine mögliche Unterdosierung könnte sich also hinsichtlich der Ergebnisse auf gramnegative Erreger kritischer auswirken als auf grampositive Kokken (Diener et al. 2020). Ebenso könnten Dosierungsprobleme potenziell auch das Versagen der Prävention oder der Therapie einer Staphylokokkeninfektion in Studien verursacht haben (Diener et al. 2020). Obwohl andere Antibiotika wie Nebacetin antimikrobiell sowohl im grampositiven als auch gramnegativen Spektrum wirksamer sind, liegen dazu im Gegensatz zu Rifampicin in der Gefäßchirurgie nur unzureichend Daten vor (Vincaretti et al. 1998; Bisdas et al. 2012).

Rifampicin weist in hohen (ab 10-fach maximaler) Serumkonzentrationen allerdings eine deutliche Zytotoxizität für alle vaskulären Zelltypen auf (Herten et al. 2017). Interessanterweise zeigten in dieser In-vitro-Untersuchung auch Vancomycin und Daptomycin in hohen Konzentrationen zytotoxische Wirkung. Das rekombinante Bakteriophagen-Endolysin Hy-133 zeigte hingegen keinerlei zytotoxische Aktivität gegenüber allen vaskulären Zellen (vgl. 11.7).

Die Zeit- und Konzentrationsabhängigkeit der antimikrobiellen Wirksamkeit der Rifampicin-beschichteten Prothesen führt dazu, dass der protektive Effekt wegen der Verdünnung nach etwa einer Woche nachlässt (Bandyk et al. 2001; Koshiko et al. 2002). Die Rifampicin-Konzentration der Beschichtung ist heterogen, wodurch Ergebnisse beeinträchtigt und nicht vorhersehbar sind. In experimentellen und klinischen Studien schwanken die Konzentrationen zwischen 1 und 60 mg/ml, bei einer Maximaldosis von 600 mg (Benetzung für 15–30 min) (Oderich et al. 2006, 2011; Young et al. 1999; Bandyk et al. 2001; Koshiko et al. 2002).

Frühere prospektive Studien zum prophylaktischen Einsatz von Rifampicin erbrachten keine eindeutigen Vorteile hinsichtlich der Prävention einer Protheseninfektion (D'Addato et al. 1996; Goëau-Brissonnière et al. 2011). Lediglich die Wundinfektionsrate war im Frühverlauf mit Rifampicin niedriger.

Braithwaite et al. (1998) führten eine prospektive, randomisierte, multizentrische Studie zur prophylaktischen Wirkung von Rifampicin-getränkten Dacron-Prothesen durch. Es konnte jedoch kein Vorteil nachgewiesen werden (Earnshaw et al. 2000).

Torsello et al. (1993) konnten in einer Serie von 5 Patienten mit nachgewiesener Protheseninfektion zeigen, dass die In-situ-Rekonstruktion mit Rifampicin-beschichteten Dacron-Prothesen erfolgreich sein kann. In 3 Fällen waren die Kulturen positiv für *Staphylococcus aureus* und bei 2 Patienten für Koagulase-negative Staphylokokken. Bei allen Patienten bestand eine vitale Bedrohung sowie die Gefahr des

Extremitätenverlustes. Eine extraanatomische Rekonstruktion kam in keinem Fall infrage. Bei einem Patienten lag ein infiziertes Aneurysma eines Aortenstumpfes mit Einbeziehung der Nieren- und Viszeralarterien vor. Die Insitu-Rekonstruktion mit einer Rifampicin-Prothese zwischen der subdiaphragmalen Aorta und beiden Nierenarterien mit Reimplantation der Viszeralarterien blieb ebenso wie die peripheren Rekonstruktionen bei partieller oder totaler Protheseninfektion mit Run-in- und Run-off-Problemen ohne Reinfektion bei einem Follow-up von mindestens 6 Monaten.

Der Einsatz von Rifampicin-PET-(Dacron-)Prothesen zur In-situ-Implantation bei Protheseninfektion in weiteren klinischen Studien war ebenfalls erfolgreich (Hayes et al. 1999; Bandyk et al. 2001).

In einer retrospektiven Analyse untersuchten Oderich et al. (2011) 54 Patienten mit prothetoenterischer Erosion oder Fistel von insgesamt 183 Patienten, die wegen Protheseninfektion nach Aortenersatz im Zeitraum von 1990 bis 2008 behandelt worden waren. Diese Patienten erhielten als Teil eines standardisierten Protokolls einen partiellen oder totalen In-situ-Ersatz der infizierten Prothese mit einer Rifampicin-getränkten Dacron-Prothese. 5 Patienten mit axillofemoralem Bypass und 3 Patienten mit autologem Veneninterponat wegen ausgedehnter eitriger Infektion wurden ausgeschlossen. Die 5-Jahres-Überlebensrate, die primäre Offenheitsrate des Interponates und die Rate des Extremitätenerhaltes betrugen jeweils 59,8 %, 92,5 % und 100 %. Es traten 2 Reinfektionen auf, bei denen einmal ein axillofemoraler Bypass angelegt und einmal konservativ behandelt wurde.

In einem systematischen Review mit einer Metaanalyse der Daten zu Behandlungsverfahren bei Aortenprotheseninfektionen wurden 37 Studien seit 1985 eingeschlossen. Trotz einer Sensitivitätsanalyse können die Infektresistenz oder auch die mangelnde Infektresistenz von Rifampicin-beschichteten PET-(Dacron-)Prothesen nicht vollständig beurteilt werden angesichts der geringen Anzahl der Studien und der geringen Fallzahlen innerhalb der Studien. Dennoch kommen die Autoren zu dem Schluss, dass Rifampicin-Prothesen nicht die gleiche Reinfekt-Resistenz haben wie die besser etablierten Behandlungsoptionen mit autologen Venen oder kryokonservierten Allografts für eine In-situ-Rekonstruktion. In Anbetracht der widersprüchlichen Datenlage, vor allem auch der geringen Fallzahlen in den meist retrospektiven Studien, kann die Infektresistenz von Rifampicin-getränkten PET-(Dacron-)Prothesen noch nicht hinreichend beurteilt werden, erscheint aber derjenigen von etablierten Verfahren wie autologen Venen oder kryokonservierten Allografts unterlegen (O'Connor et al. 2006).

Die Beschichtung von PET-(Dacron-)Prothesen mit Rifampicin erweist sich auch in jüngeren retrospektiven Analysen als effektiv und therapeutisch relevant (Tabiei et al. 2023). In einer retrospektiven Single-Center-Studie der Mayo-Klinik, Rochester, an infizierten iliakalen, abdominalen und thorakoabdominalen Aortenaneurysmen von 2002 bis 2022 wurden von 30 Patienten 17 mit einem kryokonservierten arteriellen Homograft und 13 Patienten mit einer Rifampicin-Dacron-Prothese behandelt. Der perioperative Verlauf, die 30-Tage- und die Langzeitmortalität und insbesondere die Reinfektionsrate unterschieden sich nicht. Lediglich die Reinterventionsrate war für die Homografts höher.

In einer weiteren retrospektiven Single-Center-Studie der gleichen Arbeitsgruppe über infizierte Gefäßprothesen im iliakalen, abdominalen und thorakoabdominalen Segment von 2002–2022 wurden insgesamt 149 Patienten (80 mit Rifampicin-Dacron-Prothesen und 69 mit einem kryokonservierten arteriellen Homograft) behandelt (Tabiei et al. 2023). Die Sicherheit und Effektivität beider Verfahren wurden verglichen. Die primären Endpunkte waren die Freiheit von prothesenbezogenen Reinterventionen und die Freiheit von Reinfektion. Sekundäre Endpunkte waren eine Trendanalyse zu beiden Verfahren, das Gesamtüberleben, die perioperative Mortalität und schwere Morbidität. Stentprothesen waren bei 60 Patienten infiziert (19 in der Rifampicin-Gruppe; $p \leq 0,01$). Graftenterische Fisteln waren häufiger in der Rifampicin-Gruppe (48,8 % vs. 29,0 %; p ≤ 0,01). Das Management bestand in der vollständigen Explantation der infizierten Prothese (85,5 % Homograft vs. 57,5 % Rifampicin; p ≤ ,01) und einer Omentumplastik bei 57 Patienten (87,7 %) der Homograft-Gruppe und 63 Patienten (84,0 %) der Rifampicin-Gruppe (p = 0,55). Die 30-Tage-Krankenhausletalität war in beiden Gruppen vergleichbar (7,5 % Rifampicin vs. 7,2 % Homograft; p = 1,00). Ein Patient verstarb am 4. postoperativen Tag infolge einer Homograft-Ruptur mit hämorrhagischem Schock. Das mediane Follow-up betrug 20,5 vs. 21,5 Monate in der Homograft- vs. der Rifampicin-Gruppe. Das 5-Jahres-Überleben war in beiden Gruppen vergleichbar (59,2 % vs. 59,0 % in der Homograft- vs. Rifampicin-Gruppe; p = 0,80). Die Freiheit von prothesenbezogenen Reinterventionen nach 1 und 5 Jahren betrug 81,3 % und 66,2 % (Homograft) vs. 95,6 % und 92,5 % (Rifampicin; p = 0,02). Indikationen für eine Reintervention in der Homograft-Gruppe waren Stenosen (n = 5), Pseudoaneurysmen (n = 2), Reinfektion (n = 2), Verschluss (n = 2), Ruptur (n = 1) und Kinking eines Prothesenschenkels (n = 1). In der Rifampicin-Gruppe waren Reinterventionen wegen Reinfektion (n = 3), Verschluss (n = 1), Endoleak (n = 1), Omentumplastik (n = 1) und Ruptur (n = 1) indiziert. Die Freiheit von einer Reinfektion nach 1 und 5 Jahren betrug 98,3 % und 94,9 % (Homograft) vs. 92,5 % und 87,2 % (Rifampicin; p = 0,11). Bei 2 (2,9 %) vs. 3 Patienten (3,8 %) in der Homograft- vs. Rifampicin-Gruppe war die Prothesenexplantation wegen Reinfektion erforderlich. Somit können aortoiliakale Protheseninfektionen entweder mit einem kryokonservierten Homograft oder mit einer Rifampicin-getränkten Dacron-Prothese bei ausgewählten Patienten mittels In-situ-Repair sicher behandelt werden. Reinterventionen waren häufiger bei Verwendung von Homografts. Die Freiheit von Reinfektionen war niedriger in der Rifampicin-Gruppe, jedoch nicht statistisch signifikant. Die Wahl des Prothesenmaterials ist jedenfalls verbunden mit der Notwendigkeit eines langfristigen Follow-ups und mit Reinterventionen.

Honig et. al. 2020 zeigten zum ersten Mal die Möglichkeit einer erfolgreichen Modifikation von kommerziell verfügbaren Aortenstentprothesen zur Erhöhung der Infektresistenz durch Imprägnierung mit antimikrobiellen Substanzen. Hierbei erwies sich in einer In-vitro-Studie Rifampicin trotz bekannter Einschränkungen (Resistenzentwicklung) als effektiv gegen vier Bakterienstämme, die für klinische Protheseninfektionen bekannt sind: *Staphylococcus epidermidis*, *Escherichia coli*, multisensitive *Staphylococcus aureus* und *Pseudomonas aeruginosa*. Es handelt sich um die erste Studie, die den Einfluss einer antiseptischen Imprägnierung von kommerziell verfügbaren Aortenstentprothesen auf die In-vitro-Kontamination mit Bakterien untersucht, die gewöhnlich Gefäßprotheseninfektionen verursachen. Die Autoren sehen die klinische Relevanz dieser Studie in einer möglichen Modifikation etablierter therapeutischer Prinzipien für Patienten mit hohem Risiko für Aortenstentprothesen-Infektionen.

Zusammenfassend muss konstatiert werden, dass der Nachweis für die Wirksamkeit von Rifampicin-getränkten PET-(Dacron-)Prothesen für die Behandlung von Protheseninfektionen auf höherem Evidenzniveau noch aussteht und erbracht werden sollte, um das bis dato pragmatische Vorgehen zu rechtfertigen und in jedem Fall die Grenzen für den Einsatz dieser antimikrobiell modifizierten alloplastischen Prothesen besser zu definieren (Earnshaw 2000).

Silber

Silber ist als antiseptische und im Besonderen als antimikrobielle Substanz seit dem Altertum bekannt. Vor Einführung der Antibiotika war Silber die bedeutendste antimikrobielle Substanz (Alexander 2009). Die antimikrobielle Wirkung von Silber ist von anderen Anwendungen auf Gefäßprothesen übertragen worden (Mufty et al. 2023). Im Gegensatz zu Antibiotika erzeugt Silber mit einer Ausnahme keine Resistenzen von Bakterien (Zyro et al. 2023). Silberionen wirken in verschiedener Weise bakterizid gegen alle Bakterien (Ricco et al. 2006). Sie durchdringen die Zellwand von Bakterien und werden an die Phospholipidschicht der

Zytoplasmamembran gebunden. Die Silberionen führen zu einer Ablösung der Zellmembran von der Zellwand und damit zu einer Störung der Permeabilität, was zu einem schrittweisen Kollaps der Erstlinien-Abwehrmechanismen führt. Es kommt zur Interferenz mit Schlüsselproteinen und -enzymen des Stoffwechsels, andere für das Überleben essenzielle Metallionen (Zn^+, Ca^{2+}) werden verdrängt. Ein weiterer Mechanismus ist die Blockierung der Zellatmung durch die Unterbrechung der ATP-Synthese. Schließlich kann auch die Transkription der RNA an den Ribosomen gestört werden, wodurch lebenswichtige Proteine nicht mehr produziert werden können (Schneider et al. 2008; Mufty et al. 2023).

Mit zwei unterschiedlichen technologischen Verfahren können Dacron-Prothesen mit Silber imprägniert werden (Zühlke 2019). Als Silberacetat kann Silber in ionischer Form in die Kollagen- oder Gelatinebeschichtung von Dacron-Prothesen eingebracht werden, die zur Abdichtung der Prothese dient. Nach Implantation der Prothese und Abbau des Kollagens wird das Silberacetat im Zeitraum von 1 bis maximal 4 Wochen in das Implantatlager abgegeben. Mit dieser Technologie ist die gewebte oder gestrickte Polyesterprothese InterGard Silver™ (IGS) (Maquet, Getinge Group, NJ, USA) auf dem Markt, die mit bovinem Kollagen Typ I und Silberacetat beschichtet ist (Mufty et al. 2023). Silberacetat scheint die bakterielle Koloniebildung auf Prothesenoberflächen zu hemmen. Die Effektivität der Silbersalze, deren bakteriostatische Eigenschaften und das Fehlen von lokaler oder systemischer Toxizität wurde wiederholt unter Beweis gestellt. Allerdings können silberbeschichtete Polyester-Gefäßprothesen zu einer chronischen Aktivierung der neutrophilen Leukozyten führen, was eine Gewebedestruktion und eine gestörte antimikrobizide Aktivität zur Folge haben könnte (Tautenhahn et al. 2010).

Bei der zweiten Technologie wird die mit Gelatine imprägnierte Polyesterprothese mit elementarem Silber bedampft, wodurch das Silber direkt in die textile Struktur eingebracht wird (Zühlke 2019). Die Kinetik der Silberfreisetzung in das Gewebe ist hier deutlich verzögert mit einer kontinuierlichen Abgabe von ca. 2 % pro Jahr. Die Wirksamkeit der mit elementarem Silber vaporisierten Prothese wurde in vitro und in vivo im Tierversuch bei Inkubation mit *Staphylococcus aureus*, *Staphylococcus epidermidis* und *E. coli* nachgewiesen (Ueberrueck et al. 2005). Dabei bestätigte sich eine kontinuierliche Freisetzung von Silber. Die kommerziell verfügbare Prothese ist als Silver graft™ (SG) (B. Braun Melsungen AG, Vascular systems, Berlin, Germany) bekannt. Es handelt sich um eine mit absorbierbarer boviner Gelatine (Polygelin) imprägnierte Polyester-Prothese, die mit elementarem Silber beschichtet ist, das direkt in die Textilstruktur eingebettet ist, sodass auch nach einem Jahr noch etwa 98 % der Silbermenge vorhanden sind (Mufty et al. 2023).

▶ Silberimprägnierte Prothesen geben passager oder dauerhaft Silber ab.

Für eine mit elementarem Silber beschichtete (SC) Polyesterprothese (PET) wurde die Freisetzung von Silber über einen Zeitraum von 52 Wochen mithilfe der induktiv gekoppelten Plasma-Atom-Emissionsspektroskopie mit (PET-G) und ohne (PET-N) Gelatine-Imprägnierung untersucht (Ueberrueck et al. 2005). Die Freisetzung von Silber betrug am ersten Tag $1,2 \pm 0,2$ g (PET-N) bzw. $1,2 \pm 0,1$ g (PET-G) (berechnet für 1 g Prothese). Ab dem 90. Tag waren es noch zwischen $0,22 \pm 0,14$ g (PET-N) bzw. $0,18 \pm 0,12$ g (PET-G) pro Tag. Die Prothesen wurden mit *Staphylococcus aureus* (S. a.), *Staphylococcus epidermidis* (S. e.), oder *Escherichia coli* (E. c.) inkubiert, um die antibakterielle Wirksamkeit zu untersuchen. Nach 6 h Inkubationszeit waren keine koloniebildenden Einheiten für irgendeine der bakteriellen Suspensionen für PET mit SC ($p < 0,001$). Um die antibakterielle Wirksamkeit in vivo zu untersuchen, wurden PET-G-Ringe mit und ohne Silberbeschichtung mit S. a., S. e., und E. c. kontaminiert und in 18 Albinokaninchen implantiert. 7 Tage später wurden sie mittels Agarkultur für 48 h untersucht. Die Silberbeschichtung war mit einer signifikanten Reduktion des Bakterienwachstums assoziiert (S. a., p = 0,001; S. e., p < 0,005; E. c., p < 0,001). Die silberbeschichtete Prothese mit und ohne Gelatine-Imprägnation hatte eine signifikante antibakterielle Wirkung mit kontinuierlicher Silberfreisetzung.

In einem systematischen Review wurden von Mufty et al. (2021b) die präklinischen Daten zu kommerziell verfügbaren silberbeschichteten Prothesen analysiert. Den Ausgangspunkt dieser Studie bildete die Erkenntnis, dass bisher noch keine ausreichenden Daten vorliegen, die zeigen, dass der Einsatz von Silberprothesen klinische Vorteile bei der Senkung des Risikos von Protheseninfektionen hat. Der Fokus des Reviews war daher auf die Prävention und Behandlung einer Protheseninfektion gerichtet. Die Recherche wurde in Medline, Embase und Web of Science vorgenommen. 9 In-vitro- und 5 In-vivo-Studien wurden eingeschlossen. Es wurden die beiden kommerziell verfügbaren Prothesen InterGard Silver und Silver Graft verwendet. Die In-vitro-Studien verwendeten sowohl grampositive als auch gramnegative Bakterienstämme. In 7 von 9 Studien wurde ein positiver antimikrobieller Effekt beobachtet (77,8 %). Ein verzögerter antifungaler Effekt gegen *Candida*-Spezies wurde in vitro beobachtet, verschwand aber nach Zugabe von Serumproteinen. Die In-vivo-Studien sahen eine antimikrobielle Wirkung bei 2 von 5 Studien (40 %), testeten aber lediglich einen ursächlichen Bakterienstamm, nämlich *Staphylococcus aureus*. Die Autoren kommen zu der Schlussfolgerung, dass die In-vitro- und In-vivo-Studien zu kommerziell verfügbaren Silberprothesen unterschiedliche Ergebnisse erbracht haben. Für *Candida*-Spezies zeigte sich in den ausschließlich in vitro durchgeführten Studien eine verzögerte Wirksamkeit. Aufgrund des insgesamt heterogenen Studien-Setups und der mangelnden präklinischen Evidenz (d. h. sowohl in vitro als auch in vivo positive Ergebnisse in mehr als 50 % der Studien) und der insgesamt heterogenen Performance in klinischen Studien scheinen gegenwärtig mehr Daten erforderlich, um den zukünftigen Stellenwert von Silberprothesen besser zu bestimmen.

Die Evidenz zum klinischen Einsatz von Silberprothesen unterscheidet Studien zur Prophylaxe von denen zur Therapie einer Protheseninfektion. Die Eignung zur Prophylaxe bildet die Grundlage für den Einsatz zur Therapie von Protheseninfektionen. Für die Silver-Graft-Prothese existieren zwei Registerstudien zur Prophylaxe einer Protheseninfektion.

Mit der deutschen First-in-Man-Pilotstudie wurde die Sicherheit der Anwendung der mit elementarem Silber beschichteten PET-(Dacron-)Prothese Silver Graft (SG; B. Braun Melsungen AG, B. Braun Aesculap AG, Tuttlingen, Germany) zur Prophylaxe einer Protheseninfektion unter Beweis gestellt (Zegelman et al. 2009). Zwischen August 2005 und Januar 2006 wurden 50 Patienten (mittleres Alter 69,1 ± 9,0 Jahre, 72,0 % männlich) in den Fontaine-Stadien IIa (4 %), IIb (66 %), III (14 %) und IV (16 %) – Aneurysmaausschaltung bei 4 % – operiert. Vor Entlassung war sonographisch eine minimale Perigraft-Flüssigkeitsansammlung in 7 von 50 Fällen (14 %) und nach 2 und 18 Monaten jeweils noch bei einem asymptomatischen Patienten vorhanden. Die Wundheilung war bei Entlassung bei 96 % und nach 2 Monaten bei allen Patienten abgeschlossen. Die primäre Offenheitsrate betrug 94 % nach 2 Monaten und 88 % nach 18 Monaten. Die Daten waren vergleichbar mit anderen Polyester-Prothesen. Es besteht jedoch keine Garantie für eine Vermeidung von Protheseninfektionen mit dem Silver Graft.

Im internationalen Silver-Graft-Register wurden 230 Patienten, die eine mit metallischem Silber imprägnierte PET-Prothese erhalten hatten, untersucht, von denen 10 bereits zu Beginn der Erfassung eine Protheseninfektion hatten. Die übrigen 220 Patienten hatten signifikante Risikofaktoren wie KHK (62,7 %, 138/220), Gefäßzugang in Narbengewebe (27,3 %, 60/220), pAVK im Stadium Fontaine III/IV (38,2 %, 84/220), chronische Niereninsuffizienz (26,8 %, 59/220) und Diabetes (21,0 %, 46/220). Nach einem Follow-up von 15,5 ± 8,3 Monaten betrug die sekundäre Offenheitsrate 93,2 % (205/220) bei einer

Mortalitätsrate von 18,6 % (41/220). Die Rate mit Freiheit von einer De-novo-Protheseninfektion betrug 95,9 % (211/220) in der Hochrisikogruppe ohne Protheseninfektion. Es trat 1 Reinfektion distal der Revisions-Rekonstruktion auf, die bei den 10 Patienten mit bereits initial bestehender Infektion erfolgt war. Perigraft-Flüssigkeit beim Follow-up und eine kritische Ischämie im Stadium Fontaine III/IV waren Prädiktoren für die Offenheit der Prothese, für eine De-novo-Protheseninfektion war das Vorhandensein von Perigraft-Flüssigkeit hingegen der einzige Prädiktor. Die Ergebnisse des Registers zeigten keine De-novo-Protheseninfektion in einer Hochrisikogruppe ohne vorbestehende Protheseninfektionen, aber eine Reinfektionsrate von 10 % (Zegelmann et al. 2013).

Ricco et al. (2006) verwendeten die InterGard-Silver-Prothese (InterVascular, La Ciotat, France), die als erste die CE-Kennzeichnung erhielt und das Risiko einer Protheseninfektion reduzieren soll, in einer multizentrischen Studie an 16 französischen Gefäßzentren. Das Ziel der Studie waren die Bewertung der Sicherheit und der Offenheits- und Infektionsraten. Zwischen Oktober 2000 und Februar 2002 wurden 289 konsekutive Patienten im mittleren Alter von $65,3 \pm 10,9$ Jahren wegen Aortenaneurysma (n = 160; 55,4 %) oder symptomatischer aortoiliakaler arterieller Verschlusskrankheit (n = 129; 40,6 %) operiert. 2 Patienten verstarben während der ersten 30 Tage (0,7 %). Bis auf 4 Patienten erhielten alle eine Antibiotikaprophylaxe. Die 3-Jahres-Überlebensrate nach Kaplan-Meier betrug $85,7 \pm 4,1$ %. Die primäre und sekundäre Offenheitsrate nach 3 Jahren betrugen jeweils $94,9 \pm 2,6$ % und $97,5 \pm 1,8$ %. Eine Thrombektomie wurde bei 7 Patienten vorgenommen und eine Majoramputation war bei 2 Patienten mit offener Prothese erforderlich. Postoperative Komplikationen inklusive 39 nosokomialer Infektionen wurden bei 107 Patienten (37,0 %) beobachtet. 11 Patienten hatten 12 Wundinfektionen (Szilagyi-Grad I in 8 Fällen, Grad II in 2 und Grad III mit Protheseninfektion in 2 weiteren Fällen [0,7 %]). Von den 149 Patienten mit aortofemoralem Bypass hatten 8 (5,4 %) eine Wundinfektion, vergesellschaftet mit einer Protheseninfektion in 2 Fällen (0,7 %). Unter den 140 Patienten mit aortoiliakalem Bypass hatten nur 3 Patienten (2,1 %) eine Wundinfektion, ohne dass eine Protheseninfektion auftrat (p = 0,15). 3 von 18 Patienten (16,7 %) mit vorangegangener femoraler Revaskularisation und 8 von 271 Patienten (3 %) ohne Voroperation entwickelten eine Wundinfektion. Dieser Unterschied war statistisch signifikant (p = 0,03), entsprechend einem relativen Risiko von 5,6 (95-%-Konfidenzintervall [95-%-KI] 1,6–19,5). 5 von 42 diabetischen Patienten (11,9 %) und 6 von 247 Patienten ohne Diabetes (2,4 %) entwickelten eine Wundinfektion. Auch dieser Unterschied war statistisch signifikant (p = 0,01), entsprechend einem relativen Risiko von 3,4 (95-%-KI 1,7–6,9). Eine Lymphozele oder Lymphfistel in der Leistenregion entwickelten sich bei 25 Patienten (8,6 %), mit negativen Ergebnissen der Bakteriologie. Im Ergebnis zeigte diese multizentrische prospektive Studie, dass die InterGard-Silver-Prothese sicher und ohne Nebenwirkungen einsetzbar ist. Die primäre Offenheitsrate war sehr gut bei niedriger Prothesen-Infektionsrate trotz einer hohen Inzidenz nosokomialer Infektionen.

In einer prospektiven multizentrischen (7 Zentren) Studie von Januar 2000 bis Dezember 2001 wurden 27 konsekutive Patienten (25 Männer, mittleres Alter 69 Jahre) analysiert, bei denen zur Therapie einer Aorteninfektion (Protheseninfektion oder infiziertes Aneurysma) nach totaler (n = 18) oder partieller (n = 6) Exzision eine In-situ-Protheseninterposition mit einer silberbeschichteten Polyesterprothese (kollagenbeschichtet, Silberacetat, InterGard Silver – IGS) erfolgte (Batt et al. 2003). 24 Patienten hatten eine Protheseninfektion – bei 12 davon lag eine prothetoduodenale Fistel vor und bei 1 davon eine Fistel zwischen Prothese und Kolon –, und 3 Patienten hatten ein infiziertes Aneurysma. Die meisten Erreger zeigten eine niedrige Virulenz. Die Implantation der IGS erfolgte unter Notfallbedingungen bei 11 Patienten (41 %). Das mittlere Follow-up betrug 16,5 Monate (Range 3–30 Monate). Die perioperative Mortalität betrug 15 %; alle 4 verstorbenen

Patienten hatten Protheseninfektionen. Das aktuell aktuarische Überleben nach 24 Monaten betrug 85 %. Es traten keine Majorkomplikationen auf. Eine Reinfektion entwickelte sich nur bei einem Patienten (3,7 %). Die postoperative Antibiotikatherapie wurde, mit Ausnahme eines Patienten, für maximal 3 Monate fortgesetzt. Diese prospektive Studie mit allerdings geringer Fallzahl und niedriger Virulenz der kausalen Erreger zeigte jedenfalls vorläufig günstige Ergebnisse für die Rekonstruktion bei Protheseninfektion oder infiziertem Aneurysma der Aorta abdominalis, wobei ein längeres Follow-up für den Vergleich mit anderen Therapieoptionen erforderlich wäre.

Die Rolle von silberbeschichteten Prothesen im Vergleich zu Homografts bei der In-situ-Revaskularisation wurde in einer monozentrischen Studie untersucht (Pupka et al. 2011), bei der im Zeitraum von 2001 bis 2008 77 konsekutive Patienten (74 männlich, 3 weiblich, mittleres Alter 58 Jahre) in 3 Gruppen unterteilt wurden: Gruppe 1 (n = 24) – frisches arterielles Homograft mit nachfolgender Immunsuppression, Gruppe 2 (n = 26) – frisches arterielles Homograft ohne Immunsuppression, Gruppe 3 (n = 27) – silberbeschichtete Prothese. Der Verlauf der Infektion wurde mittels Szintigraphie (^{99m}Technetium-markierte Leukozyten), farbcodierter Dopplersonographie, CT-Angiographie und mikrobiologischer Untersuchung beurteilt. Im Verlauf des Follow-ups von 22,8 ± 10,1 Monaten kam es in allen Gruppen zu einer signifikanten Verringerung der Leukozytenakkumulation um die Prothese (Gruppe 1: p = 0,012, Gruppe 2: p = 0,006, Gruppe 3: p = 0,021). Die postoperative Mortalitätsrate in den Gruppen 1, 2 und 3 betrug jeweils 8 %, 23 % und 11 %. Die postoperative Morbidität betrug 35 % in Gruppe 2, 16 % in Gruppe 1 und 7 % in Gruppe 3. Die Studie legt also nahe, dass Silberprothesen ebenso effektiv und damit für die Behandlung von Protheseninfektionen geeignet sind wie arterielle Homografts.

Bisdas et al. verglichen erstmals kryokonservierte arterielle Homografts mit silberbeschichteten Dacron-Prothesen für die Behandlung von abdominellen Aorteninfektionen in kontaminiertem Operationsfeld. Von Januar 2004 bis Dezember 2009 wurden 56 Patienten mittels ISR wegen einer abdominellen Aorteninfektion behandelt. Patienten mit negativen mikrobiologischen Befunden wurden ausgeschlossen. 22 von 36 Patienten (61 %) mit kryokonserviertem arteriellem Homograft (Gruppe A) wurden mit 11 von 20 (55 %) mit silberbeschichteter Dacron-Prothese (Gruppe B) verglichen. Primäre Endpunkte waren Überleben und Extremitätenerhalt, sekundäre Endpunkte waren Offenheit des Implantates und Reinfektion. Die 30-Tage-Mortalität betrug 14 % in Gruppe A und 18 % in Gruppe B (p > 0,99), und die 2-Jahres-Überlebensraten waren jeweils 82 und 73 % (p = 0,79). Nach 2 Jahren betrug der Extremitätenerhalt 96 bzw. 100 % (p = 0,50), bei Offenheitsraten von jeweils 100 %. Majorkomplikationen waren 1 aneurysmatische Degeneration in Gruppe A und 2 Protheseninfektionen in Gruppe B. Die medianen direkten Therapiekosten (in US-$) betrugen 41,697 (28,347–53,362) in Gruppe A vs. 15,531 (11,310–22,209) in Gruppe B (p = 0,02). Silberbeschichtete Dacron-Prothesen erwiesen sich im Vergleich mit kryokonservierten arteriellen Homografts bei Einsatz in kontaminiertem Operationsfeld als ebenso effektiv im Hinblick auf Frühletalität und mittelfristiges Überleben (Bisdas et al. 2011). Allerdings trat in 2 von 11 Fällen (18 %) eine Reinfektion auf. Andererseits war die arterielle Rekonstruktion mit Homografts deutlich kostenintensiver.

Auch für Silberimprägnierung von PET-(Dacron-)Prothesen liegen aufgrund überwiegend retrospektiver Studien mit geringen Fallzahlen insgesamt Daten von geringem Evidenzniveau vor (Mufty et al. 2023). Vergleichsstudien zwischen den unterschiedlichen Silberbeschichtungen fehlen. Reinfektionsraten zwischen 4 und 18 % sind bis dato zu hoch, um eine eindeutige Empfehlung für die Verwendung dieser antimikrobiellen Off-the-Shelf-Prothesen abzuleiten.

Silber und Triclosan

Mit der antimikrobiellen, kollagenimprägnierten InterGard Synergy steht eine weitere gestrickte

PET-(Dacron-)Prothese für die klinische Anwendung zur Verfügung. Die InterGard-Synergy-Prothese kombiniert zwei antimikrobiell wirksame Substanzen: Neben Silberacetat ist diese besondere Prothese mit Triclosan beschichtet. Triclosan ist ein synthetisches Breitspektrum-Antiseptikum, das gegen eine Vielzahl von Bakterien und Pilzen wirksam ist. Triclosan gehört zur Stoffgruppe der polychlorierten Phenoxyphenole und findet als Biozid seit über 40 Jahren breiten Einsatz (Sinicropi et al. 2022). In hoher Konzentration wirkt Triclosan tödlich für eine breite Auswahl von Mikroorganismen, einschließlich vieler Bakterien. In niedriger Konzentration wirkt es lediglich bakteriostatisch. Der Wirkmechanismus besteht in einer selektiven Hemmung der Fettsäuresynthese durch Hemmung der Enoyl-ACP-Reduktase, was zu einer Störung der Zellmembran und schließlich zum bakteriellen Zelltod führt (Sinicropi et al. 2022). Für eine potenziell relevante Schädigung der Biogesundheit durch Triclosan besteht bis dato kein hinreichender Anhalt (Goodman et al. 2018, Sinicropi et al. 2022).

In einer tierexperimentellen Studie sollte die Wirksamkeit von Silber- oder Triclosan-beschichtetem Prothesenmaterial im Vergleich zu Rifampicin-beschichtetem Dacron hinsichtlich der Infektresistenz nach subkutaner Implantation und Kontamination mit *Staphylococcus aureus* überprüft werden (Hernández-Richter et al. 2003). In einem Mausmodell wurden 36 Tiere auf 6 Gruppen verteilt: Gruppe I – Kontrolle, gelatinebeschichtete Dacron-Prothese; Gruppe II – gelatinebeschichtete Dacron-Prothese und lokale Kontamination; Gruppe III – InterGard-Silver-Prothese und Kontamination; Gruppe IV – silber-/gelatinebeschichtete Dacron-Prothese (Testprothese) und Kontamination; Gruppe V – Rifampicin-beschichtete Gel-sealed-Prothese und Kontamination; Gruppe VI – Triclosan-/kollagenbeschichtete Dacron-Prothese und Kontamination. Dacron-Prothesenmaterial $0,8 \times 1$ cm wurde subkutan implantiert. Die lokale Kontamination erfolgte mit $2 \times 10^7/0,2$ ml *S. aureus* ATCC 25.923 in den Gruppen II bis VI. Am 14. Tag wurden die Tiere getötet und das Prothesenmaterial explantiert. Es erfolgten mikroskopische, histologische und mikrobiologische Analysen des Graftmaterials und des Perigraftgewebes. In der Kontrollgruppe I fand sich keine Infektion. In Gruppe II zeigten 6 von 6 Tieren eine Infektion. In Gruppe III (InterGard-Silver-Prothese) und Gruppe IV (silber/gelatinebeschichtete Dacron-Prothese) waren 6 von 6, in Gruppe V (Rifampicin) nur 1 von 6 und in Gruppe VI (Triclosan) 4 von 6 Grafts infiziert. Der Unterschied zwischen der niedrigen Infektionsrate in Gruppe V (Rifampicin) und den Gruppen III und IV mit vollständiger Infektion sowie der Kontrollgruppe II war signifikant. Die Beschichtung der Prothesen mit Triclosan konnte die Infektion nur in 1/3 der Fälle in Gruppe IV verhindern. Die Silberbeschichtung konnte somit eine Protheseninfektion nicht verhindern. Ein mögliches antimikrobielles Potenzial war für Triclosan evident, während die Beschichtung mit Rifampicin zu signifikant verringerten Infektionsraten führte. Somit können nach diesem In-vivo-Experiment silberbeschichtete Gefäßprothesen nicht vor einer Gefäßprotheseninfektion mit *S. aureus* schützen.

In einer In-vitro-Studie wurden die antimikrobiellen Eigenschaften zweier silberimprägnierter, kollagenbeschichteter Polyester-Gefäßprothesen mit (Synergy) und ohne Triclosan (InterGard Silver) verglichen (Berard et al. 2016). Eine kollagenbeschichtete Polyesterprothese ohne antimikrobielle Modifikation (Kontrolle) sowie die beiden antimikrobiellen Prothesen wurden mit vier Mikroorganismen inokuliert: *Staphylococcus epidermidis*, Methicillin-resistenter *Staphylococcus aureus*, *Escherichia coli* mit ESBL-Produktion ("extended spectrum beta-lactamase") und *Candida albicans*. Die Synergy-Prothese mit der Kombination aus Silber und Triclosan zeigte eine bessere kurzfristige antimikrobielle Aktivität für alle getesteten Mikroorganismen im Vergleich mit der InterGard-Silver-Prothese. Diese Studie beweist in vitro, dass die Synergy-Prothese mit der Kombination aus Silber und Triclosan der nur mit Silber imprägnierten Prothese überlegen erscheint. Vorangegangen war bereits eine In-vitro-Untersuchung der antimikrobiellen Wirksamkeit der Intergard-Synergy-Prothese im Vergleich mit der Intergard-Silver-Prothese während der ersten 24 h. In einem Time-kill-Kinetik-Assay erfüllten beide Prothesen die Kriterien für bakterizide Aktivität gegen einen Methicillin-resistenten *Staphylococcus-aureus*-Stamm. Die InterGard-Synergy-Prothese zeigte allerdings eine schnellere antibakterielle Wirksamkeit, die schon nach 8 h gegenüber 24 h bei der InterGard-Silver-Prothese eintrat. Welches Konzept allerdings ein vaskuläres Prothesenimplantat effektiver vor einer bakteriellen Kontamination und nachfolgender Infektion schützt, sollte in weiteren experimentellen In-vivo- und klinischen Studien überprüft werden.

In einer weiteren In-vitro-Studie wurden vier verschiedene Gefäßprothesen hinsichtlich ihrer antimikrobiellen Eigenschaften verglichen: eine Standardprothese (InterGard – IG), eine in Rifampicin getränkte IG-Prothese (IGrif), eine silberimprägnierte Prothese (InterGard Silver – IGS) und eine mit Silber und Triclosan imprägnierte Prothese (Synergy – IGSy) (Berard et al. 2019). Die Prothesen wurden jeweils separat mit *Staphylococcus epidermidis*, Methicillin-resistentem *Staphylococcus aureus* (MRSA), *Escherichia coli* und *Candida albicans* kontaminiert. Im Ergebnis zeigte die Synergy-Prothese mit der Kombination von Silber und Triclosan eine dauerhaftere und bessere antimikrobielle Aktivität über 7 Tage im Vergleich mit der IGrif. Aufgrund der Bildung von Rifampicin-resistenten Mutanten erscheint die Bevorzugung der Synergy-Prothese nach Ansicht der Autoren gerechtfertigt, um einer Protheseninfektion vorzubeugen oder diese zu behandeln, wenn eine biologische Lösung nicht zur Verfügung steht.

Für die Infektresistenz von mit einer Kombination aus Silber und Triclosan imprägnierten Dacron-Prothesen (Synergy) unter klinischen Bedingungen sprechen die Ergebnisse einer Single-Center-Studie zur Behandlung von infizierten nativen Aortenaneurysmen (INAA) mittels In-situ-Revaskularisation (ISR), entweder offen ("open surgical repair" – OSR) oder endovaskulär ("endovascular aneurysm repair" – EVAR) (Berard et al. 2022). Ziel der Studie waren Überlebensanalysen und die Bewertung der Freiheit von Reinfektion. Im Zeitraum von 2005 bis 2020 wurden insgesamt 65 Patienten (53 Männer [81,5 %]; medianes Alter 69,0 Jahre) behandelt; 31 (47,7 %) waren immunkompromittiert, 60 waren symptomatisch (92,3 %) und 32 (49,2 %) hatten eine Ruptur, darunter 3 aortokavale (4,6 %) und 12 aortoenterische Fisteln (18,5 %). Am häufigsten war die infrarenale Lokalisation (n = 39; 60,0 %). Patienten mit Protheseninfektionen wurden ausgeschlossen. 55 Patienten (84,6 %) wurden mit OSR als ISR behandelt, bei 3 Patienten (4,6 %) war ein EVAR als Bridging zum OSR erforderlich, bei 8 (12,3 %) als definitive Therapie. 30 Patienten (43,5 %) erhielten einen Aortenersatz mit Dacron-Prothesen, die mit Silber und Triclosan beschichtet waren. Weitere 11 Patienten (15,9 %) wurden mit silberbeschichteten Dacron-Prothesen behandelt, von denen 9 (13 %) zusätzlich mit Rifampicin behandelt worden waren. Kausale Erreger wurden bei 55 Patienten (84,6 %) identifiziert. Die 30-Tage- und Krankenhaus-Mortalitätsraten betrugen jeweils 6,2 % (n = 4) und 10,8 % (n = 7). Das mediane Follow-up betrug 33,5 (Interquartilbereich 13,6–62,3) Monate. Die 1- bzw. 5-Jahres Überlebensraten nach Kaplan-Meier betrugen 79,7 % (95-%-KI 67,6–87,7 %) bzw. 67,4 % (95-%-KI 51,2–79,3 %). Die korrespondierenden Freiheitsraten von einer Reinfektion waren 92,5 % (95-%-KI 81,1–97,1 %) bzw. 79,4 % (95-%-KI 59,1–90,3 %). Nach multivariater Analyse wurde die Krankenhausmortalität durch unkontrollierte Sepsis (p < 0,0001), schnelles Aneurysmawachstum (p = 0,008) und fusiforme Aneurysmamorphologie (p = 0,03) erhöht. Die Länge der Operationsdauer wurde als Risikofaktor für eine Reinfektion (p = 0,009) ermittelt. Daher liegt die Schlussfolgerung nahe, dass sofort verfügbares antimikrobiell modifiziertes alloplastisches Gefäßersatzmaterial aufgrund einer damit potenziell erreichbaren kürzeren Operationszeit Vorteile gegenüber einem biologischen Gefäßersatz haben könnte. Diese für Patienten mit INAA durchgeführte Studie zeigt indirekt auch die Möglichkeiten der Verwendung von alloplastischem Material für die Therapie von Protheseninfektionen mittels ISR, wenn man die Analogie zu INAA betrachtet.

Zwei weitere Studien zeigen das Potenzial einer antimikrobiellen Modifikation von PET-(Dacron-)Prothesen durch Beschichtung mit einer Kombination von Silber und Triclosan bei der kommerziell verfügbaren InterGard-Synergy-Prothese, insbesondere auch für die Therapie von Gefäßprotheseninfektionen.

Da autologe Venen, obwohl für die In-situ-Rekonstruktion (ISR) zur Therapie von infizierten nativen Aortenaneurysmen (INAA) oder Gefäß(endo)protheseninfektionen (VGEI, "vascular graft/endograft infection" – VGEI) bevorzugt, nicht immer zur Verfügung stehen oder ihre Verwendung auf logistische Probleme stößt, sind antimikrobiell modifizierte alloplastische Prothesen etabliert. In einer retrospektiven Single-Center-Studie wurden das Überleben und die Freiheit von einer Reinfektion nach ISR von INAA und VGEI mit der antimikrobiell modifizierten InterGard-Synergy-Prothese untersucht, die Silber und Triclosan kombiniert (Caradu et al. 2023). Von Februar 2014 bis April 2020 wurden 86 antimikrobielle Prothesen bei Aorteninfektion implantiert. Die Diagnose INAA/VGEI und Reinfektion wurde auf Basis der MAGIC-Kriterien (Management of Aortic Graft Infection Collaboration) gestellt (Lyons et al. 2016). Die Synergy-Prothese wurde bei 32 Patienten mit INAA, bei 28 mit VGI und bei 26 mit VEI implantiert. Das mediane Alter der Patienten betrug 69,0 Jahre (Interquartilbereich: 62,0; 74,0). Anamnestisch fanden sich eine KHK (n = 21; 24,4 %), eine chronische Niereninsuffizienz (n = 11; 12,8 %), eine maligne Erkrankung (n = 21; 24,4 %) und eine Immunsuppression (n = 27; 31,4 %). Die Bildgebung zeigte eine Infiltration (n = 14; 16,3 %), Luft (n = 10; 11,6 %) und eine Ruptur (n = 16; 18,6 % einschließlich 22 aortoenterischer Fisteln [AEnF]). Symptome waren Fieber (n = 37; 43,0 %), Schock (n = 11; 12,8 %) und Schmerzen (n = 47; 54,7 %). Details zur Operation beinhalteten eine mediane Laparotomie in 75 Fällen (87,2 %), ein zöliakales Cross-Clamping in 19 (22,1 %) und ein suprarenales Cross-Clamping in 26 (30,2 %) Fällen, einschließlich einer Rekonstruktion des Truncus coeliacus (n = 3), der (n = 5), der Aa. renales (n = 13) oder der A. mesenterica inferior (n = 4) sowie eine Omentumplastik (n = 41; 48,8 %). Bei AEnF erfolgte die Rekonstruktion des Gastrointestinaltraktes mittels direkter Naht (n = 14; 16,3 %) oder Resektionsanastomose (n = 8; 9,3 %). Ursächliche Organismen wurden bei 74 Patienten (86,0 %) identifiziert, mit polymikrobieller Infektion bei 32 (37,2 %) und Pilz-Koinfektion bei 7 Patienten (8,1 %). Die 30-Tage- und Krankenhausmortalität betrugen 14,0 % und 22,1 % (n = 12 und 19, 3 INAA [9,4 %], 7 VGI [25,0 %] und 9 VEI [34,6 %]). 70 Patienten (81,4 %) hatten postoperative Komplikationen, von denen 44 (51,2 %) zu einer Reoperation führten. Die 1- bzw. 2-Jahres-Überlebensraten betrugen jeweils 74,0 % (95-%-KI 63,3–82,1) bzw. 69,8 % (95-%-KI 58,5–78,5). Das Überleben war signifikant besser für INAA vs. VGEI (p = 0,01) und schlechter für AEnF (p = 0,001). Die Freiheit von einer Reinfektion betrug jeweils 97,2 % (95-%-KI 89,2–99,3) bzw. 95,0 % (95-%-KI 84,8–98,4) bei 6 Reinfektionen (7,0 %), die 2 radiologische und 6 chirurgische Drainagen sowie 2 Prothesenexplantationen erforderten. Die primäre Offenheit betrug 88,0 % (95-%-KI 78,1–93,6) bzw. 79,9 % (95-%-KI 67,3–88,1) ohne signifikanten Unterschied zwischen INAA und VGEI (p = 0,16). Ein ISR bei INAA oder VGEI mit der antimikrobiell modifizierten Synergy-Prothese zeigte eine ermutigende Frühmortalität, die mit den Daten für die V. femoralis (9–16 %) und arterielle Allografts (8–28 %) vergleichbar ist, ebenso wie mit den mittelfristigen Daten zur Reinfektion. Die höchste Krankenhausmortalität hatten die VEI, einschließlich annähernd 50 % bei der AEnF.

Große Bedeutung für den Verlauf einer Protheseninfektion und für die therapeutischen Möglichkeiten hat die Biofilmbildung. Tello-Diaz et al. (2023) haben in einer In-vitro-Studie die Bildung eines Biofilms durch Methicillin-empfindlichen *Staphylococcus aureus* (MSSA) auf den Oberflächen verschiedener in klinischer Anwendung befindlicher Gefäßprothesen quantifiziert. Es wurden 2 MSSA-Bakterienstämme (MSSA2 und MSSA6) und 9 Gefäßprothesen untersucht: Dacron (Hemagard), Dacron mit Heparinbeschichtung (Inter-

Gard Heparin), Dacron mit Silberbeschichtung (InterGard Silver), Dacron mit Silber- und Triclosan-Beschichtung (InterGard Synergy), Dacron mit Gelatinebeschichtung (Gelsoft Plus), Dacron und PTFE (Fusion), PTFE mit Heparinbeschichtung (Propaten), Omniflow II und bovines Perikard (XenoSure). Die Biofilmbildung wurde in 2 Phasen induziert: eine initiale 90-min-Adhärenz-Phase und eine 24-h-Wachstumsphase. Es wurden quantitative Kulturen angelegt und die Ergebnisse wurden als log10 CFU pro Milliliter erhalten. Die Dacron-Silber-Triclosan-Prothese (Synergy) und die Omniflow-II-Prothese waren mit der geringsten Biofilmbildung sowohl durch MSSA2 als auch durch MSSA6 assoziiert (Abb. 11.1). MSSA2 bildete keinen Biofilm auf der Dacron-Silber-Triclosan-Prothese (0 CFU/ml), der mittlere Wert für die Omniflow-II-Prothese war 3,89 CFU/ml (Standardabweichung [SD] 2,10). Der mittlere Wert für die anderen Prothesen war 7,01 CFU/ml (SD 0,82). MSSA6 bildete einen Biofilm auf beiden Prothesen: 2,42 CFU/ml (SD 2,44) auf der Dacron-Silber-Triclosan-Prothese und 3,62 CFU/ml (SD 2,21) auf der Omniflow-II-Prothese. Das mittlere Biofilmwachstum auf den übrigen Prothesen wurde mit 7,33 CFU/ml (SD 0,28) quantifiziert. Die Unterschiede der Biofilmbildung auf der Dacron-Silber-Triclosan- und der Omniflow-II-Prothese waren im Vergleich zu den anderen getesteten Prothesen statistisch signifikant. Daher lag die Annahme nahe, dass von den untersuchten Gefäßprothesen die Dacron-Silber-Triclosan- und die Omniflow-II-Prothese eine Biofilmbildung durch MSSA verhindern können. Vorbehaltlich weiterer Studien erscheinen diese beiden Prothesen daher für den klinischen Einsatz bei hohem Risiko einer Infektion mit MSSA geeignet.

Zusammenfassend lässt sich also feststellen, dass die Kombination von Silberacetat und Triclosan die antimikrobiellen Eigenschaften der damit imprägnierten PET-(Dacron-)Prothesen nochmals verbessert.

11.3.2 Polytetrafluoroethylen (PTFE – Teflon)

Polytetrafluoroethylen (PTFE) – in klinischer Anwendung heute meist als "expanded" PTFE (ePTFE) – erscheint aufgrund einer geringeren Bakterienadhärenz potenziell weniger anfällig für Infektionen als PET (Dacron). Darin ist ein wesentliches Argument für die Verwendung von ePTFE als Gefäßersatzmaterial bei Protheseninfektion zu sehen. Schleimproduzierende, koagulasenegative Staphylokokken weisen eine 100-fach stärkere Adhärenz zu gewebtem Dacron auf als zu PTFE (Schmitt et al. 1986). Da die bakterielle Adhärenz der erste, bedeutende

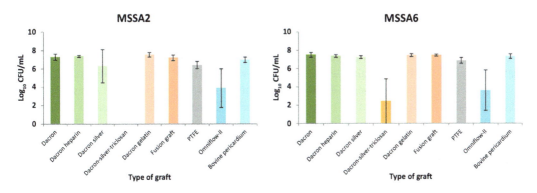

Abb. 11.1 Quantifizierung der Biofilmbildung in $\log_{10}$ CFU pro Milliliter für zwei Methicillin-empfindliche *Staphylococcus-aureus*-Stämme (MSSA2 und MSSA6), entsprechend Wachstum auf den Oberflächen von 9 verschiedenen Arten von Gefäßprothesen. Die Fehlerbalken geben die Standardabweichungen (SD) wieder. *Log* Logarithmus; *PTFE* Polytetrafluoroethylen; *CFU* "colony formung unit", koloniebildende Einheit. (Aus: Tello-Diaz et al. 2023)

Schritt für die Protheseninfektion mit Biofilmbildnern darstellt, hat die relative Widerstandsfähigkeit von PTFE gegenüber einer bakteriellen Adhäsion möglicherweise bedeutende Vorteile hinsichtlich einer Verwendung für den In-situ-Gefäßprothesenersatz. Diese Daten des eigenen Labors führten dazu, dass Towne et al. (1994) in einer klinischen Studie seit 1987 bei 20 Patienten (14 Männer, 6 Frauen) mit Protheseninfektionen für die In-situ-Rekonstruktion ein PTFE-Interponat verwendeten. Die Zeit zwischen der ursprünglichen Prothesenimplantation (Dacron: 17, PTFE: 3; aortobifemoral: 14, axillofemoral+femorofemoral: 3, iliofemoral: 2, femoropopliteal: 1) und der Diagnose einer Protheseninfektion reichte von 3 Monaten bis zu 14 Jahren (im Mittel 4,5 Jahre). Bei der Operation wurden das nicht inkorporierte Prothesenmaterial und die Perigraftkapsel exzidiert. Nach PTFE-Interposition traten keine Komplikationen (Wundheilungsstörung, Prothesenverschluss oder Extremitätenverlust) auf. Nach Sonikation der Explantate ergaben die Bakterienkulturen koagulasenegative *Staphylococcus*-Spezies in 14 Fällen, koagulasepositive *Staphylococcus*-Spezies in 1 Fall, beide in 3 und kein Wachstum in 2 Fällen. Während des Follow-ups zeigten 2 Patienten auch eine Beteiligung des proximalen intraabdominellen Anteils der Prothese, die primär belassen worden war. In allen Fällen blieben als In-situ-Interponat verwendete PTFE-Prothesen vollständig inkorporiert.

Allerdings ist die klinische Anwendung von PTFE gegenüber PET (Dacron) für den Gefäßersatz bei Protheseninfektion kaum etabliert, nicht zuletzt, weil eine antimikrobielle Modifikation für ePTFE bisher lediglich experimentell erprobt wurde, klinisch aber einstweilen nicht verfügbar ist (Benvenisty et al. 1988; Lazic et al. 2022). ePTFE ist ohne antimikrobielle Modifikation für den Einsatz bei Protheseninfektionen alternativen Materialien deutlich unterlegen (Wang et al. 2023).

In einer experimentellen In-vivo-Studie wurden die Wirksamkeit und die Antibiotikaretention einer nach Ansicht der Autoren leicht herstellbaren Silber-Antibiotika-PTFE-Prothese untersucht (Benvenisty et al. 1988). Die Prothesen wurden mit einer Kombination von Silber und Oxacillin oder Amikacin unter Verwendung eines organischen Lösungsmittels modifiziert. Nach Evaporation des Lösungsmittels war die Prothese mit dem Antibiotikakomplex imprägniert. Für die In-vivo-Retentionsstudien wurden PTFE-^{110}Ag-Oxacillin-Prothesen in 4 abdominelle Aorten im Hundemodell implantiert. Bei Explantation nach einer Woche betrug die mittlere Antibiotikaretention noch 20 % der Originalaktivität und war höher als die mittlere inhibitorische Konzentration für *Staphylococcus aureus*. In 3 Gruppen von je 5 Hunden wurden Prothesen von jeweils 20×7 mm aus PTFE, PTFE-Silber-Oxacillin oder PTFE-Silber-Amikacin im Bereich der abdominellen Aorta interponiert. Die Prothesen wurden dann mit *S. aureus* eines bekannten Bakteriophagentyps inokuliert. Eine Woche später wurden die Tiere getötet und die Prothesen für quantitative Bakterienkulturen explantiert. PTFE-Silber-Oxacillin- und PTFE-Silber-Amikacin-Prothesen hatten signifikant weniger Bakterienkolonien im Vergleich mit den Kontrollen. Diese Daten zeigen, dass eine Antibiotikaimprägnierung bei PTFE-Prothesen ohne Bindemittel leicht herstellbar ist. Die antimikrobiell modifizierten PTFE-Prothesen behalten das Antibiotikum für eine längere Zeit auf der Oberfläche und können eine Protheseninfektion in einem direkten Kontaminationsmodell effektiv verringern.

Trotz der vielversprechenden Ergebnisse hinsichtlich der Beeinflussung der bakteriellen Adhäsion existieren nur wenige Arbeiten über die Antibiotikabeschichtung für ePTFE. In einer In-vitro-Studie wurde die antimikrobielle Wirksamkeit und Biokompatibilität eines neuen Typs einer Gentamicin-beschichteten ePTFE-Prothese untersucht (Lazic et al. 2022). Die Beschichtung mit Gentamicin-Salz-Formulierungen mit kovalent gebundenem Palmitat wurde in zwei Antibiotikakonzentrationen (GP1,75 % und GP3,5 %) untersucht. Die antibakterielle Wirksamkeit wurde mittels einer Inhibitionszone, Wachstumsinhibition und eines bakteriellen Adhäsion-Assays gegen *Staphylococcus aureus* ermittelt. Die Zytotoxizität wurde mit murinen

Fibroblasten entsprechend ISO-Standard 10993-5 bestimmt. Gentamicin-beschichtete ePTFE-Prothesen zeigten in vitro eine geringe bakterielle Adhärenz und starke antibakterielle Eigenschaften gegenüber S. aureus. Die antibakterielle Inhibition dauerte bis zum Tag 11. Die höchste Biokompatibilität wurde mit Gentamicin-Palmitat GP1,75 % beschichteten ePTFE-Prothesen erreicht. ePTFE-Prothesen mit Gentamicin-Beschichtung sind in vitro wirksam gegen Wachstum und Adhärenz von S. aureus. Die am meisten vielversprechenden Ergebnisse hinsichtlich antimikrobieller Eigenschaften und Biokompatibilität wurden für chemisch gebundenes Gentamicin-Palmitat GP1,75 % als Beschichtung gezeigt.

Für die In-situ-Rekonstruktion bei Gefäßprotheseninfektion ist bei Verwendung von alloplastischem Material eine antimikrobielle Modifikation erforderlich. In der klinischen Praxis ist bisher die Beschichtung von PET-(Dacron-)Prothesen mit Rifampicin oder mit Silber etabliert. Die Daten klinischer Studien sind heterogen (vgl. 11.3.1.1.1–11.3.1.1.3). Es existieren Hinweise darauf, dass ePTFE-Prothesen bessere antimikrobielle Eigenschaften als Polyesterprothesen zeigen, vor allem durch Beeinflussung der bakteriellen Adhäsion (Sacar et. al 2005; Turgut et al. 2005).

Sacar et al. (2005) untersuchten die prophylaktische Wirksamkeit von systemischen und lokalen Antibiotika zur Prävention einer späten Gefäßprotheseninfektion durch Methicillin-resistenten *Staphylococcus epidermidis* (MRSE) und die unterschiedliche Adhärenz von *S. epidermidis* an Dacron- und ePTFE-Prothesen in einem Rattenmodell. Protheseninfektionen wurden durch subkutane Implantation von 1 cm² Dacron- oder ePTFE-Prothesen am Rücken von 120 adulten Wistar-Ratten mit anschließender lokaler Inokulation von 2×10^7 CFU klinisch isolierter MRSE. Jede der Serien schloss eine Gruppe ohne Prothesenkontamination und ohne Antibiotikaprophylaxe ein (nichtkontaminierte Kontrolle), eine kontaminierte Gruppe ohne Antibiotikaprophylaxe (unbehandelte Kontrolle), eine kontaminierte Gruppe, bei der die perioperative intraperitoneale Prophylaxe mit Vancomycin (10 mg/kg) verabreicht wurde, 2 kontaminierte Gruppen, die Rifampicin-getränkte (5 mg/1 ml) oder Vancomycin-getränkte (1 mg/1 ml) Prothesen erhielten, und eine kontaminierte Gruppe, die eine Kombination aus Rifampicin-getränkter (5 mg/1 ml) Prothese und perioperativer intraperitonealer Vancomycin-Prophylaxe (10 mg/kg) erhielt. Die Prothesen wurden 7 Tage nach Implantation unter sterilen Bedingungen explantiert und mittels Sonikation und quantitativer Blutagarkultur untersucht. MRSE hatte eine signifikant stärkere Adhärenz zu Dacron- als zu ePTFE-Prothesen in den unbehandelten kontaminierten Gruppen ($p < 0,001$). Rifampicin war bei lokaler Applikation wirksamer als Vancomycin, jedoch nicht statistisch signifikant ($p > 0,05$). Das intraperitoneal verabreichte Vancomycin zeigte eine signifikant höhere Wirksamkeit als das lokal applizierte Vancomycin oder Rifampicin ($p < 0,001$). Die besten Ergebnisse erbrachte eine Kombination aus intraperitonealem Vancomycin und Rifampicin-getränkten Prothesen ($p < 0,001$). Die Kombination von Rifampicin und intraperitonealem Vancomycin scheint die beste Wahl für die Prophylaxe einer Spätinfektion der Prothese durch MRSE zu sein.

In einer ähnlichen Studie wurde die In-vivo-Wirksamkeit einer lokalen und systemischen Antibiotikaprophylaxe für die Prävention einer Protheseninfektion mit *Staphylococcus epidermidis* im Rattenmodell untersucht, wobei gleichzeitig die bakterielle Adhärenz zu häufig verwendetem Prothesenmaterial bewertet werden sollte (Turgut et al. 2005). Die Protheseninfektionen wurden im Subkutangewebe von 120 Wistar-Ratten durch Implantation von Dacron- und PTFE-Prothesen mit anschließender lokaler Inokulation mit 2×10^7 CFU klinisch isolierter MRSE etabliert. Jede Prothesenserie schloss eine Kontrollgruppe, eine kontaminierte Gruppe, die keine Antibiotikaprophylaxe erhielt, 2 kontaminierte Gruppen, die eine systemische Prophylaxe mit Teicoplanin oder Levofloxacin erhielten, und 2 kontaminierte Gruppen, die Teicoplanin- oder Levofloxacin-getränkte Prothesen erhielten, ein. Die Prothesen wurden 7 Tage nach Implantation entfernt und mithilfe quantitativer Kulturen beurteilt. In den Gruppen mit einer systemischen oder lokalen Antibiotikaprophylaxe war eine signifikante Hemmung des Bakterienwachstums zu verzeichnen ($p < 0{,}05$). MRSE hatte in den unbehandelten kontaminierten Gruppen eine größere Affinität zu Dacron- im Vergleich mit ePTFE-Prothesen ($p < 0{,}05$). Auch diese Studie zeigte, dass die Verwendung einer systemischen oder lokalen Antibiotikaprophylaxe und die Präferenz für eine ePTFE-Prothese sinnvoll sein kann, um das Risiko einer Gefäßprotheseninfektion mit hochresistenten Staphylokokkenstämmen zu senken.

ePTFE ist trotz geringerer Bakterienadhärenz gegenüber PET (Dacron) wegen seiner insgesamt geringeren Infektresistenz für den Einsatz bei Protheseninfektionen alternativen Materialien deutlich unterlegen (Wang et al. 2023). Modifikationen von ePTFE mit dem Ziel einer Erhöhung der Infektresistenz sind möglich, haben jedoch bis dato kaum klinische Relevanz erreicht.

11.4 Extrakavitäre Protheseninfektionen

Die extrakavitären Protheseninfektionen betreffen Rekonstruktionen an den peripheren und an den supraaortalen extrakraniellen Gefäßen. Für beide Regionen ist die Wahl von alloplastischem Material zur In-situ-Rekonstruktion bei Protheseninfektion kritisch zu bewerten und nur im Ausnahmefall die erste Wahl, da in aller Regel autologes oder – alternativ – xenogenes Material oder kryokonservierte Allografts als Ersatzmaterial zur Verfügung stehen (vgl. Kap. 8–10). Die Europäischen Leitlinien (Chafké et al. 2020) und die American Heart Association (AHA) (Wilson et al. 2016) geben zur Wahl alloplastischen Gefäßersatzmaterials Empfehlungen, die prinzipiell auch den Schweregrad der Infektion (Samson et al. 1988; Szilagyi et al. 1972) berücksichtigen. Für die Stadien Samson III und IV werden für die In-situ-Rekonstruktion Rifampicin- und silberbeschichtete alloplastische Prothesen neben kryopräservierten oder frischen arteriellen Allografts und venösen Autografts empfohlen, wobei die Auswahl eines spezifischen Gefäßersatzmaterials individualisiert werden und in geeigneter Weise abhängig von der persönlichen Erfahrung des/der Gefäßchirurgen/in bleiben sollte (Wilson et al. 2016). Ein Konsensus besteht nach dem Statement der AHA allerdings nicht. Rifampicin- und Silberprothesen werden bei In-situ-Rekonstruktionen bevorzugt bei Patienten, denen eine längere Operationszeit – wie nicht selten bei arteriellen Allografts oder autologen Venen – nicht zugemutet werden kann. Trotz akzeptabel niedriger Reinfektionsraten der Rifampicin- und Silberprothesen erscheinen Rifampicin-getränkte PET-(Dacron-)Prothesen arteriellen Allografts und autologem Venenmaterial hinsichtlich Infektresistenz unterlegen (Bandyk et al. 2001; O'Connor et al. 2006)

11.4.1 Periphere Gefäße

Wenn nach Explantation des infizierten Prothesenmaterials einer inguinalen oder infrainguinalen Revaskularisation eine kritische Ischämie entsteht, wird primär eine In-situ-Rekonstruktion (ISR) mit autologen Venen empfohlen (Evidenzklasse I, Evidenzgrad C) (Chafké et al. 2020). In aller Regel werden autologe Venen des epifaszialen Systems (Vv. saphena magna oder parva), ggf. aber auch die V. femoralis favorisiert (vgl. Kap. 8). Wenn autologe Venen nicht zur Verfügung stehen, bleibt die Wahl des optimalen Implantates für die In-situ-Rekonstruktion kontrovers. Wegen geringerer Reinfektionsraten gegenüber alloplastischem Material sollten Alternativen (vgl. Kap. 9) in Betracht gezogen werden (Evidenzklasse IIa, Evidenzgrad C) (Chafké et al. 2020). Für alloplastisches Material würden ubiquitäre Verfügbarkeit und kürzere Operationszeiten sprechen.

▶ Der Vorteil von alloplastischen antimikrobiellen Gefäßprothesen ist die ubiquitäre Verfügbarkeit und die einfache Handhabung, der

Nachteil ist die höhere Infektanfälligkeit im Vergleich zu autologem Material.

Auch die Einschränkungen der kryokonservierten Allografts durch Degradationen, Graftthrombosen, Pseudoaneurysmen und Blutungen nach Anastomosenruptur sind bei alloplastischem Material nicht zu erwarten. Lediglich die bis dato höheren Reinfektionsraten nach ISR gegenüber alternativen Lösungen sprechen gegen eine Empfehlung von alloplastischem Material. Silberimprägnierte und Rifampicin-getränkte PET-Prothesen wurden zwar für ein ISR nach Explantation von infizierten Prothesenmaterials verwendet. Allerdings führen das niedrige Evidenzniveau sowie die Tatsache, dass die meisten Studien für Gefäßprotheseninfektionen im Bereich der Aorta durchgeführt wurden (Earnshaw et al. 2000; Berard et al. 2016), dazu, dass hinsichtlich der Verwendung antimikrobiell vorbehandelter alloplastischer Prothesen keine Empfehlung abgegeben werden kann (Chafké et al. 2020). In einer Studie von 24 femoropoplitealen Bypässen, die durch silberimprägnierte PET-Grafts als ISR ersetzt wurden, betrug die Reinfektionsrate 19 % (Matic et al. 2014). Wegen der möglichen Resistenzen gegen Rifampicin in bis zu 31 % der Fälle (Töpel et al. 2010) sollten bei Verwendung von Rifampicin-getränkten Prothesen die Ergebnisse der mikrobiologischen Untersuchungen, falls verfügbar, berücksichtigt werden.

Für extraanatomische Revaskularisationen kann antimikrobiell modifiziertes alloplastisches Material – vor allem wegen der oben beschriebenen Vorteile hinsichtlich der Verfügbarkeit und Operationszeit – bei den in aller Regel komplexen Operationen von Vorteil sein. Die Reinfektionsraten bei ISR sind hier nicht direkt relevant.

11.4.2 Supraaortale Gefäße

Im Bereich der supraaortalen Arterien ist die Verwendung von alloplastischem Material zum Gefäßsatz bei Protheseninfektionen mit Ausnahme von Notfällen nicht indiziert. Autologes Venenmaterial (optimal V. saphena magna als Patch oder Interponat/Bypass) wird als Therapie der ersten Wahl empfohlen und steht in Anbetracht der in aller Regel kürzeren erforderlichen Längen der Rekonstruktionen meist zur Verfügung (Chafké et al. 2020). In einem systematischen Review zur Behandlung von Patchinfektionen nach Karotisrekonstruktion mittels Endarteriektomie wurden 165 Patienten mit 171 Patchinfektionen analysiert (Wikkeling et al. 2021). 140 Patienten (81,4 %) wurden offen gefäßchirurgisch behandelt. Nach vollständiger Patchexzision und Débridement erfolgte die Rekonstruktion mittels alloplastischem Patch (6 × Dacron, 1 × ePTFE) bei 7 Patienten (El-Sabroud et al. 2000; Graver et al. 1986). Es traten 3 Reinfektionen (42,9 %), ein Todesfall (14,3 %), jedoch kein Schlaganfall auf. Bei 3 Patienten wurde eine Protheseninterposition (2 × ePTFE, 1 × Dacron) vorgenommen (El-Sabroud et al. 2000; Graver et al. 1986; Illuminati et al. 2009). In dieser Subgruppe traten eine Reinfektion (33,3 %), ein ischämischer Schlaganfall (33,3 %), aber kein Todesfall auf. Die untergeordnete Bedeutung von alloplastischem Material bei Infektionen von Prothesenmaterial oder Stents im Bereich der supraaortalen Arterien zeigt weiterhin ein Review über den Zeitraum von 1997–2017 (Lejay et al. 2018). Insgesamt wurden 140 Fälle berichtet, meist mit Patches der Arteria carotis. Die chirurgische Therapie beruhte auf der kompletten Entfernung des infizierten Materials, gefolgt von einer arteriellen In-situ-Rekonstruktion (86 Fälle, 62,3 %). Ein Venenersatz erfolgte in 71 Fällen (51,4 %), die Arteria femoralis superficialis wurde in 7 (5,1 %), arterielle Homografts in 3 (2,2 %) und alloplastisches Material wurde in 4 Fällen (2,9 %) zum Ersatz verwendet. Die Ausnahmen für die Indikation zur Verwendung von alloplastischem Material beziehen sich auf die endovaskuläre Therapie. Nach den aktuellen ESVS-Guidelines sollte die endovaskuläre Therapie zur Kontrolle bei lebensbedrohlicher Blutung in Betracht gezogen werden (Evidenz Klasse IIb, Level C), wobei diese bei instabilen Patienten auch als definitive Therapieoption erwogen werden kann (Chafké et al. 2020).

Thorbjørnsen et al. (2016) berichteten über 6 Fälle mit Endo-VAC-Therapie ("endo vacuum assisted closure"). Dieses innovative Hybridverfahren wurde für Situationen entwickelt, in denen weder eine chirurgische noch eine konservative Wundtherapie mittels Vakuumverbandtechnik allein zielführend und hinreichend sicher erscheinen, wie etwa bei einer Blutung, ungünstiger Anatomie oder ausgeprägter Komorbidität (Younis et al. 2006). Die Endo-VAC-Technik beinhaltet ein Relining der infizierten Rekonstruktion mittels Stentgraft, gefolgt von der chirurgischen Revision ohne Clamping und schließlich einer VAC-Therapie, um die Granulation und sekundäre Wundheilung zu erreichen. Die Evidenz ist bis dato eingeschränkt (Empfehlung Klasse IIb, Evidenzlevel C) (Chafké et al. 2020). Für die Bestimmung der Rolle der endovaskulären Therapie von Prothesen-Patchinfektionen sind sicher weitere Untersuchungen erforderlich.

11.5 Intrakavitäre Protheseninfektionen

Intrakavitäre (Stent-)Protheseninfektionen ("vascular (endo)graft infection" – V(E)GI) entstehen nach Gefäßersatz im Thorax oder im Abdomen (Wilson et al. 2016). In der übergroßen Mehrzahl der Fälle handelt es sich dabei um Rekonstruktionen der Aorta, wobei im Abdomen noch die Becken- und/oder Viszeral- und Nierenarterien einbezogen sein können. Im Gegensatz zur extrakavitären VEGI treten bei intrakavitärer Lokalisation häufig über lange Zeit keine eindeutigen klinischen Symptome auf. Als Folgen der im Verlauf spät erkannten Diagnose müssen nicht selten dringende oder Notfallindikationen zur Operation gestellt werden.

Bezüglich des Einsatzes von alloplastischem Material zum Gefäßersatz bei intrakavitärer VEGI gelten ähnliche Empfehlungen für Thorax und Abdomen. In jedem Fall hat trotz verfügbarer alternativer Gefäßersatzmaterialien mit potenziell höherer Infektresistenz und entsprechend niedrigeren Reinfektionsraten (vgl. Kap. 8–10) antimikrobiell modifiziertes alloplastisches Prothesenmaterial einen festen Stellenwert, primär für In-situ-, aber auch für extraanatomische Rekonstruktionen. Für definierte Indikationen ist alloplastisches Material einstweilen alternativlos, wie etwa in Form von Stentprothesen für ein sogenanntes Bridging zur Beherrschung von Notfallsituationen im Zusammenhang mit Gefäßprotheseninfektionen.

Die potenzielle Bedeutung von alloplastischem Gefäßersatzmaterial für das Management von Gefäßprotheseninfektionen kann im weitesten Sinne auch darin gesehen werden, dass dieses primär implantierte und nun infizierte Material aufgrund des nicht (mehr) operationsfähigen Zustandes der Patienten eventuell belassen werden muss. In diesem Zusammenhang formulieren die ESVES Guidelines bis dato noch ungelöste Probleme (Chafké et al. 2020):

- Erstens die Wirksamkeit der konservativen Therapie der VEGI mit Spülung und Drainage, die oft als konservative Alternative zur direkten Prothesenexplantation dargestellt wird (vgl. Kap. 13 und 14). Allerdings existieren dazu bisher keine Daten, denn die konservative Therapie wird meist mit palliativer Therapie gleichgesetzt.
- Zweitens fehlt die Evidenz zu den besten antiseptischen Spüllösungen und Langzeit-Therapieregimes, inklusive wirksamer antiinfektiöser (Antibiotika)Prophylaxe oder -therapie (vgl. Kap. 13).
- Drittens fehlt die Evidenz zur Wirksamkeit der konservativen Therapie mit Implantation einer abdominellen oder thorakalen Stentprothese als Bridging.

Eine Lösung des dritten Problems impliziert die Notwendigkeit, auch die anderen beiden Probleme einer Lösung näher zu bringen (Chafké et al. 2020).

11.5.1 Abdominelle Gefäße

Bei operationsfähigen Patienten wird therapeutisch die vollständige Entfernung sämtlichen

Fremdmaterials und des umgebenden entzündeten Gewebes empfohlen (Evidenzklasse I, Evidenzgrad B) (Batt et al. 2018; Chafké et al. 2020). Dagegen können partielle Resektionen mit Belassen gut inkorporierter Prothesenanteile in Einzelfällen in Betracht gezogen werden (Evidenzklasse IIb, Evidenzgrad C) (Towne et al. 1994; Phang et al. 2019; Chafké et al. 2020). Eine Netzwerk-Metaanalyse plädiert für die partielle Explantation wegen verbesserter 30-Tage- und 1-Jahres-Überlebensraten (Shu et al. 2024). In der Notfallsituation und bei aktiver Blutung mit und ohne Vorliegen einer aortoenteralen Fistel (AEF) sollte zur temporären Überbrückung (Bridging), nicht jedoch zur definitiven Versorgung, eine Stentprothese implantiert werden (Evidenzklasse IIa, Evidenzgrad C) (Chick et al. 2017; Chafké et al. 2020). Analog kann im Notfall bei aktiver Blutung mit Vorliegen einer arterioureteralen Fistel die Implantation einer Stentprothese als Bridging, jedoch auch hier nicht als definitive Lösung, erwogen werden (van den Bergh et al. 2008, Das et al. 2016; Malgor et al. 2012).

Die Rekonstruktion sollte in situ bevorzugt mit autologen Venen erfolgen (Evidenzklasse IIa, Evidenzgrad C) (Chafké et al. 2020). Die Verwendung autologer tiefer Venen oder von kryokonservierten Allografts ist jedoch im Notfall nur bedingt möglich. Kryokonservierte Allografts unterliegen im mittel- und langfristigen Verlauf einer Wanddegradation mit Folgekomplikationen in bis zu 21 % der Fälle. Als Alternative steht alloplastisches Material in Form von antimikrobiell modifizierten PET-(Dacron-)Prothesen mit Rifampicin-Beschichtung (11.2.1.1.1) oder Silberimprägnierung in verschiedener Form (11.2.1.1.2) und unter Zusatz von Triclosan (11.2.1.1.3) zur Verfügung. Rifampicin-getränkte Prothesen (Hayes et al. 1999; Young et al. 1999; Bandyk et al. 2001; Oderich et al. 2001, 2006, 2011) und silberimprägnierte Prothesen (Batt et al. 2003, 2008; Pupka et al. 2011; Bisdas et al. 2011) sind für die In-situ-Rekonstruktion nach Explantation des infizierten Prothesenmaterials hinreichend dokumentiert. Die europäischen Leitlinien empfehlen diese antimikrobiell modifizierten alloplastischen Prothesenmaterialien gemeinsam mit kryokonservierten Allografts und bovinem Perikard als Alternativen für die In-situ-Rekonstruktion (Evidenzklasse IIa, Evidenzgrad C) (Batt et al. 2018; Chafké et al. 2020). Die Reinfektionsraten betrugen 0–18 %. Eine frühere (37 Studien, 1417 Patienten) und eine etwas jüngere Metaanalyse (36 Studien, 1464 Patienten) stellten keine signifikanten Unterschiede der Reinfektionsraten mehr fest zwischen Vene (2 %), kryokonservierten Allografts (9 %) und Rifampicin- oder silberbeschichteten PET-(Dacron-)Prothesen (11 %) (O'Connor et al. 2006; Batt et al. 2018). Tiefe Venen und silberbeschichtete PET-(Dacron-)Prothesen wiesen signifikant geringere Transplantat-Okklusionsraten (2 % bzw. 7 %) im Vergleich zu kryokonservierten Allografts (13 %) und Rifampicin-getränkten PET-(Dacron-)Prothesen (11 %) auf. Die Amputationsrate war bei kryokonservierten Allografts (3 %), Rifampicin- (3 %) oder silberbeschichteten Prothesen (4 %) signifikant niedriger als bei Rekonstruktionen mit autologen Venen (9 %) (Batt et al. 2018; Chafké et al. 2020). In dem aktuellsten systematischen Review der Literatur zur In-situ-Rekonstruktion wegen abdominellen Prothesen- und Stentprotheseninfektionen der Aorta ("aortic graft or endograft infections" – AGEI) von Januar 2005 bis Dezember 2022 wurden von 500 primären Arbeiten (Pubmed: 226; Embase: 274) 8 nach den PRISMA-Kriterien als geeignet eingeschlossen (Colacchio et al. 2023). Die Gesamt-Mortalitätsrate nach 30 Tagen betrug 8,7 % (25/285). Bei 250/350 Fällen (71,4 %) wurde ein biologischer Gefäßersatz ("vascular substitute" – VS) vorgenommen. In vier Arbeiten wurden die Ergebnisse verschiedener Typen von VS gemeinsam dargestellt. Die Patienten der verbleibenden vier Arbeiten wurden in eine „biologische Gruppe" und eine „Prothesengruppe" (BG und PG) eingeteilt. Die kumulativen Mortalitätsraten der BG und PG betrugen jeweils 15,6 % (33/212) und 27 % (9/33). Die Reinfektionsrate betrug 6,3 % (15/236) in der BG und 9 % (3/33) in der PG. Die kumulative Mortalitätsrate in Arbeiten mit Fokus auf den autologen Venen betrug 14,8 % (30/202), während die 30-Tage-Reinfektionsrate 5,7 % (13/2 26) betrug. Die Autoren schlussfolgern, dass wegen der Seltenheit von AGEI Daten zum Vergleich verschiedener VS nur sehr eingeschränkt verfügbar sind, insbesondere bezüglich alternativer Materialien zu autologen Venen. Obwohl niedrigere Mortalitätsraten für Patienten mit biologischem Material oder autologen Venen als Gefäßersatz zu verzeichnen waren, zeigten kürzlich publizierte Arbeiten mit alloplastischen Prothesen vielversprechende Ergebnisse bezüglich Mortalitäts- und Reinfektionsraten. Allerdings würde keine der verfügbaren Studien die verschiedenen Typen von alloplastischen Gefäßprothesen vergleichen. Insbesondere auf diesen Aspekt gerichtete große, multizentrische Studien sind daher erforderlich.

Additive, sogenannte biologische Sicherungsmaßnahmen wie Ummantelung mit autologen Materialien (Fascia, Omentum, retroperitoneales Gewebe oder Muskulatur) werden empfohlen (Evidenzklasse I, Evidenzgrad B) (Chafké et al. 2020). Diese zusätzlichen Maßnahmen haben entscheidende Bedeutung für die Prophylaxe einer Reinfektion des antimikrobiell modifizierten alloplastischen Materials (Oderich et al. 2011). Die Metaanalyse von O'Connor et al. (2006) hatte gezeigt, dass trotz ihres theoretischen Vorteils hinsichtlich einer niedrigeren Reinfektionsrate aufgrund der antibakteriellen Modifikation Rifampicin-getränkte PET-(Dacron-)Prothesen im Vergleich zu kryokonservierten arteriellen Allografts und autologen Venen höhere Reinfektionsraten aufwiesen. Wenn dafür als wahrscheinlichste Ursache die In-situ-Position von alloplastischem Material in einem infizierten Wundgebiet angenommen werden muss, wird deutlich, wie wichtig ein vollständiges Débridement und die biologische Sicherung des Implantates sind.

Dass die Indikation zum axillofemoralen Bypass eingeschränkt werden sollte und dieses extraanatomische Verfahren der Revaskularisation beim aortalen Protheseninfekt nicht mehr den früheren „Goldstandard" darstellt, konnten Oderich et al. (2006) anhand der Analyse der Patienten zeigen, die von 1981 bis 2002 wegen Protheseninfektion der Aorta behandelt worden waren. Von den 117 Patienten hatten 52 eine In-situ-Rekonstruktion mit alloplastischer Prothese (ISR), 49 eine extraanatomische axillofemorale (AXFR) und 16 eine andere Rekonstruktion. Nach ISR bei den 52 Patienten (40 männlich, 12 weiblich, mittleres Alter 69 Jahre; 43 mit Rifampicin-Prothesen, 39 mit Omentumplastik) betrugen die primäre 5-Jahres-Offenheitsrate 89 % bei einem Extremitätenerhalt von 100 %. Eine Reinfektion trat bei 6 Patienten (11,5 %) auf und war nicht mit prozedurbezogenen Todesfällen (4 früh, keiner spät) assoziiert. In einer sekundären Analyse wurden 34 ISR- und 43 AXFR-Patienten verglichen, die ähnliche Charakteristika und Ausdehnung der Infektion hatten und bei denen die vollständige Explantation des infizierten Prothesenmaterials erforderlich war. Die Reinfektionsraten von 11,5 % (ISR) und 17 % (AXFR) unterschieden sich nicht signifikant und waren unabhängig von spezifischen Mikroorganismen. Die primäre 5-Jahres-Offenheitsraten nach ISR und AXFR betrugen jeweils 89 und 48 % ($p=0,01$) und die Extremitäten-Erhaltungsraten betrugen jeweils 100 und 89 % ($p=0,06$). Die Raten für Majorkomplikationen bzw. der prozedurbezogenen Mortalität waren 30 bzw. 60 % ($p < 0,04$). Daraus resultiert die Empfehlung, dass nur bei ausgedehntem Perigraftabszess eher ein AXFR gegenüber einer ISR erfolgen sollte. In den meisten anderen Fällen war die Resektion der infizierten Prothesenanteile und ISR mit Rifampicin-getränkter Prothese eine sichere und effektive Alternative zur AXFR.

Bei einem Vergleich der In-situ-Rekonstruktion mit silberbeschichteten Prothesen vs. kryokonservierten arteriellen Homografts zeigte sich, dass die Verwendung der silberbeschichteten Prothesen sicher, effektiv und vor allem weniger kostenintensiv war (Batt et al. 2003, 2008; Pupka et al. 2011; Bisdas et al. 2011). Wie auch bei den Rifampicin-Prothesen waren die Reinfektionsraten für die silberbeschichteten Prothesen höher als bei Verwendung von kryokonservierten arteriellen Homografts. Die hauptsächlichen Vorteile der Rifampicin- und silberbeschichteten alloplastischen Prothesen waren die niedrigeren Amputationsraten, weniger Bypassverschlüsse, eine niedrigere Frühmortalität und vor allem die Eignung für die Verwendung im Notfall.

Als potenzieller Nachteil für Rifampicin gilt die Möglichkeit der Resistenzentwicklung, die für silberbeschichtete Prothesen keine klinische Relevanz hat. Die Verwendung von Rifampicingetränkten Prothesen, aber von mit Silber imprägnierten Prothesen sollte daher für Patienten mit Infektionen durch weniger virulente Mikroorganismen, wie koagulasenegative Staphylokokken oder Streptokokken erwogen werden (Bandyk et al. 2001; O'Connor et al. 2006; Wilson et al. 2016). Rifampicin-beschichtete Prothesen sollten wegen des hohen Risikos einer Reinfektion nicht bei Patienten mit aortoenterischer Fistel, bei Infektionen durch MRSA oder *Pseudomonas* oder auch bei ausgedehnten Perigraftabszessen implantiert werden. Vorteile der antimikrobiell modifizierten alloplastischen Prothesen, wie ihre Verwendbarkeit in Notfallsituationen, die kürzere Operationszeit ("off the shelf" verfügbar, einfaches Handling) und niedrige Amputations- und Frühmortalitätsraten und Nachteile wie höhere Reinfektionsraten im Vergleich mit arteriellen Allografts und autologen Venen, Kontraindikation bei hochvirulenten Erregern (MRSA, *Pseudomonas*, multiresistente Bakterien) und potenzielle Resistenzentwicklung im Langzeitverlauf für Rifampicin stehen sich gegenüber.

Bei hämodynamisch stabilen Patienten mit ausgedehnter Perigraftinfektion oder einer Infektion, die durch MRSA, *Pseudomonas* oder antibiotikaresistente Mikroorganismen verursacht wird, sollten wegen der niedrigeren Reinfektionsraten autologe Venen (V. femoralis) gegenüber kryokonservierten aortalen Allografts oder Rifampicin-beschichteten PET-(Dacron-) Prothesen bevorzugt werden (Bandyk et al. 2001; O'Connor et al. 2006).

Frühere Studien hatten hohe Mobilitäts-, Mortalitäts- und Reinfektionsraten berichtet, und daher wurden Rifampicin-beschichtete Prothesen nicht für die In-situ-Rekonstruktion bei Gefäßprotheseninfektion und aortoenterischer Fistel empfohlen. Inzwischen wurden bessere Ergebnisse erzielt. Oderich et al. (2006) berichteten über 54 selektionierte Patienten, die mit In-situ-Rekonstruktion und Rifampicin-beschichteten Prothesen behandelt worden waren. Die operative Mortalität bei hämodynamisch stabilen Patienten war 2 %, die Reinfektionsrate betrug 4 % und die 5-Jahres-Offenheits- und Extremitätenerhaltungsrate betrugen jeweils 92 % und 100 %. Die verbesserten Ergebnisse dieser Studie könnten durch verschiedene Faktoren bestimmt sein: 1. Patientenselektion – ausgedehnte Eiteransammlungen oder Perigraftabszesse und Infektionen mit MRSA oder *Pseudomonas*-Spezies wurden ausgeschlossen; 2. nur der infizierte Anteil und nicht die gesamte Gefäßprothese wurden reseziert, wodurch die Operationszeit, der postoperative physiologische Stress und die Ischämiezeit reduziert worden; 3. wie bereits oben erwähnt, die biologische Sicherung des Implantates mit Omentum majus; 4. eine antimikrobielle Langzeittherapie. Die potenziellen Vorteile der Rifampicin-beschichteten Prothesen gegenüber arteriellen oder venösen Transplantaten bestehen in ihrer verlässlichen Verfügbarkeit, der Nutzbarkeit in Notfällen, kürzeren Operationszeiten und geringeren Kosten. Nachteilig ist lediglich die möglicherweise höhere Reinfektionsrate. In der Studie von Oderich et al. (2006) waren die Reinfektionsraten bei selektionierten Patienten jedoch vergleichbar mit denen von arteriellen oder venösen Transplantaten. Bei einer geringen Zahl von Patienten mit aortoenterischer Fistel wurde die endovaskuläre Therapie als Bridging zur Blutungskontrolle und Stabilisierung der Hämodynamik eingesetzt.

In einer retrospektiven multizentrischen Studie wurden von 2002 bis 2014 241 Patienten (medianes Alter 68 Jahre; 75 % männlich) mit einer infizierten Aortenprothese ohne enterale Beteiligung hinsichtlich der optimalen Revaskularisation untersucht (Janko et al. 2022). Bei 172 Patienten (71 %) erfolgte eine komplette Resektion des infizierten Prothesenmaterials der Aorta mit anschließender In-situ-Rekonstruktion (In-situ-(in-line)Bypass – ISB), mit antibiotikabehandelten alloplastischen Prothesen (35 %), autologer Vena femoralis ("neo-aortoiliac surgery") (24 %) und kryokonserviertem Allograft (41 %). Bei 69 Patienten (29 %) wurde ein extraanatomischer Bypass (EAB) implantiert. Die multivariable Cox-Regression zeigte ein geringeres infektionsfreies Überleben der Patienten mit EAB (Hazard Ratio [HR] 2,4; 95-%-KI 1,6–3,6; p < 0,001) mit 1 polymikrobiellen Infektion (HR 2,2; 95-%-KI 1,4–3,5; p = 0,001) und 1 Methicillin-resistenten *Staphylococcus-aureus*-Infektion (HR 1,7; 95-%-KI 1,1–2,7; p = 0,02) und andererseits den protektiven Effekt einer biologischen Sicherung mit Omentum/Muskellappen (HR 0,59; 95-%-KI 0,37–0,92; p = 0,02). Bei einer perioperativen Mortalität von 16 % und einem medianen Gesamtüberleben von 5,8 Jahren war die Revaskularisation mittels EAB mit einer 2,5-fach höheren Reinfektion/Mortalität im Vergleich mit dem ISM assoziiert.

Zusammenfassend können Empfehlungen für das gefäßchirurgische Management von intraabdominellen Gefäßprotheseninfektionen hinsichtlich der Verwendung von alloplastischem Gefäßersatzmaterial gegeben werden.

Da kein Konsens hinsichtlich einer Methode der Wahl existiert, sollte die Therapie für jeden Patienten individualisiert werden (Wilson et al. 2016). Dabei spielen die Erfahrung in einem interdisziplinären Team (Gefäßchirurgie, Anästhesie, Infektiologie, Mikrobiologie, Viszeral- und plastische Chirurgie, Angiologie, Radiologie) und die Verfügbarkeit von Material, Ausrüstung und Ressourcen eine große Rolle. Für Patienten mit lebensbedrohlicher Blutung oder Sepsis sind die wichtigsten Ziele einer gefäßchirurgischen Therapie unter Notfallbedingungen die Kontrolle der Blutung, eine Abszessdrainage, die Kontrolle der Sepsis und die hämodynamische Stabilisierung. Falls diese Stabilisierung des Patienten bis zur Vorbereitung und Einleitung der am besten geeigneten Therapie nicht gelingt, muss die endovaskuläre Therapie mit Stentprothesenimplantation als Bridging als einzig realistische Option erfolgen. Hier ist somit die Verwendung von alloplastischem Material alternativlos als lebensrettende Maßnahme für den Patienten.

1. Bei Patienten ohne aortoenterische Fistel ist nach Explantation des infizierten Prothesenmaterials die In-situ-Rekonstruktion mit kryokonserviertem arteriellem Allograft, autologer Vene oder Rifampicin-beschichteter alloplastischer Prothese indiziert (Evidenzklasse IIa, Evidenzgrad B).
2. Bei Patienten mit aortoenterischer Fistel ist nach Explantation des infizierten Prothesenmaterials die In-situ-Rekonstruktion mit kryokonserviertem oder frischem arteriellem Allograft, autologer Vene oder Rifampicin-beschichteter alloplastischer Prothese indiziert (Evidenzklasse IIa, Evidenzgrad B).
3. Bei Patienten mit Infektion durch MRSA, *Pseudomonas* oder multiresistente Mikroorganismen oder bei Patienten mit ausgedehntem intraabdominellem Abszess oder Eiteransammlung um die Prothese herum kann ein extraanatomischer Bypass als Revaskularisation mit nachfolgender Explantation des infizierten Prothesenmaterials in Betracht gezogen werden (Evidenzklasse IIa, Evidenzgrad C).

11.5.2 Thorakale/thorakoabdominale Gefäße

Die therapeutischen Optionen bei infizierten thorakalen oder thorakoabdominalen Gefäßprothesen ("vascular graft /endograft infection" – VGEI) weisen hinsichtlich der Wahl des Materials für die Rekonstruktion Analogien zum Vorgehen im Abdomen auf. Eine Besonderheit ist die häufige Assoziation mit aortoösophagealen (AEsF), aortobronchialen (ABF) und aortopulmonalen Fisteln (APF). Dadurch wird die Behandlung komplexer, denn neben der Rekonstruktion der Aortenstrombahn müssen durch Zusatzmaßnahmen die Läsionen des Ösophagus oder des Bronchialsystems und der Lunge repariert werden (Czerny et al. 2014, 2015; Chiesa et al. 2010a, b).

Patienten mit einer intrathorakalen Gefäßprotheseninfektion stellen bei Vorliegen einer bronchialen oder ösophagealen Erosion oder Fistel einen akuten gefäßchirurgischen

Notfall dar. Neben einer initialen Symptomatik mit Hb-Abfall als Zeichen von Mikro- oder intermittierenden Sickerblutungen kann es rasch zu einer kreislaufwirksamen, profusen Blutung kommen (Wilson et al. 2016).

Bei Nachweis einer Prothesen- oder Stentprotheseninfektion wird die vollständige Entfernung des Fremdmaterials empfohlen (Evidenzklasse IIb, Evidenzgrad B) (Kahlberg et al. 2019; Chafké et al. 2020). Eine partielle Prothesenexplantation kann im Falle einer limitierten Infektion in Erwägung gezogen werden (Evidenzklasse IIb, Evidenzgrad C). Dieses Vorgehen weist nach einer Metaanalyse gegenüber der vollständigen Explantation eine erhöhte 1-Jahres-Mortalitätsrate auf (85 %, n = 17/20 gegenüber 37 %, n = 15/41). In dieser Metaanalyse von infizierten Stentprothesen (n = 96) ist die Frühmortalität (42 vs. 37 %) und die Spätmortalität bei partieller Explantation erhöht (82 vs. 46 %) (Kahlberg et al. 2019; Chafké et al. 2020). Für die In-situ-Rekonstruktionen werden kryokonservierte Aortentransplantate bevorzugt (Evidenzklasse IIb, Evidenzgrad C) (Kieffer al. 2003; Vogt et al.; Smeds et al. 2016; Chafké et al. 2020). Rifampicin-getränkte und silberimprägnierte PET-(Dacron-)Prothesen (mit oder ohne Triclosan) zeigen bessere Resultate im Vergleich zu nichtmodifizierten Polyesterprothesen (Girdauskas et al. 2008; Kahlberg et al. 2017; Spiliotopoulos et al. 2018). Hierzu ist die Datenlage allerdings heterogen und in jedem Fall auf niedrigem Evidenzniveau. Als biologisches Material haben kryokonservierte Allografts eine höhere Infektresistenz als alloplastisches Material. Andererseits unterliegen sie aber im mittleren langfristigen Verlauf dem Risiko einer Degeneration mit den möglichen Folgen einer Ruptur und Blutung, vor allem, wenn die Infektion durch nekrotisierende Organismen wie *Pseudomonas aeruginosa* oder *Candida*-Spezies verursacht wurde (Chiesa et al. 2010; Coselli et al. 2016; Smeds et al. 2016; Spiliotopoulos et al. 2018). Langzeitergebnisse zur dauerhaften Funktion von kryokonservierten Allografts und im Besonderen zur Entwicklung von Kalzifikationen, einer Wanddegeneration und von Aneurysmen bei Verwendung im Bereich der thorakalen Aorta sind noch nicht verfügbar (Kahlberg et al. 2017). Alternativ stehen antimikrobiell modifizierte alloplastische Prothesen zur Verfügung. Smeds et al. (2016) gaben die verwendeten Prothesentypen für die In-situ-Rekonstruktion der Aorta wie folgt an: Prothese in 16 Fällen (83 % antibiotikagetränkt), Allograft in 3 Fällen und ein femoropopliteales neoaortoiliakales System in 2 Fällen. In jedem Fall ist die Rekonstruktion bei In-situ-Repair mit infektresistentem Material vorzunehmen. Nach primärer Empfehlung für biologisches Material (kryokonservierte Allografts, tiefe Venen), stehen Rifampicin-getränkte oder silberimprägnierte PET-(Dacron-)Prothesen zur Verfügung. Die biologische Sicherung der Prothese nach In-situ-Rekonstruktion hat, wie im Abdomen, vor allem für alloplastisches Material Bedeutung, welches hierdurch in seiner Infektresistenz unterstützt wird. Dementsprechend wird für Patienten mit In-situ-Rekonstruktion wegen einer thorakalen/ thorakoabdominalen Gefäßprothesen-/Stentprotheseninfektion die Ummantelung des neuen Implantates mit autologem, idealerweise vaskularisiertem Gewebe, also eine biologische Sicherung, empfohlen (Evidenzklasse I, Evidenzgrad C) (Spiliotopoulos et al. 2018; Chafké et al. 2020).

Bei Auftreten einer Fistel zum Ösophagus oder zu den Atemwegen wird die Behandlung komplexer und schwieriger und muss individualisiert werden. Die Stentprothesenimplantation unter Notfallbedingungen hat als primäre Strategie den Zweck einer effektiven Blutungskontrolle und einer hämodynamischen Stabilisierung der Patienten (Jonker et al. 2009). Da das infizierte Material dabei im Körper als Fokus verbleibt, aber so bald wie möglich entfernt werden muss, handelt es sich bei der Stentprothesenimplantation lediglich um die Überbrückung der Notfallsituation ("bridge to definitive treatment") (Kahlberg et al. 2017). Die definitive Therapie bei thorakaler VGEI der Aorta und AEsF besteht in der kompletten Explantation des infizierten Materials und Gewebes, einer Reparatur und Wiederherstellung der Kontinuität des Ösophagus und des arteriellen Systems – am besten durch

In-situ-Rekonstruktion (ISR). Dieses Procedere wird mit Evidenzklasse I, Evidenzgrad B empfohlen (Kahlberg et al. 2019; Chafké et al. 2020). Ein stufenweises, mehrzeitiges Vorgehen erscheint optimal. Bei Komplikation der thorakalen VGEI durch eine aortobronchiale (ABF) oder aortopulmonale Fistel (APF) hat die endovaskuläre Therapie eine größere Bedeutung als bei AEsF. In der Notfallsituation einer aktiven Blutung, die als Komplikation einer thorakalen/ thorakoabdominalen Gefäßprothesen-/Stentprotheseninfektion mit aortobronchialer oder -pulmonaler Fistel auftritt, sollte – wie bei AEsF – ebenfalls die Behandlung mit einer Aortenstentprothese erwogen werden (Evidenzklasse IIa, Evidenzgrad C) (Canaud et al. 2014a, b; Chafké et al. 2020). Auch bei ABF oder APF als Komplikationen einer thorakalen VGEI stellt die komplette Explantation des infizierten Prothesenmaterials und Gewebes mit ISR zur Wiederherstellung der arteriellen Kontinuität und chirurgischer Versorgung der pulmonalen und/oder bronchialen Läsion das definitive Therapieverfahren dar und sollte für entsprechend operationsfähige Patienten primär erwogen werden (Evidenzklasse IIa, Evidenzgrad C) (Chiesa et al. 2010b; Czerny et al. 2015; Chafké et al. 2020). Allerdings kann bei Patienten mit thorakaler VGEI der Aorta und ABF oder APF auch eine Erhaltung des Stentprothesensystems in Betracht gezogen werden, wenn die Fistel zu den Atemwegen sicher chirurgisch verschlossen und biologisch gesichert ist (Evidenzklasse IIa, Evidenzgrad C) (Canaud et al. 2013a, b; Chafké et al. 2020). Für alle wegen thorakaler/thorakoabdomineller VGEI behandelten Patienten wird wegen des Risikos einer Reinfektion oder einer erneuten Fistelbildung ein lebenslanges Follow-up empfohlen (Evidenzklasse I, Evidenzgrad C) (Kahlberg et al. 2017, 2019; Spiliotopoulos et al. 2018; Chafké et al. 2020).

Die Bedeutung von alloplastischem Gefäßersatzmaterial für die Behandlung von thorakalen und thorakoabdominellen Protheseninfektionen der Aorta lässt sich anhand des vorgeschlagenen Algorithmus für das Management von thorakalen Aortenprothesen-/Endoprotheseninfektionen zusammenfassend nochmals erläutern. Alloplastisches Material ist an 3 wesentlichen Punkten essenzieller Bestandteil dieses Algorithmus: 1. als Stentprothese für das Bridging im Notfall einer vital bedrohlichen Blutung (Fistelarrosion), 2. für die In-situ- oder auch extraanatomische Gefäßrekonstruktion nach kompletter oder inkompletter Resektion des infizierten Prothesenmaterials und Gewebes und 3. als Stentprothese bei limitierten Infektzeichen und hohem Operationsrisiko.

Eine der ersten klinischen Arbeiten zum Einsatz von Stentprothesen bei Infektionen, in diesem Fall für die Therapie sogenannter mykotischer Aneurysmen der thorakalen Aorta, stammt aus der Arbeitsgruppe von Dake aus Stanford (Semba et al. 1998). Damit begann die Entwicklung eines therapeutischen Prinzips, das bis heute eine Domäne der Anwendung von alloplastischem Material für den Gefäßersatz auch bei Protheseninfektionen geblieben ist. Die endovaskuläre Therapie ist in jedem Fall als sogenanntes Bridging – also zumindest als vorübergehende Lösung für Notfälle, die sich als Folge von Protheseninfektionen nach Aortenersatz ergeben – fest in den Algorithmus des therapeutischen Procederes integriert. Dazu gehören die Arrosionsblutungen, insbesondere bei aortobronchialer, -pulmonaler oder -ösophagealer, -intestinaler und auch arterioureteraler Fistel (Chafke et al. 2020).

11.5.3 Intravaskuläre (Stent-)Protheseninfektionen

Für die intravaskulären Stentprotheseninfektionen gelten dieselben Prinzipien der Behandlung, wie sie für die extra- und intrakavitären Protheseninfektionen bereits dargestellt wurden (vgl. 11.3, 11.4). Die Revaskularisation nach Explantation des infizierten Prothesenmaterials erfolgt, wenn möglich, sowohl nach den amerikanischen (Wilson et al. 2016) als auch nach den europäischen Leitlinien (Chafké et al. 2020) durch eine In-situ-Revaskularisation.

Die Europäischen Leitlinien (Chafké et al. 2020) empfehlen auch bei Stentprotheseninfektion die Eradikation der Infektion durch vollständige Entfernung des infizierten Endografts. Die In-situ-Rekonstruktion mit biologischem Material hat die niedrigste Reinfektionsrate (< 10 %) und wird für Patienten empfohlen, die ein hinreichend geringes Operationsrisiko aufweisen (Argyriou et al. 2017). Die 30-Tage-Mortalitätsraten betrugen 8–39 % und die Amputationsraten 0–2 % (Fatima et al. 2013; Davila et al. 2015; Chaufour et al. 2017). Im Fall einer extraanatomischen Revaskularisation kann das Stumpf-Management der Aorta, wenn der Patient nicht OP-fähig ist, anspruchsvoll werden, da der Hals mit Landezone für die nun infizierte Stentprothese bei Explantation derselben – vor allem bei suprarenaler Fixation – beschädigt werden kann. Der Verschluss der Aorta muss dann sehr nahe an den Nierenarterienostien erfolgen, ohne die Perfusion zu beeinträchtigen. Wenn der Patient nicht operationsfähig ist, muss eine konservative Therapie mit lebenslanger Antibiose oder eine Drainage des Befundes ohne Explantation des Stentprothesensystems in Betracht gezogen werden. Die Mortalität der Patienten mit einer konservativen Therapie in Form einer alleinigen antimikrobiellen Behandlung ist mit 63,3 % innerhalb 30 Tagen hoch (Argyriou et al. 2017).

Infektionen von Stentprothesensystemen stellen eine besondere Herausforderung dar und werden trotz einer Häufigkeit von bisher weniger als 1 % angesichts der weltweit hohen Implantationszahlen ebenfalls deutlich zunehmen. Daher müssen multidisziplinäre Teams vorbereitet sein, die zum Zeitpunkt der ersten Operation noch jüngeren und gesünderen, aber potenziell auch dann schon nur noch für eine minimalinvasive Therapie geeigneten Patienten mit einer maßgeschneiderten, individualisierten Strategie zu behandeln (Berard et al. 2019).

Für die In-situ- oder extraanatomische Rekonstruktion werden alloplastische Prothesen mit oder ohne antimikrobielle Modifikation verwendet. In den meisten, vor allem auch durchgeführten klinischen Serien führt offenbar die Abwägung der Vor- und Nachteile der antimikrobiell modifizierten PET-(Dacron-)Prothesen zu deren konstantem Einsatz. Auch nichtmodifizierte Prothesen, v. a. ePTFE, kommen zur Anwendung.

Fatima et al. (2013) berichten in einer retrospektiven Single-Center-Studie über 24 Patienten (20 männlich, 4 weiblich; medianes Alter 70 Jahre, Range 35–80), die zwischen Januar 1997 und Juli 2012 wegen 21 infizierten abdominellen und 3 infizierten thorakalen Stentprothesen (19 primäre Stentprotheseninfektionen, 4 graftenterische Fisteln, 1 aortobronchiale Fistel) behandelt wurden. Von 19 positiven Erregernachweisen (8 mono-, 11 polymikrobiell) waren 12 Staphylokokken und 6 Streptokokken. Die abdominelle Rekonstruktion erfolgte in situ bei 21 (15 Rifampicin-getränkte PET-Prothesen, 2 V. femoralis, 4 kryokonservierte Allografts) und mittels axillobifemoralem Bypass bei 3 kritisch kranken Patienten. Die infizierten TEVAR wurden mit Rifampicin-getränkten Prothesen im Kreislaufstillstand rekonstruiert. Die 30-Tage-Mortalität betrug 4 % (n = 1). Die Morbidität betraf 16 Patienten (67 %; 10 renal, 5 wundbezogen, 3 pulmonal, 1 kardiales Ereignis). 1 Patient hatte nach Rifampicin-Prothese eine Reinfektion mit fatalem Blowout der Anastomose am 44. postoperativen Tag.

In einer Serie von 36 Stentprotheseninfektionen wurden nach Explantation des infizierten Prothesenmaterials die folgenden In-situ-Rekonstruktionen vorgenommen (Davila et al. 2015): Rifampicin-getränktes Dacron (n = 14; 39 %), Standard-Dacron (n = 2; 6 %), PTFE (n = 2; 6 %), V. femoralis (n = 4; 11 %), kryokonserviertes Allograft (n = 4; 11 %), kryokonserviertes Allograft + V. femoralis (n = 1; 3 %) (Davila et al. 2015). Extraanatomische Rekonstruktionen mittels axillobifemoralem Bypass (n = 9) erfolgten simultan während der EVAR-Stentprothesenexplantation (n = 6) oder als Staged Repair (n = 3). Als Prothesen wurden PTFE (n = 6; 17 %), Rifampicin-getränktes Dacron (n = 2; 6 %) und eine Kombination aus Rifampicin-getränktem Dacron und V. femoralis (n = 1; 3 %) verwendet.

Smeds et al. (2016) untersuchten in einer multizentrischen, retrospektiven Studie das Management und die Ergebnisse bei Patienten mit Infektion des Stentprothesensystems nach abdomineller (EVAR) oder thorakaler endovaskulärer Aneurysmaausschaltung (TEVAR). Von 2004 bis 2014 wurden 206 Patienten nach EVAR (n = 180) oder TEVAR (n = 26) behandelt. Die Diagnose einer Infektion wurde im Mittel 22 Monate nach Implantation festgestellt. 197 Patienten wurden operiert, von denen 186 (90 %) einen In-situ-Aortenersatz mittels kryokonserviertem Allograft (n = 54), neoaortoiliakalem System (n = 21) oder alloplastischer Prothese (n = 111, 83 % antibiotikagetränkt) erhielten. 11 Patienten wurden extraanatomisch mittels axillo-(bi)femoralem Bypass rekonstruiert. Kulturen der Explantate waren am häufigsten polymikrobiell (35 %) und grampositiv (22 %). Die perioperative 30-Tage-Morbidität und -Mortalität betrugen jeweils 35 % und 11 %. 19 Aortenersatzprothesen wurden im Mittel 540 Tage nach Reoperation wegen Infektion explantiert, am häufigsten assoziiert mit Prothesenmaterial, das nicht mit Antibiotika getränkt worden war oder mit extraanatomischem Bypass. Bei einem mittleren Follow-up von 21 Monaten betrugen die 1-, 2-, 3-, 4- und 5-Jahres-Überlebensraten jeweils 70 %, 65 %, 61 %, 56 % und 51 %. Alloplastisches Prothesenmaterial als Ersatz nach Explantation war mit einer höheren Reinfektionsrate und prothesenbezogenen Komplikationen und mit einer verringerten Überlebensrate im Vergleich zu autologen Rekonstruktionen assoziiert. Die Beschichtung der alloplastischen Prothesen mit Rifampicin verbesserte die Ergebnisse und sollte nach der Erfahrung von Smeds et al. (2016) erfolgen, wenn autologes Material nicht verwendet werden kann. Die Beschichtung von Dacron-Prothesen mit Rifampicin kann die Reinfektionsrate auf 4–22 % senken (Lew et al. 2011).

Eine retrospektive Studie an 8 italienischen Zentren sollte Frequenz, Klinik, Therapieoptionen und Ergebnisse bei aortoenterischen Fisteln (AEF) nach endovaskulärer Therapie eines abdominalen Aortenaneurysmas (EVAR) untersuchen (Kahlberg et al. 2016). Von 3932 Patienten mit EVAR zwischen 1997 und 2013 trat bei 32 während des Follow-ups eine AEF auf. Eine chirurgische Therapie erfolgte bei 27 Patienten mittels Stentprothesenexplantation. Der Aortenersatz erfolgte in situ mit silberimprägnierter Dacron-Prothese bei 13 von 27 Patienten (48 %) und einmal mit Homograft (4 %). Nach Aortenverschluss wurde ein extraanatomischer Bypass mit ePTFE bei 8 Patienten (30 %), mit Dacron-Prothese bei 3 (11 %) und mit silberimprägnierter Dacron-Prothese bei 2 Patienten angelegt. Die perioperative Mortalität betrug 37 % (10/27). Bei einem medianen Follow-up von 28 Monaten trat kein weiterer aortenbezogener Todesfall auf.

In einer retrospektiven, multizentrischen Studie von 1998 bis 2015 an 11 französischen Universitätskliniken wurden 33 Patienten mit Stentprothesenexplantationen wegen Infektion analysiert (Chaufour et al. 2017). Die mediane Dauer von den ersten Symptomen bis zur Stentprothesenexplantation betrug 30 Tage (Range 1 Tag bis 2,2 Jahre). Bei allen Patienten erfolgte die Stentprothesenexplantation, bei 12 (36 %) einschließlich Darmresektion wegen Stentprothesen-enterischer Fistel. Die Rekonstruktion erfolgte bei 30 Patienten in situ und bei 3 extraanatomisch. In situ wurden 23 kryokonservierte Aortenallografts, 5 Silber-Polyester-Prothesen und 2 autologe Femoralvenen implantiert. Erreger konnten bei 24 Patienten (74 %) nachgewiesen werden, grampositive Bakterien bei 18 (55 %). Die 30-Tage- und Krankenhausmortalität betrug 39 % (n = 13) wegen Blowout (n = 3), Multiorganversagen (n = 6), Kolonnekrose (n = 3) und peripherer Embolie (n = 1). Nach einem Jahr betrugen die Raten für das Überleben, prothesenbezogene Komplikationen und Reinfektionen jeweils 44 %, 10 % und 5 %.

In einem systematischen Review zu Stentprotheseninfektionen von Januar 1991 bis September 2016 erfüllten von 185 potenziell relevanten Arbeiten 11 Studien mit 402 Patienten die Einschlusskriterien (Li et al. 2018). 39 Patienten (9,7 %) stellten sich mit einer Ruptur vor, 92 von 380 Patienten (24,2 %) mit verfügbaren Daten hatten eine aortoenterische Fistel. 69 Patienten (69/402, 17 %) verstarben im Krankenhaus oder binnen 30 Tagen, 114 (114/402, 28 %) während des Follow-ups. Infizierte Prothesensysteme wurden bei

351 Patienten (351/402, 87 %) erfolgreich explantiert. 65 Patienten (65/402, 16 %) wurden extraanatomisch revaskularisiert, und eine In-situ-Rekonstruktion (ISR) erfolgte bei 287 Patienten (287/402, 71 %). Für das ISR wurden antibiotikaimprägnierte Dacron-Prothesen bei 99 Patienten (34 %), kryokonservierte Allografts bei 92 Patienten (32 %), PTFE-Prothesen bei 38 (31 %), Standard- (nicht mit Antibiotika behandelte) Dacron-Prothesen bei 27 (9 %), ein femoropopliteales neoaortoiliakales System bei 21 (7 %), autologe Venen bei 9 (3 %) und eine Kombination aus V. femoralis und kryokonserviertem Allograft bei einem Patienten verwendet. Neue Stentprothesen wurden bei 7 Patienten unter Belassen der originalen Prothese in situ als lebensrettende Maßnahme implantiert.

Manunga et al. 2023 berichten über die erfolgreiche Therapie einer Stentprotheseninfektion nach FEVAR 7 Jahre nach primärer Implantation. Bei dem 74-jährigen Patienten erfolgte die partielle Explantation und In-situ-Rekonstruktion mit Rifampicin-getränkter PET- (Dacron-)Bifurkationsprothese einschließlich 360°-Omentum-Plastik.

In einer retrospektiven Single-Center-Beobachtungsstudie an einer Universitätsklinik wurden von Juli 2008 bis Dezember 2020 34 Patienten (medianes Alter 69 Jahre) mit Stentprotheseninfektionen entsprechend der MAGIC-Kriterien nach endovaskulärer Ausschaltung eines Bauchaortenaneurysmas (EVAR) analysiert (Khalid et al. 2023). 4 Patienten (12 %) wurden als Notfall behandelt. Zwischen EVAR und Explantation vergingen median 17,5 (4,5–36,3) Monate. Eine In-situ-Rekonstruktion verwendete alloplastische Prothesen bei 24 Patienten (71 %, darunter 23 antimikrobiell mit Silber und Triclosan imprägniert) und biologische Implantate bei 10 (5V. femoralis, 4 arterielle Allografts, 3 bovine Patches, 1 biosynthetische Prothese). 17 aortoenterische Fisteln (AEnF) wurden mit direkter Rekonstruktion (10/17, 59 %) oder Resektionsanastomose (7/17, 41 %) versorgt. Bei 12 Patienten waren die Kulturen polymikrobiell (35 %), bei 4 (12 %) steril. Die 30-Tage- und Krankenhausmortalität betrugen 21 % (n = 7) und 27 % (n = 9). 25 Patienten (73 %) hatten postoperative Komplikationen. Bei einem medianen Follow-up von 16,2 Monaten (IQR 8,3, 33,6) betrug die Mortalitätsrate 35 % (n = 12; 11 aortenbezogen; 32 %), mit 2 Reinfektionen (6 %), beide nach biologischen Rekonstruktionen (eine wegen AEnF).

11.6 Infektion von AV-Shuntprothesen

In der Regel sollte bei Infektion einer ePTFE-Shuntprothese die Explantation in toto erfolgen und eine neue, möglichst autologe Möglichkeit eines AV-Zuganges geschaffen werden. Die Verwendung von alloplastischem Material hat für diese Indikation keine Bedeutung.

11.7 Zukünftige Entwicklungen

Eine Möglichkeit zur Erhaltung von infizierten Gefäßprothesen im Sinne einer kurativen Strategie wird durch die effektive Therapie einer Gefäßprotheseninfektion mittels Bakteriophagen eröffnet. Bakteriophagen sind aufgrund ihrer lytischen Aktivität als potente antibakterielle Therapieoption bekannt (Luong et al. 2020; Junghans et al. 2021; Chung et al. 2023; Fujiki et al. 2023). Im Vergleich mit anderen antibakteriellen Therapiestrategien wie auch der lokalen Applikation von Rifampicin (Bisdas et al. 2012) weisen Bakteriophagen keine Zytotoxizität gegenüber Gefäßzellen auf (Herten et al. 2017), sind aber gegen multiresistente Bakterien und Biofilmbildner wirksam. Grambow et al. (2022) konnten eine Stentprotheseninfektion nach TEVAR erfolgreich mittels Bakteriophagen behandeln, die extravaskulär und – in einem innovativen Ansatz – durch endovaskuläre Therapie mittels Implantation einer mit Bakteriophagen beschichteten Stentprothese an den Ort der Infektion gebracht wurden. Dieses Beispiel zeigt, welche Bedeutung alloplastische (Stent)Prothesen für die Therapie von Gefäßprotheseninfektionen in Zukunft neben dem Bridging in Notfallsituationen weiterhin haben könnten, wenn man die Modifikation durch Beschichtung mit Bakteriophagen in Betracht zieht.

In der Zukunft sind weitere Möglichkeiten für die gezielte antimikrobielle Modifikation von alloplastischem Material und damit für dessen Einsatz bei Gefäßprotheseninfektionen durch die sogenannte Nanotechnologie zu erwarten. Mittels Elektrospinning können PET-Nanofasern mit Silber beladen werden (Grumezescu et al. 2019). Die einerseits deutlich bakteriziden vs. andererseits zytotoxischen Eigenschaften von Silber-Nanopartikeln zeigen, warum hier allerdings bis dato von einem "zweischneidigen Schwert" gesprochen werden muss (Liaou et al. 2019). Graphen-Derivate haben u. a. eine sehr gute antimikrobielle Aktivität (Pandit et al. 2021). Das kohlenstoffbasierte 2D-Nanomaterial Graphenoxid kann durch abgestimmte NO-Freisetzung antimikrobiell modifiziert werden, mit dem Ergebnis einer gutem Biokompatibilität mit humanen Fibroblasten und Anti-Biofilmaktivität gegen grampositive und gramnegative Bakterienstämme (Garren et al. 2023). Polyethylenglykol kann die Eigenschaften von Graphenoxid deutlich verbessern und zeigt exzellente antibakterielle Effektivität (Ghosh et al. 2020). Kohlenstoff-Nanotubes können als Nanoreservoir für die kontrollierte NO-Freisetzung in kleinkalibrigen Gefäßprothesen modifiziert werden und damit in vivo deren In-situ-Endothelialisierung und Gewebeintegration fördern (Kabirian et al. 2023).

Im Vergleich zu den bisher klinisch verwendeten, traditionellen Methoden der Beschichtung und Imprägnierung von alloplastischen Prothesen mit Antibiotika oder Antiseptika ermöglicht die Nanotechnologie potenziell das Design effizienterer antimikrobieller Gefäßprothesen (He et al. 2022). Die bei Nanofasern und Nanopartikeln deutlich vergrößerte Oberfläche erlaubt z. B. einen wesentlich effektiveren Einschluss von Antibiotika und eine bessere Kontrolle von deren räumlicher und zeitlicher Freisetzung. Das disruptive Potenzial von Nanofasern und -partikeln ist außergewöhnlich und könnte zu einer neuen Generation von antimikrobiell effektiven alloplastischen Gefäßprothesen führen.

Fazit für die Praxis

- Alloplastisches Gefäßersatzmaterial ist nach Modifikation durch Beschichtung mit antiseptischen und antimikrobiellen Substanzen für die Behandlung von Gefäßprotheseninfektionen prinzipiell geeignet.
- Klinisch sind bis heute Rifampicin-getränkte und silberimprägnierte PET-(Dacron-)Prothesen relevant. Die zur Verfügung stehenden Daten sind für beide Modifikationen allerdings heterogen und insgesamt von geringer Evidenz.
- Bei Verwendung von Rifampicin-Prothesen müssen das Erregerspektrum und die Möglichkeit einer Resistenzentwicklung beachtet werden.
- Während Rifampicin gegen Staphylokokken wirksam ist, bedeuten Infektionen mit hochvirulenten, v. a. gramnegativen oder multiresistenten Bakterienstämmen, insbesondere MRSA, eine Kontraindikation für diese antimikrobielle Modifikation einer alloplastischen Prothese.
- Die besten Ergebnisse für silberimprägnierte PET-(Dacron-)Prothesen hinsichtlich Infektresistenz liegen für eine Kombination von Silber mit Triclosan vor.
- Um die Evidenz zu erhöhen, erscheinen große, multizentrische, prospektiv geführte Register mit vordefinierten Variablen erforderlich und realistisch, die dann wertvolle und verlässliche Vergleiche und Schlussfolgerungen erlauben (Chafké et al. 2020).
- Für die Wirksamkeit von Stentprothesen, die im Rahmen einer konservativen Therapie von Protheseninfektionen als Bridging im Bereich der abdominellen und thorakalen Aorta implantiert werden, besteht bis dato keine ausreichende Evidenz.

- Alternativen für eine effektive Erhöhung der Infektresistenz von alloplastischem Material könnten in der Zukunft durch neue Technologien erreicht werden. Potenziell relevant sind die Nanotechnologie und die Verwendung von Bakteriophagen.

Literatur

Alexander JW (2009) History of the medical use of silver. Surg Infect 10. https://doi.org/10.1089/sur.2008.9941

Argyriou C, Georgiadis GS, Lazarides MK, Georgakarakos E, Antoniou GA (2017) Endograft infection after endovascular abdominal aortic aneurysm repair: a systematic review and meta-analysis. J Endovasc Ther 24(5):688–697. https://doi.org/10.1177/1526602817722018. Epub 2017 Jul 31

Bandyk DF, Novotney ML, Back MR, Johnson BL, Schmacht DC (2001) Expanded application of in situ replacement for prosthetic graft infection. J Vasc Surg 34:411–419. https://doi.org/10.1067/mva.2001.117147

Batt M, Magne JL, Alric P, Muzj A, Ruotolo C, Ljungstrom KG et al (2003) In situ revascularization with silver-coated polyester grafts to treat aortic infection: early and midterm results. J Vasc Surg 38:983–989. https://doi.org/10.1016/s0741-5214(03)00554-8

Batt M, Jean-Baptiste E, O'Connor S, Bouillanne PJ, Haudebourg P, Hassen-Khodja R et al (2008) In-situ revascularisation for patients with aortic graft infection: a single centre experience with silver coated polyester grafts. Eur J Vasc Endovasc Surg 36:182–188. https://doi.org/10.1016/j.ejvs.2008.02.013. Epub 2008 Apr 25

Batt M, Feugier P, Camou F, Coffy A, Senneville E, Caillon J et al (2018) Research group for vascular graft infection. A meta-analysis of outcomes after in situ reconstructions for aortic graft infection. Angiology 69:370–379. https://doi.org/10.1177/0003319717710114. Epub 2017 Jun 5

Benvenisty AI, Tannenbaum G, Ahlborn TN, Fox CL, Modak S, Sampath L et al (1988) Control of prosthetic bacterial infection: evaluation of an easily incorporated, tightly bound, silver antibiotic PTFE graft. J Surg Res 44:1–7. https://doi.org/10.1016/0022-4804(88)90116-3. PMID: 3336207

Berard X, Stecken L, Pinaquy JB, Cazanave C, Puges M, Pereyre S et al (2016) Comparison of the antimicrobial properties of silver impregnated vascular grafts with and without triclosan. Eur J Vasc Endovasc Surg 51:285–292. https://doi.org/10.1016/j.ejvs.2015.10.016. Epub 2015 Dec 9

Berard X, Puges M, Pinaquy JB, Cazanave C, Stecken L, Bordenave L et al (2019) In vitro evidence of improved antimicrobial efficacy of silver and triclosan containing vascular grafts compared with rifampicin soaked grafts. Eur J Vasc Endovasc Surg 57:424–232. https://doi.org/10.1016/j.ejvs.2018.08.053. Epub 2018 Oct 6

Berard X, Battut AS, Puges M, Carrer M, Stenson K, Cazanave C et al (2020) Fifteen-year, single-center experience with in situ reconstruction for infected native aortic aneurysms. J Vasc Surg 75:950-961.e5. https://doi.org/10.1016/j.jvs.2021.08.094. Epub 2021 Sep 30

Berard X, Battut AS, Puges M, Carrer M, Stenson K, Cazanave C, et al. (2022) Fifteen-year, single-center experience with in situ reconstruction for infected native aortic aneurysms. J Vasc Surg 75:950–961.e5. https://doi.org/10.1016/j.jvs.2021.08.094. Epub 2021 Sep 30

Bisdas T, Wilhelmi M, Haverich A, Teebken OE (2011) Cryopreserved arterial homografts vs silver-coated Dacron grafts for abdominal aortic infections with intraoperative evidence of microorganisms. J Vasc Surg 53:1274-1281.e4. https://doi.org/10.1016/j.jvs.2010.11.052. Epub 2011 Feb 2

Bisdas T, Beckmann E, Marsch G, Burgwitz K, Wilhelmi M, Kuehn C et al (2012) Prevention of vascular graft infections with antibiotic graft impregnation prior to implantation: in vitro comparison between daptomycin, rifampicin and nebacetin. Eur J Endovasc Surg 43:448–456. https://doi.org/10.1016/j.ejvs.2011.12.029

Braithwaite BD, Davies B, Heather BP, Earnshaw JJ (1998) On behalf of the joint vascular research group. Early results of a randomized trial of rifampicin-bonded Dacron grafts for extra-anatomic vascular reconstruction. Br J Surg 85:1378–1381. https://doi.org/10.1046/j.1365-2168.1998.00878.x

Brissonniere OG, Leport C, Bacourt F, Lebrault C, Comte R, Pechre JC (1991) Prevention of vascular graft infection by rifampin bonding to a gelatin-sealed Dacron graft. Ann Vasc Surg 5:408–412. https://doi.org/10.1007/BF02133043

Canaud L, Ozdemir BA, Bahia S, Hinchliffe R, Loftus I, Thompson M (2013a) Thoracic endovascular aortic repair for aortobronchial fistula. Ann Thorac Surg 96:1117–1121. https://doi.org/10.1016/j.athoracsur.2013.04.090. Epub 2013 Aug 2

Canaud L, Alric P, Gandet T, Ozdemir BA, Albat B, Marty-Ane C (2013b) Open surgical secondary procedures after thoracic endovascular aortic repair. Eur J Vasc Endovasc Surg 46:667–674. https://doi.org/10.1016/j.ejvs.2013.08.022. Epub 2013 Oct 2

Canaud L, D'Annoville T, Ozdemir BA, Marty-Ané C, Alric P, (2014a) Combined endovascular and surgical approach for aortobronchial fistula. J Thorac Cardiovasc Surg 148(5):2108–2111. https://doi.org/10.1016/j.jtcvs.2014.01.018. Epub 2014 Jan 21

Canaud L, Ozdemir BA, Bee WW, Bahia S, Holt P, Thompson M, et al. (2014b) Thoracic endovascular aortic repair in management of aortoesophageal fistulas. J Vasc Surg 59:248–254. https://doi.org/10.1016/j.jvs.2013.07.117. Epub 2013 Nov 5

Caradu C, Jolivet B, Puges M, Cazanave C, Ducasse E, Berard X (2023) Reconstruction of primary and secondary aortic infections with an antimicrobial graft. J Vasc Surg 77:1226-1237.e10. https://doi.org/10.1016/j.jvs.2022.11.065. Epub 2022 Dec 23

Chakfé N, Diener H, Lejay A, Assadian O, Berard X, Caillon J et al (2020) Editor's Choice – European Society for Vascular Surgery (ESVS) (2020) Clinical practice guidelines on the management of vascular graft and endograft infections [Corrigendum in Eur J Vasc Endovasc Surg 2020;60:958. https://doi.org/10.1016/j.ejvs.2020.07.080. Epub 2020 Sep 18.] Eur J Vasc Endovasc Surg 59:339–384. https://doi.org/10.1016/j.ejvs.2019.10.016. Epub 2020 Feb 5

Chaufour X, Gaudric J, Goueffic Y, Khodja RH, Feugier P, Malikov S et al (2017) AURC (French University Surgeons Association) collaborators. A multicenter experience with infected abdominal aortic endograft explantation J Vasc Surg 65:372–380. https://doi.org/10.1016/j.jvs.2016.07.126. Epub 2016 Oct 5

Chick JFB, Castle JC, Cooper KJ, Srinivasa RN, Eliason JL, Osborne NH et al (2017) Aortoenteric fistulae temporization and treatment: lessons learned from a multidisciplinary approach to 3 patients. Radiol Case Rep 12:331–334. https://doi.org/10.1016/j.radcr.2017.03.008

Chiesa R, Melissano G, Marone EM, Marrocco-Trischitta MM, Kahlberg A (2010a) Aorto-oesophageal and aortobronchial fistulae following thoracic endovascular aortic repair: a national survey. Eur J Vasc Endovasc Surg 39:273–279. https://doi.org/10.1016/j.ejvs.2009.12.007. Epub 2010 Jan 21

Chiesa R, Tshomba Y, Kahlberg A, Marone EM, Civilini E, Coppi G et al (2010b) Management of thoracic endograft infection. J Cardiovasc Surg (Torino) 51:15–31

Chung KM, Nang SC, Tang SS (2023) The safety of bacteriophages in treatment of diseases caused by multidrug-resistant bacteria. Pharmaceuticals (Basel) 16:1347. https://doi.org/10.3390/ph16101347

Coggia M, Goëau-Brissonnière O, Leflon V, Nicolas MH, Pechère JC (2001) Experimental treatment of vascular graft infection due to Staphylococcus epidermidis by in situ replacement with a rifampin-bonded polyester graft. Ann Vasc Surg 15:421–429. https://doi.org/10.1007/s100160010128

Colacchio EC, D'Oria M, Grando B, Garofalo AR, D'Andrea A, Bassini S et al (2023) A systematic review of in-situ aortic reconstructions for abdominal aortic graft and endograft infections: outcomes of currently available options for surgical replacement. Ann Vasc Surg 95:307–316. https://doi.org/10.1016/j.avsg.2023.03.005. Epub 2023 Apr 5

Coselli JS, Spiliotopoulos K, Preventza O, de la Cruz KI, Amarasekara H, Green SY (2016) Open aortic surgery after thoracic endovascular aortic repair. Gen Thorac Cardiovasc Surg 64:441–449. https://doi.org/10.1007/s11748-016-0658-8

Czerny M, Eggebrecht H, Sodeck G, Weigang E, Livi U, Verzini F et al (2014) New insights regarding the incidence, presentation and treatment options of aorto-oesophageal fistulation after thoracic endovascular aortic repair: the European registry of endovascular aortic repair complications. Eur J Cardiothorac Surg 45:452–457. https://doi.org/10.1093/ejcts/ezt393. Epub 2013 Jul 31

Czerny M, Reser D, Eggebrecht H, Janata K, Sodeck G, Etz C et al (2015) Aorto-bronchial and aorto-pulmonary fistulation after thoracic endovascular aortic repair: an analysis from the European registry of endovascular aortic repair complications. Eur J Cardiothorac Surg 48:252–257. https://doi.org/10.1093/ejcts/ezu443. Epub 2014 Nov 20

D'Addato M, Curti T, Freyrie A (1996) Prophylaxis of graft infection with rifampicin-bonded Gelseal graft: 2-year follow-up of a prospective clinical trial. Italian Investigators Group. Cardiovasc Surg 4:200–204. https://doi.org/10.1016/0967-2109(96)82315-5

Das A, Lewandoski P, Laganosky D, Walton J, Shenot P (2016) Ureteroarterial fistula: a review of the literature. Vascular 24:203–207. https://doi.org/10.1177/1708538115585261. Epub 2015 May 13

Davila VJ, Stone W, Duncan AA, Wood E, Jordan WD Jr, Zea N et al (2015) A multicenter experience with the surgical treatment of infected abdominal aortic endografts. J Vasc Surg 62:877–883. https://doi.org/10.1016/j.jvs.2015.04.440. Epub 2015 Jul 14

Diener H, Assadian O, Zegelmann M, Steinbauer M, Debus ES, Larena-Avellaneda A (2020) Gefäßprotheseninfektionen. In: Debus E, Gross-Fengels W (Hrsg) Operative und interventionelle Gefäßmedizin. Springer Reference Medizin. Springer, Berlin, Heidelberg. https://doi.org/10.1007/978-3-662-45856-3_114-1

Drury JK, Ashton TR, Cunningham JD, Maini R, Pollock JG (1987) Experimental and clinical experience with a gelatin impregnated Dacron prosthesis. Ann Vasc Surg 1:542–547. https://doi.org/10.1016/S0890-5096(06)61437-4

Earnshaw JJ (2000) The current role of rifampicin-impregnated grafts: pragmatism versus science. Eur J Vasc Endovasc Surg 20:409–412. https://doi.org/10.1053/ejvs.2000.1197

Earnshaw JJ, Whitman B, Heather BP, on behalf of the Joint Vascular Research Group (2000) Two-year results of a randomized controlled trial of rifampicin-bonded extra-anatomic dacron grafts. Br J Surg 87:758–759 https://doi.org/10.1046/j.1365-2168.2000.01490.x

Edminston CE, Goheen MP, Seabrook GR, Johnson CP, Lewis BD et al (2006) Impact of selective antimicrobial agents on staphylococcal adherence to biomedical devices. Am J Surg 192:344–354. https://doi.org/10.1016/j.amjsurg.2006.04.009

El-Sabrout R, Reul G, Cooley DA (2000) Infected postcarotid endarterectomy pseudoaneurysms: retrospective review of a series. Ann Vasc Surg 14:239–247. https://doi.org/10.1007/s100169910041

Fatima J, Duncan AA, de Grandis E, Oderich GS, Kalra M, Gloviczki P et al (2013) Treatment strategies and outcomes in patients with infected aortic endografts. J Vasc Surg 58:371–379. https://doi.org/10.1016/j.jvs.2013.01.047. Epub 2013 Jun 10

Fujiki J, Nakamura K, Nakamura T, Iwano H (2023) Fitness trade-offs between phage and antibiotic sensitivity in phage-resistant variants: molecular action and insights into clinical applications for phage therapy. Int J Mol Sci 24:15628. https://doi.org/10.3390/ijms242115628

Garren M, Ashcraft M, Crowley D, Brisbois JB, Handa H (2023) Derivatization of graphene oxide nanosheets with tunable nitric oxide release for antibacterial biomaterials. J Biomed Mater Res A 111:451–464. https://doi.org/10.1002/jbm.a.37493. Epub 2023 Jan 3

Ghosh S, Chatterjee K (2020) Poly(Ethylene Glycol) functionalized graphene oxide in tissue engineering: a review on recent advances. Int J Nanomedicine 15:5991–6006. https://doi.org/10.2147/IJN.S249717. eCollection

Girdauskas E, Falk V, Kuntze T, Borger MA, Schmidt A, Scheinert D et al (2008) Secondary surgical procedures after endovascular stent grafting of the thoracic aorta: successful approaches to a challenging clinical problem. J Thorac Cardiovasc Surg 136:1289–1294. https://doi.org/10.1016/j.jtcvs.2008.05.053. Epub 2008 Aug 29

Goëau-Brissonnière OA, Fabre D, Leflon-Guibout V, Di Centa I, Nicolas-Chanoine MH, Coggia M (2002) Comparison of the resistance to infection of rifampin-bonded gelatin-sealed and silver/collagen-coated polyester prostheses. J Vasc Surg 35:1260–1263

Goëau-Brissonnière O, Javerliat I, Koskas F, Coggia M, Pechère JC (2011) Rifampicin-bonded vascular grafts and postoperative infections. Ann Vasc Surg 25:134–142. https://doi.org/10.1016/j.avsg.2010.09.002

Goodman M, Naiman DQ, LaKind JS (2017) Systematic review of the literature on triclosan and health outcomes in humans. Crit Rev Toxicol 48:1–51. https://doi.org/10.1080/10408444.2017.1350138. Epub 2017 Jul 25

Grambow E, Junghans S, Kröger JC, Reisinger EC, Krause BJ, Groß J (2022) Treatment of an infected TEVAR with extra- and endovascular bacteriophage application. EJVES Vasc Forum 56:20–23. https://doi.org/10.1016/j.ejvsvf.2022.02.004.eCollection2022

Graver LM, Mulcare RJ (1986) Pseudoaneurysm after carotid endarterectomy. J Cardiovasc Surg (Torino) 27:294–297

Grumezescu AM, Stoica AE, Dima-Balcescu MS, Chircov C, Gharbia S, Balta C et al (2019) Electrospun polyethylene terephthalate nanofibers loaded with silver nanoparticles: novel approach in anti-infective therapy. J Clin Med 8:1039. https://doi.org/10.3390/jcm8071039

Hayes PD, Nasim A, London NJ, Sayers RD, Barrie WW, Bell PR et al (1999) In situ replacement of infected aortic grafts with rifampicin-bonded prostheses: the Leicester experience (1992 to 1998). J Vasc Surg 30:92–98. https://doi.org/10.1016/s0741-5214(99)70180-1

He E, Serpelloni S, Alvear P, Rahimi M, Taraballi F (2022) Vascular graft infections: an overview of novel treatments using nanoparticles and nanofibers. Fibers 10:12. https://doi.org/10.3390/fib10020012

Hernández-Richter T, Schardey HM, Wittmann F, Mayr S, Schmitt-Sody M, Blasenbreu S, et al. (2003) Rifampin and Triclosan but not silver is effective in preventing bacterial infection of vascular Dacron graft material Eur J Vasc Endovasc Surg 26:550–557. https://doi.org/10.1016/S1078-5884(03)00344-7

Herten M, Idelevich EA, Sielker S, Becker K, Scherzinger AS, Osada N et al (2017) Vascular graft impregnation with antibiotics: the influence of high concentrations of rifampin, vancomycin, daptomycin, and bacteriophage endolysin HY-133 on viability of vascular cells. Med Sci Monit Basic Res 23:250–257. https://doi.org/10.12659/msmbr.902879

Honig S, Seeger P, Rohde H, Kölbel T, Debus ES, Diener H (2020) Efficacy of antiseptic impregnation of aortic endografts with rifampicin compared to silver against in vitro contamination with four bacteria that frequently cause vascular graft infections. JVS Vasc Sci 1:181–189. https://doi.org/10.1016/j.jvssci.2020.06.003.eCollection

Illuminati G, Calio' FG, D'Urso A et al (2009) Management of carotid Dacron patch infection: a case report using median sternotomy for proximal common carotid artery control and in situ polytetrafluoroethylene grafting. Ann Vasc Surg 23:786.e1-786.e5. https://doi.org/10.1016/j.avsg.2009.08.003

Janko MR, Hubbard G, Back M, Shah SK, Pomozi E, Szeberin Z et al (2022) In-situ bypass is associated with superior infection-free survival compared with extra-anatomic bypass for the management of secondary aortic graft infections without enteric involvement. J Vasc Surg 76:546-555.e3. https://doi.org/10.1016/j.jvs.2022.03.869. Epub 2022 Apr 23

Jeffrey JK, Lehman IR (1986) Yeast mitochondrial RNA polymerase. J Biol Chem 261:10340–10347

Jonker FH, Heijmen R, Trimarchi S, Verhagen HJ, Moll FL (2009) Muhs BE (2009) Acute management of aortobronchial and aortoesophageal fistulas using thoracic endovascular aortic repair. J Vasc Surg 50:999–1004. https://doi.org/10.1016/j.jvs.2009.04.043. Epub 2009 May 29

Junghans S, Rojas SV, Skusa R, Püschel A, Grambow E, Kohlen J et al (2021) Bacteriophages for the treatment of graft infections in cardiovascular medicine. Antibiotics (Basel) 10(12):1446. https://doi.org/10.3390/antibiotics10121446

Kabirian F, Baatsen P, Smet M, Shavandi A, Mela P, Heying R (2023) Carbon nanotubes as a nitric oxide nano-reservoir improved the controlled release profile in 3D printed biodegradable vascular grafts. Sci Rep 13:4662. https://doi.org/10.1038/s41598-023-31619-3

Kahlberg A, Rinaldi E, Piffaretti G et al (2016) Results from the multicenter study on aortoenteric fistulization after stent grafting of the abdominal aorta (MAEFISTO). J Vasc Surg 64(2):313-320.e1. https://doi.org/10.1016/j.jvs.2016.04.008

Kahlberg A, Melissano G, Mascia D, Loschi D, Grandi A, Chiesa R (2017) How to best treat infectious complications of open and endovascular thoracic aortic repairs. Semin Vasc Surg 30:95–102. https://doi.org/10.1053/j.semvascsurg.2017.11.002. Epub 2017 Nov 14

Kahlberg A, Grandi A, Loschi D, Vermassen F, Moreels N, Chafké N et al (2019) A systematic review of infected descending thoracic aortic grafts and endografts. J Vasc Surg 69:1941-1951.e1. https://doi.org/10.1016/j.jvs.2018.10.108

Khalid W, Puges M, Stenson K, Cazanave C, Ducasse E, Caradu C, Berard X (2023) Referral center experience with infected abdominal aortic endograft explantation. Eur J Vasc Endovasc Surg 65:149–158. https://doi.org/10.1016/j.ejvs.2022.10.003. Epub 2022 Oct 6

Kieffer E, Chiche L, Gomes D (2003) Aortoesophageal fistula: value of in situ aortic allograft replacement. Ann Surg 238:283–290. https://doi.org/10.1097/01.sla.0000080828.37493.e0

Kim YW (2023) Aortic endograft infection: diagnosis and management. Vasc Specialist Int 39:26. https://doi.org/10.5758/vsi.230071

Koshiko S, Sasajima T, Muraki S, Azuma N, Yamazaki K, Chiba K et al (2002) Limitations in the use of rifampicin-gelatin grafts against virulent organisms. J Vasc Surg 35:779–785. https://doi.org/10.1067/mva.2002.121850

Lachapelle K, Graham AM, Symes JF (1994) Antibacterial activity, antibioticretention, and infection resistance of a rifampin-impregnated gelatinsealed Dacron graft. J Vasc Surg 19:675–682. https://doi.org/10.1016/s0741-5214(94)70041-9

Lazic I, Obermeier A, Dietmair B, Kempf WE, Busch A, Tübel J et al (2022) Treatment of vascular graft infections: gentamicin-coated ePTFE grafts reveals strong antibacterial properties in vitro. J Mater Sci Mater Med 33:30. https://doi.org/10.1007/s10856-022-06650-x

Legout L, Delia P, Sarraz-Bournet B, Rouyer C, Massongo M, Valette M et al (2014) Factors predictive of treatment failure in staphylococcal prosthetic vascular graft infections: a prospective observational cohort study: impact of rifampin. BMC Infect Dis 14:228. https://doi.org/10.1186/1471-2334-14-228

Lejay A, Koncar I, Diener H, Vega de Ceniga M, Chakfé N (2018) Post-operative infection of prosthetic materials or stents involving the supra-aortic trunks: a comprehensive review. Eur J Vasc Endovasc Surg 56(6):885–900. https://doi.org/10.1016/j.ejvs.2018.07.016

Lew W, Moore W (2011) Antibiotic-impregnated grafts for aortic reconstruction. Semin Vasc Surg 24:211–219. https://doi.org/10.1053/j.semvascsurg.2011.10.015

Li HL, Chan YC, Cheng SW (2018) Current evidence on management of aortic stent-graft infection: a systematic review and meta-analysis. Ann Vasc Surg 51:306–313. https://doi.org/10.1016/j.avsg.2018.02.038

Liaou C, Li Y, Tjong SC (2019) Bactericidal and cytotoxic properties of silver nanoparticles. Int J Mol Sci 20:449. https://doi.org/10.3390/ijms20020449

Lovering AM, MacGowan AP (1999) A comparative study of the rifampicin binding and elution characteristics for collagen- and albumin-sealed vascular grafts. Eur J Vasc Endovasc Surg 17:347–350. https://doi.org/10.1053/ejvs.1998.0785

Lovering AM, White LO, MacGowan AP, Reeves DS (1996) The elution and binding characteristics of rifampicin for three commercially available protein-sealed vascular grafts. J Antimicrob Chemother 38:599–604. https://doi.org/10.1093/jac/38.4.599

Luong T, Salabarria AC, Roach DR (2020) Phage therapy in the resistance era: where do we stand and where are we going? Clin Ther 42:1659–1680. https://doi.org/10.1016/j.clinthera.2020.07.014

Lyons OT, Baguneid M, Barwick TD, Bell RE, Foster N, Homer-Vanniasinkam S et al (2016) Diagnosis of aortic graft infection: a case definition by the management of aortic graft infection collaboration (MAGIC). Eur J Vasc Endovasc Surg 52:758–763. https://doi.org/10.1016/j.ejvs.2016.09.007. Epub 2016 Oct 19

Maduri Traczewski M, Goldmann DA, Murphy P (1983) In vitro activity of rifampin in combination with oxacillin against Staphylococcus aureus. Anitimicrob Agents Chemother 23:571–576. https://doi.org/10.1128/AAC.23.4.571

Malassiney P, Goëau-Brissonnière O, Coggia M, Pechère JC (1996) Rifampicin loading of vascular grafts. J Antimicrob Chemother 37:1121–1129. https://doi.org/10.1093/jac/37.6.1121

Malgor RD, Oderich GS, Andrews JC, McKusick M, Kalra M, Misra S et al (2012) Evolution from open surgical to endovascular treatment of ureteral-iliac artery fistula. J Vasc Surg 55:1072–1080. https://doi.org/10.1016/j.jvs.2011.11.043. Epub 2012 Feb 10

Manunga J, Pedersen C, Selle B, Stephenson E, Skeik N (2023) Feasibility and outcome of partial open surgical fenestrated stent graft explantation, radical debridement, and in situ reconstruction for late graft infection. J Vasc Surg Cases Innov Tech 9:101175. https://doi.org/10.1016/j.jvscit.2023.101175

Marshall S (2021) Antimicrobial InterGard Synergy graft can be used in aortic infections. Vascular News 2021. https://vascularnews.com/antimicrobial-intergard-synergy-graft/. Zugegriffen: 16. Apr. 2021

Matic P, Tanascovic S, Babic S, Gajin P, Jocic D, Nenezic D et al (2014) In situ revascularization for femoropopliteal graft infection: ten years experience with silver grafts. Vascular 22:323–327. https://doi.org/10.1177/1708538113504399

Mufty H, Fourneau I (2023) Is silver still the holy grail for vascular grafts? J Cardiovasc Surg (Torino) 64:304–309. https://doi.org/10.23736/S0021-9509.22.12538-3. Epub 2022 Dec 19

Mufty H, Van den Eynde J, Meuris B, Metsemakers WJ, Wijngaerden EV, Vandendriessche T et al (2021a) Pre-clinical in vivo models of vascular graft coating in the prevention of vascular graft infection: a systematic review. Eur J Vasc Endovasc Surg 62:99–118. https://doi.org/10.1016/j.ejvs.2021.02.054. Epub 2021 Apr 9

Mufty H, Van den Eynde J, Steenackers HP, Metsemakers WJ, Meuris B, Fourneau I (2021b) A systematic review of preclinical data regarding commercial silver-coated vascular grafts. J Vasc Surg 74:1386-1393.e1. https://doi.org/10.1016/j.jvs.2021.04.055. Epub 2021 May 19

Mufty H, Van den Bergh M, Meuris B, Metsemakers WJ, Fourneau I (2022a) Clinical studies reporting on vascular graft coatings for the prevention of aortic graft infection: a systematic review and meta-analysis. Eur J Vasc Endovasc Surg 63:112–118. https://doi.org/10.1016/j.ejvs.2021.09.020. Epub 2021 Nov 18

Mufty H, Van den Eynde J, Meuris B, Metsemakers WJ, Wijngaerden EV, Vandendriessche T et al (2022b) Pre-clinical in vitro models of vascular graft coating in the prevention of vascular graft infection: a systematic review. Eur J Vasc Endovasc Surg 63:119–137. https://doi.org/10.1016/j.ejvs.2021.07.015. Epub 2021 Oct 19

Nasim A, Hayes P, London N, Barrie WW, Bell PR, Naylor AR (1999) Vascular surgical society of Great Britain and Ireland: in situ replacement of infected aortic grafts with rifampicin-bonded prostheses. Br J Surg 86:695. https://doi.org/10.1046/j.1365-2168.1999.0695a.x

O'Connor S, Andrew P, Batt M, Becquemin JP (2006) A systematic review and meta-analysis of treatments for aortic graft infection. J Vasc Surg 44(1):38–45. https://doi.org/10.1016/j.jvs.2006.02.053

Oderich GS, Bower TC, Cherry KJ Jr, Panneton JM, Sullivan TM, Noel AA et al (2006) Evolution from axillofemoral to in situ prosthetic reconstruction for the treatment of aortic graft infections at a single center. J Vasc Surg 43:1166–1174. https://doi.org/10.1016/j.jvs.2006.02.040

Oderich GS, Bower TC, Hofer J, Kalra M, Duncan AA, Wilson JW et al (2011) In situ rifampin-soaked grafts with omental coverage and antibiotic suppression are durable with low reinfection rates in patients with aortic graft enteric erosion or fistula. J Vasc Surg 53:99–106. 107. e1–7; discussion: 106–107. https://doi.org/10.1016/j.jvs.2010.08.018

Pandit S, Gaska K, Kádár R, Mijakovic I (2021) Graphene-based antimicrobial biomedical surfaces. ChemPhysChem 22:250–263. https://doi.org/10.1002/cphc.202000769. Epub 2020 Dec 30

Phang D, Smeds, MR, Abate M, Ali A, Long B, Rahimi M, et al. (2019) Revascularization with obturator or hemi-neoaortoiliac system for partial aortic graft infections. Ann Vasc Surg 54:166–175. https://doi.org/10.1016/j.avsg.2018.06.012. Epub 2018 Aug 14

Pupka A, Skora J, Janczak D, Plonek T, Marczak J, Szydełko T (2011) In situ revascularisation with silver-coated polyester prostheses and arterial homografts in patients with aortic graft infection – a prospective, comparative, single-centre study. Eur J Vasc Endovasc Surg 41:61–67. https://doi.org/10.1016/j.ejvs.2010.10.005. Epub 2010 Nov 20

Puttini I, Kapalla M, Braune A, Michler E, Kröger J, Lutz B et al (2024) Aortic vascular graft and endograft infection-patient outcome cannot be determined based on pre-operative characteristics. J Clin Med 13:269. https://doi.org/10.3390/jcm13010269

Ricco JB, Assadian A, Schneider F, Assadian O (2012) In vitro evaluation of the antimicrobial efficacy of a new silver-triclosan vs a silver collagen-coated polyester vascular graft against methicillin-resistant Staphylococcus aureus. J Vasc Surg 55:823–829. https://doi.org/10.1016/j.jvs.2011.08.015. Epub 2011 Nov 10

Ricco JB; InterGard Silver Study Group (2006) InterGard silver bifurcated graft: features and results of a multicenter clinical study. J Vasc Surg 44(2):339–346. https://doi.org/10.1016/j.jvs.2006.03.046. PMID: 16890865

Richardson RL, Pate JW, Wolf RY, Ledes C, Hopson WB (1970) The outcome of antibiotic-soaked arterial grafts in guinea pig wounds contaminated with E. coli or S. aureus. J Thorac Cardiovasc Surg 59:635–637

Sacar M, Goksin I, Baltalarli A, Turgut H, Sacar S, Onem G et al (2005) The prophylactic efficacy of rifampicin-soaked graft in combination with systemic vancomycin in the prevention of prosthetic vascular graft infection: an experimental study. J Surg Res 129:329–334. https://doi.org/10.1016/j.jss.2005.05.017

Samson RH, Veith FJ, Janko GS, Gupta SK, Scher LA (1988) A modified classification and approach to the management of infections involving peripheral arterial prosthetic grafts. J Vasc Surg 8:147–153

Schmitt DD, Bandyk DF, Pequet AJ, Towne JB (1986) Bacterial adherence to vascular prostheses. A determinant of graft infectivity. J Vasc Surg 3:732–740

Schneider S, O'Connor S, Becquemin JP (2008) Efficacy of collagen silver-coated polyester and rifampin-soaked vascular grafts to resist infection from MRSA and Escherichia coli in a dog model. Ann Vasc Surg 22:815–821. https://doi.org/10.1016/j.avsg.2008.06.011. Epub 2008 Oct 2

Semba CP, Sakai T, Slonim SM et al (1998) Mycotic aneurysms of the thoracic aorta: repair with use of endovascular stent-grafts. J Vasc Interv Radiol 9:33–40. https://doi.org/10.1016/s1051-0443(98)70479-8

Shu H, Wang X, Wang M, Ding Y, Cheng H, Wang R, Huang Q, Zhang R (2021) Surgical management of abdominal aortic graft infection: network meta-analysis. BJS Open.;8(1):zrad151. https://doi.org/10.1093/bjsopen/zrad151. PMID: 38284398; PMCID: PMC10823419

Sinicropi MS, Iacopetta D, Ceramella J, Catalano A, Mariconda A, Pellegrino M et al (2022) Triclosan: a small molecule with controversial roles. Antibiotics (Basel) 11:735. https://doi.org/10.3390/antibiotics11060735

Smeds MR, Duncan AA, Harlander-Locke MP, Lawrence PF, Lyden S, Fatima J et al (2016) Vascular low-frequency disease consortium treatment and outcomes of aortic endograft infection. J Vasc Surg 63:332–340. https://doi.org/10.1016/j.jvs.2015.08.113

Sörelius K, Budtz-Lilly J, Mani K, Wanhainen A (2019) Systematic review of the management of mycotic aortic aneurysms. Eur J Vasc Endovasc Surg 58:426–435

Spiliotopoulos K, Preventza O, Green SY, Price MD, Amarasekara HS, Davis BM et al (2018) Open descending thoracic or thoracoabdominal aortic approaches for complications of endovascular aortic procedures: 19-year experience. J Thorac Cardiovasc Surg 155:10–18. https://doi.org/10.1016/j.jtcvs.2017.08.023. Epub 2017 Aug 26

Szilagyi DE, Smith RF, Elliott JP, Vrandecic MP (1972) Infection in arterial reconstruction with synthetic grafts. Ann Surg 176:321–333. https://doi.org/10.1097/00000658-197209000-00008

Tabiei A, Cifuentes S, Glasgow AE et al (2023a) Cryopreserved arterial allografts vs rifampin-soaked dacron for the treatment of infected aortic and iliac grafts. J Vasc Surg 78:1064-1073.e1. https://doi.org/10.1016/j.jvs.2023.05.048. Epub 2023 Jun 17

Tabiei A, Cifuentes S, Kalra M et al (2023b) Cryopreserved arterial allografts versus rifampin-soaked dacron for the treatment of infected aortic and iliac aneurysms. Ann Vasc Surg 97:49–58. https://doi.org/10.1016/j.avsg.2023.04.015. Epub 2023 Apr 29

Tautenhahn J, Meyer F, Buerger T, Schmidt U, Lippert H, Koenig W et al (2010) Interactions of neutrophils with silver-coated vascular polyester grafts. Langenbecks Arch Surg 395:143–149. https://doi.org/10.1007/s00423-008-0439-7. Epub 2008 Dec 2

Tello-Díaz C, Palau M, Muñoz E, Gomis X, Gavaldà J, Fernández-Hidalgo N et al. (2024) Methicillin-susceptible staphylococcus aureus biofilm formation on vascular grafts: an in vitro study. Ann Vasc Surg S0890-5096(24)00427-8. https://doi.org/10.1016/j.avsg.2024.05.038. Online ahead of print

Thorbjørnsen K, Djavani Gidlund K, Björck M et al (2016) Long-term outcome after EndoVAC hybrid repair of infected vascular reconstructions (2016) Eur J Vasc Endovasc Surg 51:724–732. https://doi.org/10.1016/j.ejvs.2016.01.011. Epub 2016 Mar 2

Töpel I, Audebert F, Betz T, Steinbauer MG (2010) Microbial spectrum and primary resistance to rifampicin in infectious complications in vascular surgery: limits to the use of rifampicin-bonded prosthetic grafts. Angiology 61:423–426. https://doi.org/10.1177/0003319709360029. Epub 2010 Mar 8

Torsello G, Sandmann W, Gehrt A, Jungblut RM (1993) In situ replacement of infected vascular prostheses with rifampin-soaked vascular grafts: early results. J Vasc Surg 17:768–773. https://doi.org/10.1067/mva.1993.40229

Towne JB, Seabrook GR, Bandyk D, Freischlag JA, Edmiston CE (1994) In situ replacement of arterial prosthesis infected by bacterial biofilms: Long-term follow-up. J Vasc Surg 19:226–233; discussion 233–235. https://doi.org/10.1016/s0741-5214(94)70098-2

Turgut H, Sacar S, Kaleli I, Sacar M, Goksin I, Toprak S et al (2005) Systemic and local antibiotic prophylaxis in the prevention of Staphylococcus epidermidis graft infection. BMC Infect Dis 5:91. https://doi.org/10.1186/1471-2334-5-91

Ueberrueck T, Zippel R, Tautenhahn J, Gastinger I, Lippert H, Wahlers T (2005) Vascular graft infections: in vitro and in vivo investigations of a new vascular graft with long-term protection. J Biomed Mater Res B Appl Biomater 74:601–607. https://doi.org/10.1002/jbm.b.30265

Van den Bergh RC, Moll FL, de Vries JPPM, Yeung KK, Lock TMTW (2008) Arterio-ureteral fistula: 11 new cases of a wolf in sheep's clothing. J Urol 179(2):578–581. https://doi.org/10.1016/j.juro.2007.09.087. Epub 2007 Dec 21

Vicaretti M, Hawthorne WJ, Ao PY, Fletcher JP (1998) An increased concentration of rifampicin bonded to gelatin-sealed Dacron reduces the incidence of subsequent graft infections following a staphylococcal challenge. Cardiovasc Surg 6:268–273. https://doi.org/10.1016/s0967-2109(98)00003-9

Vicaretti M, Hawthorne W, Ao PY, Fletcher JP (1999) Does in situ replacement of a staphylococcal infected vascular graft with a rifampicin impregnated gelatin sealed Dacron graft reduce the incidence of subsequent infection? Int Angiol 18:225–232

Vogt PR, Pfammatter T, Schlumpf R, Genoni M, Künzli A, Candinas D et al (1997) In situ repair of aortobronchial, aortoesophageal, and aortoenteric fistulae with cryopreserved aortic homografts. J Vasc Surg 26:11–17. https://doi.org/10.1016/s0741-5214(97)70140-x

Wang J, Blalock SKF, Levitan GS, Prichard HL, Niklason LE, Kirkton RD (2023) Biological mechanisms of infection resistance in tissue engineered blood vessels compared to synthetic expanded polytetrafluoroethylene grafts. JVS Vasc Sci 4:100120. https://doi.org/10.1016/j.jvssci.2023.100120.eCollection2023

Wikkeling TM, van Gijssel SA, van der Laan MJ, Zeebregts CJ, Saleem BR (2021) Treatment of patch infection after carotid endarterectomy: a systematic review. Ann Transl Med. 9(14):1213. https://doi.org/10.21037/atm-20-7531

Wilson WR, Bower TC, Creager MA et al (2016) Vascular graft infections, mycotic aneurysms, and endovascular infections: a scientific statement from the American heart association. Circulation 134:e412–e460. https://doi.org/10.1161/CIR.0000000000000457

Xiong YQ, Caillon J, Drugeon H, Potel G, Baron D (1996) The effect of rifampicin on adaptive resistance of Pseudomonas aeruginosa to aminoglycosides. J Antimicrob Chemother 37:993–998. https://doi.org/10.1093/jac/37.5.993

Young RM, Cherry KJ Jr, Davis PM, Gloviczki P, Bower TC, Panneton JM et al (1999) The results of in situ prosthetic replacement for infected aortic grafts. Am J Surg 178:136–140. https://doi.org/10.1016/s0002-9610(99)00146-4

Younis G, Reul GJ, Krajcer Z (2006) Combined endovascular and surgical treatment of infected carotid-carotid bypass graft. J Endovasc Ther 13:687–692. https://doi.org/10.1583/05-1676.1

Zegelman M, Guenther G, Florek HJ, Orend KH, Zuehlke H, Liewald F et al (2009) Results from the first in man german pilot study of the silver graft, a vascular graft impregnated with metallic silver. Vascular 17:190–196. https://doi.org/10.2310/6670.2009.00034

Zegelman M, Guenther G, Waliszewski M, Pukacki F, Stanisic MG, Piquet P et al (2013) Results from the International Silver Graft Registry for high-risk patients treated with a metallic-silver impregnated vascular graft. Vascular 21:137–147. https://doi.org/10.1177/1708538113478773

Zühlke HV (2019) Alloplastisches Material. In: Zühlke HV (Hrsg) Septische Gefäßmedizin. Georg Thieme Verlag Stuttgart, New York https://doi.org/10.1055/b-004-132219

Zyro D, Sikora J, Szynkowska-Józwik MI, Ochocki J (2023) Silver, its salts and application in medicine and pharmacy. Int J Mol Sci 24:15723. https://doi.org/10.3390/ijms242115723

Operative Therapie der aortointestinalen Fistel

12

Moritz Wegner, Spyridon Mylonas und Bernhard Dorweiler

Inhaltsverzeichnis

12.1 Zusammenfassung 143
12.2 Primäre aortointestinale Fistel 144
12.3 Sekundäre aortointestinale Fistel 145
    12.3.1 AEF nach offen chirurgischer Aortenrekonstruktion 145
    12.3.2 sAEF nach endovaskulärer Aortenrekonstruktion 146
12.4 Klinik und Diagnostik 146
12.5 Therapie 147
    12.5.1 Operative Maßnahme 147
    12.5.2 Antimikrobielle Therapie 150
Literatur 150

12.1 Zusammenfassung

Der Begriff aortointestinale Fistel oder aortoenterale Fistel (AEF) beschreibt eine Kommunikation zwischen der Aorta und dem Gastrointestinaltrakt (GIT). Sie wird anhand der ursächlichen Pathologie in die primäre AEF (pAEF) und die sekundäre AEF (sAEF) eingeteilt. Während die zuerst von Sir Astley Cooper (Cooper et al. 1829) im Jahr 1829 beschriebene pAEF als Verbindung zwischen der nativen Aorta und dem GIT zumeist als Folge von Kompression durch ein Aortenaneurysma entsteht, ist die sAEF eine Folge von Arrosion der umliegenden gastrointestinalen Strukturen durch prothetisches Material nach einer Aortenrekonstruktion. Zuerst beschrieben wurde eine solche sAEF im Jahr 1953 durch R. C. Brock als Verbindung zwischen der proximalen Anastomose eines aortalen Homografts und des Duodenums (Brock et al. 1953).

Die AEF ist eine insgesamt seltene Erkrankung, welche jedoch eine große Herausforderung für den behandelnden Chirurgen darstellt. Unbehandelt ist die Prognose nahezu ausnahmslos infaust, aber auch die chirurgische Behandlung wird häufig durch zahlreiche Komplikationen erschwert. Trotz großer Fortschritte der modernen Medizin und insbesondere der Intensivmedizin geht die Behandlung der häufig multimorbiden Patienten mit AEF mit einer

M. Wegner (✉) · S. Mylonas · B. Dorweiler
Klinik und Poliklinik für Gefäßchirurgie - Vaskuläre und Endovaskuläre Chirurgie, Universitätsklinikum Köln, Köln, Deutschland
E-Mail: moritz.wegner@uk-koeln.de
B. Dorweiler
E-Mail: bernhard.dorweiler@uk-koeln.de

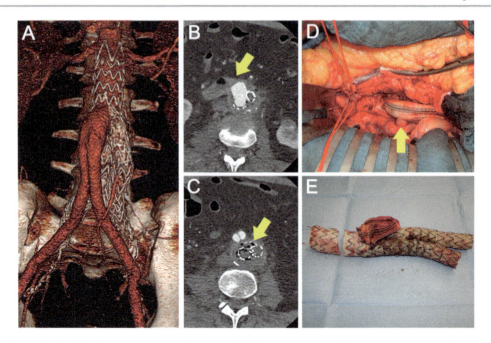

Abb. 12.1 Graftinfekt mit aortoduodenaler Fistel nach EVAR und sekundärer Bifurkationsprothesenimplantation bei EVAR-Thrombose
A: 3D-Rekonstruktion der CT-Angiografie mit EVAR in situ und sekundär daran angeschlossene Bifurkationsprothese (Dacron) bei EVAR-Thrombose.
B&C: Axiale Darstellungen zeigen die unmittelbare Nähe bzw. Adhärenz des Duodenums (B, gelber Pfeil) zur proximalen Anastomose der Bifurkationsprothese sowie Luftansammlungen um das einliegende EVAR-Graft (C, gelber Pfeil)
D: Intraoperativer Situs nach Präparation und Vorbereitung zur Aortenklemmung. Aus der duodenalen Läsion wölbt sich die Schleimhaut pilzförmig hervor (gelber Pfeil).
E: Explantiertes EVAR-Graft mit proximaler Anastomose der Bifurkationsprothese

persistierend hohen Morbidität und Mortalität einher (Moulakakis et al. 2014a; Argyriou et al. 2017; Chakfe et al. 2020) (Abb. 12.1).

12.2 Primäre aortointestinale Fistel

Die Inzidenz der pAEF wird anhand der Ergebnisse großer Autopsieserien mit ca. 0,04 % bis 0,07 % in Bezug auf die Allgemeinbevölkerung angegeben und bei Patienten mit abdominellen Aortenaneurysmen (AAA) auf ca. 0,69 % bis 2,36 % geschätzt (Hirst et al. 1951; Voorhoeve et al. 1996). Etwa 75 % der pAEF sind im Bereich des Duodenums lokalisiert, aber auch die Ausbildung von aortoösophagealen, aortogastrischen, aortojejunalen, aortoilealen oder aortosigmoidalen Fisteln ist möglich (Ihaya et al. 2000; Brown et al. 1999; Lorimer et al. 1996). Ursächlich für ihre Entstehung sind zumeist degenerative Aneurysmen (Saers et al. 2005), sie können jedoch auch als Folge einer Fremdkörperingestion (Sevastos et al. 2002), einer Erkrankung des GIT wie Tumor- oder Ulkusleiden (Armitage et al. 1990), einer Bestrahlung (Estrada et al. 1983), einer Operation (Bixby et al. 2018) oder auch im Rahmen einer Vaskulitis (Lagrand et al. 1996) oder Infektion (Gad 1989) auftreten. Während Auslöser hierfür historisch gesehen häufig die Infektionserreger *Treponema pallidum* und *Mycobacterium tuberculosis* waren, sind es heutzutage hauptsächlich gramnegative Erreger der Darmflora (z. B. *Klebsiella* spp. und *Salmonella* spp.) (Lee et al. 2002). Das Durchschnittsalter von Patienten mit einer primären AEF liegt bei 64 Jahren, der durchschnittliche Durchmesser der Aorta mit einer primären AEF beträgt ca. 6,2 cm, und Männer erkranken im Verhältnis 3:1 häufiger als Frauen (Saers et al. 2005).

Die genaue Pathogenese hinter der Entwicklung einer primären AEF ist nicht abschließend geklärt, wobei infektiöse und inflammatorische Prozesse sowie mechanische Faktoren diskutiert werden. Die mechanische Komponente entsteht hierbei in der Regel durch den pulsatilen Druck, der durch die sich ausdehnende Aorta auf die Wand des GIT ausgeübt wird, was über lokale Kompression und Ischämie zu einer Ausdünnung der Wand und schließlich zur Bildung einer AEF führt (Ikonomopoulos et al. 1986). Eine septische Aortitis mit transienter Bakteriämie kann zudem über eine Aussaat der Bakterien auf die innere Oberfläche der Aortenwand zur Entstehung von Aneurysmen oder Pseudoaneurysmen führen, welche in der Folge umliegende Strukturen arrodieren (Calligaro et al. 1992).

12.3 Sekundäre aortointestinale Fistel

12.3.1 AEF nach offen chirurgischer Aortenrekonstruktion

Die sAEF entsteht häufiger als die pAEF und setzt eine vorangegangene aortale Rekonstruktion voraus. Sie tritt sowohl nach offen chirurgischer Aortenrekonstruktion (OR, „open repair") als auch nach endovaskulärer Rekonstruktion der Aorta (EVAR, TEVAR; „[thoracic] endovascular aortic repair") zur Therapie von Aortenaneurysmen oder aortalen Verschlusskrankheiten auf. Ihre Inzidenz nach OR eines AAA wird mit 0,36 % bis 1,6 % angegeben (Argyriou et al. 2017; O'Hara et al. 1986; Hallett et al. 1997). Das Intervall von Aortenrekonstruktion bis Symptombeginn liegt im Durchschnitt zwischen 2 und 6 Jahren (Hallett et al. 1997; Bastounis et al. 1997). Obwohl das Auftreten einer sAEF typischerweise nach Verwendung eines prothetischen Grafts beschrieben wird, kann sie auch nach Rekonstruktion unter Verwendung von allogenen Grafts auftreten (Brock et al. 1953). Die sAEF sind zudem anhand der Lokalisation der Fistel in Bezug auf die Nahtreihe der proximalen Anastomose in Fisteln mit direkter Verbindung zwischen der Nahtreihe und dem GIT (aortoenterale Fistel) und einer Kommunikation zwischen GIT und Aortenprothese unterhalb der Nahtreihe (aortoenterale Arrosion) unterteilt (Schoell et al. 2015). Direkte Fisteln präsentieren sich häufig mit dramatischen Blutungskomplikationen, während aortoenterale Arrosionen tendenziell eher zuerst mit septischen Symptomen als Resultat einer bakteriellen Translokation zwischen GIT und Aortenprothese einhergehen (O'Mara et al. 1977).

Die genaue Pathogenese der sAEF ist ähnlich wie bei der pAEF nicht abschließend geklärt. Wahrscheinlich liegen sowohl patientenindividuelle als auch operative Ursachen zugrunde. Diskutiert werden in diesem Zusammenhang der pulsatile Druck, der durch die Aortenprothese auf den GIT ausgeübt wird, Infektion und technisches Versagen. Die Abfolge der Ereignisse, welche zur Entstehung der sAEF führt, kann häufig im Nachhinein nicht mehr genau nachvollzogen werden. Risikofaktoren, welche mit dem Auftreten von sAEF in Verbindung gebracht werden, sind multiple gefäßchirurgische Eingriffe in der Vorgeschichte, Wundkomplikationen, Infektionen, Notfalloperationen und technisches Versagen (Chakfe et al. 2020).

Infektionserreger, welche entweder während der initialen Operation eingebracht werden oder im Rahmen einer Bakteriämie an die Aortenprothese gelangen, sind meistens ursächlich an der Entwicklung einer sAEF beteiligt. Hierbei führt die Infektion der Prothese über eine Degeneration der Anastomose zur Bildung von Pseudoaneurysmen, welche schlussendlich in den GIT rupturieren können. Technisches Versagen kann zudem auf unterschiedliche Arten auftreten. Neben einer Kontamination der Prothese im Rahmen der Implantation kann es zu Darmverletzung, zur Ausdünnung der Serosa sowie zu einer Ischämie des Darmes während der Operation kommen, was zur Translokation von Bakterien führen kann und in der Folge über die oben beschriebenen Mechanismen in der Entwicklung einer sAEF resultiert. Aus diesem Grund sind eine vorsichtige Präparation unter Schonung des Duodenums, eine Hydratation des Darmes während der Operation sowie eine Vermeidung von zu starker Kompression durch Retraktoren entscheidend. Zudem sollte der Aneurysmasack, soweit möglich, über der Prothese vernäht werden (sog. Graft-Inclusion-Technik), gefolgt von einem Verschluss des Retroperitoneums. Hierbei ist zu beachten, dass im Bereich der proximalen Anastomose nicht die beiden Peritonealränder direkt miteinander vernäht werden, sondern eine Ventralisierung des Duodenums durch Naht des linken Peritonealrandes an das rechts paraaortal gelegene Fettgewebe erfolgt (Dünschede et al. 2012). Falls dies nicht möglich ist, sollte der Aneurysmasack bzw. die Prothese mit einer Omentumplastik abgedeckt werden.

Vermutet wird zudem, dass sAEF häufiger nach aorto-bifemoralen Bypässen auftreten als nach aorto-biiliakalen oder aortalen Rohrprothesenimplantationen, ein selteneres Auftreten wird zudem für End-zu-End-Anastomosen im Vergleich zu End-zu-Seit-Anastomosen postuliert (Armstrong et al. 2005; Connolly et al. 1981).

12.3.2 sAEF nach endovaskulärer Aortenrekonstruktion

Die Inzidenz der sAEF nach EVAR liegt zwischen 0,46 % zur Behandlung eines AAA und 3,9 % bei Patienten, die aufgrund eines Pseudoaneurysmas (PSA) nach vorangegangener OR behandelt wurden (Kahlberg et al. 2016). Diskutierte Mechanismen hinter der Entstehung der sAEF nach EVAR sind persistierende Endoleaks (EL) mit Größenzunahme des Aneurysmasacks, wiederholte Versuche der Coil-Embolisation zur Ausschaltung eines EL, Arrosion der Stentprothese durch die Aorta und eine bereits bestehende Infektion der Aorta vor Stentprothesenimplantation (Saratzis et al. 2008). Die Auswahl der Stentprothese schien in der multizentrischen Registerstudie MAEFISTO (Multicenter Study on Aortoenteric Fistulization After Stent Grafting of the Abdominal Aorta) die Wahrscheinlichkeit der Entwicklung einer sAEF nicht zu beeinflussen (Kahlberg et al. 2016). Das häufigere Auftreten einer sAEF zur Behandlung eines PSA legte die Vermutung nahe, dass in diesem Fall bereits häufiger Infektionen oder subklinische AEF zum Zeitpunkt der EVAR-Operation vorhanden waren. Die notfallmäßige Durchführung einer EVAR war zudem ebenfalls mit einem häufigeren Auftreten von SAEF assoziiert, was durch Kompression umliegender Strukturen durch große Hämatome und eine gesteigerte lokale Entzündungsreaktion in der Notfallsituation zu erklären sein könnte (Kahlberg et al. 2016).

Die Inzidenz einer aortoösophagealen Fistel (AÖF) oder einer aortobronchialen Fistel nach TEVAR wird mit 1,7 % angegeben (Kahlberg et al. 2016; Chiesa et al. 2010). Sie tritt häufiger und in kürzerer Zeit nach TEVAR als nach OR einer thorakalen Aortenpathologie auf (Kahlberg et al. 2019; Moulakakis et al. 2014b; Czerny et al. 2014).

12.4 Klinik und Diagnostik

Gemäß der Erstbeschreibung durch Sir Astley Cooper (Cooper et al. 1829) präsentiert sich die pAEF mit einer klinischen Trias aus gastrointestinalem Blutungsereignis, abdominellen Schmerzen und pulsierendem abdominellen Tumor, wobei nach neueren Erkenntnissen alle 3 Symptome zusammen nur bei ca. 11 % der Fälle auftreten. Ein Blutungsereignis tritt bei 64–94 % der Patienten auf, abdominelle Schmerzen bei 32–48 % und ein pulsierender Tumor bei 17–25 % der Patienten (Ranasinghe et al. 2011).

Blutungsereignisse treten auch bei sAEF häufig auf, ihre Inzidenz wird mit 73 % angegeben. Übrige Symptome sind Sepsis (41 %), abdominelle Schmerzen oder Rückenschmerzen (22 %), Prothesenschenkelverschlüsse (14 %), kutane Fisteln in der Leiste (11 %), periphere Abszesse (8 %), Ausbildung von femoralen PSA (5 %) und Peritonitis (5 %) (Batt et al. 2011).

Sowohl bei pAEF als auch bei sAEF kann es zu einer „Warnblutung" („herald bleeding") kommen, also einem geringfügigen Blutungsereignis, welches aufgrund von Thrombenbildung und Vasospasmus selbstlimitierend bleibt. Unbehandelt folgt auf eine solche Warnblutung häufig ein massives Blutungsereignis innerhalb von Stunden bis Monaten (Deijen et al. 2016; Yazdanpanah et al. 2012).

Aufgrund der Seltenheit der AEF ist die Diagnosestellung häufig erschwert. Bei Patienten mit massiven Blutungsereignissen wird die Diagnose häufig erst intraoperativ nach Laparotomie gestellt, in etwa 50 % der Fälle wird die pAEF erst post mortem diagnostiziert (Kaushik et al. 1998). Generell sollte bei Patienten, die sich mit einer ausgeprägten gastrointestinalen Blutung präsentieren und in der Vergangenheit Eingriffe an der Aorta erhalten haben, der hochgradige Verdacht auf eine sAEF bestehen. Die wichtigsten diagnostischen Werkzeuge bei stabilen Patienten sind die computertomographische Angiographie (CTA) und die Ösophagogastroduodenoskopie (ÖGD); der diagnostische Nutzen der intraarteriellen digitalen Subtraktionsangiographie (DSA) ist limitiert (Chakfe et al. 2020).

Aufgrund ihrer geringeren Invasivität, der breiten Verfügbarkeit und der zunehmenden Verbesserung der Auflösung erfolgt auch bei instabilen Patienten zumeist initial eine CT-Angiographie, mit deren Hilfe bis zu 61 % der AEF detektiert werden können (Saratzis et al. 2008; Hagspiel et al. 2007). Häufig zeigen sich eine Imbibierung des Fettgewebes um die Aorta, periprothetische Flüssigkeitskollektionen, Gasansammlungen, Anheftungen von verdickten Darmschlingen an der Aortenprothese oder – in seltenen Fällen – ein Kontrastmittelübertritt von der Aorta in das betroffene Darmsegment (Raman et al. 2013).

Die ÖGD dient maßgeblich dem Ausschluss einer anderen Ursache der gastrointestinalen Blutung. Sie sollte nur bei kreislaufstabilen Patienten durchgeführt werden und immer die Pars horizontalis und die Pars ascendens des Duodenums miteinschließen. Sollte frischer Thrombus oder gar freiliegendes Prothesenmaterial dargestellt werden können, sollte möglichst eine Verlegung vermieden werden, um keine schwere Blutung zu provozieren. Aus diesem Grund kann eine Durchführung der ÖGD im Operationssaal erwogen werden, um im Falle einer massiven Blutung eine notfallmäßige Laparotomie durchführen zu können. Während in etwa 25 % der Fälle eine AEF im Rahmen der ÖGD gesichert werden kann, bleibt sie bei ungefähr der Hälfte der Fälle ohne pathologischen Befund (Martin et al. 2004).

Bei asymptomatischen Patienten kann zudem die Durchführung von nuklearmedizinischen Untersuchungen – wie der Positronenemissionstomographie (PET) in Kombination mit einer Computertomographie (CT), unter Verwendung von mit dem Radionuklid Fluor-18 (^{18}F) markierter Fluordesoxyglukose (FDG) – zum Nachweis einer periaortalen Infektion erwogen werden, wobei nur sehr selten durch Übertritt der FDG in das Darmlumen eine AEF nachgewiesen werden kann (Krupnick et al. 2003).

Zusätzlich sollten bei allen Patienten, bei denen der Verdacht auf eine AEF besteht, serielle Blutkulturen asserviert werden, um eine etwaige Bakteriämie und mögliche Antibiotikaresistenzen der beteiligten Keime nachzuweisen und die antimikrobielle Therapie entsprechend anpassen zu können (Chakfe et al. 2020).

12.5 Therapie

12.5.1 Operative Maßnahme

Das Vorliegen einer sAEF birgt das Risiko einer akuten Blutung und fördert eine kontinuierliche Kontamination des Blutes mit Mikroorganismen. Als Folge davon befindet sich der Patient in einem konstanten septischen Zustand, und ein chirurgischer Verschluss der aortoenterischen Fistel oder sogar eine Resektion des GI-Trakt-Segments ist für die Behandlung unerlässlich. Eine Antibiotikatherapie kann die Sepsis vorübergehend kontrollieren, aber die Infektion kann ohne chirurgische Resektion bzw. Rekonstruktion nicht beseitigt werden (Moulakakis et al. 2014b; Smeds et al. 2016).

Die operative Behandlung beinhaltet neben einer hämodynamischen Stabilisierung des Patienten mittels Kontrolle der potenziell vorliegenden Blutung ein umfassendes Débridement des periaortalen Gewebes, um eine Ausbreitung der Infektion zu verhindern, die arterielle Rekonstruktion sowie die Versorgung der Läsion des GIT. Die Art und der Zeitpunkt der chirurgischen Behandlung werden patientenindividuell festgelegt und sind unter anderem abhängig vom klinischen Status des Patienten bei Präsentation (Ausmaß von Blutung und Sepsis), von der Lokalisation der AEF, den Komorbiditäten des Patienten sowie der Expertise des Teams und der Verfügbarkeit von Graftmaterialien (Chakfe et al. 2020).

Explantation der Gefäßprothese
Eine mediane Laparotomie ist der am häufigsten verwendete Zugang, um eine zeitnahe proximale Kontrolle der Aorta zu erreichen und eine Darmrekonstruktion durchführen zu können. Hierbei ist eine suprazöliakale Ausklemmung der Aorta hilfreich (Oderich et al. 2011) Alternativ kann unter Röntgenkontrolle die transfemorale Einbringung eines Ballonkatheters zur Okklusion der Aorta angewendet werden (Miyamoto et al. 2016) Die Explantation eines komplexen aortalen Grafts/Endografts (FEVAR/BEVAR) kann demgegenüber einen thorakoabdominalen Zugang erfordern. Es empfiehlt sich, während der Präparation die enterische Verbindung nicht zu öffnen und stattdessen z. B. einen „Patch" des prothetischen Materiales oder des Aneurysmasackes am Darm zu belassen, um einen Austritt von Darminhalt zu vermeiden bzw. – soweit möglich – zu verzögern (Chakfe et al. 2020; Oderich et al. 2011).

Techniken der aortalen Rekonstruktion
Zur Rekonstruktion der Aorta stehen mehrere unterschiedliche Verfahren zur Verfügung, die in unterschiedlichen Situationen angewendet werden können. Zu ihnen zählen die Prothesenexplantation mit In-situ-Rekonstruktion (ISR) der Aorta und die Prothesenexplantation mit extraanatomischer Rekonstruktion (EAR).

Extraanatomische Rekonstruktionen ausgehend von der A. axillaris sind weit verbreitet. Die am häufigsten verwendete Rekonstruktion ist der axillo-bifemorale Bypass, der entweder vor dem aortalen Eingriff erfolgen kann, sofern der Patient nicht aktiv blutet, oder im gleichen oder in einem späteren Eingriff durchgeführt werden kann. Die Nachteile axillobifemoraler Rekonstruktionen sind die niedrigen Durchgängigkeitsraten (64–75 % nach 5 Jahren) und die hohe Amputationsrate (bis zu 10 % nach 5 Jahren). Darüber hinaus besteht das Risiko eines sog. Aortic-Stump-Blowout mit Raten von 10–20 % (O'Connor et al. 2006; Post et al. 2019; Batt et al. 2018). Daher ist eine Stumpfverstärkung mit doppelter Nahtreihen und Anwendung von Verstärkungspatches empfohlen, die aus der Fascia lata, der Rektusfaszie oder Rinderperikard bestehen. Das Abdecken des Aortenstumpfs mit einer Omentumplastik wird zusätzlich empfohlen (Chakfe et al. 2020).

Die In-situ-Rekonstruktion hingegen vermeidet das Risiko einer Stumpfruptur und wird den letzten Jahren zunehmend propagiert, da sie die extraanatomische Rekonstruktion in Bezug auf Durchgängigkeits-, Amputations-, Reinfektions- und Sterblichkeitsraten übertrifft (O'Connor et al. 2006; Post et al. 2019; Batt et al. 2018). Daher schlagen die aktuellen Leitlinien der ESVS eine extraanatomische Rekonstruktion nur im Falle ausgedehnter periaortaler Abszessformationen oder bei Hinweisen auf eine Infektion durch multiresistente Mikroorganismen vor (Chakfe et al. 2020).

▶ Die In-situ-Rekonstruktion sollte der extraanatomischen Rekonstruktion vorgezogen werden.

Als Graftmaterial für die ISR stehen Rifampicin-getränkte Dacron-Prothesen (Oderich et al. 2011), silberbeschichtete Prothesen (Bisdas et al. 2011), kryokonservierte Allografts (Bisdas et al. 2010), autologes Venenmaterial (Dorweiler et al. 2014) oder aus bovinem Perikardpatch hergestellte Prothesen (Czerny et al. 2011) zur Verfügung. Jedes Material hat eigene Vor- und Nachteile, welche bereits beschrieben wurden. Obwohl die aktuelle Evidenz nicht eindeutig ist, empfiehlt die aktuelle Leitlinie der ESVS die Anwendung von autologem Material bei der arteriellen Rekonstruktion im abdominellen Bereich. Alle anderen verfügbaren Materialien sollten als alternative Lösungen betrachtet werden (Chakfe et al. 2020).

Endovaskuläre Verfahren
Da sowohl die ISR als auch die EAR mit einer hohen Morbidität und Mortalität einhergehen, wurden in den letzten Jahren vermehrt endovaskuläre Verfahren zur Behandlung der sAEF eingesetzt. In einer multizentrischen Studie zeigte die endovaskuläre Ausschaltung einer sAEF eine geringere perioperative Letalität im Vergleich zur OR (0 % vs. 35 %), welche jedoch einer erhöhten Mortalität und Morbidität durch sekundäre septische Komplikationen, wiederholte Blutungsereignisse und erneute Ausbildung von sAEF im Nachbeobachtungszeitraum von 2 Jahren gegenüberstand (Kakkos et al. 2011). Darüber hinaus ist auch beschrieben, dass die Kombination aus antimikrobieller Therapie, EVAR und Rekonstruktion des GIT ohne Prothesenexplantation mit fatalen Ergebnissen verbunden ist (Moulakakis et al. 2014b).

Aus diesen Gründen besteht der Stellenwert der endovaskulären Therapie hauptsächlich in einer temporären Lösung zur Blutungskontrolle und Stabilisierung des Patienten (sog. Bridging-Therapie), bis eine offen chirurgische Versorgung erfolgen kann (Chakfe et al. 2020). Dennoch kann die definitive endovaskuläre Versorgung bei ausgewählten Patienten mit Blutungen ohne klare Sepsis und reduzierte Lebenserwartung eine Therapieoption darstellen, um die Dauer des Krankenhausaufenthaltes zu minimieren (Baril et al. 2006).

▶ Die endovaskuläre Therapie ist eine temporäre Lösung zur Blutungskontrolle und Stabilisierung des Patienten.

Rekonstruktion des Gastrointestinaltrakts
Die Versorgung der Läsion des GIT stellt einen entscheidenden Faktor in der Behandlung der AEF dar, da das Sterberisiko aufgrund gastrointestinaler Komplikationen um mehr als das Dreifache erhöht wird (Lemos et al. 2003; Chopra et al. 2017). Ihre Art richtet sich nach der Lokalisation sowie nach der Ausdehnung der Läsion und reicht von der einfachen Übernaht kleinerer Läsionen über die Resektion von betroffenen Darmanteilen mit primärer Anastomosierung bis hin zur Anlage von endgültigen Stomata bei ausgeprägten Defekten (Schoell et al. 2015). In einer von Cendan et al. publizierten Fallserie zeigte sich eine erhöhte Mortalität bei Patienten mit Darmresektion im Vergleich zu Patienten, die mittels Übernaht versorgt wurden (66 % vs. 10 %) (Cendan et al. 2004), wohingegen in einer im Jahr 2014 veröffentlichten systematischen Übersichtsarbeit höhere Raten an rezidivierenden AEF nach einfacher Übernaht im Vergleich zu komplexeren Eingriffen (48,9 % vs. 11,1 %) nachgewiesen wurden (Rodrigues dos Santos et al. 2014). Generell gilt, dass im Fall einer kleinen, umschriebenen Läsion eine Rekonstruktion durch spannungsfreie direkte Naht erfolgen kann, während bei ausgedehnteren Defekten eher eine Mobilisation des Duodenums mit Resektion/Reanastomosierung und Verlagerung zu empfehlen ist. Zusätzlich soll eine ergänzende Separation des aortalen Stumpfes oder der aortalen Rekonstruktion durch eine Omentumplastik durchgeführt werden.

Versorgung der aortoösophagealen Fistel
Aufgrund ihrer Komplexität und des hohen perioperativen Risikos nimmt die Therapie der AÖF eine Sonderstellung in der Versorgung der AEF ein. Das Auftreten einer AÖF scheint nach TEVAR häufiger als nach OR von thorakalen Aortenpathologien (Kahlberg et al. 2019). Korrespondierend zur Behandlung der aortoenteralen Fistel hängt das Therapieregime maßgeblich vom klinischen Status des Patienten bei Präsentation ab, und die Implantation einer thorakalen Stentprothese zur temporären Blutungskontrolle bis zur weiteren Versorgung stellt eine anerkannte Therapieoption dar (Kahlberg et al. 2014; Canaud et al. 2014; Dorweiler et al. 2013). Mehrere Kombinationen von Behandlungsoptionen wurden bei AÖF verwendet, darunter ISR, extraanatomischer Bypass mit gleichzeitiger primärer Ösophagusreparatur oder Ösophagektomie mit zervikaler Ösophagostomie und

sekundärer Wiederherstellung der GIT-Kontinuität (Czerny et al. 2014; Luehr et al. 2015). Die Überlebensrate nach 2 Jahren bei Patienten mit AÖF liegt bei 16–39 % (Kahlberg et al. 2019; Luehr et al. 2015). Ähnlich wie im abdominellen Segment ist die konservative Therapie von AÖF mit einer Sterblichkeit von nahezu 100 % nach 12 Monaten verbunden (Czerny et al. 2014). Die Kombination von endovaskulärer Abdichtung mittels thorakaler Stentprothesen (TEVAR) und Abdichtung der ösophagealen Läsion mittels (gecoverter) Ösophagusstents kann sowohl als Bridging-Therapie bis zur definitiven Versorgung als auch als palliatives Konzept für diejenigen Patienten angeboten werden, welche nicht für eine radikale Operation geeignet sind (Chakfe et al. 2020).

12.5.2 Antimikrobielle Therapie

Die antimikrobielle Therapie ist ein Eckpfeiler der Behandlung aortaler Graftinfektionen. Aufgrund der Komplexität dieser Infektionen, der kontinuierlichen Weiterentwicklung verfügbarer Antibiotika und des Risikos einer Resistenzbildung von Mikroorganismen ist die Beratung durch Spezialisten für Infektionskrankheiten in einem multidisziplinären Team von größter Bedeutung. Eine anfängliche antimikrobielle Therapie mit Breitbandantibiotika ist angezeigt, um Infektionen und Sepsis zu kontrollieren. Bei Vorliegen einer AEF sollten Antimykotika in Betracht gezogen werden. Sobald die verantwortlichen Mikroorganismen identifiziert sind, wird eine engmaschige, zielgerichtete Antibiotikatherapie empfohlen, um Resistenzentwicklungen zu vermeiden. Die ideale Dauer der antimikrobiellen Behandlung hängt von der Virulenz der verantwortlichen Mikroorganismen und der angewandten Operationsstrategie ab. Eine 4- bis 6-wöchige antimikrobielle Therapie (davon 2 Wochen i. v.) wird nach vollständiger operativer Sanierung favorisiert (Kahlberg et al. 2017). Bei nicht vollständiger Sanierung (prothetisches Restmaterial in situ) oder neu implantierter Prothese wird eine verlängerte Antibiotikagabe über 3–6 Monate empfohlen (davon 4–6 Wochen i. v.). Bei Patienten, bei denen aufgrund des Allgemeinzustandes eine operative Eradikation ausgeschlossen ist, sollte eine längere oder sogar lebenslange Antibiotikatherapie in Betracht gezogen werden (Chakfe et al. 2020; Setacci et al. 2014). Jene Patienten könnten von der ambulanten parenteralen antimikrobiellen Langzeittherapie (OPAT) im Hinblick auf die Lebensqualität profitieren (Allen et al. 2021).

Literatur

Allen N, Adam M, O'Regan G, Seery A, McNally C, McConkey S et al (2021) Outpatient parenteral antimicrobial therapy (OPAT) for aortic vascular graft infection; a five-year retrospective evaluation. BMC Infect Dis 21(1):670. https://doi.org/10.1186/s12879-021-06373-4

Aortoduodenal GA, Revisited F (1989) Scand J Gastroenterol 24(sup167):97–100. https://doi.org/10.3109/00365528909091322

Argyriou C, Georgiadis GS, Lazarides MK, Georgakarakos E, Antoniou GA (2017) Endograft infection after endovascular abdominal aortic aneurysm repair: a systematic review and meta-analysis. J Endovasc Ther: Off J Int Soc Endovasc Spec 24(5):688–697. https://doi.org/10.1177/1526602817722018

Armitage NC, Ballantyne KC (1990) Primary aortoenteric fistula due to recurrent colorectal cancer. Report of a case. Diseases of the Colon and Rectum 33(2):148–149. https://doi.org/10.1007/BF02055546

Armstrong PA, Back MR, Wilson JS, Shames ML, Johnson BL, Bandyk DF (2005) Improved outcomes in the recent management of secondary aortoenteric fistula. J Vasc Surg 42(4):660–666. https://doi.org/10.1016/j.jvs.2005.06.020

Baril DT, Carroccio A, Ellozy SH, Palchik E, Sachdev U, Jacobs TS et al (2006) Evolving strategies for the treatment of aortoenteric fistulas. J Vasc Surg 44(2):250–257. https://doi.org/10.1016/j.jvs.2006.04.031

Bastounis E, Papalambros E, Mermingas V, Maltezos C, Diamantis T, Balas P (1997) Secondary aortoduodenal fistulae. J Cardiovasc Surg (Torino) 38(5):457–464

Batt M, Jean-Baptiste E, O'Connor S, Saint-Lebes B, Feugier P, Patra P et al (2011) Early and late results of contemporary management of 37 secondary aortoenteric fistulae. Eur J Vasc Endovasc Surg 41(6):748–757. https://doi.org/S1078-5884(11)00097-9[pii]10.1016/j.ejvs.2011.02.020

Batt M, Feugier P, Camou F, Coffy A, Senneville E, Caillon J et al (2018) A meta-analysis of outcomes after in situ reconstructions for aortic graft infection. Angiology 69(5):370–379. https://doi.org/10.1177/0003319717710114

Bisdas T, Bredt M, Pichlmaier M, Aper T, Wilhelmi M, Bisdas S et al (2010) Eight-year experience with cryopreserved arterial homografts for the in situ reconstruction of abdominal aortic infections. J Vasc Surg 52(2):323–330. https://doi.org/10.1016/j.jvs.2010.02.277

Bisdas T, Wilhelmi M, Haverich A, Teebken OE (2011) Cryopreserved arterial homografts vs silver-coated Dacron grafts for abdominal aortic infections with intraoperative evidence of microorganisms. J Vasc Surg 53(5):1274–81.e4. https://doi.org/10.1016/j.jvs.2010.11.052

Bixby C, Sharma P, Aziz F (2018) Primary aortoenteric fistula after nissen fundoplication. Cureus 10(3):e2386. https://doi.org/10.7759/cureus.2386

Brock RC (1953) Aortic homografting; a report of six successful cases. Guys Hosp Rep 102(3):204–228

Brown PW, Sailors DM, Headrick JR, Burns RP (1999) Primary aortojejunal fistula: a case report. Am Surg 65(2):139–141

Calligaro KD, Bergen WS, Savarese RP, Westcott CJ, Azurin DJ, DeLaurentis DA (1992) Primary aortoduodenal fistula due to septic aortitis. J Cardiovasc Surg 33(2):192–198

Canaud L, Ozdemir BA, Bee WW, Bahia S, Holt P, Thompson M (2014) Thoracic endovascular aortic repair in management of aortoesophageal fistulas. J Vasc Surg 59(1):248–254. https://doi.org/10.1016/j.jvs.2013.07.117

Cendan JC, Thomas JB, Seeger JM (2004) Twenty-one cases of aortoenteric fistula: lessons for the general surgeon. Am Surg 70(7):583–7; discussion 7

Chakfe N, Diener H, Lejay A, Assadian O, Berard X, Caillon J et al (2020) Editor's Choice – European Society for Vascular Surgery (ESVS) 2020 Clinical practice guidelines on the management of vascular graft and endograft infections. Eur J Vasc Endovasc Surg 59(3):339–384. https://doi.org/10.1016/j.ejvs.2019.10.016

Chiesa R, Melissano G, Marone EM, Marrocco-Trischitta MM, Kahlberg A (2010) Aorto-oesophageal and aortobronchial fistulae following thoracic endovascular aortic repair: a national survey. Eur J Vasc Endovasc Surg 39(3):273–279. https://doi.org/10.1016/j.ejvs.2009.12.007

Chopra A, Cieciura L, Modrall JG, Valentine RJ, Chung J (2017) Twenty-year experience with aorto-enteric fistula repair: gastrointestinal complications predict mortality. J Am Coll Surg 225(1):9–18. https://doi.org/10.1016/j.jamcollsurg.2017.01.050

Connolly JE, Kwaan JH, McCart PM, Brownell DA, Levine EF (1981) Aortoenteric fistula. Ann Surg 194(4):402–412. https://doi.org/10.1097/00000658-198110000-00004

Cooper A, St. Thomas's H (1829) University College LLS, University College LLS. Lectures on the principles and practice of surgery [electronic resource]: as delivered in the theatre os St. Thomas's Hospital. F.C. Westley, London

Czerny M, von Allmen R, Opfermann P, Sodeck G, Dick F, Stellmes A et al (2011) Self-made pericardial tube graft: a new surgical concept for treatment of graft infections after thoracic and abdominal aortic procedures. Ann Thorac Surg 92(5):1657–1662. https://doi.org/S0003-4975(11)01584-0[pii]10.1016/j.athoracsur.2011.06.073

Czerny M, Eggebrecht H, Sodeck G, Weigang E, Livi U, Verzini F et al (2014) New insights regarding the incidence, presentation and treatment options of aorto-oesophageal fistulation after thoracic endovascular aortic repair: the European Registry of Endovascular Aortic Repair Complications. Eur J Vasc Endovascular Sur: Off J Eur Soc Vasc Surg 45(3):452–457. https://doi.org/10.1093/ejcts/ezt393

Deijen CL, Smulders YM, Coveliers HME, Wisselink W, Rauwerda JA, Hoksbergen AWJ (2016) The importance of early diagnosis and treatment of patients with aortoenteric fistulas presenting with herald bleeds. Ann Vasc Surg 36:28–34. https://doi.org/10.1016/j.avsg.2016.03.028

Dorweiler B, Weigang E, Duenschede F, Pitton MB, Dueber C, Vahl CF (2013) Strategies for endovascular aortic repair in aortobronchial and aortoesophageal fistulas. Thorac Cardiovasc Surg 61(7):575–580. https://doi.org/10.1055/s-0033-1347294

Dorweiler B, Neufang A, Chaban R, Reinstadler J, Duenschede F, Vahl C-F (2014) Use and durability of femoral vein for autologous reconstruction with infection of the aortoiliofemoral axis. J Vasc Surg 59(3):675–683. https://doi.org/10.1016/j.jvs.2013.09.029

Dünschede F, Vahl CF, Dorweiler B (2012) Technik des offenen Bauchaortenersatzes. Zeitschrift für Herz-, Thorax- und Gefäßchirurgie. 26(6):356–365. https://doi.org/10.1007/s00398-012-0966-y

Estrada FP, Tachovsky TJ, Orr RM, Boylan JJ, Kram BW (1983) Primary aortoduodenal fistula following radiotherapy. Surg, Gynecology & Obstetrics. 156(5):646–650

Hagspiel KD, Turba UC, Bozlar U, Harthun NL, Cherry KJ, Ahmed H et al (2007) Diagnosis of aortoenteric fistulas with CT angiography. J Vasc Interv Radiol 18(4):497–504. https://doi.org/10.1016/j.jvir.2007.02.009

Hallett JW, Marshall DM, Petterson TM, Gray DT, Bower TC, Cherry KJ et al (1997) Graft-related complications after abdominal aortic aneurysm repair: reassurance from a 36-year population-based experience. J Vasc Surg 25(2):277–284; discussion 85–86. https://doi.org/10.1016/s0741-5214(97)70349-5

Hirst AE, Affeldt J (1951) Abdominal aortic aneurysm with rupture into the duodenum; a report of eight cases. Gastroenterology 17(4):504–514

Ihaya A, Chiba Y, Kimura T, Morioka K, Uesaka T, Muraoka R (2000) Primary aortosigmoid fistula treated by descending thoracic aortofemoral bypass. J Cardiovasc Surg 41(2):325–327

Ikonomopoulos DC, Spanos PK, Lazarides DP (1986) Pathogenesis of aortoenteric fistula. An experimental study. Int Angio: J Int Union Angio 5(1):33–7

Kahlberg A, Tshomba Y, Marone EM, Castellano R, Melissano G, Chiesa R (2014) Current results of a combined endovascular and open approach for the treatment of aortoesophageal and aortobronchial fistulae. Ann Vasc Surg. https://doi.org/10.1016/j.avsg.2014.06.003

Kahlberg A, Rinaldi E, Piffaretti G, Speziale F, Trimarchi S, Bonardelli S et al (2016) Results from the Multicenter Study on Aortoenteric Fistulization After Stent Grafting of the Abdominal Aorta (MAEFISTO). J Vasc Surg 64(2):313–20.e1. https://doi.org/10.1016/j.jvs.2016.04.008

Kahlberg A, Melissano G, Mascia D, Loschi D, Grandi A, Chiesa R (2017) How to best treat infectious complications of open and endovascular thoracic aortic repairs. Semin Vasc Surg 30(2):95–102. https://doi.org/10.1053/j.semvascsurg.2017.11.002

Kahlberg A, Grandi A, Loschi D, Vermassen F, Moreels N, Chakfé N et al (2019) A systematic review of infected descending thoracic aortic grafts and endografts. J Vasc Surg 69(6):1941–51.e1. https://doi.org/10.1016/j.jvs.2018.10.108

Kakkos SK, Antoniadis PN, Klonaris CN, Papazoglou KO, Giannoukas AD, Matsagkas MI et al (2011) Open or endovascular repair of aortoenteric fistulas? A multicentre comparative study. Eur J Vasc Endovasc Surg 41(5):625–634. https://doi.org/S1078-5884(11)00015-3[pii]10.1016/j.ejvs.2010.12.026

Kaushik SP, Cowlishaw JL (1998) Primary aortoenteric fistula. Aust N Z J Med 28(4):471–472. https://doi.org/10.1111/j.1445-5994.1998.tb02087.x

Krupnick AS, Lombardi JV, Engels FH, Kreisel D, Zhuang H, Alavi A et al (2003) 18-fluorodeoxyglucose positron emission tomography as a novel imaging tool for the diagnosis of aortoenteric fistula and aortic graft infection–a case report. Vasc Endovascular Surg 37(5):363–366. https://doi.org/10.1177/153857440303700509

Lagrand WK, Hoogendoorn M, Bakker K, te Velde J, Labrie A (1996) Aortoduodenal fistula as an unusual and fatal manifestation of giant-cell arteritis. Eur J Vasc Endovasc Sur: Off J Eur Soc Vasc Surg 11(4):502–503. https://doi.org/10.1016/s1078-5884(96)80190-0

Lee OJ, Kim SH (2002) Aortoesophageal fistula associated with tuberculous mediastinitis, mimicking esophageal Dieulafoy's disease. J Korean Med Sci 17(2):266–269. https://doi.org/10.3346/jkms.2002.17.2.266

Lemos DW, Raffetto JD, Moore TC, Menzoian JO (2003) Primary aortoduodenal fistula: a case report and review of the literature. J Vasc Surg 37(3):686–689. https://doi.org/10.1067/mva.2003.101

Lorimer JW, Goobie P, Rasuli P, Crépeau A, Wellington JL (1996) Primary aortogastric fistula: a complication of ruptured aortic aneurysm. J Cardiovasc Surg 37(4):363–366

Luehr M, Etz CD, Nozdrzykowski M, Garbade J, Lehmkuhl L, Schmidt A, et al (2015) Emergency open surgery for aorto-oesophageal and aorto-bronchial fistulae after thoracic endovascular aortic repair: a single-centre experience†. European Journal of Cardio-Thoracic Surgery: Official Journal of the European Association for Cardio-Thoracic Surgery 47(2):374–82; discussion 82–83. https://doi.org/10.1093/ejcts/ezu147

Martin M, Steele S, Mullenix P, Haque M, Andersen C (2004) Endoscopic diagnosis of a clinically silent aortoesophageal fistula: case report and review of the literature. Ann Vasc Surg 18(3):352–356. https://doi.org/10.1007/s10016-004-0027-4

Miyamoto K, Inaba M, Kojima T, Niguma T, Mimura T (2016) Intra-Aortic Balloon Occlusion (IABO) may be useful for the management of secondary aortoduodenal fistula (SADF): a case report. Int J Surg Case Rep 25:234–237. https://doi.org/10.1016/j.ijscr.2016.06.010

Moulakakis KG, Sfyroeras GS, Mylonas SN, Mantas G, Papapetrou A, Antonopoulos CN et al (2014a) Outcome after preservation of infected abdominal aortic endografts. J Endovasc Ther 21(3):448–455. https://doi.org/10.1583/13-4575MR.1

Moulakakis KG, Mylonas SN, Antonopoulos CN, Kakisis JD, Sfyroeras GS, Mantas G et al (2014b) Comparison of treatment strategies for thoracic endograft infection. J Vasc Surg 60(4):1061–1071. https://doi.org/10.1016/j.jvs.2014.07.012

O'Connor S, Andrew P, Batt M, Becquemin JP (2006) A systematic review and meta-analysis of treatments for aortic graft infection. J Vasc Surg 44(1):38–45. https://doi.org/10.1016/j.jvs.2006.02.053

Oderich GS, Bower TC, Hofer J, Kalra M, Duncan AA, Wilson JW, et al (2011) In situ rifampin-soaked grafts with omental coverage and antibiotic suppression are durable with low reinfection rates in patients with aortic graft enteric erosion or fistula. Journal of Vascular Surgery 53(1):99–106, 7.e1–7; discussion -7. https://doi.org/10.1016/j.jvs.2010.08.018

O'Hara PJ, Hertzer NR, Beven EG, Krajewski LP (1986) Surgical management of infected abdominal aortic grafts: review of a 25-year experience. J Vasc Surg 3(5):725–731

O'Mara C, Imbembo AL (1977) Paraprosthetic-enteric fistula. Surgery 81(5):556–566

Post I, Vos N (2019) Systematic review and meta-analysis on the management of open abdominal aortic graft infections. Eur J Vasc Endovasc Surg 58(6):e806–e807. https://doi.org/10.1016/j.ejvs.2019.09.399

Raman SP, Kamaya A, Federle M, Fishman EK (2013) Aortoenteric fistulas: spectrum of CT findings. Abdom Imaging 38(2):367–375. https://doi.org/10.1007/s00261-012-9873-7

Ranasinghe W, Loa J, Allaf N, Lewis K, Sebastian MG (2011) Primary aortoenteric fistulae: the challenges in diagnosis and review of treatment. Ann Vasc Surg 25(3):386.e1–5. https://doi.org/10.1016/j.avsg.2010.09.021

Rodrigues dos Santos C, Casaca R, Mendes de Almeida JC, Mendes-Pedro L (2014) Enteric repair in aortoduodenal fistulas: a forgotten but often lethal player. Annals of Vascular Surgery 28(3):756–62. https://doi.org/10.1016/j.avsg.2013.09.004

Saers SJF, Scheltinga MRM (2005) Primary aortoenteric fistula. Br J Surg 92(2):143–152. https://doi.org/10.1002/bjs.4928

Saratzis A, Saratzis N, Melas N, Kiskinis D (2008) Pharmacotherapy before and after endovascular repair of abdominal aortic aneurysms. Curr Vasc Pharmacol 6(4):240–249

Schoell T, Manceau G, Chiche L, Gaudric J, Gibert H, Tresallet C et al (2015) Surgery for secondary aortoenteric fistula or erosion (SAEFE) complicating aortic graft replacement: a retrospective analysis of 32 patients with particular focus on digestive management. World J Surg 39(1):283–291. https://doi.org/10.1007/s00268-014-2750-5

Setacci C, Chisci E, Setacci F, Ercolini L, de Donato G, Troisi N et al (2014) How to diagnose and manage infected endografts after endovascular aneurysm repair. Aorta (Stamford, Conn). 2(6):255–264. https://doi.org/10.12945/j.aorta.2014.14-036

Sevastos N, Rafailidis P, Kolokotronis K, Papadimitriou K, Papatheodoridis GV (2002) Primary aortojejunal fistula due to foreign body: a rare cause of gastrointestinal bleeding. Eur J Gastroenterol Hepatol 14(7):797–800. https://doi.org/10.1097/00042737-200207000-00016

Smeds MR, Duncan AA, Harlander-Locke MP, Lawrence PF, Lyden S, Fatima J et al (2016) Treatment and outcomes of aortic endograft infection. J Vasc Surg 63(2):332–340. https://doi.org/10.1016/j.jvs.2015.08.113

Voorhoeve R, Moll FL, de Letter JA, Bast TJ, Wester JP, Slee PH (1996) Primary aortoenteric fistula: report of eight new cases and review of the literature. Ann Vasc Surg 10(1):40–48. https://doi.org/10.1007/BF02002340

Yazdanpanah K, Minakari M (2012) Intermittent Herald Bleeding: An Alarm for Prevention of the Exsanguination of Aortoenteric Fistula before it Arrives. Int J Prev Med 3(11):815–816

Biologische Sicherungsoperationen bei Gefäßprotheseninfektionen

Ingolf Töpel

Inhaltsverzeichnis

13.1 Zusammenfassung 155
13.2 Hals 155
13.3 Thorax 156
13.4 Abdomen 157
13.5 Leiste 158
    13.5.1 Proximaler Sartorius-Transpositionslappen 159
    13.5.2 Rectus-femoris-Lappen 159
    13.5.3 Rectus-abdominis-Lappen 160
Literatur 161

13.1 Zusammenfassung

Dieses Kapitel beschreibt detailliert eine Gruppe von chirurgischen Maßnahmen, die maßgeblich zum Behandlungserfolg der septischen Gefäßchirurgie beitragen. Sie dienen dazu, das neu eingebrachte Gefäßersatzmaterial mit gut durchblutetem Gewebe zu umgeben, um die Gewebeintegration zu beschleunigen, Flüssigkeitsansammlungen zu verhindern und immunkompetenten Zellen Zugang zum Gefäßbett zu erleichtern.

Der Begriff der „biologischen Sicherungsoperationen" wurde im deutschsprachigen Raum von Zühlke (Zühlke und Volkmar 2019) geprägt und hat Eingang in die gefäßchirurgische Fachliteratur gefunden (Diener et al. 2020). Im angloamerikanischen Sprachgebrauch gib es keine wörtliche Entsprechung. Hier wird diese Art von Operationen oft unter „adjunctive procedures" erwähnt (Chakfé et al. 2020).

Trotz der großen Bedeutung der biologischen Sicherungsoperationen bestehen oft Unsicherheiten in Verfahrenswahl und technischer Umsetzung. Wir möchten Ihnen zeigen, dass die Mehrzahl der Eingriffe technisch einfach und wenig zeitaufwendig durchführbar ist.

13.2 Hals

Gefäßchirurgische Rekonstruktionen im Bereich des Halses weisen nur ein geringes Infektionsrisiko auf. Selten treten aber auch Gefäßarrosionen im Rahmen primärer Infekte in den umgebenden Strukturen des Halses (z. B.

I. Töpel (✉)
Klinik für Gefäßchirurgie, Krankenhaus
Barmherzige Brüder Regensburg, Regensburg,
Deutschland
E-Mail: Ingolf.Toepel@barmherzige-regensburg.de

Senkungsabszess nach Tonsillitis) oder nach tumorchirurgischen Eingriffen (z. B. Speichelfistel nach Parotiseingriff) auf. Die Folgen einer solchen Infektion sind meist schwerwiegend und schwierig zu beherrschen. Notfalleingriffe haben eine entsprechend hohe Mortalität und Morbidität.

An dieser Stelle soll nur auf Infektsituationen nach nichtonkologischen Eingriffen eingegangen werden, da sich die operativen Strategien im Vergleich zu operativen Eingriffen an Arterien oft wesentlich unterscheiden. Die Behandlungsstrategie beinhaltet neben einer autologen Rekonstruktion der arteriellen Strombahn und einem radikalen Débridement auch Maßnahmen zur biologischen Sicherung.

Bei tiefen Wundinfektionen im Bereich der Arteria carotis handelt es sich in der Regel um Frühinfekte nach xenogener oder alloplastischer Patchplastik oder nach alloplastischen Interponaten (Wikkeling et al. 2021). Wir streben hier stets eine autologe Rekonstruktion mit vollständiger Entfernung des Fremdmaterials an und verwenden je nach benötigtem Kaliber und Gefäßqualität entweder die proximale Vena saphena magna oder die Vena femoralis superficialis. Zur Deckung der Rekonstruktion reicht in den meisten Fällen der ipsilaterale Musculus sternocleidomastoideus in seiner anatomischen Position aus. Wir legen regelhaft Unterdruck-Wunddrainagen ein und bringen auf den Muskel ein NWPT-Schwamm-System auf, um Flüssigkeitsansammlungen im Wundgebiet und um die Rekonstruktion zu vermeiden. Nach 3–5 Tagen werden die Drainagen und der Schwamm im OP entfernt. Zeigen sich keine lokalen Infektzeichen, Nekrosen und Flüssigkeitsansammlungen mehr, verschließen wir die Wunde durch eine Sekundärnaht.

Sollte eine Deckung der Rekonstruktion auf diese Weise nicht möglich sein, so erlaubt es die Gefäßversorgung des M. sternocleidomastoideus, den sternalen Anteil am Ansatz abzusetzen und nach mediokranial umzuschlagen. Damit ist die Abdeckung eines größeren Areals möglich. Allerdings können spürbare funktionelle und auch kosmetische Defizite auftreten. Daher empfehlen die meisten Autoren, eine komplette Abtrennung des M. sternocleidomastoideus zur biologischen Sicherung zu vermeiden, sowohl im kaudalen als auch im kranialen Bereich (Zacharaulis et al. 1997).

Der am häufigsten verwendete gestielte Rotationslappen zur Deckung von Rekonstruktionen der supraaortalen Gefäße ist der myokutane Pectoralis-major-Lappen (Oderich et al. 2002). Der gefäßführende Stiel des Lappens wird dabei im Verlauf des pektoralen Astes der Arteria thoracoacromialis gebildet. Die große Beweglichkeit des Lappens und die Hautinsel erlauben es, fast jede Stelle am Hals zu erreichen und funktionell zu decken. Die Planung und Hebung des Lappens bedarf einiger Übung in den entsprechenden Techniken, sodass sich eine interdisziplinäre Zusammenarbeit mit den Kolleginnen und Kollegen der plastisch-rekonstruktiven Chirurgie empfiehlt.

13.3 Thorax

Im Bereich des Thorax unterscheiden wir Graftinfektionen an der Brustwand von Infektionen in der Brusthöhle. Sowohl die Schwere der Komplikationen als auch die Behandlungsstrategie unterscheiden sich bei den beiden Lokalisationen wesentlich.

Im Bereich der Brustwand sind in aller Regel extraanatomische alloplastische Rekonstruktionen betroffen. Die Länge der Bypässe macht es schwierig, eine vollständige autologe Rekonstruktion durchzuführen, prinzipiell ist sie aber unter Verwendung der Vena femoralis superficialis zumindest auf einer Seite als axillofemoraler Bypass möglich. Es empfiehlt sich dann ein Durchzug in einem neuen Bypasslager bzw. wenn möglich ein Seitenwechsel. Falls die Anastomosenbereiche nicht betroffen sind und die verursachenden Erreger gut antibiotisch behandelt werden können, empfehlen einige Autoren, primär einen Grafterhalt durch langstreckige Eröffnung des Bypassbettes mit Débridement und NWPT-Behandlung zu versuchen. Nach mehreren entsprechenden Zyklen können die Hautränder mobilisiert und über dem Bypassmaterial verschlossen werden (Rancic et al. 2018).

Bei intrakavitären Protheseninfekten stehen nur wenige Optionen zur Verfügung. Hier ist eine gestielte Omentumplastik sicher die am häufigsten verwendete und technisch zuverlässigste Lösung. Um die Gefahr einer Keimverschleppung in die Bauchhöhle zu verringern, kann die Präparation des Netzes und die Erweiterung des Hiatus aorticus laparoskopisch erfolgen. Auf Einzelheiten zur Präparation wird weiter unten detailliert eingegangen. Die Größe der Omentumplastik sollte so gewählt werden, dass das Transplantat/Implantat vollständig umhüllt werden kann, um damit Kontakt zu umliegenden Strukturen (insbesondere Ösophagus und Pleura visceralis) zu vermeiden. Sollte das Omentum als Option nicht zur Verfügung stehen (anatomische Besonderheit, Voroperationen), ist eine biologische Sicherung mit deutlich höherem Aufwand und Risiken verbunden. Zur Deckung kleiner Rekonstruktionen kann ein Interkostallappen verwendet werden, allerdings muss die Präparation bereits während der Thorakotomie erfolgen, um Schäden am Lappen durch das Retraktionssystem zu vermeiden. Zur Deckung größerer Areale und zur Auffüllung von Defekten zur Vermeidung residueller Hohlräume nach mediastinalem Débridement sind gestielte Muskellappenplastiken (z. B. Latissimus dorsi) beschrieben worden. Auch Teile des Perikards wurden von einigen Autoren verwendet, allerdings muss der Perikarddefekt hierbei ebenfalls wieder xenogen oder alloplastisch geschlossen werden. Steht keine dieser Möglichkeiten zur Verfügung, ist zur Kompartimentierung alloplastischer Implantate die Verwendung xenogener Patches beschrieben worden (Hernandez et al. 2020; Sandhu et al. 2021; Perler et al. 1993).

13.4 Abdomen

Die Verwendung des großen Netzes stellt in der Bauchhöhle die technisch einfachste und vielseitigste biologische Sicherungsoperation dar.

Lange Zeit als Isolationsschicht für die Bauchorgane angesehen, hat sich das Omentum majus zu einem lebendigen immunologischen Organ mit einer komplexen Struktur und einer herausragenden Bedeutung für die Abwehr von Infektionen gemausert. Das Omentum besitzt sowohl residente immunologische Zellen als auch Stammzellen, die für die lokale Infektionsbekämpfung, die Wundheilung und die Geweberegeneration zur Verfügung stehen (Wang et al. 2020).

Die Anatomie des großen Netzes erlaubt es, sehr flexibel Veränderungen an Länge und Breite des gewünschten „Lappens" vorzunehmen, ohne die Durchblutung und damit die Funktion zu beeinträchtigen. Durch arterielle Stielung der Netzanteile ist es möglich, Lappen von bis zu 60 cm Länge zu präparieren. Auf diese Weise können sowohl im Abdomen, aber auch im Thorax Gefäßrekonstruktionen erreicht und ummantelt werden (Abb. 13.1).

Die Präparation beginnt mit einer Adhäsiolyse des Netzes im Bauchraum. Anschließend löst man das Netz vom Querkolon ab, um vollständige Mobilität zu erreichen. Das Netz wird dann im Gegenlicht untersucht, um die Gefäßarchitektur zu analysieren. Viszeralchirurgische Voroperationen müssen beachtet werden, da sie unter Umständen die arterielle Versorgung verändern können. Oft genügt die Präparation eines mobilen Netzsegmentes unter Erhalt der gastroepiploischen Arkade zur Deckung eines infrarenalen Tube-Grafts. Dazu wird vom kaudalen Rand her unter Erhalt der kraniokaudal verlaufenden Segmentarterien ein Teil des Netzes mobilisiert. Anschließend kann je nach Anatomie entweder ein retrokolischer Durchzug durch das Mesocolon transversum zur infrarenalen Aorta erfolgen oder das Netzsegment antekolisch zur Aorta geführt werden. Sollte die Länge des so präparierbaren Omentumanteils nicht ausreichen, ist eine Mobilisation entlang der gastroepiploischen Arkade sinnvoll. Dazu wird je nach Versorgungstyp die kaliberstärkere A. gastroepiploica erhalten und entlang der großen Kurvatur des Magens präpariert. Mit einem derart gestielten Lappen sind alle Bereiche des Abdomens und auch des Thorax zu erreichen.

Bei der Verwendung im Thorax wird das Netz durch den Hiatus aortae geführt, der entsprechend erweitert werden muss.

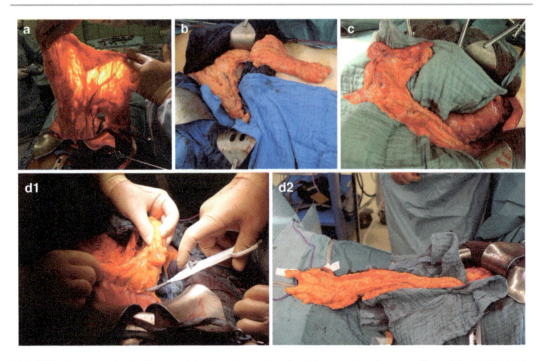

Abb. 13.1 Omentumplastik. Zuerst erfolgt eine Analyse der Durchblutungssituation unter Gegenlicht (**a**). Nach Ablösen der Adhäsionen mit dem Querkolon können kleine Netzsegmente durch vertikale Durchtrennung des Netzes unter Erhalt der gastroepiploischen Arkade präpariert werden (**b**). Sind im distalen Anteil des Netzes ausreichende Verbindungen zwischen den epiploischen Arterien darstellbar, so ist auch eine partielle horizontale Durchtrennung des Netzes zur Bildung eines längeren Netzsegments möglich (**c**). Die maximale Länge einer Omentumplastik lässt sich durch eine Abtrennung der gastroepiploischen Arkade von der großen Magenkurvatur erreichen. Insbesondere für thorakale Rekonstruktionen oder für die Verwendung in der Leiste kann dies sinnvoll sein. Die Intaktheit der übrigen für die Magendurchblutung notwendigen arteriellen Gefäße sollte vorher überprüft werden (d1, d2)

Bei der Platzierung sollte versucht werden, den Gefäßersatz vollständig mit Netz zu umgeben. Wir fixieren das Gewebe dann mit 3–0-Vicryl-Nähten, um eine Lageveränderung zu vermeiden. Gleichzeitig sollten Lücken verschlossen werden, die zu inneren Hernien führen könnten. Es muss penibel darauf geachtet werden, das Netz nicht zu verdrehen, zu knicken oder zu komprimieren. Ebenso sollte kein Zug auf dem Gefäßstiel lasten (Jamieson et al. 2012).

13.5 Leiste

Aufgrund der zahlreichen Alternativen verwenden wir das Omentum majus in der Leiste nur sehr selten. Insbesondere bei isolierten Infekten sollte zusätzlich bedacht werden, dass die Verwendung einer Omentumplastik für die Leiste eine Verschleppung der Infekterreger in das Abdomen nach sich ziehen kann. Bei der Behandlung von infizierten aortobifemoralen Implantaten kann aber eine Netzdeckung der gesamten Rekonstruktion bis in beide Leisten möglich und sinnvoll sein. Dann ist zur Vermeidung einer Kompression des Netzsegments eine Durchtrennung des Leistenbandes zu erwägen. Die Haut in der Leiste sollte nur partiell über dem Netz verschlossen werden, um eine Kompression zu vermeiden. Wir schließen die Wunde in der Regel mit einem Unterdruck-Verband-System mit 50–75 mmHg Druck. Dieses Vorgehen erlaubt die regelmäßige Kontrolle der Vitalität des Segments und einen sekundären Wundverschluss mit einem Spalthaut-Transplantat.

13.5.1 Proximaler Sartorius-Transpositionslappen

Der Sartorius-Lappen ist die technisch einfachste und am häufigsten verwendete biologische Sicherungsoperation in der Leiste. Der präparatorische Aufwand ist gering (ca. 10 min) und der Zugang muss in der Regel nicht erweitert werden. Auch bei vorbestehendem Verschluss der A. femoralis superficialis ist der Lappen mit sehr guten Ergebnissen anwendbar (Töpel et al. 2011).

Die Präparation beginnt nach Abschluss der Gefäßrekonstruktion und des Débridements mit einer längs verlaufenden Inzision der ventralen Faszie des Musculus sartorius auf Höhe des Profunda-Abgangs in etwa 1 cm Abstand von der medialen Kante. Die Inzision wird nach kranial bis zur Spina iliaca anterior superior erweitert. Anschließend mobilisiert man den Muskel von lateral seiner Faszienhülle. Unter Einsetzen eines Langenbeck-Hakens wird der Ursprung des Muskels an der Spina dargestellt und der Muskel direkt am Ursprung unter Mitnahme der bindegewebigen Strukturen mit dem Elektrokauter abgesetzt. Bei der weiteren Mobilisation muss auf einen Erhalt der von mediodorsal kommenden Arterien geachtet werden. Um eine Deckung der Rekonstruktion unter Erhalt der versorgenden Arterien zu realisieren, wird der Muskel nach medial umgeschlagen, sodass seine ehemals laterale Kante medial zu liegen kommt und dort fixiert werden kann. Zusätzlich fixieren wir den Muskel kranial am Leistenband, hier ist der bindegewebige Anteil des Muskelursprungs als Nahtlager hilfreich. Es empfiehlt sich, sowohl unter den Lappen als auch in den Hebedefekt eine Redon-Drainage einzulegen. Nun kontrolliert man das distale Ende der Inzision in der Sartorius-Faszie; falls der Muskel hier komprimiert wird, sollte die Inzision auch nach distal entsprechend erweitert werden. Eine Verletzung des N. femoralis kann vermieden werden, indem die gesamte Präparation des Lappens streng innerhalb der Faszie erfolgt. Einen Verschluss der Wunde sollte man nur anstreben, wenn die Hautränder sich spannungsfrei adaptieren lassen. Ein unverschlossen verbleibender Abschnitt der Wunde über dem Lappen wird mit einem Unterdruck-Verbandssystem verschlossen und eignet sich als Lappenfenster zur Beurteilung der Vitalität (Abb. 13.2).

13.5.2 Rectus-femoris-Lappen

Im Vergleich zum Sartorius-Lappen können mit dem Rectus-femoris-Lappen (RFL) deutlich größere Gewebedefekte bedeckt und aufgefüllt werden. Gleichzeitig ist die Hebung des Lappens etwas invasiver. Wir verwenden den RFL daher nur, wenn die Defektgröße einen Sartorius-Lappen nicht zulässt oder wenn es zu einem Lappenversagen des Sartorius kommt. Ebenso wie beim Sartorius-Lappen ist eine intakte Perfusion des Profunda-Stromgebietes Voraussetzung für einen erfolgreichen Lappentransfer (Wübbeke et al. 2020; Ryer et al. 2020).

Zur Hebung des Lappens inzidiert man die Haut des lateralen Oberschenkels auf der gedachten Linie zwischen Spina iliaca anterior superior und dem Patella-Oberpol im distalen Drittel über eine Strecke von etwa 10 cm. Hier stößt man auf die laterale Kante des M. rectus femoris, an der entlang bis zum Patella-Oberpol präpariert wird. Ca. 2 cm oberhalb des Ansatzes der Quadrizepssehne wird die Sehne des Rectus femoris durchtrennt. Die übrigen Bestandteile der Quadrizepssehne müssen sorgfältig geschont werden. Nun vervollständigt man die Mobilisation des Muskels an der medialen Kante. Unter Spaltung der Fascia universalis wird dann ein entsprechend breiter subkutaner Durchzugskanal präpariert und der Muskel zur Leiste durchgezogen. Dabei kommt der mit Faszie bedeckte dorsale Aspekt des Muskels ventral zu liegen. Der Lappen wird nach Einlage von Redon-Drainagen ebenfalls am Leistenband fixiert. Im Bereich der Umschlagsfalte des Muskels dürfen weder Spannung, Kompression noch Zug vorhanden sein, die die Perfusion einschränken könnten. Der Faszienspiegel auf der ventralen Seite wird beim ersten Wechsel des Unterdruckverbands sparsam reseziert und der Muskel, wenn nötig, mit einem Spalthaut-Transplantat versorgt. Das in der Literatur manchmal

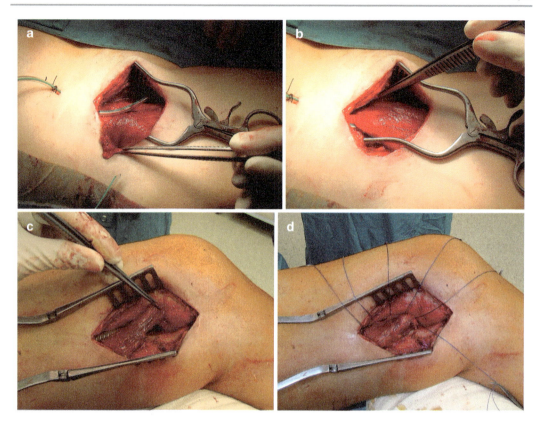

Abb. 13.2 Sartorius-Lappen. Eine Erweiterung des Leistenzugangs ist zur Hebung des proximalen Sartorius-Lappens in der Regel nicht notwendig (**a**). Der Muskel wird über die mediale Kante in das Implantatlager geschlagen (**b**). Auch der distale Anteil des Musculus sartorius kann als Lappen für die Deckung einer Anastomose im Bereich der proximalen Arteria poplitea verwendet werden. Dazu wird der distale Ansatz abgetrennt (**c**) und nach medial geschlagen (**d**)

erwähnte Streckdefizit im Kniegelenk konnten wir in unserem Patientengut nicht beobachten.

13.5.3 Rectus-abdominis-Lappen

Dieser Lappen eignet sich für Patienten, bei denen aufgrund des Verlustes einer zuverlässigen Profunda-Versorgung ein Lappen mit Hauptversorgung aus diesem Gefäßgebiet nicht infrage kommt oder zur Deckung nicht ausreichend groß ist. Voraussetzung für die Verwendung des ipsilateralen M. rectus abdominis ist eine intakte A. epigastrica inferior. Eine duplexsonographische Sicherung der Durchblutungssituation sollte Bestandteil der präoperativen Lappenplanung sein. Unter Umständen verwendet man auch den kontralateralen Muskel.

Der Lappen kann mit einer spindelförmigen Hautinsel gehoben werden, deren lange Achse der Muskelachse entspricht („vertical rectus abdominis muscle flap" – VRAM). Nach entsprechender Markierung der Hautinsel und des Drehpunktes des Lappenstiels (Pivot-Punkt) erfolgt eine vertikale Hautinzision auf der Längsachse des Muskels vom kranialen Ursprung des Muskels bis auf Höhe der Linea arcuata mit entsprechender Umschneidung der Faszien-Hautinsel. Das vordere Blatt der Rektusscheide wird in gleicher Schnittführung eröffnet und der Muskel seitlich und dorsal von der Faszie abgelöst. Die Ränder der Hautinsel können mit der Faszieninsel durch Einzelknopfnähte verbunden werden, um eine Schädigung der hautversorgenden Perforatoren durch Scherkräfte zu verhindern. Besonders vorsichtig muss im Bereich der Intersectiones tendinaei präpariert werden, um weder den Muskel noch die Faszie zu verletzen. Um den Nabel herum muss auf sorgfältige Blutstillung im Bereich der hier aus dem Muskel durch die Faszie tretenden Perforatoren geachtet werden. Die Präparation wird dann seitlich in gleicher Weise fortgesetzt. Im kranialen Bereich wird der Muskel am Ursprung abgesetzt und die A. epigastrica superior unter Ligaturen durchtrennt. Nun kann der Lappen von kranial her vollständig mobilisiert und durch einen subkutanen Tunnel zur Leiste durchgezogen werden. Nachdem der Lappenstiel auf kompressions- und verwindungsfreie Lage kontrolliert wurde, verschließt man das vordere Blatt der Rektusscheide analog zum Bauchdeckenverschluss bei medianer Laparotomie. Falls der Defekt im Bereich der Hebung der Hautinsel nicht primär verschlossen werden kann, nähen wir hier einen bovinen Perikardpatch mit nichtresobierbarem monofilem Nahtmaterial ein, die Verwendung eines resorbierbaren Netzes ist ebenfalls möglich. Bezüglich der Bauchdecke wird der Patient angehalten, für 4–6 Wochen schweres Heben und den Einsatz der Bauchpresse zu vermeiden.

Fazit für die Praxis
- Die Behandlungsstrategie beim Gefäßprotheseninfekt beinhaltet neben einer autologen Rekonstruktion der arteriellen Strombahn und einem radikalen Débridement auch Maßnahmen zur biologischen Sicherung.
- Biologische Sicherungsoperationen dienen dazu, das neu eingebrachte Gefäßersatzmaterial mit gut durchblutetem Gewebe zu umgeben, um die Gewebeintegration zu beschleunigen, Flüssigkeitsansammlungen zu verhindern und immunkompetenten Zellen Zugang zum Gefäßbett zu erleichtern.
- Die Verwendung des großen Netzes stellt in der Bauchhöhle die technisch einfachste und vielseitigste biologische Sicherungsoperation dar.
- Der Sartorius-Lappen ist die technisch einfachste und am häufigsten verwendete biologische Sicherungsoperation in der Leiste.

Literatur

Chakfé N et al. (2020) Editor's Choice–European Society for Vascular Surgery (ESVS) 2020 clinical practice guidelines on the management of vascular graft and endograft infections. Eur J Vasc Endovascular Sur 339–384

Diener H, Assadian O, Zegelman M, Steinbauer M, Debus ES, Larena-Avellaneda A (2020) Gefäßprotheseninfektionen. In: Debus E, Gross-Fengels W (Hrsg) Operative und interventionelle Gefäßmedizin. Springer Reference Medizin. Springer, Berlin, Heidelberg. https://doi.org/10.1007/978-3-662-53380-2_114

Hernandez JA, Stranix JT, Piwnica-Worms W, Azoury SC, Kozak GM, Grimm JC et al. (2020) Omental flap coverage for management of thoracic aortic graft infection. Ann Thoracic Sur 109(6):1845–1849

Jamieson RW, Burns PJ, Dawson AR, Fraser SC (2012) Aortic graft preservation by debridement and omental wrapping. Ann Vasc Surg 26:423

Oderich GS, Panneton JM, Cherry Jr KJ, Hofer JM, Johnson CH, Olsen KD et al. (2002) Carotid artery reconstruction combined with myocutaneous flap coverage: a complex and durable rescue operation. Ann Vasc Sur 16(5):579–585.

Perler BA, Kolk CAV, Manson PM, Williams GM (1993) Rotational muscle flaps to treat localized prosthetic graft infection: long-term follow-up. J Vasc Surg 18(3):358–365

Rancic Z, Ledergerber B, Veith FJ, Anagnostopoulos A, Lachat ML, Hasse B (2018) IF11. Good early results of negative pressure wound nonexcisional treatment for prosthetic graft infection are durable: it is a game changer. J Vasc Sur 67(6):e62

Ryer EJ, Garvin RP, Kapadia RN, Jorgensen BD, Green JO, Fluck M et al. (2020) Outcome of rectus femoris muscle flaps performed by vascular surgeons for the management of complex groin wounds after femoral artery reconstructions. J Vasc Sur 71(3):905–911

Sandhu HK, Nissen AP, Mushtaq H, Miller CC III, Safi HJ, Estrera AL, Charlton-Ouw KM (2021) Resection and replacement of thoracic aortic graft infections. J Thorac Cardiovasc Surg 162(1):1–8

Töpel I, Betz T, Uhl C, Steinbauer MG (2011) The impact of superficial femoral artery (SFA) occlusion on the outcome of proximal sartorius muscle transposition flaps in vascular surgery patients. J Vasc Sur 53(4):1014–1019

Wang AW, Prieto JM, Cauvi DM, Bickler SW, De Maio A (2020) The greater omentum – a vibrant and enigmatic immunologic organ involved in injury and infection resolution. Shock (Augusta, Ga.) 53(4):384

Wikkeling TM, van Gijssel SA, van der Laan MJ, Zeebregts CJ, Saleem BR. (2021) Treatment of patch infection after carotid endarterectomy: a systematic review. Ann Trans Med 9(14)

Wübbeke LF, Elshof JW, Conings JZ, Scheltinga MR, Daemen JWH, Mees BM (2020) A systematic review on the use of muscle flaps for deep groin infection following vascular surgery. J Vasc Surg 71(2):693–700

Zacharoulis DC, Gupta SK, Seymour P, Landa RA (1997) Use of muscle flap to cover infections of the carotid artery after carotid endarterectomy. J Vasc Surg 25(4):769–773

Zühlke HV (Hrsg) (2019) Septische Gefäßmedizin. Georg Thieme Verlag, Stuttgart

Antibiotische Therapie bei Gefäßprotheseninfektionen

Thomas Nowak und Rudolf Eicker

Inhaltsverzeichnis

14.1   Zusammenfasssung 163
14.2   Allgemeines 164
14.3   Erregerspektrum 164
14.4   Probengewinnung 165
14.5   Antibiotikatherapie 166
      14.5.1   Vorbemerkung 166
      14.5.2   Perioperative Antibiotikaprophylaxe 166
      14.5.3   Empirisch-kalkulierte Initialtherapie 167
      14.5.4   Antibiotische Therapie nach Erregernachweis und Resistogramm 167
14.6   Biofilm und Antibiotika 168
      14.6.1   Rifampicin 168
      14.6.2   Fosfomycin 172
      14.6.3   Daptomycin 172
14.7   Resistenzen und neue Antibiotika 173
      14.7.1   Ceftolozan/Tazobactam (Handelsname Zerbaxa™) 174
      14.7.2   Ceftazidim/Avibactam (Handelsname Zavicefta™) 174
      14.7.3   Cefiderocol (Handelsname Fetcroja™) 175
14.8   Sonderfall konservative Therapie ohne Operation – Antibiotikatherapie 175
14.9   Seltene Erreger 176
      14.9.1   *Coxiella burnetii* (Q-Fieber) 176
      14.9.2   *Mycobacterium chimaera* 176
      14.9.3   Salmonellen 177
14.10 Besonderheiten im Zusammenhang mit Therapien weiterer Erkrankungen 177
14.11 Antibiotikatherapie bei alten Menschen 177
Literatur 180

T. Nowak (✉)
Klinik für Gefäßchirurgie und Angiologie, Alfried-Krupp-Krankenhaus, Essen, Deutschland
E-Mail: Thomas.Nowak@krupp-krankenhaus.de

R. Eicker
Abteilung für Krankenhaushygiene und Infektiologie, Alfried-Krupp-Krankenhaus, Essen, Deutschland

14.1   Zusammenfasssung

Die antibiotische Therapie ist ein integraler Bestandteil der Therapie von Gefäßprotheseninfekten. Die Wahl des Antibiotikums (AB) erfolgt entsprechend des erwarteten Erregerspektrums, aber auch anhand der pharmakologischen Eigenschaften des AB und der zu berücksichtigenden Komorbiditäten des Patienten. In der akuten Phase ist die Therapie mit einem Breitband-AB gegen die wahrscheinlichste Erregergruppe angezeigt, um Infektion und Sepsis zu kontrollieren. Bei der Wahl der antibiotischen Therapie müssen sowohl den lokalen epidemiologischen Resistogramm-Mustern als auch der Tatsache Rechnung getragen werden, dass infizierte Gefäßprothesen mit einem mikrobiellen Biofilm überzogen sein können. Ziel muss die rasche Identifizierung des ursächlichen Keims sein, um zeitnah eine Anpassung der antimikrobiellen Therapie unter Respektierung der Resistenzen der Erreger vorzunehmen. Grundsätzlich sollte eine antibiotische Therapie für mindestens 4–6 Wochen intravenös durchgeführt werden, gefolgt anschließend von einer oralen Sequenztherapie von weiteren 4–6 Wochen (bei Prothesenerhalt oft bis 6–12 Monate oder lebenslang). Antibiotikaresistenzen und multiresistente Keime sind ein weltweit zunehmendes Problem, dem auch moderne Antibiotika oft nur kurz standhalten können. Geriatrische Gefäßpatienten stellen aufgrund ihrer häufig vorliegenden Multimorbidität, ihrer herabgesetzten Immunkompetenz sowie ihrer pharmakokinetischen und pharmakodynamischen Altersveränderungen eine Herausforderung bei Gefäßprotheseninfektionen dar, der individuell besondere Aufmerksamkeit geschenkt werden muss. Aufgrund der oft schwierigen Interpretation der Resistogramme und permanenter Evolution der antibiotischen Therapeutika und Resistenzen der Keime sollte das differenzierte medikamentöse Management bei Gefäßprotheseninfektionen in einem interdisziplinären Team unter Mitwirkung eines infektiologischen Spezialisten erfolgen.

14.2 Allgemeines

Gefäßprotheseninfektionen erfordern neben der chirurgischen Therapie eine systemische Antibiotikatherapie. Die Auswahl des Antibiotikums erfolgt nach verschiedenen korrespondierenden Kriterien. Das eingesetzte Antibiotikum muss das zu erwartende Erregerspektrum abdecken, gleichzeitig aber auch entsprechend der pharmakologischen und pharmakokinetischen Eigenschaften des Präparates ausgewählt werden. Der Einsatz erfolgt anfangs empirisch-kalkuliert, nach Erregernachweis dann resistogrammgerecht. Hier ist die Zielsetzung, ein möglichst optimales, schmales Wirkspektrum einzusetzen, das vermeidbare Resistenzentwicklung und Nebenwirkungen verhindert. Die patientenindividuelle Situation muss ebenfalls Berücksichtigung finden (z. B. Allergien oder Organdysfunktionen).

Die häufig älteren Patienten zeigen oft weitere Komorbiditäten und altersspezifische Besonderheiten, die bei der Wahl der Therapie ebenfalls berücksichtigt werden müssen. In erster Linie sind hier Krankheiten wie Diabetes mellitus, Niereninsuffizienz, Lebererkrankungen, eine reduzierte Immunantwort und auch entsprechende Interaktionen mit der hier eingesetzten Dauermedikation zu bedenken. Auch eine Therapie bei Kindern erfordert eine Anpassung.

Meist erfolgt die Besiedelung und damit die Grundlage der Infektion während der Implantation der Gefäßprothese. Ursächlich kommen aber auch eine hämatogene Absiedelung im Rahmen einer Blutstrominfektion oder eine Fortleitung über benachbarte Strukturen (Abszess, Spondylodiszitis, Darmperforation des anatomisch benachbarten Darmabschnittes, Thromben) infrage. Die klinischen Zeichen variieren u. a. auch abhängig von der Virulenz des Erregers.

14.3 Erregerspektrum

Das Erregerspektrum umfasst in über der Hälfte der Fälle grampositive Kokken. In absteigender Häufigkeit sind dies:

- *S. aureus* (insbesondere hoher Anteil bei Infektionen < 3 Monate nach Implantation), in zweiter Linie
- *S. epidermidis* und koagulasenegative Staphylokokken (KNS) und schließlich
- *Cutibacterium acnes* (insbesondere bei Spätinfektionen > ein Jahr nach Implantation) und Enterokokken (Diener et al. 2020).

In etwa einem Drittel der Fälle sind gramnegative Bakterien verursachend wie z. B.

- *E. coli,*
- *Klebsiella spp.,*
- *Salmonella* spp.,
- Anaerobier (ca. 10 %) (Mathias et al. 2022).

Darüber hinaus sind folgende Erreger mögliche Verursacher:

- MRSA,
- andere resistente Bakterien,
- seltene Erreger (z. B. *Mycobacterium chimerae, Coxiella burnetii, Brucella* spp.),
- Pilze *(Candida* spp.), vor allem abdominell/bei Vorliegen von Fisteln,
- polymikrobielle Infektionen.

Nicht selten aber (4,1–13,8 %) (Legout et al. 2012) können primär überhaupt keine Erreger nachgewiesen werden. Hierfür können verschiedene Ursachen verantwortlich sein, z. B. Erreger nur an der Außenseite der Prothese, also nicht im Blutstrom liegend, oder Erreger mit besonderen Empfindlichkeiten/Ansprüchen bezüglich Transport und Anzucht.

14.4 Probengewinnung

Ein besonderes Augenmerk muss also der umfassenden Probengewinnung gelten (insbesondere auch Gewebeproben!), sowohl in Hinsicht auf die Auswahl des Probenmaterials als auch auf die Art der Probengefäße und Reagenzien sowie die Transportbedingungen. Hier empfiehlt sich immer die vorherige Absprache mit dem kooperierenden klinisch-mikrobiologischen Labor und auch ggf. dem Transportdienst, um die optimale Probengewinnung sicherzustellen.

Ob ein frühzeitiger Therapiebeginn vor mikrobiologischer Probensicherung die Wahrscheinlichkeit eines Erregernachweises verringert, ist weiter Gegenstand von Diskussionen.

In einem Review zeigte sich kein Unterschied im Anteil positiver Kulturen zwischen der Studiengruppe (Antibiotikagabe maximal 48 h vor Operation) und der Kontrollgruppe (Antibiotikagabe erst nach Gewinnung mikrobiologischer Proben) (Legout et al. 2012). Insbesondere bei Zweiteingriffen ohne Erregernachweis bei der ersten Operation oder erwartet schwierig zu kultivierenden Erregern kann hier allerdings auch ein anderes Therapieregime sinnvoll sein.

Andere Autoren empfehlen, Proben vor Beginn der Antibiotikatherapie zu gewinnen (z. B. über Blutkulturen oder Punktionen) (Wouthuyzen-Bakker et al. 2023). Bei geplantem Ziel Prothesenausbau ist hier ein Beginn der Antibiotikatherapie maximal 48 h vor Probengewinnung möglich, bei erwartetem Belassen von Teilen der Prothese ist der Beginn der Antibiotikatherapie möglichst erst nach Probengewinnung empfohlen (Wouthuyzen-Bakker et al. 2023). Insgesamt ist die Datenlage aber unklar und der Zeitpunkt des Therapiebeginns sicher auch vom Zustand des Patienten abhängig.

Ziel der Probengewinnung sind der Erregernachweis sowie die Erstellung eines Antibiogramms, idealerweise mit Proben, die direkt vom Ort der Protheseninfektion abgenommen wurden. Im Fall einer Probengewinnung durch perkutane Punktion ist darauf zu achten, dass alkoholische Hautantiseptika ohne remanenten Zusatz wie Chlorhexidin oder Octenidin bzw. ohne Zusatz von PVP-Jod eingesetzt werden, um nicht gewonnene Erreger unerwünscht abzutöten oder zu inaktivieren. Intraoperativ sind Prothesenanteile und/oder infiltriertes periprothetisches Gewebe zu entnehmen und mikrobiologisch aufzuarbeiten (Fitzgerald et al. 2005).

Die hier beschriebenen Anteile der Erregerspezies variieren zwischen den verschiedenen Studien, aber regelhaft sind *Staphylococcus aureus,* koagulasenegative Staphylokokken, *Pseudomonas aeruginosa,* Streptokokken und Enterokokken sowie Anaerobier von der empirisch-kalkulierten Therapie abzudecken.

14.5 Antibiotikatherapie

14.5.1 Vorbemerkung

▶ Bereits die präoperative Antibiotikaprophylaxe ist eine relevante Maßnahme zur Verringerung postoperativer Protheseninfektionen. Trotzdem sind Infektionen nicht immer vermeidbar.

In den meisten Fällen werden in der ersten Phase empirisch-kalkuliert Breitspektrumantibiotika bzw. Antibiotikakombinationen notwendig, deren Wirkspektrum das oben genannte Erregerspektrum abdecken. Sobald dann ein Erregernachweis vorliegt, muss die Therapie angepasst werden.

Zusätzlich ist aufgrund der Fähigkeit vieler dieser Erreger (insbesondere Staphylokokken) zur Biofilmbildung auf künstlichen Oberflächen wie Gefäßprothesen eine Biofilmgängigkeit zumindest eines Kombinationspartners der gewählten Antibiotikatherapie zu fordern.

Bakterien an der Oberfläche eines Biofilms sind metabolisch aktiv und damit leichter für ein Antibiotikum zu erreichen, Bakterien in den tieferen Schichten zeigen eine reduzierte metabolische Aktivität sowie eine Penetrationsbarriere und damit auch eine reduzierte Sensibilität gegenüber Antibiotika (Revest et al. 2015). Eine Biofilmgängigkeit kann hier die Effektivität der Therapie entscheidend verbessern.

Generell sollte die antibiotische Therapie für mindestens 4–6 Wochen i. v. durchgeführt werden, gefolgt anschließend von einer oralen Sequenztherapie von 4–6 Wochen Dauer, bei Revision mit Prothesenerhalt oft auch 6–12 Monaten. Bei Patienten, deren Allgemeinzustand keinerlei chirurgische Intervention zulässt, sollte eine lebenslange Antibiotikatherapie erwogen werden (Chafke et al. 2020). Dies ist insbesondere dann eine Option, wenn Patienten ein sehr hohes operatives Risiko aufweisen und eine geringgradige Infektion vorliegt mit weniger virulenten Infektionserregern, die auf geeignete Antibiotika ansprechen, sowie Fehlen weiterer Komplikationen. In einigen Fällen kann so zwar die Infektion nicht vollständig eradiziert, aber durch jahrelange oder lebenslange Therapie unter Kontrolle gehalten werden (Spiliotopoulos et al. 2018).

14.5.2 Perioperative Antibiotikaprophylaxe

Auch die präoperative Prophylaxe dient der Vermeidung postoperativer Infektionen im Operationsgebiet. Eine optimale Versorgung hier verbessert also die Ergebnisqualität.

Allgemein besteht in der Gefäßchirurgie eine Indikation zur perioperativen Prophylaxe bei Implantation von alloplastischem Material, vor allem bei gefäßchirurgischen abdominellen Rekonstruktionen oder Eingriffen an den unteren Extremitäten, posttraumatischen Rekonstruktionen und allgemein erhöhtem Infektionsrisiko (Wacha et al. 2010). Eine Prophylaxe ist außerdem bei den Wundklassen „kontaminiert" und „verschmutzt/infiziert" indiziert (Müller et al. 2012). In die Kategorie „kontaminiert" fallen unter anderem purulente akute Entzündungen im Operationsgebiet.

Die perioperative Antibiotikaprophylaxe bietet aber auch viele Fehlermöglichkeiten. In der VAS-GRA-Studie wurde bei Patienten mit geplanter Gefäßprothesenimplantation u. a. der Effekt einer inkorrekten Prophylaxe am Auftreten von Gefäßprotheseninfektionen untersucht. Hier zeigte sich insbesondere bei Patienten, die aufgrund einer bereits etablierten Antibiotikatherapie keine zusätzliche perioperative Prophylaxe erhielten, ein deutlich erhöhtes Risiko für eine postoperative Infektion (Hazard Ratio 2,8; 95-%-KI 1,17–7.05) (Anagnostopoulos et al. 2019).

Ziel der Prophylaxe sind die Senkung der Wundinfektionsrate und die Vermeidung weiterer lokaler und systemischer Komplikationen.

Wichtig ist die Einhaltung eines optimalen Zeitfensters der Antibiotikagabe. Optimaler Zeitpunkt ist 30–60 min vor OP, eine zu frühe Gabe ist nutzlos. Im (Not-)Fall ist auch eine Gabe bis zum Hautschnitt möglich, der späteste überhaupt noch sinnvolle Zeitpunkt ist intraoperativ vor Wundverschluss. Bei Operationen, deren Dauer die 2-fache Halbwertszeit (Maier et al. 2015) des Antibiotikums überschreiten, sowie bei Operationen mit hohem Blutverlust (ca. >1 l) ist eine weitere Dosis empfohlen.

Empfohlen zur perioperativen Prophylaxe sind Cephalosporine der 1. und 2. Generation (z. B. Cefazolin 2 g i. v., Halbwertszeit 94 min; Cefuroxim 1,5 g i. v., Halbwertszeit 70 min; Evidenzgrad Ia) und bei Vorliegen einer Allergie gegen Betalaktame die Gabe von Vancomycin oder Teicoplanin. Bei der Dosierung sollten stark erhöhte oder erniedrigte Verteilungsräume berücksichtigt werden (Hinweise können hier der BMI, Einlagerungen etc. geben). Gegebenenfalls ist eine bekannte Kolonisation des Patienten mit MRSA/MRE/MRGN bei der Wahl der Prophylaxe zu berücksichtigen (Maier et al. 2015).

Die Dosis bei einmaliger Verabreichung (Single Dose) ist unabhängig von der Einschränkung der Nierenfunktion. Wenn jedoch eine Wiederholung der Dosis indiziert ist, muss das Dosisintervall an die Nierenfunktion angepasst werden (Bratzler et al. 2013).

Bei Vorliegen einer Besiedelung mit Methicillin-resistenten koagulasenegativen Staphylokokken (MR-CoNS) ist ggf. auch eine Kombination von Vancomycin mit Cephalosporin zu überlegen, da die Wirksamkeit von Glykopeptiden gegenüber den ebenfalls abzudeckenden Methicillin-sensiblen *Staphylococcus aureus* (MSSA) geringer ist (Bull et al. 2012; Engelman et al. 2007).

14.5.3 Empirisch-kalkulierte Initialtherapie

Diese Phase der Antibiotikatherapie ist (neben der chirurgischen Therapie) von größter Wichtigkeit, um das Outcome in Hinblick auf das Langzeitüberleben positiv zu beeinflussen, auch wenn die Dauer dieser Initialtherapie nur einen geringen Teil der gesamten Therapiedauer beträgt. In Hinblick auf die 30-Tage-Mortalität nach Diagnosestellung war dies der entscheidende Faktor (Sixt et al. 2022).

Zur empirisch-kalkulierten Initialtherapie ist folgende Kombination empfohlen:

Piperacillin/Tazobactam oder Ceftazidim	$3 \times 4,5$ g/d i.v.
	1×2 g Loading Dose, danach 6 g/24 h kontinuierlich
oder Cefuroxim	$1 \times 1,5$ g Loading Dose, danach 6 g/24 h kontinuierlich
PLUS Metronidazol	1×500 mg/d
PLUS Vancomycin	2×15 mg/kgKG/d i. v. (Medikamentenspiegelkontrolle dringend erforderlich!)
oder Daptomycin	6 mg/kgKG i.v
Bei Protheseninfektion mit schwerer Sepsis und/oder bekannter Kolonisation oder vorbekannter Infektion mit ESBL-GN-Erreger: Imipenem	$4 \times 0,5$ g i. v. über 30 min
oder Meropenem	3×1 g bis 3×2 g i. v. über 3 h
PLUS Vancomycin oder Daptomycin	s. o
± Gentamicin	3 mg/kgKG/d i. v. als Einmaldosis
Ggf. kann bei Vorliegen einer Fistel zusätzlich die Gabe eines Antimykotikums erwogen werden	

da hier eine Aktivität gegen grampositive wie gramnegative Erreger, MRSA und Anaerobier gegeben ist (Klinikleitfaden Infektiologie 2021). Eine Anpassung der Therapie muss dann nach Erhalt der mikrobiologischen Befunde und Resistenztestung durchgeführt werden.

14.5.4 Antibiotische Therapie nach Erregernachweis und Resistogramm

Sobald das Ergebnis der mikrobiologischen Untersuchung im Hinblick auf die Erregerspezies und das Resistogramm in Bezug auf Resistenzen und notwendige Konzentrationsanpassungen vorliegt, soll eine Anpassung der gewählten Therapie stattfinden. Dies kann eine Umstellung, aber auch Deeskalation oder Eskalation bedeuten (Tab. 14.1).

▶ **Wichtig** Die aktuell gültigen Bewertungsstufen bedeuten:

- S = sensibel: Bei diesem Antibiotikum ist bei dem Erreger mit hoher Wahrscheinlichkeit ein therapeutischer Erfolg bei Verwendung der Standarddosis zu erwarten.
- I = "increased exposure": Bei Einsatz dieses Antibiotikums in der erhöhten Dosierung ist mit hoher Wahrscheinlichkeit ein therapeutischer Erfolg bei diesem Erreger zu erwarten.
- R = Bei diesem Antibiotikum ist keine ausreichende Wirkung auf den Erreger zu erwarten.

Die aktuellen Empfehlungen bezüglich der Dosierung entnimmt man am besten den regelmäßig aktualisierten Dosierungsempfehlungen und Tabellen („Clinical Breakpoint Tables") des EUCAST, veröffentlicht in Deutschland vom Nationalen Antibiotika-Sensitivitätstest-Komitee (www.nak-deutschland.org).

Ältere Antibiotika haben aufgrund älterer Zulassungsregelungen oftmals ein deutlich breiteres zugelassenes Indikationsspektrum als die Substanzen, die in den letzten Jahren vom Bundesinstitut für Arzneimittel und Medizinprodukte (BfArM) oder von der European Medicines Agency (EMA) zugelassen wurden. Neuere Substanzen haben oft auch nur eine Zulassung für wenige Anwendungsgebiete. Sie können aber bei schweren oder durch multiresistente Erreger verursachten Infektionen auch außerhalb des in der Zulassung genehmigten Gebrauchs eingesetzt werden (Off-Label-Gebrauch).

14.6 Biofilm und Antibiotika

Biofilmgängigkeit ist ein wichtiges Kriterium bei Infektionen, die mit Fremdmaterial assoziiert sind. Zu den verursachenden Pathogenen gehören in erster Linie Staphylokokken, Streptokokken und *Pseudomonas aeruginosa*, aber auch Mischinfektionen sind möglich. Bei Infektionen mit Verdacht auf Biofilmbildung und auch bei Belassen von Teilen des Fremdmaterials bei Revisionsoperationen werden deshalb folgende Antibiotika als Kombinationspartner eingesetzt, deren additive Wirkung hierbei gewünscht ist.

14.6.1 Rifampicin

Im grampositiven Bereich wird häufig Rifampicin verwendet (höchste Wirksamkeit bei Staphylokokken-Biofilm beschrieben), vorausgesetzt, keine Interaktion spricht dagegen. Rifampicin ist auch bei oraler Einnahme gut bioverfügbar.

Rifampicin ist ein starker Induktor für Cytochrom-P430-Enzyme in Leber und Darm, insbesondere für CYP3A4, aber auch für weitere. Dieser Effekt kann auch noch 14 Tage nach Absetzen der Therapie anhalten. Von dieser Interaktion betroffen sind viele weitere Arzneimittel, deren Wirkungen verstärkt oder abgeschwächt werden, hier ist ein Interaktions-Check dringend angeraten. Vermindert werden u. a. die Wirkung von Antikoagulanzien, Immunsuppressiva, Psychopharmaka, hormonellen Kontrazeptiva, Antiepileptika und antiretroviralen Medikamenten. Erhöht werden u. a. die Wirkung von Clopidogrel sowie die Toxizität und therapeutische Breite von Analgetika wie Paracetamol (cave: Lebertoxizität; häufig Selbstmedikation von Patienten!).

Die Halbwertszeit von Rifampicin beträgt bei einmaliger Applikation zwischen 2, 6 und 16 h. Da der Wirkstoff teilweise über das CYP-System metabolisiert wird, treibt er seinen eigenen Abbau voran, sodass sich die Halbwertszeit bei mehrfacher Gabe auf 1–2 Stunden reduziert. Die Elimination erfolgt hauptsächlich hepatobiliär sowie zu etwa 10–15 % renal. Bei Patienten mit eingeschränkter Leberfunktion ist die Plasmakonzentration erhöht und die Halbwertszeit verlängert.

Tab. 14.1 Antibiotikatherapie bei häufigen Erregern

Pathogen	Antibiotikum	Dosierung	Alternative bei Beta-laktam-Allergie	Dosierung	Orale Folgetherapie (Alternative)	Dosierung
MSSA	Cefazolin	3 × 2 g/d i.v	Vancomycin	15–20 mg/kgKG 2× tgl. über 2 h i.v. (Spiegelkontrolle!)	Ciprofloxacin	2 × 750 mg/d p.o.
	Oder Flucloxacillin	4 × 2 g bis 6 × 2 g/d i.v.	Oder Daptomycin	6 mg/kgKG/d i.v. über 30 Min. (off-Label 10 mg)	plus Rifampicin	2 × 450 mg/d p.o.
	Plus Gentamicin für 3 Tage, danach (bei neg. Blutkultur)	3 mg/kgKG 1×/d i.v.	Plus Gentamicin für 3 Tage, danach bei neg. Blutkultur	3 mg/kgKG 1x/d i.v.		
	Rifampicin[1] für 14 Tage i.v., danach oralisieren	10–20 mg/kgKG i.v., danach p.o.	Rifampicin[1] für 14 Tage i.v., dann oralisieren	10–20 mg/kgKG i.v., danach p.o.		
MRSA	Vancomycin	15–20 mg/kgKG 2× tgl. über 2 h i.v. (Spiegelkontrolle!)			Datenlage noch unzureichend	
	Oder Daptomycin	6 mg/kgKG/d i.v. über 30 min (Off-Label-Gabe 10 mg)			Möglicherweise können eingesetzt werden:	
	Plus Gentamicin für 14 Tage, danach (bei neg. Blutkultur)	3 mg/kgKG 1x/d i.v.			Linezolid, Cotrimoxazol, Clindamycin	
	Rifampicin[1] für 14 Tage i.v., danach oralisieren	10–20 mg/kgKG i.v., danach p.o.			(Jorgensen 2018)	
Koagulasenegative Staphylokokken (KoNS)	Flucloxacillin	4 × 2 g bis 6 × 2 g/d i.v.			Ciprofloxacin	2 × 750 mg/d p.o.
	Oder Vancomycin	15–20 mg/kgKG 2× tgl. über 2 h i.v. (Spiegelkontrolle!)			plus Rifampicin	2 × 450 mg/d p.o.
	Oder Daptomycin	6 mg/kgKG/d i.v. über 30 min (Off-Label-Gabe 10 mg)				
	Plus Gentamicin für 14 Tage, danach (bei neg. Blutkultur)	3 mg/kgKG 1×/d				
	Rifampicin[1] für 14 Tage i.v., danach oralisieren	10–20 mg/kgKG i.v., danach p.o.				

(Fortsetzung)

Tab. 14.1 (Fortsetzung)

Pathogen	Antibiotikum	Dosierung	Alternative bei Beta-laktam-Allergie	Dosierung	Orale Folgetherapie (Alternative)	Dosierung
Sepsis mit sensiblen koagulasenegativen Staphylokokken (MS-KNS) [Grabein 38]	Cephalosporin der Gruppe 1/2, z. B. Cefazolin	3 × 2 g/d i. v.				
	Oder Isoxazolylpenicillin, z. B. Flucloxacillin	4 × 2 g bis 6 × 2 g/d i. v.				
	Plus Rifampicin[1]	1 × 600 mg/d i. v.				
	Oder plus Fosfomycin (n. Antibiogramm)	3 × 5 g/d i. v. oder 4 × 4 g/d i. v.				
Sepsis mit koagulasenegativen Staphylokokken mit besonderen Resistenzen (MR-KNS) [Grabein 38]	Daptomycin	6 mg/kgKG/d i. v. über 30 min (Off-Label-Gabe 10 mg)				
	Oder Linezolid	2 × 600 mg/d i. v.				
	Oder Glykopeptid (z. B. Vancomycin)					
	Plus Rifampicin[1]	1 × 600 mg/d i. v.				
Streptokokken	Penicillin G	4 × 5 Mio. IU/d i. v.	Vancomycin	2 × 15 mg/kgKG/d i.v.	Amoxicillin	3 × 750 mg/d p.o.
	Oder Ceftriaxon	1–2 × 2 g/d i. v.			oder Clindamycin	4 × 300 mg/d p.o.
	Plus Gentamicin 14 Tage	3 mg/kgKG 1×/d i. v.	Plus Gentamicin 6 Wochen	3 mg/kgKG 1x/d i.v.		
Enterokokken	Ampicillin (*E. faecalis*)	3–4 × 2 g/d i. v.	Vancomycin	2 × 15 mg/kgKG/d i.v.	Amoxicillin	3 × 750 mg/d p.o.
	Plus Gentamicin 14 Tage	3 mg/kgKG 1×/d i. v.	Plus Gentamicin 6 Wochen			
	Oder Ceftriaxon	2 × 2 g/d i. v.	Oder Linezolid	2 × 600 mg/d i.v.		
Enterobacteriaceae	Ceftriaxon	1–2 × 2 g/d i. v.	Aztreonam	3 × 1/d i.v.	Fluorchinolon, z. B. Ciprofloxacin	2 × 750 mg/d p.o.
	Oder Cefotaxim	3 × 1 g/d i. v.	Oder Cefepim	3 × 1 g oder 2 × 2 g/d i.v.		
	Plus Gentamicin 14 Tage	3 mg/kgKG 1×/d i. v.	Plus Metronidazol	3 × 400 mg/d i.v.		
			Plus Gentamicin siehe links			

(Fortsetzung)

Tab. 14.1 (Fortsetzung)

Pathogen	Antibiotikum	Dosierung	Alternative bei Betalaktam-Allergie	Dosierung	Orale Folgetherapie (Alternative)	Dosierung
Pseudomonas aeruginosa	Piperacillin/Tazobactam	4 × 4,5 g/d i. v. oder 3 × 4,5 g prolongiert über 4h	Ciprofloxacin	200–400 mg alle 8–12 h i.v.	Ciprofloxacin	2 × 750 mg/d p.o.
	Oder Ceftazidim	4 × 2 g/d i.v	Meropenem	3 × 1 g/d i.v.		
	Plus Gentamicin 14 Tage	3 mg/kgKG 1×/d i.v	Siehe links			
Anaerobier	Clindamycin	4 × 600 mg/d i.v			Clindamycin	4 × 300 mg/d p.o.
	Oder Meropenem	3 × 1 g/d i.v				
	Oder Imipenem	4 × 500 mg/d i.v				
Obligate Anaerobier	Metronidazol	3 × 400 mg/d i.v			Metronidazol	3 × 400 mg/d p.o.
	Außer Cutibacterium acnes Amoxicillin	4 × 1 g/d i.v			Amoxicillin	3 × 750 mg/d p.o.
Candida spp.	Echinocandin, z. B. Caspofungin	Tag 1: 70 mg i. v., ab Tag 2: 50 mg/d i. v.	Alternative: Anidulafungin	Tag 1: 200 mg i.v., ab Tag 2: 100 mg/d i.v.	Fluconazol (n. Resistogr.)	1 × 400 mg/d p.o.
	Fortführung der Therapie mit Fluconazol (nach Resist.)	1 × 400 mg/d p. o. für mindestens 3 Monate, ggf. als Langzeittherapie			CAVE: lange Therapiedauer notwendig!	
Coxiella burnetii	Doxycyclin	Initialdosis 200 mg, dann 2 × 100 mg/d p. o.				

[1] Rifampicin immer erst nach Wundverschluss einsetzen!
Alle Angaben für Erwachsene ohne Einschränkung der Leber- und Nierenfunktion
Alle Antibiotika-/Antimykotikatherapien sind vor Einsatz zu prüfen, insbesondere auch auf aktuelle Dosierungsempfehlungen und Interaktionen! Rücksprache mit Infektiologie empfohlen!

Das Resistogramm ist immer in die Entscheidung einzubeziehen! Die Einstufung I ist adäquat zu S, erfordert eine erhöhte Dosierung (z. B. EUCAST-Tabelle, www.nak-deutschland.org)

▶ **Kontraindikationen**

- Überempfindlichkeit gegen den Wirkstoff oder andere Ansamycine
- Schwere Leberfunktionsstörungen
- Verschlussikterus, akute Hepatitis, Leberzirrhose
- Gallengangsobstruktion
- Gleichzeitige Gabe potenziell leberschädigender Arzneimittel wie dem Azol-Antimykotikum Voriconazol
- Gleichzeitige Gabe von HIV-Proteaseinhibitoren

Eine Gabe in der Schwangerschaft ist unter strenger Nutzen-Risiko-Abwägung möglich. Die empfängnisverhütende Wirkung oraler hormoneller Kontrazeptiva kann gestört sein.

Die empfohlene Standarddosierung für Erwachsene beträgt $1 \times 0{,}6$ g p. o. oder $1 \times 0{,}6$ g i. v., die hohe Dosierung $2 \times 0{,}6$ g p. o. oder $2 \times 0{,}6$ g i. v. (NAK 2023).

Kontrollen von Blutbild sowie Leber- und Nierenfunktion sind obligat. Unter der Therapie sind Laborparameter wie Vitamin B_{12} und Folsäure nicht auswertbar.

14.6.2 Fosfomycin

Bei gramnegativen Erregern ist die Auswahl schwieriger. Hier wird oft Fosfomycin i. v. in Kombination mit einem oder mehreren Kombinationspartnern verwendet, vorausgesetzt, es liegen keine Resistenzen vor (gute Wirksamkeit bei MRSA-Biofilm als Kombinationspartner) (Dreier et al. 2014). Einige multiresistente Erreger sind gegen Fosfomycin ebenfalls resistent. Bei einer Monotherapie besteht ebenfalls ein hohes Risiko für eine Resistenzentwicklung.

Fosfomycin zeigt gute Penetrationseigenschaften in Biofilme sowie eine gute Wirksamkeit innerhalb von Biofilmen; dies ist allerdings nur für bestimmte Erreger nachgewiesen (Kumon et al. 1995; Mikuniya et al. 2005).

Resistenzen bestehen im gramnegativen Bereich gegen einige Non-Fermenter wie *Acinetobacter baumannii* und *Burkholderia cepacia*, einige Enterobacteriaceae-Spezies, teilweise Vibrionen, Bordetella, Borrelien, Legionellen. Im grampositiven Bereich sind dies viele Mykobakterien einschließlich *M. tuberculosis*, einige KNS wie *S. saprophyticus* und *S. warneri* sowie *Bacteroides*-Arten. Trotzdem kann in Einzelfällen eine Kombination wirksam sein.

Nebenwirkungen sind Phlebitiden an der Injektionsstelle, Brechreiz und Magenbeschwerden. Gelegentlich zeigen sich weitere gastrointestinale Symptome, Exantheme, zentralnervöse Symptome und Transaminasenerhöhung. Blutbildveränderungen sind selten. Durch den hohen Natriumgehalt des Präparates besteht die Gefahr der Hypernatriämie; Kontrollen sind dringend empfohlen. Daten zur Therapie in der Schwangerschaft sind nicht ausreichend.

▶ **Kontraindikationen**

- Überempfindlichkeit gegenüber dem Wirkstoff
- Starke Einschränkung der Nierenfunktion
- Kinder unter 12 Jahren, da hier zu wenige Daten vorliegen

Die empfohlene Dosierung von Fosfomycin i. v. für Erwachsene beträgt 16–18 g/Tag in 3–4 Einzeldosen.

14.6.3 Daptomycin

Ausschließlich im grampositiven Bereich (einschließlich MRSA und VRE) wirksam ist Daptomycin. Es zeigte in vitro eine gute Biofilmpenetration bei MRSA. Im Vergleich zu Vancomycin zeigte es auch eine bessere Aktivität auf Staphylokokken mit reduziertem Stoffwechsel (Murillo et al. 2009). Zugelassen ist es nur für die Behandlung von komplizierten Haut- und Weichteilinfektionen (cSSTI) und der rechtsseitigen infektiösen Endokarditis. Es ist ausschließlich parenteral zu applizieren. Durch seine gegenüber Vancomycin geringere Nephrotoxizität kann es bei entsprechenden Patienten als Off-Label-Gabe eine Alternative darstellen (Arnaiz de las Revillas et al. 2018).

Da Daptomycin größtenteils in unveränderter Form renal eliminiert wird, muss die Dosierung bei Nierenfunktionsstörungen angepasst werden. Die Ausscheidung erfolgt weitgehend unverändert über den Urin. Daptomycin ist ein konzentrationsabhängiges Antibiotikum, weshalb bei Niereninsuffizienz (GFR < 30 ml/min) sowie Hämodialyse das Dosierungsintervall auf 48 h verlängert werden sollte.

Die Dosierung beträgt 6 mg/kgKG/d in einer Einmaldosis. Verschiedene Studien zeigten eine bessere Wirksamkeit bei erhöhter (Off-Label-) Dosierung von bis zu 10 mg/kgKG/d bei gleichzeitig guter Verträglichkeit. Die Einmaldosierung zeigte weniger muskuläre Nebenwirkungen im Vergleich zu einer Mehrfachgabe.

Kontraindikationen sind Überempfindlichkeit gegen den Wirkstoff oder einen der weiteren Bestandteile.

▶ Ebenso sind Fluorchinolone gut biofilmgängig, aber auch diese werden wegen ihrer Nebenwirkungen seltener eingesetzt.

14.7 Resistenzen und neue Antibiotika

Antibiotikaresistenz ist ein weltweit zunehmendes Problem und schränkt die Einsatzmöglichkeiten vieler Antibiotika immer weiter ein. Die WHO betrachtet diese Entwicklung mit Sorge und hat insbesondere Erreger mit Extended Spectrum Beta-Lactamase (ESBL) und gramnegative Erreger mit Carbapenemase in die Kategorie „Critical, Priority 1" mit unmittelbarem Handlungsbedarf eingestuft. In Deutschland ist der Anteil dieser Erreger bei nosokomialen Infektionen noch vergleichsweise gering, aber auch hier zunehmend. Das US-amerikanische Center of Disease Control and Prevention (CDC) hat bereits in den Jahren 2009–2010 den Anteil multiresistenter Erreger (MRE) bei nosokomialen Infektionen mit über 20 % beziffert. Im Zuge weltweiter Bevölkerungsbewegungen, Flüchtlingskrisen und Kriegen sind steigende Zahlen auch bei uns zu erwarten.

Neue Antibiotika sind in diesem Bereich rar und halten oft auch nur kurz der Resistenzentwicklung der Erreger stand. Selbst bei den im Folgenden beschriebenen neueren Antibiotika sind die ersten Resistenzen kurz nach der Markteinführung nachgewiesen worden. Darüber hinaus ist der (manchmal unumgängliche) Einsatz dieser Medikamente oft mit hohen Kosten verbunden.

Resistenzen bei gramnegativen Erregern werden häufig über Betalaktamasen und Carbapenemasen vermittelt, welche den Betalaktamring der Antibiotika hydrolysieren. Die Betalaktamasen werden nach Ambler in die Klassen A–D eingeteilt, wobei die Enzyme der Klassen A, C und D einen Serin-Bestandteil („Serin-Betalaktamase", z. B. KPC, CTX) und die der Klasse B einen Zink-Anteil („Metallo-Betalaktamase", z. B. NDM, VIM, IMP) aufweisen.

- Enzyme der Klasse A (Schmalspektrum-Betalaktamasen, Betalaktamasen mit erweitertem Spektrum ESBL sowie Serin-Carbapenemasen) kommen häufig bei Enterobacteriaceae und Staphylokokken vor.
- Zur Klasse C gehören die Cephalosporinasen, am bekanntesten AmpC, aber auch weitere. Erreger mit diesem Mechanismus sind häufig *Serratia*, *Pseudomonas*, *Acinetobacter*, *Citrobacter* und *Enterobacter*, „SPACE") sowie *Providencia* spp. und *Morganella morganii*.
- Zur Klasse D gehören hauptsächlich ESBL und Carbapenemasen bei *Pseudomonas aeruginosa* und *Acinetobacter baumannii*, die OXA-Enzyme gehören in diese Klasse.

Kombinationen aus einem Antibiotikum und einem Betalaktamase-Inhibitor sind eine Möglichkeit, Erreger mit diesen Fähigkeiten trotzdem zu erreichen und zu eliminieren. Dennoch werden auch von den neueren Medikamentenkombinationen bei weitem nicht alle Betalaktamasen abgedeckt. Essenziell ist hier natürlich die Resistenztestung der Isolate im mikrobiologischen Labor, die gegebenenfalls auch für diese Antibiotika in einem zweiten Schritt nachgefordert werden muss.

Auftreten von Nebenwirkungen dringend notwendig. Wo möglich, sollte ein Therapeutic Drug Monitoring (TDM) durchgeführt werden.

Die Auswahl der Antibiotika muss, wie beschrieben, eine biofilmwirksame Komponente enthalten, also entweder (in erster Linie) eine Kombinationstherapie mit Rifampicin als Kombinationspartner, oder (in zweiter Linie) mit Daptomycin oder Linezolid als Monotherapie (wenn entsprechend dem Antibiogramm wirksam getestet). Der Kombinationspartner zu Rifampicin muss entsprechend dem Antibiogramm und den Eigenschaften des Antibiotikums gezielt durch das Team ausgewählt werden. Die Therapie wird in der Eradikationsphase intravenös durchgeführt, danach als kontinuierliche Suppressionstherapie fortgeführt.

Im Verlauf sind engmaschige weitere Kontrollen notwendig wie lokale Befundkontrollen, Labor-/Infektkontrollen, (PET-)CT, Angiographie. Ggf. sind zur Senkung des Inokulums auch Drainagen oder eine Therapie von Fisteln sinnvoll. In einigen Fällen kann so die Infektion zwar nicht vollständig eliminiert, aber durch eine einjährige oder sogar lebenslange Therapie unter Kontrolle gehalten werden.

14.9 Seltene Erreger

14.9.1 *Coxiella burnetii* (Q-Fieber)

Q-Fieber, verursacht durch das gramnegative Bakterium *Coxiella burnetii*, ist besonders durch die Vielfalt seiner klinischen Symptome und die variable Ausprägung gekennzeichnet. Gefährdet sind besonders Personen, die engen Umgang mit Tieren haben, aber auch Laborpersonal. Die Übertragungswege sind vielfältig, hauptsächlich über Staub und direkten Kontakt sowie indirekt über Zecken. Ein Labornachweis kann also durchaus auch bei einer Gefäßprotheseninfektion eine Relevanz haben!

Akute, subakute und chronische Verläufe sind beschrieben, häufigste Manifestation ist die Endokarditis. Ebenso sind aber Infektionen von Aneurysmen und Gefäßprothesen beschrieben, wenn auch selten (Fournier et al. 1998). Sie treten bei immunsupprimierten Patienten sowie bei Patienten mit kardiovaskulären Anomalien auf, nicht notwendigerweise ist ein Tierkontakt immer nachweisbar.

Antibiotische Therapie der Wahl ist die Gabe von Doxycyclin (cave: Fotosensibilisierung!) über einen Zeitraum von mindestens 2–3 Wochen unter besonderer Kontrolle der Leberwerte. Dosierung siehe Tabelle.

Gegebenenfalls kann auch eine Kombination mit Clarithromycin oder einem Fluorchinolon sinnvoll sein. Bei chronischer Infektion sollte interdisziplinär eine Langzeit-Kombinationstherapie durchgeführt werden.

14.9.2 *Mycobacterium chimaera*

Patienten mit Mukoviszidose oder chronisch obstruktiven Lungenerkrankungen (COPD), Organtransplantierte, Immunsupprimierte und herzchirurgisch sowie intensivmedizinisch Behandelte (extrakorporale Membranoxygenation, ECMO; extrakorporale CO-Elimination, ECCO) haben ein erhöhtes Risiko für eine Infektion mit diesem Erreger, der bei gesunden Patienten oftmals wenig pathogen ist (Ogunremi et al. 2017). Die Latenzzeit zwischen Exposition und Krankheitsmanifestation liegt im Durchschnitt bei 1,6 Jahren (Sax et al. 2015).

Die Diagnosestellung erfolgt über den Erregernachweis aus speziellen Blutkulturen oder intraoperativen Gewebeproben. Hierzu muss eine spezifische mikrobiologische Testung auf Mykobakterien angefordert werden (in der Regel nicht von der Anforderung „Erreger + Resistenzen" abgedeckt!). Bei Patienten mit passender Klinik sollte aktiv an diese Erkrankung gedacht werden. Der Erreger ist biofilmbildend.

Die Behandlung erfordert neben der chirurgischen Komponente eine prolongierte antimykobakterielle Kombinationstherapie. Patienten sollten über mindestens 12–18 Monate mit einer Kombinationstherapie aus einem Makrolid, Rifampicin und Ethambutol behandelt werden, ggf. in Kombination mit Amikacin und nach Möglichkeit in enger Abstimmung mit einem

14.9.3 Salmonellen

Bei einer Salmonelleninfektion von Patienten mit Gefäßprothesen, Aneurysmen und weiteren Fremdkörpern ist prophylaktisch eine Antibiotikatherapie zur erwägen:

- Ciprofloxacin 2×500 mg/Tag p. o. oder 2×400 mg/Tag i. v. für 5–7 Tage,
- bei Kindern Ampicillin 100 mg/kgKG,
- bei fokalen Absiedelungen ist ggf. eine längere Therapiedauer zu erwägen (Bodman et al. 2020).

14.10 Besonderheiten im Zusammenhang mit Therapien weiterer Erkrankungen

Ein seltener Sonderfall ist die Gruppe der Patienten mit Blasenkarzinom ohne Invasion des Blasenmuskels (NMIBC, Non-Muscle-Invasive Bladder Cancer). Blasenkarzinome sind auf Rang 10 der weltweit häufigsten Malignome, dementsprechend häufig sind auch Patienten, die wegen dieses Krankheitsbildes therapiert werden müssen. Ein Therapiebestandteil neben der chirurgischen Resektion ist hier nach Empfehlungen der European Society of Urology die intravesikale Instillation mit einem attenuierten, lebenden Stamm von *Mycobacterium bovis* (*M. bovis*, BCG). Diese Therapie bietet ein allgemein gutes Sicherheitsprofil, aber unerwünschte lokale und systemische Nebenwirkungen sind möglich, da die Bakterien prinzipiell vermehrungsfähig sind.

Studien zeigen eine Inzidenz von systemischen BCG-Infektionen durch diese Therapie zwischen 3 und 7 %, hiervon entfallen 6,7 % auf vaskuläre Infektionen (besonders betroffen: Männer, Alter ca. 75 Jahre). (Pérez-Jacoiste Asín et al. 2014; Lamm et al. 1992) Diese verteilen sich hauptsächlich auf mykotische Aortenaneurysmen (teilweise mit aortoenterischen Fisteln) und Gefäßprotheseninfektionen. Hier sind in erster Linie abdominelle Aortenprothesen, aber auch andere oder sogar mehrere Lokalisationen betroffen. Die genaue Pathogenese dieser Protheseninfektion ist unklar, ebenso der Unterschied zu nativen Gefäßen. Ebenso ist ungeklärt, ob künstliche Gefäßprothesen hier ein erhöhtes Risiko aufweisen (Arsuffi et al. 2023).

Der Abstand zwischen der BCG-Instillation und der Infektion kann Wochen (im Durchschnitt 17 Monate!) betragen, ein Nachweis in Blutkultur u. U. schwierig sein und ebenfalls lang dauern. Häufig sind diese Patienten bereits über längere Zeit mit einer empirischen Standardtherapie ohne Erfolg, aber auch ohne entsprechenden Erregernachweis therapiert.

Die Therapie dieses Krankheitsbildes ist komplex und bislang nicht in einheitlichen Falldefinitionen oder evidenzbasierten Leitlinien beschrieben. Therapie der Wahl (neben der chirurgischen) ist eine antituberkulöse Kombinationstherapie mit einer Therapiedauer von mehreren Monaten. Hier ist eine interdisziplinäre Zusammenarbeit, insbesondere mit der Infektiologie, notwendig.

Zusammengefasst ist es essenziell, bei der Therapie einer Gefäßprotheseninfektion (insbesondere im Zusammenhang mit zusätzlichen systemischen oder urogenitalen Beschwerden) an eine mögliche Vorbehandlung eines Patienten mit *M. bovis*/BCG im Rahmen eines Blasenkarzinoms zu denken und diese abzufragen!

14.11 Antibiotikatherapie bei alten Menschen

Der demografische Wandel führt absehbar zu einem weiter steigenden Anteil älterer und hochbetagter (> 80-jähriger) Patienten in unserer Gesellschaft und damit auch in den Krankenhäusern. Oftmals sind geriatrische Patienten auch multimorbide und weisen ein erhöhtes Risiko für das Auftreten von Komplikationen auf. Multimorbide Patienten benötigen oft auch eine Multimedikation, welche wiederum auch oft mit

Tab. 14.2 Antibiotika-Medikamenten-Interaktionen

Interaktion mit Psychopharmaka	Amoxi-Clavulan	Azol-Antimykotika	Carbapeneme	Cephalosporine (Breitspektrum-)	Clarithromycin	Clindamycin	Cotrimoxazol	Daptomycin	Fluorchinolone	Gentamicin, Amikacin, Tobramycin, Streptomycin	Glykopeptide	Isoniazid	Linezolid	Makrolide	Metronidazol	Penicilline	Rifampicin	Sulfamethoxazol
Clostridioides-difficile-Infektion	•		•	•		•			•									
Neuropsychiatrische Nebenwirkungen			• (Besonders Imipenem)	• (Besonders Cefazolin)	• (z. B. Psychosen)				•	• (Oto-/Neurotoxizität)		• (Enzephalopathie, Krämpfe, Ataxie)	• (Serotoninerge Symptome)		•	• (In Hochdosis, Penicillin G >30 Mega)		• (Psychose)
Interaktion mit Psychopharmaka		• (Serotoninerge Symptome)							• (Serotoninerge Symptome)				• (Serotoninerge Symptome)	• (Serotoninerge Symptome)				
Phenprocoumon: Verstärkung, INR-Erhöhung	•	•			•		•											
Phenprocoumon: Verminderung, INR-Abfall, Thromboseneigung																	•	
Wirkverlust CYP-abhängiger Substanzen (Theophyllin, Phenytoin, Ca-Antagonist)																	•	
Antikoagulation mit neuen oralen Substanzen: Wirkungsverstärkung		•												• (Nicht Azithromycin)				
Antikoagulation mit neuen oralen Substanzen: Wirkungsverlust																	•	
Bei Lipidsenkung mit CSE-Hemmern: Rhabdomyolyse								•						•				
Therapie mit Kalziumantagonisten														• (Hypertonie, Reflextachykardie)				

(Fortsetzung)

Tab. 14.2 (Fortsetzung)

Interaktion mit Psychopharmaka	Amoxi-Clavulan	Azol-Antimykotika	Carbapeneme	Cephalosporine (Breitspektrum-)	Clarithromycin	Clindamycin	Cotrimoxazol	Daptomycin	Fluorchinolone	Gentamicin, Amikacin, Tobramycin, Streptomycin	Glykopeptide	Isoniazid	Linezolid	Makrolide	Metronidazol	Penicilline	Rifampicin	Sulfamethoxazol
Antiobstruktive Therapie mit Theophyllin									• Gesteigerte ZNS-Erregbarkeit									
Schleifendiuretika, NSAR, Cisplatin										• Verstärkung nephrotoxischer Effekte	• Verstärkung nephrotoxischer Effekte			• (Erythromycin – Ototoxizität)				
Antidepressiva									• Verstärkung anticholinerger oder serotoninerger Wirkungen				• Verstärkung anticholinerger oder serotoninerger Wirkungen • Toxische Erhöhung von Psychopharmaka und Antikonvulsiva	• Verstärkung anticholinerger oder serotoninerger Wirkungen				
QT-Verlängerung		•							•					•				
Nephrotoxizität				•			•			•	•					•		
Ototoxizität										•	•			•				
Hepatotoxizität	•								•					• (Erythromycin)		• Isoxazolylpenicilline	•	

den eingesetzten Antibiotika in Wechselwirkung tritt. Diese Interaktionen müssen bei der Verordnung besonders bedacht werden.

Infektionen sind eine der Haupttodesursachen älterer Patienten. Gleichzeitig können aber klinische Manifestationen wie Fieber (Norman 2000) und andere lokale und systemische Reaktionen abgeschwächt sein und eine Diagnosestellung verzögern. Auch laborchemische Marker (CRP, Leukozyten) können geringer verändert sein als bei jüngeren Patienten.

Ältere Patienten haben häufig vermehrt Risikofaktoren für Infektionen oder Besiedelungen mit resistenten Erregern wie COPD und Diabetes, aber auch engeren/häufigeren Kontakt zum Gesundheitswesen (Krankenhausaufenthalte, Pflegebedürftigkeit) und sind häufiger Träger von invasiven Devices (Ernährungssonden, Harnwegskatheter, Trachealkanülen, Dialysekatheter etc.).

Physiologische Altersveränderungen wirken sich auch auf die Pharmakokinetik, die Resorption, die Verteilung, die Metabolisierung und die Elimination in verschiedenster Weise aus:

- Die Resorption wird verzögert.
- Das Verteilungsvolumen hydrophiler Substanzen wird verringert, das hydrophober Substanzen wird erhöht.
- Die Clearance in der Leber ist reduziert, was längere Halbwertszeiten bedingt.
- Ebenso ist die renale Elimination vermindert. Durch den parallel stattfindenden Verlust der Muskelmasse kann bei verringerter Kreatinin-Clearance (CrCl) der Kreatininspiegel trotzdem im Normalbereich bleiben. Ein Spiegel im oberen Normbereich sollte also bereits zur Vorsicht raten! Die gängigen Berechnungsmodelle für die glomeruläre Filtrationsrate im Labor sind nicht für Personen über 70 Jahre validiert und bieten entsprechende Fehlerquellen (Bodman et al. 2020).
- In der Folge besteht die Gefahr einer Kumulation von Arzneistoffen.

Medikamentennebenwirkungen sind bis zu 3-fach häufiger als bei jungen Patienten (Veehof et al. 1999).

Insgesamt betrachtet kann also ein Antibiotikaeinsatz prinzipiell wie bei Jüngeren erfolgen, muss aber angepasst werden. Es gibt kein generell kontraindiziertes Antibiotikum im Alter.

Um unerwünschte Wirkungen zu vermeiden, sollten also auch seltenere Nebenwirkungen bei der Auswahl in Betracht gezogen werden, die Dosierung sollte anhand der individuellen Konstitution und der Begleiterkrankungen festgelegt werden, es sollte auf Toxizität geachtet werden und Veränderungen im klinischen Bild müssen engmaschig beobachtet werden.

Fazit für die Praxis
- Bei der Therapie von Gefäßprotheseninfektionen kommt der antibiotischen Therapie eine entscheidende Bedeutung zu.
- Die testgerechte Therapie hilft Resistenzen zu vermeiden.
- Die Medikamentennebenwirkungen sollten beachtet werden.
- Auf die spezifischen Eigenschaften der Erreger, wie beispielsweise Biofilmbildung, ist zu achten.

Tab. 14.2 zeigt einige ausgewählte mögliche Interaktionen und Nebenwirkungen (die Liste ist nicht vollständig!).

Literatur

Anagnostopoulos A, Ledergerber B, Kuster SP, Scherrer AU, Näf B, Greiner MA et al (2019) Inadequate perioperative prophylaxis and postsurgical complications after graft implantation are important risk factors for subsequent vascular graft infections: prospective results from the vascular graft infection cohort study. Clin Infect Dis 69(4):621–630. https://doi.org/10.1093/cid/ciy956

Arnaiz de las Revillas F, Fernandez-Sampedro M, Arnaiz-García AM, Gutierrez-Cuadra M, Armiñanzas C, Pulitani I et al (2018) Daptomycin treatment in Gram-positive vascular graft infections. Int J Infect Dis 68:69–73. https://doi.org/10.1016/j.ijid.2018.01.009

Arsuffi S, Cambianica A, Di Filippo E, Ripamonti D, Tebaldi A, Arosio MEG et al (2023) Vascular graft infections caused by Mycobacterium bovis BCG after BCG immunotherapy for non-muscle-invasive bladder cancer: case report and review of literature. J Clin Tuberc Other Mycobact Dis. 31:100360. https://doi.org/10.1016/j.jctube.2023.100360

Bodmann KF, Grabein B, Kresken M (2020) S2k guideline „Calculated parenteral initial treatment of bacterial infections in adults – update 2018", 2(nd) updated version: Foreword. GMS Infect Dis. 8:Doc20. https://doi.org/10.3205/id000064

Bratzler DW, Dellinger EP, Olsen KM, Perl TM, Auwaerter PG, Bolon MK et al (2013) Clinical practice guidelines for antimicrobial prophylaxis in surgery. Surg Infect (Larchmt) 14(1):73–156. https://doi.org/10.1089/sur.2013.9999

Bull AL, Worth LJ, Richards MJ (2012) Impact of vancomycin surgical antibiotic prophylaxis on the development of methicillin-sensitive staphylococcus aureus surgical site infections: report from Australian Surveillance Data (VICNISS). Ann Surg 256(6):1089–1092. https://doi.org/10.1097/SLA.0b013e31825fa398

Chakfé N, Diener H, Lejay A, Assadian O, Berard X, Caillon J et al (2020) Editor's choice – european society for vascular surgery (ESVS) 2020 clinical practice guidelines on the management of vascular graft and endograft infections. Eur J Vasc Endovasc Surg 59(3):339–384. https://doi.org/10.1016/j.ejvs.2019.10.016

Diener H, Debus E (2020) Perioperative Antibiotikaprophylaxe und systemische Therapie von Wundinfektionen. S 231–45

Dreier M, Borutta B, Seidel G, Munch I, Toppich J, Bitzer EM et al (2014) Leaflets and websites on colorectal cancer screening and their quality assessment from experts' views. Bundesgesundheitsblatt Gesundheitsforschung Gesundheitsschutz 57(3):356–365. https://doi.org/10.1007/s00103-013-1906-z

EMA: Annex I, Cefiderocol, Summary of product characteristics (2020a). https://www.ema.europa.eu/en/documents/product-information/fetcroja-epar-product-information_en.pdf. Zugegriffen: 30. Juni 2023

EMA: Annex I, Zavicefta, Summary of product characteristics (2020b). https://www.ema.europa.eu/en/documents/product-information/zavicefta-epar-product-information_de.pdf. Zugegriffen: 29. Juni 2023

EMA: Annex I, Zerbaxa, Summary of product characteristics (2020c). https://www.ema.europa.eu/en/documents/product-information/zerbaxa-epar-product-information_en.pdf. Zugegriffen: 30. Juni 2023

Engelman R, Shahian D, Shemin R, Guy TS, Bratzler D, Edwards F et al (2007) The society of thoracic surgeons practice guideline series: antibiotic prophylaxis in cardiac surgery, part II: antibiotic choice. Ann Thorac Surg 83(4):1569–1576. https://doi.org/10.1016/j.athoracsur.2006.09.046

FitzGerald SF, Kelly C, Humphreys H (2005) Diagnosis and treatment of prosthetic aortic graft infections: confusion and inconsistency in the absence of evidence or consensus. J Antimicrob Chemother 56(6):996–999. https://doi.org/10.1093/jac/dki382

Fournier PE, Casalta JP, Piquet P, Tournigand P, Branchereau A, Raoult D (1998) Coxiella burnetii infection of aneurysms or vascular grafts: report of seven cases and review. Clin Infect Dis 26(1):116–121. https://doi.org/10.1086/516255

Giacobbe DR, Ciacco E, Girmenia C, Pea F, Rossolini GM, Sotgiu G et al (2020) Evaluating cefiderocol in the treatment of multidrug-resistant gram-negative bacilli: a review of the emerging data. Infect Drug Resist 13:4697–4711. https://doi.org/10.2147/idr.S205309

Gómez-Junyent J, Benavent E, Sierra Y, El Haj C, Soldevila L, Torrejón B et al (2019) Efficacy of ceftolozane/tazobactam, alone and in combination with colistin, against multidrug-resistant Pseudomonas aeruginosa in an in vitro biofilm pharmacodynamic model. Int J Antimicrob Agents 53(5):612–619. https://doi.org/10.1016/j.ijantimicag.2019.01.010

Klinikleitfaden Infektiologie. München: Elsevier Urban&Fischer; 2021

Kumon H, Ono N, Iida M, Nickel JC (1995) Combination effect of fosfomycin and ofloxacin against Pseudomonas aeruginosa growing in a biofilm. Antimicrob Agents Chemother 39(5):1038–1044. https://doi.org/10.1128/aac.39.5.1038

Lamm DL et al (1992) Incidence and treatment of complications of bacillus Calmette-Guerin intravesical therapy in superficial bladder cancer. J Urol 147:596–600

Legout L, Sarraz-Bournet B, D'Elia PV, Devos P, Pasquet A, Caillaux M et al (2012) Characteristics and prognosis in patients with prosthetic vascular graft infection: a prospective observational cohort study. Clin Microbiol Infect 18(4):352–358. https://doi.org/10.1111/j.1469-0691.2011.03618.x

Liscio JL, Mahoney MV, Hirsch EB (2015) Ceftolozane/tazobactam and ceftazidime/avibactam: two novel β-lactam/β-lactamase inhibitor combination agents for the treatment of resistant Gram-negative bacterial infections. Int J Antimicrob Agents 46(3):266–271. https://doi.org/10.1016/j.ijantimicag.2015.05.003

Ljungquist O, Haidl S, Dias N, Sonesson B, Sörelius K, Trägårdh E et al (2023) Conservative management first strategy in aortic vascular graft and endograft infections. Eur J Vasc Endovasc Surg 65(6):896–904. https://doi.org/10.1016/j.ejvs.2023.03.003

Maier S, Eckmann C, Kramer A (2015) Perioperative Antibiotikaprophylaxe: ein update. Krankenhaushygiene up2date. 10(02):105–12

Mikuniya T, Kato Y, Kariyama R, Monden K, Hikida M, Kumon H (2005) Synergistic effect of fosfomycin and fluoroquinolones against Pseudomonas aeruginosa growing in a biofilm. Acta Med Okayama 59(5):209–216. https://doi.org/10.18926/amo/31977

Müller W, Gruber B (2012) Perioperative antibiotic prophylaxis: AWMF register no. 029–022 / class: S1+IDA. Hygiene + Medizin 37:88–91

Murillo O, Garrigós C, Pachón ME, Euba G, Verdaguer R, Cabellos C et al (2009) Efficacy of high doses of daptomycin versus alternative therapies against experimental foreign-body infection by methicillin-resistant Staphylococcus aureus. Antimicrob Agents Chemother 53(10):4252–4257. https://doi.org/10.1128/aac.00208-09

(NAK) NA-S-K. Resistenztestung und Antibiotika-Dosierung. nak-deutschland.org2023

Norman DC (2000) Fever in the elderly. Clin Infect Dis 31(1):148–151. https://doi.org/10.1086/313896

Ogunremi T, Taylor G, Johnston L, Amaratunga K, Muller M, Coady A et al (2017) Mycobacterium chimaera infections in post-operative patients exposed to heater-cooler devices: an overview. Can Commun Dis Rep 43(5):107–113. https://doi.org/10.14745/ccdr.v43i05a05

Omran S, Gröger S, Shafei B, Schawe L, Bruder L, Haidar H et al (2023) Outcomes of candida and non-candida aortic graft infection. Vasc Endovascular Surg. 57(2):97–105. https://doi.org/10.1177/15385744221129236

Papalini C, Sabbatini S, Monari C, Mencacci A, Francisci D, Perito S et al (2020) In vitro antibacterial activity of ceftazidime/avibactam in combination against planktonic and biofilm carbapenemase-producing Klebsiella pneumoniae isolated from blood. J Glob Antimicrob Resist. 23:4–8. https://doi.org/10.1016/j.jgar.2020.07.028

Pérez-Jacoiste Asín MA et al (2014) Bacillus Calmette-Guérin (BCG) infection following intravesical BCG administration as adjunctive therapy for bladder cancer. Medicine (Baltimore) 93:236–254

Pybus CA, Felder-Scott C, Obuekwe V, Greenberg DE (2021) Cefiderocol retains antibiofilm activity in multidrug-resistant gram-negative pathogens. Antimicrob Agents Chemother. 65(2). https://doi.org/10.1128/aac.01194-20

Revest M, Camou F, Senneville E, Caillon J, Laurent F, Calvet B et al (2015) Medical treatment of prosthetic vascular graft infections: review of the literature and proposals of a Working Group. Int J Antimicrob Agents 46(3):254–265. https://doi.org/10.1016/j.ijantimicag.2015.04.014

Sax H, Bloemberg G, Hasse B, Sommerstein R, Kohler P, Achermann Y et al (2015) Prolonged outbreak of mycobacterium chimaera infection after open-chest heart surgery. Clin Infect Dis 61(1):67–75. https://doi.org/10.1093/cid/civ198

Sixt T, Aho S, Chavanet P, Moretto F, Denes E, Mahy S et al (2022) Long-term prognosis following vascular graft infeCTIOn: a 10-year cohort study. Open Forum Infect Dis 9(4):ofac054. https://doi.org/10.1093/ofid/ofac054

Spiliotopoulos K, Preventza O, Green SY, Price MD, Amarasekara HS, Davis BM et al (2018) Open descending thoracic or thoracoabdominal aortic approaches for complications of endovascular aortic procedures: 19-year experience. J Thorac Cardiovasc Surg 155(1):10–18. https://doi.org/10.1016/j.jtcvs.2017.08.023

Trudzinski F, Bals R, Schäfers H-J, Becker S (2019) [Epidemiology, Clinical Presentation, Diagnosis and Treatment of Infections Caused by Mycobacterium chimaera]. https://doi.org/10.1055/a-0872-8809

Van Mathias H, Juri S, Lars H, Zoran R, Barbara H, Thierry PC (2022) Vascular graft infections. Vascular graft infections. 6:47. https://doi.org/10.20517/2574-1209.2022.18

Veehof LJ, Stewart RE, Meyboom-de Jong B, Haaijer-Ruskamp FM (1999) Adverse drug reactions and polypharmacy in the elderly in general practice. Eur J Clin Pharmacol 55(7):533–536. https://doi.org/10.1007/s002280050669

Wacha H, Hoyme U, Isenmann R, Kujath P, Lebert C, Naber K et al (2010) Perioperative antibiotic prophylaxis. Evidence based guidelines by an expert panel of the Paul Ehrlich Gesellschaft. Chemotherapie J 19:70–84

Witzke O, Brenner T (2023) Clinical experience using cefiderocol. Med Klin Intensivmed Notfmed. 118(2):149–155. https://doi.org/10.1007/s00063-022-00925-5

Wouthuyzen-Bakker M, van Oosten M, Bierman W, Winter R, Glaudemans A, Slart R et al (2023) Diagnosis and treatment of vascular graft and endograft infections: a structured clinical approach. Int J Infect Dis 126:22–27. https://doi.org/10.1016/j.ijid.2022.11.011

Yamano Y (2019) In vitro activity of cefiderocol against a broad range of clinically important gram-negative bacteria. Clin Infect Dis 69(7):S544–S551. https://doi.org/10.1093/cid/ciz827

Konservative Therapie von Gefäßprotheseninfektionen

15

Thomas Betz und Karin Pfister

Inhaltsverzeichnis

15.1 Zusammenfassung... 183
15.2 Konservative Therapie supraaortaler Äste... 184
15.3 Konservative Therapie der thorakalen Aorta... 184
15.4 Konservative Therapie der abdominellen Aorta... 185
15.5 Konservative Therapie peripherer Gefäße... 186
Literatur... 187

15.1 Zusammenfassung

Die konservative Therapie einer Gefäßprotheseninfektion ist mit hoher Morbidität und Mortalität assoziiert. Durch operative und medikamentöse Maßnahmen wird für den Patienten eine Lebenszeitverlängerung, jedoch nur selten eine Ausheilung erreicht. Oftmals ergibt sich hieraus auch eine deutliche Einschränkung der Lebensqualität, sodass das konservative Vorgehen und die Prognose mit dem Patienten und dessen Angehörigen besprochen werden sollten.

Es gibt keine gute Evidenz zur konservativen Therapie von Gefäßprotheseninfektionen. In der Literatur werden zahlreiche therapeutische Möglichkeiten beschrieben. Diese stützen sich jedoch auf Fallberichte und retrospektive Fallserien mit kleinen Patientenzahlen (Niaz et al. 2020, Chafke et al. 2020). Neben den Komorbiditäten des Patienten (Chafke et al. 2020) hängt die Entscheidung für oder gegen eine konservative Therapie von der Lokalisation des Infektes, der anatomischen Lage der infizierten Gefäßprothese, dem klinischen Bild und dem isolierten Keimspektrum ab (Lawrence et al. 2011) (Tab. 15.1).

Als Therapieoptionen bei konservativem Ansatz stehen neben der Gabe von Langzeitantibiose die Teilentfernung der Prothese, die Drainagenanlage (offen/CT-gesteuert) zur Entlastung von Flüssigkeitsverhalten, das Débridement mit Spülung in Kombination mit biologischen Sicherungsoperationen sowie die Unterdrucktherapie (NPWT, „negative pressure wound therapy") zur Verfügung.

T. Betz (✉)
Klinik für Gefäßchirurgie, Barmherzige Brüder Klinikum, St.Elisabeth Straubing, Straubing, Deutschland
E-Mail: thomas.betz@klinikum-straubing.de

K. Pfister
Abteilung für Gefäßchirurgie, Universitätsklinikum Regensburg, Regensburg, Deutschland
E-Mail: karin.pfister@ukr.de

Tab. 15.1 Konservative Therapie der Graftinfektion. (Nach Lawrence 2011)

Pro	Kontra
Komorbiditäten: signifikant	Anastomosenaneurysma/Nahtaneurysma
Anatomie: Beteiligung von abgehenden Gefäßen (z. B. supraortale Äste, Viszeralarterien)	Arrosionsblutung
Lokalisation: Infektion auf Prothese beschränkt, Anastomosen frei	AV-Fistel
Bakteriologie: Nachweis von grampositiven Erregern (z. B. *Staphylococcus aureus*)	Aortoenterale/aortobronchiale Fistel
	Bakteriologie: Nachweis von gramnegativen Erregern (z. B. *Salmonella*, *Pseudomonas*, *E. coli*)

15.2 Konservative Therapie supraaortaler Äste

Ein Belassen der infizierten Gefäßprothese im Bereich der supraortalen Äste führt langfristig zur septischen Arrosionsblutung mit Kompression benachbarter Strukturen, sodass diese bei operablem Patienten ausgebaut werden sollte (Chafke et al. 2020). Es finden sich jedoch auch Fallberichte, bei denen eine Gefäßprotheseninfektion erfolgreich mittels konservativer Therapie behandelt wurde. Häufig wird hierbei das alloplastische Material belassen, nach Débridement und antiseptischer Spülung erfolgt eine biologische Deckung mittels Muskellappenplastik:

Myles berichtet über die antibiotische Therapie einer Stentinfektion unter Belassen des Implantates bei Z. n. Stentangioplastie der A. subclavia (Myles et al. 2000). Zacharoulis beschreibt die erfolgreiche Therapie eines Frühinfektes bei Zustand nach Karotis-Thrombendarteriektomie und PTFE-Patchplastik durch plastische Deckung mit M. sternocleidomastoideus. In 2 Fällen erfolgte eine biologische Sicherung der Rekonstruktion durch den sternalen Anteil des M. sternocleidomastoideus, welcher am distalen Ansatz abgesetzt und nach oben geschlagen wurde (Zacharoulis et al. 1997). In einer Studie von Alawy et al. fand sich in einem Kollektiv von 633 Patienten in einem Zeitraum von 18 Monaten bis 7 Jahren bei Zustand nach Dacron-Patchplastik und Karotis-Thrombendarteriektomie bei 8 Patienten eine Infektsituation. Bei 2 Patienten wurde diese mit Débridement und Muskeldeckung (M. sternocleidomastoideus/M. omohyoideus) behandelt. Ein Patient entwickelte nach 6 Monaten ein Pseudoaneurysma, beim zweiten Patienten traten im 2-Jahres-Verlauf keine Komplikationen auf (Alawy et al. 2017).

In einer Fallserie von Thorbjornsen et al. wird die chirurgische mit einer endovaskulären Therapie kombiniert. Bei der Endo-VAC-Technik erfolgt zunächst ein Endolining durch Implantation eines gecoverten Stents, gefolgt vom Ausbau des infizierten Prothesenmaterials. Nach Débridement wird eine NPWT durchgeführt. Bei 9 Patienten mit Gefäßprotheseninfektionen der supraaortalen Äste (6 Dacron-Patchplastiken, 2 karotidokarotidale Bypässe, 1 karotidosubklavialer Bypass) konnte durch diese Technik eine Ausheilung erreicht werden (Nachbeobachtungszeitraum 3–90 Monate) (Thorbjørnsen et al. 2016).

15.3 Konservative Therapie der thorakalen Aorta

Die konservative Therapie von Gefäßprotheseninfektionen im Bereich der thorakalen Aorta ist mit einer sehr hohen Mortalität assoziiert. Neben einer alleinigen Breitspektrumantibiose finden sich in der Literatur auch Berichte über die perkutane Drainage (10–14 F Pigtail/12–20 F Drainage) zur Entlastung von Abszessen und periprothetischen Flüssigkeitskollektionen sowie über Spültherapien nach Drainagenanlage (Chafke et al. 2020).

Im Vergleich zu thorakalen Endograftinfektionen schneiden Patienten mit thorakaler Protheseninfektion und konservativer Therapie schlechter ab. Das Vorhandensein einer aortobronchialen oder aortoösophagealen Fistel verschlechtert die Prognose zusätzlich, sodass die aktuelle Leitlinie eine konservative Therapie nur bei palliativer Gesamtsituation empfiehlt (Chafke et al. 2020). In einer Fallserie von Töpel et al. wurden die Ergebnisse der operativen Therapie von Patienten mit aortoösophagealer Fistel analysiert, welche davor als Bridging-Therapie einen thorakalen Stent erhalten hatten. Trotz endovaskulärer Therapie verstarben alle Patienten, bei denen nach Bridging kein Gefäßersatz durchgeführt wurde (Töpel et al. 2007).

▶ Thorakale Gefäßprotheseninfektionen sind im Vergleich zu thorakalen Endograftinfektionen mit höherer Mortalität assoziiert.

In einer Arbeit von Chiesa et al. wurden 8 von 19 Patienten mit aortoösophagealen und aortobronchialen Fisteln nach TEVAR konservativ behandelt. Innerhalb der ersten 30 Tage verstarben alle Patienten (Chiesa et al. 2010). Czerny et al. analysierte das Outcome der konservativen Therapie bei 10 von 36 Patienten mit aortoösophagealer Fistel nach TEVAR. Die 1-Jahres-Mortalität betrug 100 % (Czerny et al. 2014). In einer Arbeit von Smeds et al. wurden 5 von 26 Patienten mit einer Endograftinfektion nach TEVAR konservativ durch Gabe einer Breitspektrumantibiose behandelt. 80 % der Patienten waren nach Ablauf eines Jahres verstorben.

Kahlberg et al. berichtet in einem systematischen Review über die Ergebnisse der konservativen Therapie bei 1 von 49 Patienten mit thorakaler Protheseninfektion und 13 von 77 Patienten mit Endograftinfektion nach TEVAR. Die konservative Therapie bestand aus der Gabe von Breitspektrumantibiose und der Drainage von Flüssigkeitskollektionen. Die Mortalität betrug 100 % nach thorakaler Protheseninfektion. Bei Patienten mit infizierten thorakalen Endografts betrug die Mortalitätsrate 38 % nach 30 Tagen, 75 % nach 1 Jahr und 100 % nach 5 Jahren (Kahlberg et al. 2019).

15.4 Konservative Therapie der abdominellen Aorta

Auch die konservative Therapie von Gefäßprotheseninfektionen der abdominellen Aorta ist insbesondere bei Vorhandensein einer aortoenteralen Fistel mit einer hohen Mortalität assoziiert (Chafke et al. 2020). Zu den therapeutischen Möglichkeiten finden sich auch hier in der Literatur nur retrospektive Fallberichte und Fallserien mit sehr kleinen Patientenzahlen. In einer Arbeit von Morris et al. wurde bereits vor 30 Jahren ein mögliches Vorgehen bei abdomineller Gefäßprotheseninfektion beschrieben (Morris et al. 1994): Nach retroperitonealem Zugang und Eröffnung des Aneurysmasackes erfolgt ein radikales Débridement im Bereich der infizierten Gefäßprothese und eine Spülung des Operationssitus. An die Gefäßprothese werden nun großlumige Drainagen angelegt, der Aneurysmasack wird – soweit möglich – verschlossen. Nach einem festgelegten Schema werden dann regelmäßig Antibiotika (Gentamicin, Penicillin, Metronidazol) appliziert. Dies wird solange durchgeführt, bis sich in der Drainageflüssigkeit kein Keim mehr nachweisen lässt. Natürlich wird mit diesem Verfahren ein Abklemmen der Aorta vermieden, die Relaparotomie wird dem Patienten jedoch nicht erspart, sodass die Autoren – wenn sie sich für eine konservative Therapie entscheiden – die minimalinvasive CT-gesteuerte Drainage zur Entlastung von Verhalten bevorzugen.

Neben der Anlage einer Drainage zur Abszessentlastung finden sich in der Literatur auch Berichte über einen Teilersatz des Prothesenmaterials bei abdomineller Gefäßprotheseninfektion. In einem systematischen Review von Post et al. betrug die gepoolte 30-Tage-Mortalität bei diesem Vorgehen 4,2 %, das 1-Jahres-Überleben lag bei 78,4 % (Post et al. 2019). Allerdings flossen in die statistische Analyse nur 2 von 32 Arbeiten aus den Jahren 2005 (Hart et al. 2005) und 2016 (Crawford et al. 2016) ein. In der Arbeit von Hart et al. wurden 15 Patienten mit einem Teilersatz behandelt, wobei anatomische und extraanatomische Rekonstruktionsverfahren angewendet wurden. Bis auf einen Patienten wurde der Gefäßersatz mit alloplastischem Material durchgeführt. Crawford et al. behandelten 15 Patienten mit isolierten Infektionen eines abdominellen Prothesenschenkels. Auch hier wurden extraanatomische und anatomische Verfahren angewandt. Eine Vielzahl von Gefäßersatzmaterialien kamen herbei zum Einsatz (autologe Vene, Kryovene, PTFE). Die Diagnose der Gefäßprotheseninfektion wurde in beiden Arbeiten bildmorphologisch mit CT gestellt. Nuklearmedizinische Verfahren wurden nicht angewendet. Bei Crawford erfolgte dann die retroperitoneale Freilegung des Prothesenschenkels; war dieser gut inkorporiert und misslang ein Keimnachweis (positive Gramfärbung), erfolgte die Ligatur und die extraanatomische Rekonstruktion. Bei fehlender Inkorporation und/oder positivem Keimnachweis wurde die gesamte Prothese entfernt (Crawford et al. 2016). Letztendlich sollte die Indikation zur konservativen Therapie mit Teilersatz der Prothese von der Ausdehnung der Infektion, den anatomischen Gegebenheiten, der Bildgebung und dem Allgemeinzustand des Patienten abhängig gemacht werden.

▶ Die Indikation zum Teilersatz einer infizierten abdominellen Gefäßprothese sollte von der Ausdehnung der Infektion, den anatomischen Gegebenheiten, der Bildgebung und dem Allgemeinzustand des Patienten abhängig gemacht werden.

15.5 Konservative Therapie peripherer Gefäße

In der aktuellen ESVS-Leitlinie findet sich zur konservativen Therapie bei peripheren Gefäßprotheseninfektionen – bei schlechter Evidenz – eine Vielzahl von Publikationen (Chafke et al. 2020). Mögliche Therapieansätze umfassen die Irrigation des Prothesenlagers, den Teilersatz der Gefäßprothese und die Vakuumtherapie mit und ohne Muskellappenplastik. Entscheidend ist die Ausdehnung der Infektion, da bei Beteiligung der Anastomosen das Belassen der infizierten Gefäßprothese ohne Therapie langfristig zur Desintegration und Blutung führen wird. In den Augen der Autoren ist ein Erhalt des Grafts durch Vakuumtherapie, wenn kein entsprechender Gefäßersatz möglich ist, nur in Kombination mit einer plastischen Deckung des Prothesenmaterials und ohne Beteiligung der Anastomosenregionen sinnvoll.

In einer Arbeit von Verma et al. wurden die Ergebnisse von 68 Patienten mit tiefreichenden femoralen Wundinfektionen (Grad III nach Szilagyi) mit Beteiligung des Gefäßersatzmaterials (autologes und alloplastisches Material), welche mit mehrfachen Wunddébridements, Muskellappenplastik und Vakuumtherapie behandelt wurden, analysiert. Patienten mit Pseudoaneurysmen, Blutungen im Bereich der Anastomosen und positiven Blutkulturen wurden von der Analyse ausgenommen. Die mittlere Dauer der Vakuumtherapie betrug $16 \pm 7{,}7$ Tage bei einer Hospitalisationsdauer von $25{,}3 \pm 8{,}5$ Tagen. In einem mittleren Nachbeobachtungszeitraum von $4{,}3 \pm 3{,}5$ Jahren verstarb keiner der Patienten prozedurbedingt. Bei einem Patienten kam es im Verlauf zu einer Arrosionsblutung (Verma et al. 2015).

In einem Review von Cheng et al. wurden die Ergebnisse der Vakuumtherapie bei Patienten mit femoralen Szilagyi-III-Wundinfektionen untersucht. In die Analyse wurden 7 Studien eingeschlossen. Ein Therapieversagen kam in bis zu 25 % der Fälle (nach Muskellappenplastik 0 %) vor. Die Rate an Blutungen betrug unter 10 % (Cheng et al. 2014).

▶ Ein Erhalt einer infizierten Gefäßprothese durch Vakuumtherapie ist nur in Kombination mit einer plastischen Deckung sinnvoll.

Mit der VASGRA-Kohortenstudie wurde mittlerweile eine große prospektive Kohortenstudie ($n = 180$) initiiert, die versucht, anhand verschiedener Fragestellungen den Stellenwert der konservativen Therapie bei Gefäßprotheseninfektionen zu untersuchen. Bei Protheseninfektionen Grad III nach Szilagyi wird – wenn möglich – grafterhaltend operiert, die Infektionsstellen sowie betroffene Prothesenanteile werden regelmäßig débridiert und mittels Unterdruckwundtherapie bis zur Keimfreiheit behandelt. Es werden sowohl Patienten mit intra- als auch mit extrakavitären Gefäßprotheseninfektionen eingeschlossen. Die Therapiekontrolle erfolgt mit ^{18}F-FDG-PET/CT (Mayer et al. 2020). Die durch eine Gefäßprotheseninfektion direkt bedingte Langzeitmortalität lag bisher bei 8 % (Mayer et al. 2020).

Fazit für die Praxis
- Die Entscheidung zur konservativen Therapie sollte von der Lokalisation des Infektes, der anatomischen Lage der infizierten Gefäßprothese, dem klinischen Bild und dem isolierten Keimspektrum abhängig gemacht werden.
- Eine konservative Therapie beim zentralen Protheseninfekt führt zur Lebenszeitverlängerung, jedoch nicht zur Ausheilung.
- Prognose und Verlauf sollten mit dem Patienten und dessen Angehörigen besprochen werden.

Literatur

Alawy M, Tawfick W, ElKassaby M, Shalaby A, Zaki M, Hynes N, Sultan S (2017) Late dacron patch inflammatory reaction after carotid endarterectomy. Eur J Vasc Endovasc Surg 54(4):423–429. https://doi.org/10.1016/j.ejvs.2017.06.015. Epub 2017 Jul 27 PMID: 28757054

Chakfé N, Diener H, Lejay A, Assadian O, Berard X, Caillon J, Fourneau I, Glaudemans AWJM, Koncar I, Lindholt J, Melissano G, Saleem BR, Senneville E, Slart RHJA, Szeberin Z, Venermo M, Vermassen F, Wyss TR, Esvs Guidelines Committee, de Borst GJ, Bastos Gonçalves F, Kakkos SK, Kolh P, Tulamo R, Vega de Ceniga M, Document Reviewers, von Allmen RS, van den Berg JC, Debus ES, Koelemay MJW, Linares-Palomino JP, Moneta GL, Ricco JB, Wanhainen A (2020) Editor's Choice – European Society for Vascular Surgery (ESVS) 2020 Clinical Practice Guidelines on the Management of Vascular Graft and Endograft Infections. Eur J Vasc Endovasc Surg 59(3):339–384. https://doi.org/10.1016/j.ejvs.2019.10.016. Epub 2020 Feb 5. Erratum in: Eur J Vasc Endovasc Surg. 2020 Dec;60(6):958. PMID: 32035742

Cheng HT, Hsu YC, Wu CI (2014) Efficacy and safety of negative pressure wound therapy for Szilagyi grade III peripheral vascular graft infection. Interact Cardiovasc Thorac Surg 19(6):1048–1052. https://doi.org/10.1093/icvts/ivu289. Epub 2014 Sep 3 PMID: 25185571

Chiesa R, Melissano G, Marone EM, Marrocco-Trischitta MM, Kahlberg A (2010) Aorto-oesophageal and aortobronchial fistulae following thoracic endovascular aortic repair: a national survey. Eur J Vasc Endovasc Surg 39(3):273–279. https://doi.org/10.1016/j.ejvs.2009.12.007. Epub 2010 Jan 21 PMID: 20096612

Crawford JD, Landry GJ, Moneta GL, Mitchell EL (2016) Outcomes of unilateral graft limb excision for infected aortobifemoral graft limb. J Vasc Surg 63(2):407–413. https://doi.org/10.1016/j.jvs.2015.08.092. Epub 2015 Oct 21. PMID: 26482992

Czerny M, Eggebrecht H, Sodeck G, Weigang E, Livi U, Verzini F, Schmidli J, Chiesa R, Melissano G, Kahlberg A, Amabile P, Harringer W, Horacek M, Erbel R, Park KH, Beyersdorf F, Rylski S, Blanke P, Canaud L, Khoynezhad A, Lonn L, Rousseau H, Trimarchi S, Brunkwall J, Gawenda M, Dong Z, Fu W, Schuster I, Grimm M (2014) New insights regarding the incidence, presentation and treatment options of aorto-oesophageal fistulation after thoracic endovascular aortic repair: the European registry of endovascular aortic repair complications. Eur J Cardiothorac Surg 45(3):452–457. https://doi.org/10.1093/ejcts/ezt393. Epub 2013 Jul 31 PMID: 23904131

Hart JP, Eginton MT, Brown KR, Seabrook GR, Lewis BD, Edmiston CE Jr, Towne JB, Cambria RA (2005) Operative strategies in aortic graft infections: is complete graft excision always necessary? Ann Vasc Surg 19(2):154–160. https://doi.org/10.1007/s10016-004-0168-5. PMID: 15776307

Kahlberg A, Grandi A, Loschi D, Vermassen F, Moreels N, Chakfé N, Melissano G, Chiesa R (2019) A systematic review of infected descending thoracic aortic grafts and endografts. J Vasc Surg 69(6):1941–1951.e1. https://doi.org/10.1016/j.jvs.2018.10.108. Epub 2019 Jan 1 PMID: 30606664

Lawrence PF (2011) Conservative treatment of aortic graft infection. Semin Vasc Surg 24(4):199–204. https://doi.org/10.1053/j.semvascsurg.2011.10.014. PMID: 22230674

Mayer DO, Hasse B (2020) Gefäß(endo)protheseninfektionen: erfahrungen und Lehren aus 8 Jahren prospektiver Begleitung der VASGRA-Kohorte am Universitätsspital Zürich. Gefässchirurgie 25:621–631. https://doi.org/10.1007/s00772-020-00715-3

Morris GE, Friend PJ, Vassallo DJ, Farrington M, Leapman S, Quick CR (1994) Antibiotic irrigation and conservative surgery for major aortic graft infection. J Vasc Surg 20(1):88–95. https://doi.org/10.1016/0741-5214(94)90179-1. PMID: 8028094

Myles O, Thomas WJ, Daniels JT, Aronson N (2000) Infected endovascular stents managed with medical therapy alone. Catheter Cardiovasc Interv 51(4):471–476. https://doi.org/10.1002/1522-726x(200012)51:4<471::aid-ccd21>3.0.co;2-t. PMID: 11108684

Niaz OS, Rao A, Abidia A, Parrott R, Refson J, Somaiya P (2020) Surgical and medical interventions for abdominal aortic graft infections. Cochrane Database Syst Rev 8(8):CD013469. https://doi.org/10.1002/14651858.CD013469.pub2. PMID: 32761821; PMCID: PMC8078185

Post ICJH, Vos CG (2019) Systematic Review and Meta-Analysis on the Management of Open Abdominal Aortic Graft Infections. Eur J Vasc Endovasc Surg 58(2):258–281. https://doi.org/10.1016/j.ejvs.2019.03.013. Epub 2019 Jun 7. PMID: 31178356

Saleem BR, Meerwaldt R, Tielliu IF, Verhoeven EL, van den Dungen JJ, Zeebregts CJ (2010) Conservative treatment of vascular prosthetic graft infection is associated with high mortality. Am J Surg 200(1):47–52. https://doi.org/10.1016/j.amjsurg.2009.05.018. Epub 2010 Jan 15 PMID: 20074700

Thorbjørnsen K, Djavani Gidlund K, Björck M, Kragsterman B, Wanhainen A (2016) Editor's choice – long-term outcome after endovac hybrid repair of infected vascular reconstructions. Eur J Vasc Endovasc Surg 51(5):724–732. https://doi.org/10.1016/j.ejvs.2016.01.011. Epub 2016 Mar 2 PMID: 26944600

Töpel I, Stehr A, Steinbauer G, Piso P, Schlitt HJ, Kasprzak PM (2007) Surgical strategy in aortoesophageal fistulae: endovascular stentgrafts and in situ repair of the aorta with cryopreserved homografts. Ann Surg 246(5):853–859

Verma H, Ktenidis K, George RK, Tripathi R (2015) Vacuum-assisted closure therapy for vascular graft infection (Szilagyi grade III) in the groin-a 10-year multi-center experience. Int Wound J 12(3):317–321. https://doi.org/10.1111/iwj.12110. Epub 2013 Jun 25. PMID: 23796163; PMCID: PMC7950953

Zacharoulis DC, Gupta SK, Seymour P, Landa RA (1997) Use of muscle flap to cover infections of the carotid artery after carotid endarterectomy. J Vasc Surg 25(4):769–773. https://doi.org/10.1016/s0741-5214(97)70309-4. PMID: 9129638

16 Anästhesie bei Gefäßprotheseninfektionen

Karolin Geisenhainer und Tino Münster

Inhaltsverzeichnis

16.1 Zusammenfassung 189
16.2 Prämedikation und präoperative Risikoevaluation 190
    16.2.1 Kardiales Risiko 190
    16.2.2 Antikoagulation und Hemmung der Thrombozytenaggregation 191
    16.2.3 Nierenfunktion 192
    16.2.4 Leberfunktion 192
    16.2.5 Diabetes mellitus 193
    16.2.6 Anämie 194
    16.2.7 ASA-Score 194
16.3 Narkose 194
    16.3.1 Periduralkatheter und Liquordrainage 195
    16.3.2 Monitoring 195
    16.3.3 Blutdruck 195
    16.3.4 Volumenstatus 196
    16.3.5 (Be)Atmung 196
    16.3.6 Temperatur 196
    16.3.7 Blut und Blutgerinnung 197
    16.3.8 Antibiotika 197
16.4 Postoperative Überwachung 198
Literatur 199

16.1 Zusammenfassung

Die anästhesiologische Betreuung von gefäßchirurgischen Patienten ist sehr anspruchsvoll. Zum einen gehören die Operationen in aller Regel zur Gruppe von Eingriffen mit mittlerem bis sehr hohem Risiko. Zum anderen bestehen bei den Patienten meist nicht unerhebliche Begleiterkrankungen, welche das perioperative Risiko weiter erhöhen. Bei bestehender Infektion einer vorhandenen Gefäßprothese wird das Geschehen zusätzlich durch die Gefahr eines akut septischen Krankheitsbildes verschärft. Zunächst sollte in Abhängigkeit der OP-Dringlichkeit der präoperative Zustand durch Anamnese der körperlichen Belastbarkeit und gezielte Untersuchungen erfasst werden. Ebenso müssen Begleiterkrankungen erfasst und deren mögliche Medikation be-

K. Geisenhainer · T. Münster (✉)
Klinik für Anästhesie und operative Intensivmedizin,
Krankenhaus Barmherzige Brüder Regensburg,
Regensburg, Deutschland
E-Mail: Tino.Muenster@barmherzige-regensburg.de

achtet werden. Hieraus erfolgt eine Risikoeinschätzung, die in die Indikationsstellung einfließt und mit dem Patienten besprochen werden muss. Standardmäßig erfolgen die meisten Eingriffe an den großen Gefäßen meist in Allgemeinanästhesie. Anhand der präoperativen Risikostratifizierung erfolgt die Narkoseführung und die Wahl der intraoperativ zu etablierenden Überwachungsverfahren wie der invasiven Blutdruckmessung oder einem erweiterten hämodynamischen Monitoring. Ziel aller perioperativen Maßnahmen ist das Aufrechterhalten der Homöostase, v. a. stabiler Kreislaufverhältnisse. Nach einem operativen Eingriff sollte die Versorgung des Patienten in enger Absprache mit allen behandelnden Kollegen erfolgen, um unter einer engmaschigen Kontrolle mögliche Komplikationen zeitnah erkennen und behandeln zu können.

16.2 Prämedikation und präoperative Risikoevaluation

Vor jeder anästhesiologischen Mitbetreuung erfolgte eine präoperative Vorstellung des Patienten zum Erfassen möglicher Begleiterkrankungen und Risikofaktoren. Nur durch eine umfassende Anamnese und Voruntersuchungen kann eine individuelle Risikoevaluation erfolgen, die Therapie relevanter Befunde optimiert und das anästhesiologische Vorgehen während eines operativen Eingriffs bei möglichst geringem perioperativem Risiko geplant werden. Aus medikolegalen Gründen muss in Abhängigkeit von der OP-Dringlichkeit der Zeitpunkt für die anästhesiologische Visite gewählt werden. Für planbare stationäre Eingriffe ist dies in der Regel spätestens der Vorabend vor dem operativen Eingriff. Zu beachten ist hier, dass formal Aufklärung des und Einwilligung durch den Patienten zwei unabhängige Schritte sind. Prinzipiell hat der Patient ein Recht auf Bedenkzeit zwischen Aufklärung und Einwilligung (Schallner und Bürkle 2020).

16.2.1 Kardiales Risiko

Generell birgt bereits der Eingriff an sich – in Abhängigkeit vom OP-Ausmaß – ein kardiales Risiko mit einer möglichen Letalität von >5 % (Tab. 16.1) (Deutsche Gesellschaft für Anästhesiologie et al. 2017). So führen Gewebetraumatisierung, mögliche Gewebeischämien und Inflammationsreaktionen zu einer erhöhten perioperativen Letalität beispielsweise aufgrund eines perioperativen Myokardinfarkts (Kristensen et al. 2014).

Ein Großteil der perioperativen Komplikationen betrifft das kardiovaskuläre System. Daher hat das Erheben akuter kardialer Beschwerden wie beispielsweise eine ACS-Symptomatik, Klappenvitien, eine dekompensierte Herzinsuffizienz oder hämodynamisch relevante Arrhythmien einen hohen Stellenwert (Fleisher et al. 2014). Ein besonders in Notfallsituationen unter relevantem Zeitdruck einfach zu erhebender Parameter zur Abschätzung der körperlichen Leistungsfähigkeit eines Patienten ist das metabolische Äquivalent (MET). 1 MET entspricht dabei dem Ruheumsatz des Körpers (Kristensen et al. 2014). Dabei korreliert eine ausreichende Belastbarkeit von mehr als 4 MET – entsprechend Treppensteigen über

Tab. 16.1 Kardiales Risiko bei verschiedenen Eingriffen. (Mod. nach DGAI)

Niedriges Risiko (Letalität <1 %)	Eingriffe an der A. carotis bei asymptomatischen Patienten
Mittleres Risiko (Letalität 1–5 %)	Eingriffe an der A. carotis bei Patienten mit neurologischen Symptomen
	Aortenchirurgie endovaskulär
	Periphere arterielle Angioplastie
Hohes Risiko (Letalität >5 %)	Aortenchirurgie/große arterielle Gefäßeingriffe
	Offene peripher-arterielle Gefäßeingriffe
	Amputationen an der unteren Extremität
	Thromboembolektomie

Tab. 16.2 Als Risikofaktoren definierte Erkrankungen nach dem RCRI nach Lee

Herzinsuffizienz
KHK: Angina pectoris und/oder Z. n. Myokardinfarkt
Zerebrovaskuläre Insuffizienz: Z. n. Schlaganfall oder TIA
Insulinpflichtiger Diabetes mellitus
Niereninsuffizienz mit Kreatininwert > 2 mg/dl

2 Stockwerke bzw. leichter Hausarbeit – mit einem guten perioperativen Outcome (Morris et al. 1991).

Um das kardiale Risiko aufgrund anderer Vorerkrankungen besser abschätzen zu können, hat sich im klinischen Alltag aufgrund der schnellen Umsetzbarkeit der Revised Cardiac Risk Index (RCRI) nach Lee etabliert (Kristensen et al. 2014).

▶ Bei Vorliegen von drei oder mehr Risikofaktoren (Tab. 16.2) steigt das Risiko einer schweren kardialen Komplikation wie Herztod, nichtletaler Myokardinfarkt oder Herzstillstand auf über 11 % (Lee et al. 1999).

Weitere apparative Diagnostik sollte in Abhängigkeit vom Risikoprofil des Patienten sowie dem operativen Eingriff erfolgen. Ein 12-Kanal-EKG kann bei asymptomatischen Patienten vor Eingriffen mit hohem oder mittlerem kardialem Risiko, bei Patienten mit mindestens einem kardialen Risikofaktor und bei asymptomatischen Patienten über 65 Jahre vor einer OP mit mittlerem Risiko sowie bei Patienten mit kardialen Risikofaktoren vor einer OP mit niedrigem Risiko angefertigt werden. Bei Patienten mit bekannten kardialen Vorerkrankungen wie KHK, Herzinsuffizienz, Klappenvitien oder Rhythmusstörungen sowie ICD-Trägern wird ein 12-Kanal-EKG empfohlen. Eine präoperative Echokardiographie wiederum sollte nur bei den Patienten durchgeführt werden, die unter neu aufgetretener Dyspnoe ohne bekannte Vorerkrankung leiden. Zudem ist sie zur weiteren Abklärung indiziert, wenn es bei bekannter Herzinsuffizienz in den vorangegangenen 12 Monaten zu einer klinischen Verschlechterung gekommen ist (Kristensen et al. 2014). Auch die Bestimmung laborchemischer Marker kann prognostisch hilfreich sein. Präoperativ erhöhte NT-proBNP-Werte korrelieren bei Patienten mit Herzinsuffizienz und hohem kardialen Risiko mit der perioperativen Mortalität. Eine präoperative Bestimmung wird bei allen Patienten vor septischen gefäßchirurgischen Eingriffen mit einem RCRI ≥ 2 empfohlen. Die prä- und postoperative cTnT-Bestimmung bei kardial vorerkrankten Patienten und einem operativen Eingriff mit hohem Risiko liefert früh Hinweise auf eine Myocardial Injury mit einem schlechteren perioperativen Outcome (Kristensen et al. 2014). Eine Bestimmung des cTnT scheint bei allen Patienten mit einer KHK angezeigt.

16.2.2 Antikoagulation und Hemmung der Thrombozytenaggregation

Eine Vielzahl kardiovaskulärer Erkrankungen erfordert die dauerhafte Hemmung der Blutgerinnung. Je nach Indikation erfolgt die Gabe von Vitamin-K-Antagonisten, nicht-Vitamin-K-abhängigen oralen Antikoagulanzien (NOAK) und/oder Thrombozytenaggregationshemmern.

▶ Ein Pausieren dieser Medikamente muss immer in enger Risiko-Nutzen-Abwägung zwischen OP-Risiken und Therapieindikation erfolgen.

Auch bei möglichen geplanten anästhesiologischen Maßnahmen wie der Anlage eines PDK – der auch bei großen abdominellen Eingriffen von Patienten mit Bakteriämie unter antibiotischer Therapie und strenger Nutzen-Risiko-Abwägung indiziert sein kann – oder einer Liquordrainage zur Prävention von Rückenmarksischämien in der Aortenchirurgie muss die Blutgerinnung beachtet werden. Vitamin-K-Antagonisten erfordern nach Absetzen meist ein perioperatives Bridging (Wedel und Horlocker 2006). Bei NOAK-Therapie muss präoperativ die Abklingzeit beachtet werden. Diese beträgt bei intakter Nierenfunktion in der

Regel 48 h (Ausnahme: bei Dabigatran 72 h). In einem lebensbedrohlichen Notfall kann zur Optimierung der Hämostase nach NOAK-Einnahme PPSB (25–50 I.E./kg KG) verabreicht werden (Heidbuchel et al. 2015). Für Dabigatran existiert mit Idarucizumab ein spezifisches Antidot (Pollack et al. 2017). Ebenso steht für die Faktor-Xa-Hemmer Apixaban und Rivaroxaban mit Andexanet α ein Antikörper zur Verfügung (Connolly et al. 2019). Die prä- bzw. intraoperative Gabe der Antikörper bedarf immer einer interdisziplinären Abstimmung und Einzelfallentscheidung. Thrombozytenaggregationshemmer können in Abhängigkeit von der Indikation gegebenenfalls weiter eingenommen werden. Für das anästhesiologische Management rückenmarksnaher Regionalanästhesien gelten die aktuellen Empfehlungen der DGAI von 2021 (Deutsche Gesellschaft für Anästhesiologie und Intensivmedizin 2021).

16.2.3 Nierenfunktion

Eine akute Nierenschädigung oder eine bereits vorbestehende chronische Nierenerkrankung hat nicht nur aus rein pharmakodynamischen und pharmakokinetischen Aspekten bei der Medikamentengabe eine große Relevanz für die weitere Narkoseplanung (Eilers et al. 2010). Um das Maß der Nierenfunktionsstörung nach den Kriterien der KDIGO-Leitlinien näher zu quantifizieren, sollten präoperativ Serumkreatinin und die glomeruläre Filtrationsrate bestimmt werden (Kidney Disease: Improving Global Outcome 2012, 2013).

Da die Niere auch wesentlich an der Aufrechterhaltung des Elektrolytstoffwechsels beteiligt ist, ist vor allem die Serumkaliumkonzentration regelmäßig zu kontrollieren, um eine potenziell lebensbedrohliche Hyperkaliämie rechtzeitig therapieren zu können. Um die Homöostase des Flüssigkeitshaushalts im Verlauf aufrecht erhalten zu können, sind präoperativ zusätzlich Informationen über Einschränkungen der Trinkmenge bei reduzierter Restausscheidung, bei kompensierter Retention oder Dialysepläne bei einer terminalen Niereninsuffizienz einzuholen (Craig und Hunter 2008).

16.2.4 Leberfunktion

▶ Die Einschränkung der Leberfunktion hat einen oft unterschätzten Einfluss auf das zu erwartende Outcome. In der EuSOS-Studie konnte gezeigt werden, dass die Mortalität hierunter deutlich mehr negativ beeinflusst wird als bei Vorliegen einer Herzerkrankung oder eines Diabetes mellitus (Pearse et al. 2011).

Eine Einschränkung der Leberfunktion kann multiple Ursachen haben (z. B. viral, nutritivtoxisch, biliär). Im Verlauf kommt es im Rahmen einer Leberzirrhose zum Umbau der Leber unter Verlust des Leberparenchyms. Dies kann bei reduzierter Syntheseleistung und Enzymaktivität zu einem Albuminmangel oder zu einer relevanten Einschränkung der Blutgerinnung führen. Dementsprechend sollte in Absprache mit den Operateuren bei diesen Patienten präoperativ eine Optimierung der Hämostase durch die Gabe von Vitamin K oder Plasmaderivaten wie Humanalbumin oder Gerinnungsfaktor-Konzentraten erfolgen (Puccini und Nöldge-Schomburg 2001). Im klinischen Alltag erfolgt die Einteilung der Schwere einer Leberzirrhose und damit eine Prognoseabschätzung meist nach den Kriterien des Child–Pugh-Scores in die Stadien A bis C (Tab. 16.3). Dabei steigt die 1-Jahres-Letalität mit zunehmender Leberinsuffizienz. Auch perioperativ hat sich der Child–Pugh-Score als Prädiktor bewährt. Mit der Schwere der Leberinsuffizienz steigt das operative Risiko aufgrund von Komplikationen wie dem hepatorenalen oder hepatopulmonalen Syndrom, der hepatischen Enzephalopathie, Infektionen oder kardialer Dekompensation (Del Olmo et al. 2003). Der ursprünglich zur Abschätzung der Mortalität nach TIPS-Anlage und Lebertransplantation entwickelte MELD-Score (Tab. 16.4) kann als weiterer Parameter zur Beurteilung des OP-Risikos herangezogen

Tab. 16.3 Child–Pugh-Klassifikation

Punkte	1	2	3
Serumalbumin in g/dl	>3,5	2,8–3,6	<2,8
Serumbilirubin in md/dl	<2,0	2,0–3,0	>3,0
Quickwert in %	>70	40–70	<40
Aszites (sonographisch)	Keiner	Mäßig	Viel
Hepatische Enzephalopathie	Keine	Grad I–II	>Grad II

Child A: 5–6 Punkte; Child B: 7–9 Punkte; Child C: 10–15 Punkte

Tab. 16.4 Berechnung des MELD-Scores

Gesamt-Bilirubin in mg/dl
INR
Serumkreatinin in mg/dl
MELD Score = 3,78 × ln(Bilirubin) + 11,2 × ln(INR) + 9,6 × ln(Kreatinin) + 6,43

werden (Northup et al. 2005). Dabei korreliert ein MELD-Score ≥ 14 mit einer erhöhten perioperativen Mortalität (Rädle et al. 2007).

16.2.5 Diabetes mellitus

Eine weitere große Herausforderung stellen Patienten mit einem Diabetes mellitus dar. Zum einen ist mit einem weiteren Anstieg der Prävalenz zu rechnen, zum anderen erfordert die perioperative Betreuung dieser Patienten bei zunehmend individualisierten Therapieregimen ein Verständnis für die Grunderkrankung und die Pharmakologie der verwendeten Medikamente. Zunächst muss die Unterscheidung zwischen den beiden häufigsten Erscheinungsformen, dem Typ-1- und dem Typ-2-Diabetes erfolgen, da Ersterer auf eine Fortsetzung der Insulintherapie angewiesen ist. Perioperativ ist ein Blutzucker-Zielbereich von 110–180 mg/dl anzustreben, um mögliche Komplikationen einer Hypo- oder Hyperglykämie zu vermeiden (American Diabetes Association 2021). Blutzuckerwerte ab 180 mg/dl können mit einem kurz wirksamen Insulin behandelt werden, bei Hypoglykämie muss Glukose substituiert werden.

▶ Bei planbaren Eingriffen soll bei Patienten mit Typ-1-Diabetes die Gabe des Basalinsulins bis zur OP fortgesetzt werden, um das Risiko einer Ketoazidose infolge einer perioperativen Insulinresistenz zu reduzieren.

Kurz wirksame Insuline sollten in Nüchternphasen pausiert werden. Handelt es sich um einen Eingriff, der beispielsweise aufgrund langer OP-Dauer, hohem Blutverlust oder großer Wundfläche mit deutlichen Störungen des Glukosestoffwechsels einhergehen kann, kann die Dosis des Basalinsulins am Vorabend bzw. OP-Tag deutlich (z. B. um 50 %) reduziert werden. Erfolgt die Insulingabe über eine Insulinpumpe, sollte die perioperative Insulingabe in Abhängigkeit vom Operationsausmaß in enger Absprache mit dem Patienten erfolgen, gegebenenfalls sollte auf eine kontinuierliche intravenöse Gabe umgestellt werden. Diese Umstellung sollte auch bei Eingriffen erfolgen, bei denen keine regelmäßige Nahrungsaufnahme gewährleistet erscheint. In jedem Fall müssen bereits präoperativ engmaschige Blutzuckerkontrollen erfolgen (Rupprecht und Stöckl 2021).

Zusätzlich werden bei der Therapie des Typ-2-Diabetes eine Vielzahl an oralen Antidiabetika eingesetzt. Diese Medikation kann bei elektiven Eingriffen zur Vermeidung von Hyperglykämien bis zum Vorabend der OP fortgesetzt werden. Auch Metformin, für das lange Zeit aufgrund der Gefahr einer perioperativen Laktatazidose die Empfehlung einer mehrtägigen Pause galt, kann nach Maßgabe der DGAI und Nutzen-Risiko-Abwägung bis zum Vorabend einer Operation eingenommen werden (Bischoff et al. 2019). Ist jedoch perioperativ mit einer Einschränkung der Nieren- oder Leberfunktion bzw. mit einer Gewebshypoxie zu rechnen oder handelt es sich um einen großen Eingriff (Y-Prothese), sollte Metformin präoperativ für mindestens 48 h pausiert werden (Deutsche Gesellschaft für Anästhesiologie et al. 2017). Besonders bei notfallmäßigen Operationen muss bei der Einnahme oraler Antidiabetika eine regelmäßige Kontrolle des Blutzuckers erfolgen.

Zudem birgt die Gabe von SGLT-2-Inhibitoren bei längerer Nüchternheit bei relativem Insulinmangel das Risiko der euglykämen Ketoazidose (Thiruvenkatarajan et al. 2019). Auch bei dieser Medikamentengruppe erscheint eine Pausierung im Vorfeld sinnvoll. Zu beachten ist zusätzlich, dass die SGLT-2-Inhibitoren sehr häufig bei der Therapie der Herzinsuffizienz auch bei Patienten ohne Diabetes mellitus eingesetzt werden.

16.2.6 Anämie

Unabhängig von der OP-Dringlichkeit sollte präoperativ bei entsprechender Risikokonstellation der Ausschluss einer Anämie erfolgen. Bereits gering erniedrigte Hämatokritwerte von 29–36 % bei Frauen bzw. 29–39 % bei Männern können unabhängig bei operativen Eingriffen mit einem hohen kardialen Risiko die Prognose verschlechtern und die Mortalität erhöhen (Musallam et al. 2011). Liegt eine Eisenmangelanämie vor, hat auch die kurzfristige prä- oder postoperative parenterale Eisensubstitution einen positiven Einfluss auf das Outcome (Khalafallah et al. 2016; Meybohm et al. 2017b).

16.2.7 ASA-Score

Auf Basis der Vor- und Grunderkrankungen sowie dem Ergebnis von Anamnese und Untersuchung eines Patienten erfolgt nach den Kriterien der American Society of Anesthesiologists (ASA) die Eingruppierung in eine der ASA-Klassen I–V bzw. VI (American Society of Anesthesiologists 2020). Diese Klassifizierung dient der Abschätzung des perioperativen Risikos und der Letalität aufgrund des aktuellen Allgemeinzustands des Patienten (Tab. 16.5).

▶ Gefäßchirurgische Patienten mit Protheseninfektionen sind in Abhängigkeit eines septischen Krankheitsbildes als ASA III oder höher zu klassifizieren.

Tab. 16.5 ASA-Klassifikation (American Society of Anesthesiologists 2020; Böhmer et al. 2021; Hackett et al. 2015)

ASA-Klasse	Definition	30-Tage-Mortalität
I	Ein normal(er) gesunder Patient	0,02 %
II	Ein Patient mit milder systemischer Erkrankung	0,14 %
III	Ein Patient mit schwerer systemischer Erkrankung	1,41 %
IV	Ein Patient mit schwerer systemischer Erkrankung, die eine konstante Bedrohung für das Leben darstellt	11,14 %
V	Ein moribunder Patient, der voraussichtlich ohne operativen/interventionellen Eingriff nicht überleben wird	50,87 %
VI	Ein hirntoter Patient, dessen Organe als Spende entnommen werden	

Ein E (= Emergency) als Zusatzbezeichnung soll verwendet werden, wenn es sich um eine Notfalloperation handelt

Mit steigender ASA-Eingruppierung steigt die peri- und postoperative Komplikationsrate (Hackett et al. 2015).

16.3 Narkose

Die meisten Eingriffe im Bereich der septischen Gefäßchirurgie betreffen die großen Gefäße. Hier ist die balancierte Allgemeinanästhesie aus Hypnotikum, Analgetikum und Muskelrelaxans Methode der Wahl. Ob dabei auf Volatila zur Aufrechterhaltung der Anästhesie zurückgegriffen wird oder ob eine totale intravenöse Anästhesie (TIVA) durchgeführt wird, ist letztlich unerheblich. Entscheidend ist es, während der Dauer des Eingriffs einen Blutdruckabfall strikt zu vermeiden. Gerade bei einem septischen Geschehen sollte erwogen werden, schon vor der Einleitung mit einer Vasopressortherapie (Noradrenalin-Perfusor) zu beginnen. Etomidat oder die Kombination aus Propofol und S-Ketamin zur Einleitung sind geeignet, eine Hypotonie zu vermeiden. Die Wahl des Opioids und des Muskelrelaxans ist frei, hier gibt es keine Vorteile einzelner Substanzen. Eingriffe an Extremitäten können in Abhängigkeit von der Blutgerinnung und der Einnahme von Antikoagulanzien und/oder Thrombozytenaggregationshemmern auch in Regionalanästhesieverfahren durchgeführt werden (Deutsche Gesellschaft für Anästhesiologie und Intensivmedizin 2021). Hier muss eine Risiko-Nutzen-Abwägung im Hinblick auf Kreislaufstabilität, OP-Durchführung, Infektfokus und Blutungsrisiko erfolgen.

16.3.1 Periduralkatheter und Liquordrainage

Bei Operationen im Bereich der abdominellen Aorta und bei Laparotomie kann die Anlage eines thorakalen Periduralkatheters zur postoperativen Schmerztherapie und Verbesserung der Darmmotilität indiziert sein. Bei vorliegender Infektkonstellation ohne Vorliegen eines septischen Krankheitsbildes bestehen hier auch keine absoluten Kontraindikationen. Bei bestehender Blutstrominfektion oder septischen Konstellationen im Vorfeld der OP ist dagegen von einer Anlage abzusehen. Dabei ist es von Vorteil – wenn es die Dringlichkeit der OP zulässt –, die Anlage des PDK am Vorabend des Eingriffs durchzuführen, um bei einer möglichen „blutigen" Punktion eine intraoperative Heparingabe zu ermöglichen (Wedel und Horlocker 2006). Ob der PDK intraoperativ bereits zur Analgesie verwendet und mit Lokalanästhetika befahren werden sollte, wird kontrovers diskutiert und ist von den Erfahrungen und den Gegebenheiten vor Ort abhängig. Die Anlage einer Liquordrainage zum Monitoring einer operativ bedingten Rückenmarkischämie erfolgt in der Regel aufgrund der anschließend nötigen engmaschigen neurologischen Kontrollen direkt präoperativ, es sei denn, es kann eine präoperative Überwachung ermöglicht werden. Dann ist auch hier die Anlage am Vortag zu bevorzugen. Bei bestehender Antikoagulation und/oder Thrombozytenaggregationshemmung müssen Risiken und Nutzen interdisziplinär abgewogen und mit dem Patienten besprochen werden.

16.3.2 Monitoring

Da gerade gefäßchirurgische Patienten besonders gefährdet sind, aufgrund ihrer Vorerkrankungen klinisch relevante kardiale Komplikationen wie Herzrhythmusstörungen oder Myokardischämien zu erleiden, ist bei dieser Patientengruppe besonders auf das Aufrechterhalten der Homöostase zu achten (Boersma et al. 2001). Standardmäßig erfolgt daher ein Monitoring, bestehend aus:
- EKG,
- Blutdruckmessung,
- Pulsoxymetrie,
- Kapnographie,
- Temperaturmessung.

Je nach Ausmaß des operativen Eingriffes und der Vorerkrankungen des Patienten wird das Monitoring um zusätzliche EKG-Ableitungen und dynamische Kreislaufparameter erweitert. Die intraoperative EKG-Überwachung sollte zur frühzeitigen Detektion von Myokardischämien mit ST-Segmentanalyse erfolgen. In der Regel werden hierzu 5-Elektroden-Systeme unter zusätzlicher Verwendung der V5-Ableitung genutzt (London et al. 1988).

16.3.3 Blutdruck

Bei kritisch kranken Patienten sollte die Blutdruckmessung kontinuierlich über einen gegebenenfalls bereits vor Narkoseeinleitung angelegten arteriellen Katheter geschehen. Die Kanülierung von A. radialis, A. brachialis, A. axillaris oder A. femoralis erfolgt je nach OP-Lokalisation. So können Blutdruckschwankungen bei hämodynamischer Instabilität schnell registriert und behandelt werden. Zudem erfordern einige gefäßchirurgische Eingriffe

Phasen der permissiven Hypotension, deren sichere Steuerung durch eine genauere Blutdruckdarstellung als die der NIBP-Messung erfolgen muss (Bartels et al. 2016). Auch in der Bauchaortenchirurgie setzen einige OP-Schritte eine engmaschige Blutdruckkontrolle voraus. So erfordert die Implantation einer Prothese das Abklemmen der Aorta („Clamping"), was zu einem akuten Anstieg der Nachlast des linken Ventrikels und des Blutdrucks mit dem Risiko der kardialen Dekompensation führt. Diesem kann durch die Gabe von Vasodilatatoren im arteriellen System wie Nitroglycerin oder Urapidil und der Steigerung der Konzentration verwendeter Inhalationsanästhetika entgegengesteuert werden. Umgekehrt kommt es bei dem Wiedereröffnen der Gefäße („Declamping") zu einem Blutdruckabfall infolge einer verminderten Nachlast aufgrund der Abnahme des peripheren Gefäßwiderstandes. Dem kann durch ein präemptives Volumen-Loading vor dem Declamping entgegengewirkt werden. Zu diesem Zeitpunkt sollten auch Vasopressoren vorbereitet sein (Gelman 1995).

▶ Sollte der Blutdruckabfall nicht beherrschbar sein, ist ein komplettes oder partielles „Reclamping" von großem Nutzen.

16.3.4 Volumenstatus

Neben den reinen Blutdruckwerten liefert eine invasive Blutdruckmessung über eine automatische Analyse der Blutdruckvariation (PPV) als Parameter für den Volumenstatus eines Patienten, der in Prozent angegeben wird, die Möglichkeit des individualisierten Flüssigkeitsmanagements (Marik et al. 2009). Eine zielgerichtete Volumentherapie kann dabei die Rate an perioperativen Komplikationen reduzieren (Lopes et al. 2007). In der Regel ist ein PPV-Zielwert <10 % anzustreben (Salzwedel et al. 2013). Weitere Möglichkeiten sind bspw. auch die perioperative Verwendung von anderen kalibrierten oder unkalibrierten Verfahren des erweiterten hämodynamischen Monitorings (PiCCO, Volume View) oder der Echokardiographie zur Überwachung von Herzleistung und Volumenstatus. Dabei sollten balancierte kristalloide bzw. balancierte kolloidale Lösungen verwendet werden (Deutsche Gesellschaft für Anästhesiologie und Intensivmedizin 2020). Von unklarer Relevanz für die Beurteilung des Volumenhaushalts ist die perioperative Urinausscheidung, die einer Vielzahl an Einflussfaktoren unterliegt. Das Risiko von Komplikationen eines Volumenmangels wie die akute Nierenschädigung beispielsweise scheint erst bei einer Oligurie unter 0,3 ml/kgKG und h zu steigen (Mizota et al. 2017). Das Auftreten eines akuten Nierenversagens ist prinzipiell aber ein ungünstiger prognostischer Faktor und mit einer hohen Mortalität verbunden (Boehm et al. 2015).

16.3.5 (Be)Atmung

Die intraoperative Pulsoxymetrie und Kapnographie dienen dem Monitoring der Oxygenierung und Ventilation des Patienten. Grundsätzlich erfolgt die maschinelle Beatmung zur Vermeidung vor Schädigung des Lungengewebes lungenprotektiv. Hierzu soll das in der Regel druckkontrolliert verabreichte Tidalvolumen etwa 6–8 ml/kg des idealen Körpergewichts betragen (Schädler und Becher 2016). Die Wahl des positiven endexspiratorischen Drucks (PEEP) zur Vermeidung von Atelektasen und Verbesserung des Ventilations-Perfusions-Verhältnisses sollte hierbei individuell erfolgen. Wichtiger als der Absolutwert des verwendeten PEEP für das Outcome eines Patienten erscheint das Minimieren des „driving pressure", der Druckamplitude zwischen Plateaudruck und PEEP (Amato et al. 2015).

16.3.6 Temperatur

Eine große Bedeutung kommt auch der Temperaturmessung zu, da es durch eine Wärmeumverteilung durch die verwendeten Anästhetika in die Peripherie und das OP-Setting (Saaltemperatur, unbekleideter Patient, große OP-Fläche) häufig zu einer perioperativen Hypothermie kommen kann. Diese wiederum kann vielfältige Auswirkungen haben. Unter anderem führt ein postoperatives Kältezittern (Shivering) zu einem deutlich gesteigerten Sauerstoffverbrauch, und das perioperative Risiko kardialer Komplikationen wie ACS oder Herzstillstand ist bei Patienten mit kardiovaskulären Vorerkrankungen erhöht (Frank 1997). Zudem erhöhen sich das Risiko von Wundheilungsstörungen und das Blutungsrisiko aufgrund der temperaturbedingten Störung der Blutgerinnungskaskade und Thrombozytenaggregation (Ruetzler und Kurz 2018).

16.3.7 Blut und Blutgerinnung

Das Gerinnungsmanagement muss in Abhängigkeit von der OP-Dringlichkeit, dem geplanten OP-Verfahren mit geplanter intraoperativer Antikoagulation z. B. mittels unfraktioniertem Heparin und dem präoperativen Zustand des Patienten individuell betrachtet werden. Liegt eine systemische Infektion vor, begünstigt dies die Aktivierung des Gerinnungssystems (Mavrommatis et al. 2000). Im Verlauf kann es im Rahmen einer disseminierten intravasalen Koagulopathie (DIC) unter Ausbilden von Mikrozirkulationsstörungen durch Thrombosen zu einem Mangel an Gerinnungskomponenten kommen (Taylor et al. 2001). Besonders bei diesen Patienten und anderen Risikopatienten sind frühzeitig Maßnahmen zur Minimierung des Blutverlustes im Sinne des Patient-Blood-Managements (PBM) zu ergreifen. Ein Ziel ist hierbei das Aufrechterhalten bzw. Einstellen der physiologischen Rahmenbedingungen der plasmatischen Gerinnung (pH-Wert > 7,1, Körpertemperatur >36 °C und ionisiertes Kalzium >1,2 mmol/l) (Meybohm et al. 2016). Um eine möglichst zielgerichtete Gerinnungstherapie durch die Substitution einzelner Komponenten zu ermöglichen, sollte der frühzeitige Einsatz von Point-of-Care-Verfahren wie viskoelastische Verfahren (Thrombelastometrie) erfolgen (Meybohm et al. 2017a). Die Gabe von Erythrozytenkonzentraten sollte nicht in Abhängigkeit fester Hämoglobinkonzentrationen, sondern vielmehr unter Berücksichtigung physiologischer Transfusionstrigger (Tab. 16.6) transfundiert werden (Bundesärztekammer 2021).

Die Retransfusion von aufbereitetem Wundblut (MAT) reduziert den Bedarf an allogenen Erythrozytenkonzentraten (Carless et al. 2010). Die Anwendung ist jedoch bei sicher kontaminiertem Blut kontraindiziert. Zudem muss die Indikation bei der Implantation von Gefäßprothesen bei potenziell infiziertem Blut streng hinterfragt werden (Meybohm et al. 2016).

16.3.8 Antibiotika

Erfolgt die Implantation einer Gefäßprothese, ist immer eine perioperative Antibiotikaprophylaxe zur Vermeidung einer primären Wundinfektion indiziert (Arbeitskreis „Krankenhaus- und

Tab. 16.6 Physiologische Transfusionstrigger

Kardiopulmonale Symptome • Tachykardie • Hypotension • Dyspnoe • Blutdruckabfall unklarer Genese
Ischämietypische EKG-Veränderungen • Neu auftretende ST-Strecken-Senkungen oder -Hebungen • Neu auftretende Herzrhythmusstörungen
Neu auftretende regionale myokardiale Kontraktionsstörungen im Echokardiogramm
Globale Indizes einer unzureichenden Sauerstoffversorgung • Abfall der gemischtvenösen O_2-Sättigung < 50 % • Abfall der zentralvenösen O_2-Sättigung < 65–70 % • Laktatazidose (Laktat > 2 mmol/l + Azidose)

Praxyshygiene" der AWMF 2012). Hierbei reduziert die rechtzeitige gewichtsadaptierte Gabe vor Operationsbeginn die Vermehrung der das OP-Gebiet kontaminierenden Erreger (Classen et al. 1992). Für die Auswahl des Antibiotikums spielt dabei das jeweils zu erwartende Keimspektrum eine Rolle. In der Regel erfolgt die kalkulierte Gabe eines Betalaktamantibiotikums. Bei bereits präoperativ bestehender Antibiotikatherapie ist mit einer entsprechenden Änderung des Keimspektrums zu rechnen. Dies sollte bei der perioperativen Gabe berücksichtigt werden (Kellersmann et al. 2012).

▶ Bei einem Blutverlust > 1 l oder langer OP-Dauer sollte in Abhängigkeit von der Halbwertszeit des verwendeten Antibiotikums intraoperativ die Gabe wiederholt werden (Arbeitskreis „Krankenhaus- und Praxishygiene" der AWMF 2012).

16.4 Postoperative Überwachung

Wichtige Aspekte in der postoperativen Phase stellen die hämodynamische Stabilisierung und die suffiziente Analgesie dar.

Bei Hypothermie, gestörtem Säure-Base-Haushalt oder starker Kreislaufinstabilität muss eine postoperative Nachbeatmung auf einer Intensivstation erwogen werden. Je nach operativem und patientenbezogenem perioperativem Risiko sollte die postoperative Überwachung auf einer IMC- bzw. Intensivstation erfolgen. Unter engmaschiger Kontrolle kann hier insbesondere bei aortalen Eingriffen unter engmaschiger Überwachung der Nierenretentionsparameter eine bilanzierte Volumentherapie und insbesondere eine medikamentöse Blutdruckeinstellung erfolgen (Godet et al. 1997; Schumacher und Klotz 2002).

Postoperative Schmerzen können das Outcome eines Patienten negativ beeinflussen. Die Inzidenz pulmonaler Komplikationen wie Pneumonien aufgrund von schmerzbedingt beeinträchtigter Atemmechanik ist erhöht. Ebenso ist das kardiovaskuläre Risiko bei Tachykardie und peripherer Vasokonstriktion erhöht. Besonders abdominelle Eingriffe gehen mit dem Risiko der Paralyse einher (Kehlet 1999). Neben Nichtopioidanalgetika und Opioiden senkt auch der indizierte Einsatz der Periduralanästhesie bei abdominellen Eingriffen den postoperativen Stress und die Mortalitätsrate (Kehlet und Holte 2001; Pöpping et al. 2014).

Eingriffe an der thorakalen und thorakoabdominellen Aorta erfordern postoperativ aufgrund des Risikos einer spinalen Ischämie ein konsequentes neurologisches Monitoring (Wortmann et al. 2017). In enger interdisziplinärer Rücksprache kann präoperativ die Anlage einer Liquordrainage zum Absenken des spinalen Drucks erfolgen (Erbel et al. 2014).

Je nach Eingriffsort und erfolgter Gefäßrekonstruktion besteht im Verlauf die Indikation für eine therapeutische Antikoagulation und/oder Thrombozytenaggregationshemmung. Diese Medikation sollte unter engmaschiger laborchemischer und klinischer Kontrolle erfolgen. Ist perioperativ die Anlage eines rückenmarksnahen Katheters erfolgt, gelten die entsprechenden Empfehlungen der DGAI (Deutsche Gesellschaft für Anästhesiologie und Intensivmedizin 2021).

Ein weiterer wichtiger Baustein in der postoperativen Betreuung von Patienten mit Infektionen stellt eine frühe individualisierte Ernährungstherapie dar. Der Beginn einer am Metabolismus des jeweiligen Patienten orientierten Ernährung ist in der Akutphase innerhalb der ersten 24–48 h indiziert. Bei bestehenden Kontraindikationen sollte diese parenteral erfolgen. Dabei sollte die Kalorienzufuhr unter engmaschigen Blutzuckerkontrollen und Berücksichtigung der ausreichenden Zufuhr von Kohlenhydraten, Aminosäuren, Fetten und Mikronährstoffen täglich geprüft und bedarfsgerecht angepasst werden (Elke et al. 2018).

Fazit für die Praxis
- Operationen bei Patienten mit Gefäßprotheseninfektionen sind Hochrisikoeingriffe. Eine Risikoevaluation zur

Prognoseabschätzung ist entscheidend und muss mit dem Patienten besprochen werden.
- Vom Anästhesieteam ist die Kenntnis der operativen Vorgehensweise einzufordern.
- Perioperativ stehen kardiale Ereignisse im Vordergrund und müssen kontinuierlich gemonitort werden.
- Ein postoperativ auftretendes Nierenversagen ist prognostisch ungünstig.
- Eine eingeschränkte Leberfunktion beeinflusst die Prognose ebenfalls negativ und wird oftmals nicht ausreichend antizipiert.
- Intraoperativ ist die Aufrechterhaltung der Homöostase von entscheidender Bedeutung. Dabei sind Hypotonien strikt zu vermeiden. Hier ist ein standardisiertes Vorgehen bei Volumentherapie, Transfusion und Therapie mit Herz-Kreislauf-wirksamen Substanzen besonders wichtig. Dies gilt insbesondere da Patienten mit Gefäßprotheseninfektion durch septische Reaktionen zusätzlich gefährdet sind.
- Postoperativ müssen Komplikationen rasch erkannt und adäquat therapiert werden.

Literatur

Amato MBP, Meade MO, Slutsky AS, Brochard L, Costa ELV, Schoenfeld DA, Stewart TE, Briel M, Talmor D, Mercat A, Richard J-CM, Carvalho CRR, Brower RG (2015) Driving pressure and survival in the acute respiratory distress syndrome. N Engl J Med 372:747–755. https://doi.org/10.1056/NEJMsa1410639

American Diabetes Association (2021) Diabetes care in the hospital: standards of medical care in diabetes-2021. Diabetes Care 44:S211–S220. https://doi.org/10.2337/dc21-S015

American Society of Anesthesiologists (2020) ASA physical status classification system

Arbeitskreis „Krankenhaus- und Praxishygiene" der AWMF (2012) Perioperative Antibiotikaprophylaxe

Bartels K, Esper SA, Thiele RH (2016) Blood pressure monitoring for the anesthesiologist: a practical review. Anesth Analg 122:1866–1879. https://doi.org/10.1213/ANE.0000000000001340

Bischoff M, Graf BM, Redel A (2019) Perioperativer Umgang mit Begleitmedikation. Anästh Intensivmed 560–571

Boehm O, Baumgarten G, Hoeft A (2015) Epidemiology of the high-risk population: perioperative risk and mortality after surgery. Curr Opin Crit Care 21:322–327. https://doi.org/10.1097/MCC.0000000000000221

Boersma E, Poldermans D, Bax JJ, Steyerberg EW, Thomson IR, Banga JD, van De Ven LL, van Urk H, Roelandt JR (2001) Predictors of cardiac events after major vascular surgery: role of clinical characteristics, dobutamine echocardiography, and beta-blocker therapy. JAMA 285:1865–1873. https://doi.org/10.1001/jama.285.14.1865

Böhmer A, Defosse J, Geldner G, Rossaint R, Zacharowski K, Zwißler B et al (2021) Die aktualisierte Version der ASA-Klassifikation. Anästh Intensivmed 62:223–228

Bundesärtekammer (2021) Querschnitts-Leitlinien zur Therapie mit Blutkomponenten und Plasmaderivaten: Gesamtnovelle 2020, 5. Aufl. Deutscher Ärzteverlag, Köln

Carless PA, Henry DA, Moxey AJ, O'Connell D, Brown T, Fergusson DA (2010) Cell salvage for minimising perioperative allogeneic blood transfusion. Cochrane Database Syst Rev:CD001888. https://doi.org/10.1002/14651858.CD001888.pub4

Classen DC, Evans RS, Pestotnik SL, Horn SD, Menlove RL, Burke JP (1992) The timing of prophylactic administration of antibiotics and the risk of surgical-wound infection. N Engl J Med 326:281–286. https://doi.org/10.1056/NEJM199201303260501

Connolly SJ, Crowther M, Eikelboom JW, Gibson CM, Curnutte JT, Lawrence JH, Yue P, Bronson MD, Lu G, Conley PB, Verhamme P, Schmidt J, Middeldorp S, Cohen AT, Beyer-Westendorf J, Albaladejo P, Lopez-Sendon J, Demchuk AM, Pallin DJ, Concha M, Goodman S, Leeds J, Souza S, Siegal DM, Zotova E, Meeks B, Ahmad S, Nakamya J, Milling TJ (2019) Full study report of andexanet alfa for bleeding associated with factor Xa inhibitors. N Engl J Med 380:1326–1335. https://doi.org/10.1056/NEJMoa1814051

Craig RG, Hunter JM (2008) Recent developments in the perioperative management of adult patients with chronic kidney disease. Br J Anaesth 101:296–310. https://doi.org/10.1093/bja/aen203

Del Olmo JA, Flor-Lorente B, Flor-Civera B, Rodriguez F, Serra MA, Escudero A, Lledó S, Rodrigo JM (2003) Risk factors for nonhepatic surgery in patients with cirrhosis. World J Surg 27:647–652. https://doi.org/10.1007/s00268-003-6794-1

Deutsche Gesellschaft für Anästhesiologie, Deutsche Gesellschaft für Chirurgie, Deutsche Gesellschaft für Innere Medizin (2017) Präoperative Evaluation erwachsener Patienten vor elektiven, nicht herz-thoraxchirurgischen Eingriffen. Präoperative Evaluation erwachsener Patienten vor elektiven, nicht herz-thoraxchirurgischen Eingriffen. Gemeinsame Empfehlung der DGAI, DGCH und DGIM 349–364. https://doi.org/10.19224/ai2017.349

Deutsche Gesellschaft für Anästhesiologie und Intensivmedizin (2020) S3-Leitlinie Intravasale Volumentherapie bei Erwachsenen

Deutsche Gesellschaft für Anästhesiologie und Intensivmedizin (2021) Rückenmarksnahe Regionalanästhesien und Thrombembolieprophylaxe/ antithrombotische Medikation

Eilers H, Liu KD, Gruber A, Niemann CU (2010) Chronic kidney disease: implications for the perioperative period. Minerva Anestesiol 76:725–736. https://doi.org/Review

Elke G, Hartl WH, Kreymann KG, Adolph M, Felbinger TW, Graf T, de Heer G, Heller AR, Kampa U, Mayer K, Muhl E, Niemann B, Rümelin A, Steiner S, Stoppe C, Weimann A, Bischoff SC (2018) DGEM-Leitlinie: „Klinische Ernährung in der Intensivmedizin". Aktuel Ernahrungsmed 43:341–408. https://doi.org/10.1055/a-0713-8179

Erbel R, Aboyans V, Boileau C, Bossone E, Di Bartolomeo R, Eggebrecht H, Evangelista A, Falk V, Frank H, Gaemperli O, Grabenwöger M, Haverich A, Iung B, Manolis AJ, Meijboom F, Nienaber CA, Roffi M, Rousseau H, Sechtem U, Sirnes PA, von Allmen RS, Vrints CJM (2014) 2014 ESC guidelines on the diagnosis and treatment of aortic diseases: document covering acute and chronic aortic diseases of the thoracic and abdominal aorta of the adult. The Task Force for the Diagnosis and Treatment of Aortic Diseases of the European Society of Cardiology (ESC). Eur Heart J 35:2873–2926. https://doi.org/10.1093/eurheartj/ehu281

Fleisher LA, Fleischmann KE, Auerbach AD, Barnason SA, Beckman JA, Bozkurt B, Davila-Roman VG, Gerhard-Herman MD, Holly TA, Kane GC, Marine JE, Nelson MT, Spencer CC, Thompson A, Ting HH, Uretsky BF, Wijeysundera DN (2014) 2014 ACC/AHA guideline on perioperative cardiovascular evaluation and management of patients undergoing noncardiac surgery: executive summary: a report of the American College of Cardiology/American Heart Association Task Force on Practice Guidelines. Circulation 130:2215–2245. https://doi.org/10.1161/CIR.0000000000000105

Frank SM (1997) Perioperative maintenance of normothermia reduces the incidence of morbid cardiac events. JAMA 277:1127. https://doi.org/10.1001/jama.1997.03540380041029

Gelman S (1995) The pathophysiology of aortic crossclamping and unclamping. Anesthesiology 82:1026–1060. https://doi.org/10.1097/00000542-199504000-00027

Godet G, Fléron MH, Vicaut E, Zubicki A, Bertrand M, Riou B, Kieffer E, Coriat P (1997) Risk factors for acute postoperative renal failure in thoracic or thoracoabdominal aortic surgery: a prospective study. Anesth Analg 85:1227–1232. https://doi.org/10.1097/00000539-199712000-00009

Hackett NJ, de Oliveira GS, Jain UK, Kim JYS (2015) ASA class is a reliable independent predictor of medical complications and mortality following surgery. Int J Surg 18:184–190. https://doi.org/10.1016/j.ijsu.2015.04.079

Heidbuchel H, Verhamme P, Alings M, Antz M, Diener H-C, Hacke W, Oldgren J, Sinnaeve P, Camm AJ, Kirchhof P (2015) Updated European Heart Rhythm Association Practical Guide on the use of non-vitamin K antagonist anticoagulants in patients with non-valvular atrial fibrillation. Europace 17:1467–1507. https://doi.org/10.1093/europace/euv309

Kehlet H (1999) Acute pain control and accelerated postoperative surgical recovery. Surg Clin N Am 79:431–443. https://doi.org/10.1016/S0039-6109(05)70390-X

Kehlet H, Holte K (2001) Effect of postoperative analgesia on surgical outcome. Br J Anaesth 87:62–72. https://doi.org/10.1093/bja/87.1.62

Kellersmann R, Assadian O, Zegelman M (2012) Infektionen von Gefäßprothesen. Gefäßchirurgie 17:12–22. https://doi.org/10.1007/s00772-011-0949-4

Khalafallah AA, Yan C, Al-Badri R, Robinson E, Kirkby BE, Ingram E, Gray Z, Khelgi V, Robertson IK, Kirkby BP (2016) Intravenous ferric carboxymaltose versus standard care in the management of postoperative anaemia: a prospective, open-label, randomised controlled trial. Lancet Haematol 3:e415–e425. https://doi.org/10.1016/S2352-3026(16)30078-3

Kidney Disease: Improving Global Outcome (2012) KDIGO clinical practice guideline for acute kidney injury. Kidney Int Suppl 2:1–138. https://doi.org/10.1038/kisup.2012.1

Kidney Disease: Improving Global Outcome (2013) KDIGO 2012 Clinical practice guideline for the evaluation and management of chronic kidney disease. Kidney Int Suppl 3:1–150

Kristensen SD, Knuuti J, Saraste A, Anker S, Bøtker HE, de Hert S, Ford I, Gonzalez-Juanatey JR, Gorenek B, Heyndrickx GR, Hoeft A, Huber K, Iung B, Kjeldsen KP, Longrois D, Lüscher TF, Pierard L, Pocock S, Price S, Roffi M, Sirnes PA, Sousa-Uva M, Voudris V, Funck-Brentano C (2014) 2014 ESC/ESA guidelines on non-cardiac surgery: cardiovascular assessment and management: The Joint Task Force on non-cardiac surgery: cardiovascular assessment and management of the European Society of Cardiology (ESC) and the European Society of Anaesthesiology (ESA). Eur Heart J 35:2383–2431. https://doi.org/10.1093/eurheartj/ehu282

Lee TH, Marcantonio ER, Mangione CM, Thomas EJ, Polanczyk CA, Cook EF, Sugarbaker DJ, Donaldson MC, Poss R, Ho KK, Ludwig LE, Pedan A, Goldman L (1999) Derivation and prospective validation of a simple index for prediction of cardiac risk of major noncardiac surgery. Circulation 100:1043–1049. https://doi.org/10.1161/01.cir.100.10.1043

London MJ, Hollenberg M, Wong MG, Levenson L, Tubau JF, Browner W, Mangano DT (1988) Intraoperative myocardial ischemia: localization by continuous 12-lead electrocardiography. Anesthesiology 69:232–241

Lopes MR, Oliveira MA, Pereira VOS, Lemos IPB, Auler JOC, Michard F (2007) Goal-directed fluid management based on pulse pressure variation monitoring during high-risk surgery: a pilot randomized controlled trial. Crit Care 11:R100. https://doi.org/10.1186/cc6117

Marik PE, Cavallazzi R, Vasu T, Hirani A (2009) Dynamic changes in arterial waveform derived variables and fluid responsiveness in mechanically ventilated patients: a systematic review of the literature. Crit Care Med 37:2642–2647. https://doi.org/10.1097/CCM.0b013e3181a590da

Mavrommatis AC, Theodoridis T, Orfanidou A, Roussos C, Christopoulou-Kokkinou V, Zakynthinos S (2000) Coagulation system and platelets are fully activated in uncomplicated sepsis. Crit Care Med 28:451–457. https://doi.org/10.1097/00003246-200002000-00027

Meybohm P, Fischer D, Schnitzbauer A, Zierer A, Schmitz-Rixen T, Bartsch G, Geisen C, Zacharowski K (2016) Patient-blood-Management: Stand der aktuellen Literatur (Patient blood management: Current state of the literature). Chirurg 87:40–46. https://doi.org/10.1007/s00104-015-3011-3

Meybohm P, Schmitz-Rixen T, Steinbicker A, Schwenk W, Zacharowski K (2017a) Das Patient-Blood-Management-Konzept: Gemeinsame Empfehlung der Deutschen Gesellschaft für Anästhesiologie und Intensivmedizin und der Deutschen Gesellschaft für Chirurgie (The patient blood management concept: Joint recommendation of the German Society of Anaesthesiology and Intensive Care Medicine and the German Society of Surgery). Chirurg 88:867–870. https://doi.org/10.1007/s00104-017-0506-0

Meybohm P, Goehring MH, Choorapoikayil S, Fischer D, Rey J, Herrmann E, Mueller MM, Geisen C, Schmitz-Rixen T, Zacharowski K (2017b) Feasibility and efficiency of a preoperative anaemia walk-in clinic: secondary data from a prospective observational trial. Br J Anaesth 118:625–626. https://doi.org/10.1093/bja/aex024

Mizota T, Yamamoto Y, Hamada M, Matsukawa S, Shimizu S, Kai S (2017) Intraoperative oliguria predicts acute kidney injury after major abdominal surgery. Br J Anaesth 119:1127–1134. https://doi.org/10.1093/bja/aex255

Morris CK, Ueshima K, Kawaguchi T, Hideg A, Froelicher VF (1991) The prognostic value of exercise capacity: a review of the literature. Am Heart J 122:1423–1431. https://doi.org/10.1016/0002-8703(91)90586-7

Musallam KM, Tamim HM, Richards T, Spahn DR, Rosendaal FR, Habbal A, Khreiss M, Dahdaleh FS, Khavandi K, Sfeir PM, Soweid A, Hoballah JJ, Taher AT, Jamali FR (2011) Preoperative anaemia and postoperative outcomes in non-cardiac surgery: a retrospective cohort study. The Lancet 378:1396–1407. https://doi.org/10.1016/S0140-6736(11)61381-0

Northup PG, Wanamaker RC, Lee VD, Adams RB, Berg CL (2005) Model for End-Stage Liver Disease (MELD) predicts nontransplant surgical mortality in patients with cirrhosis. Ann Surg 242:244–251. https://doi.org/10.1097/01.sla.0000171327.29262.e0

Pearse RM, Rhodes A, Moreno R, Pelosi P, Spies C, Vallet B, Metnitz P, Bauer P, Vincent J-L (2011) EuSOS: European surgical outcomes study. Eur J Anaesthesiol 28:454–456. https://doi.org/10.1097/EJA.0b013e328344907b

Pollack CV, Reilly PA, van Ryn J, Eikelboom JW, Glund S, Bernstein RA, Dubiel R, Huisman MV, Hylek EM, Kam C-W, Kamphuisen PW, Kreuzer J, Levy JH, Royle G, Sellke FW, Stangier J, Steiner T, Verhamme P, Wang B, Young L, Weitz JI (2017) Idarucizumab for dabigatran reversal – full cohort analysis. N Engl J Med 377:431–441. https://doi.org/10.1056/NEJMoa1707278

Pöpping DM, Elia N, van Aken HK, Marret E, Schug SA, Kranke P, Wenk M, Tramèr MR (2014) Impact of epidural analgesia on mortality and morbidity after surgery: systematic review and meta-analysis of randomized controlled trials. Ann Surg 259:1056–1067. https://doi.org/10.1097/SLA.0000000000000237

Puccini M, Nöldge-Schomburg G (2001) Anästhesie und Leber. Anästhesiologie & Intensivmedizin 895–907

Rädle J, Rau B, Kleinschmidt S, Zeuzem S (2007) Operatives Risiko bei hepatologischen und gastroenterologischen Erkrankungen. Dtsch Arztebl International 104:1914–1921

Ruetzler K, Kurz A (2018) Consequences of perioperative hypothermia. Handb Clin Neurol 157:687–697. https://doi.org/10.1016/B978-0-444-64074-1.00041-0

Rupprecht B, Stöckl A (2021) Umgang mit der Dauermedikation bei Patienten mit Diabetes mellitus (Perioperative Management of Long-term Antidiabetic Therapy in Patients with Diabetes Mellitus). Anasthesiol Intensivmed Notfallmed Schmerzther 56:679–690. https://doi.org/10.1055/a-1226-4733

Salzwedel C, Puig J, Carstens A, Bein B, Molnar Z, Kiss K, Hussain A, Belda J, Kirov MY, Sakka SG, Reuter DA (2013) Perioperative goal-directed hemodynamic therapy based on radial arterial pulse pressure variation and continuous cardiac index trending reduces postoperative complications after major abdominal surgery: a multi-center, prospective, randomized study. Crit Care 17:R191. https://doi.org/10.1186/cc12885

Schädler D, Becher T (2016) Perioperative Beatmung – natürlich lungenprotektiv! (Perioperative ventilation: naturally lung-protective!). Anaesthesist 65:571–572. https://doi.org/10.1007/s00101-016-0203-2

Schallner N, Bürkle H (2020) Patientenaufklärung in der Anästhesiologie. Bürkle H, Schallner N: Patientenaufklärung in der Anästhesiologie 320–328. https://doi.org/10.19224/ai2020.320

Schumacher J, Klotz KF (2002) Anästhesie bei Operationen an der Aorta. Teil 2 (Anesthesia in aortal surgery. Part 2). Anasthesiol Intensivmed Notfallmed Schmerzther 37:609–627. https://doi.org/10.1055/s-2002-34531

Taylor F, Toh C-H, Hoots K, Wada H, Levi M (2001) Towards definition, clinical and laboratory criteria, and a scoring system for disseminated intravascular coagulation. Thromb Haemost 86:1327–1330. https://doi.org/10.1055/s-0037-1616068

Thiruvenkatarajan V, Meyer EJ, Nanjappa N, van Wijk RM, Jesudason D (2019) Perioperative diabetic ketoacidosis associated with sodium-glucose co-transporter-2 inhibitors: a systematic review. Br J Anaesth 123:27–36. https://doi.org/10.1016/j.bja.2019.03.028

Wedel DJ, Horlocker TT (2006) Regional anesthesia in the febrile or infected patient. Reg Anesth Pain Med 31:324–333. https://doi.org/10.1016/j.rapm.2006.04.003

Wortmann M, Böckler D, Geisbüsch P (2017) Perioperative Liquordrainage zur Prävention der spinalen Ischämie bei endovaskulären Aorteneingriffen. Gefäßchirurgie 22:96–101. https://doi.org/10.1007/s00772-017-0248-9

Teil II

Gefäßprotheseninfektion der thorakalen Aorta

Alexander Oberhuber

Inhaltsverzeichnis

17.1 Zusammenfassung... 205
17.2 Fallbeispiele 206
    17.2.1 Infektion einer Endoprothese nach TEVAR mit aortoösophagealer Fistel 206
    17.2.2 Septische Arrosionsblutung bei aortoösophagealer Fistel.......... 209
Literatur 210

17.1 Zusammenfassung

Infekte von Prothesen der Aorta thoracica descendens oder der thorakoabdominellen Aorta stellen die größten Herausforderungen in der septischen Gefäßchirurgie dar. Dies ist durch die Komplexität eines offenen thorakalen Eingriffes und der damit verbundenen Morbidität und Mortalität sowie auch häufig durch koexistierende Fisteln bedingt. Infekte der Aorta ascendens und des Aortenbogens sollen hier nicht thematisiert werden, da deren Therapie nochmals um Einiges komplexer ist.

Die Häufigkeit von Gefäßprotheseninfektionen der thorakalen Aorta wird mit ca. 6 % (Erb et al. 2014) angegeben, eine Häufung ist jedoch aufgrund der zunehmenden Zahl an thorakalen Eingriffen mittels TEVAR zu erwarten. Verkomplizierend kann hier eine aortobronchiale oder aortoösophageale Fistel vorkommen (Chakfe et al. 2020).

Die Therapie ist je nach konkreter Situation entweder konservativ - häufig palliativ - ausgerichtet oder beinhaltet ein endovaskuläres bzw. offenes chirurgische Vorgehen. Gerade bei einer Koinzidenz mit einer aortobronchialen oder aortoösophagealen Fistel bleibt als kurativer Ansatz nur die offene Operation (Czerny et al. 2014). Zusätzlich müssen noch weitere Eingriffe erfolgen, um die Fistel zu verschließen oder das Organ zu resezieren (Ösophagusresektion, Lungenteilresektion).

Die endovaskuläre Therapie ist meistens ein Bridging-Verfahren, welches aber sehr gut bei Blutungskomplikationen geeignet ist. Die Problematik liegt darin, dass hier erneut Fremdmaterial eingebracht werden muss, welches nicht infektresistent ist. Es gibt nur wenige Berichte über mit Antibiotika (z. B. Rifampicin) imprägnierte Stentgrafts, welche bei mykoti-

---

Das Kapitel beschreibt die Therapiemöglichkeiten bei Gefäßprotheseninfektionen der thorakalen Aorta.

A. Oberhuber (✉)
Klinik für Vaskuläre und Endovaskuläre Chirurgie,
Universitätsklinikum Münster, Münster, Deutschland
E-Mail: alexander.oberhuber@ukmuenster.de

schen Aneurysmen eingesetzt wurden (Civilini et al. 2012; Jorna et al. 2006). Die Ergebnisse zeigten kurzfristig eine Überlebensmöglichkeit; Langzeitergebnisse oder größere Serien fehlen vollständig. Welchen Stellenwert diese Therapie bei der Behandlung von bereits infizierten Prothesen hat, ist nicht untersucht.

Die Daten zu konservativ behandelten Infekten thorakaler Prothesen sind sehr limitiert. In einem systematischen Review lag die Mortalität nach 5 Jahren bei 100 % (Kahlberg et al. 2015, 2019). Zu perkutaner Drainage bzw. Langzeitantibiose gibt es nur sehr wenige Daten, doch auch hier liegen die Mortalitätsraten bei >80 % (Kennedy et al. 2022; Li et al. 2018; Suzuki et al. 2015). Etwas mehr Erfahrungen gibt es im abdominellen Bereich, jedoch auch hier umfasst die größte Serie gerade einmal 10 Patienten. Die In-Hospital-Sterblichkeit lag hier bei 42–82 % (Yoneyama et al. 2019).

Der Goldstandard ist immer noch die komplette Entfernung des infizierten Materials und der Ersatz durch infektresistentes Material. Die Überlebensraten sind hier signifikant höher, auch wenn die Mortalität des Eingriffs bis zu 50 % betragen kann (Chakfe et al. 2020).

17.2 Fallbeispiele

17.2.1 Infektion einer Endoprothese nach TEVAR mit aortoösophagealer Fistel

Klinik Ein 69-jähriger Mann wird uns mit einer Größenprogredienz eines thorakalen Aortenaneurysmas zugewiesen. 4 Jahre zuvor war bei einem intramuralen Hämatom und zunehmendem PAU eine thorakale Stentgraftimplantation durchgeführt worden. Der Patient berichtet über seit mehreren Monaten bestehende Rückenschmerzen, welche sich akut aggraviert hatten. Fieber und Schüttelfrost wurden verneint. Die bisherigen Kontrollen waren unauffällig, ein Aneurysma hatte sich bis dato noch nicht dargestellt. Als Nebendiagnose bestand lediglich eine arterielle Hypertonie.

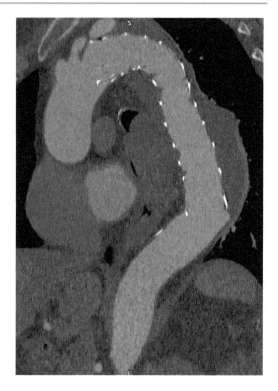

Abb. 17.1 Schräge MPR mit Darstellung des progredienten Aneurysmasacks im Bereich des Stentgrafts

Diagnostik In der Aufnahme-CT (Abb. 17.1) zeigte sich eine deutliche Erweiterung der Aorta im Sinne eines progredienten Aneurysmasackes ohne sichtbares Endoleak, außerdem fragliche Luft um den Ösophagus. In den Vor-CTs gab es keinen Hinweis für eine Erweiterung der Aorta und keine Darstellung eines Aneurysmasacks. Zur weiteren Abklärung erfolgte eine ^{18}F-FDG-PET/CT. Hier zeigte sich ein vermehrter FDG-Uptake um den Stentgraft und um den Ösophagus (Abb. 17.2). Durch die vermehrte Anreicherung um den Ösophagus bestand der V.a. eine aortoösophageale Fistel.

Noch vor primärer Antibiosegabe waren bereits mehrere Blutkulturen abgenommen worden, um die Chance zu erhöhen, einen Erreger frühzeitig zu isolieren. In diesen konnte ein *Staphylococcus saccharolyticus* nachgewiesen werden. In enger Rücksprache mit dem ABS-Team begannen wir eine Antibiose mit Ampicillin/Sulbactam und Vancomycin. Bei vermuteter

17 Gefäßprotheseninfektion der thorakalen Aorta

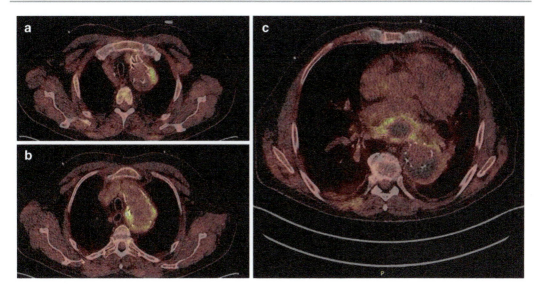

Abb. 17.2 PET/CT mit FDG-Mehranreicherung an der Aortenwand (**a, b**) und am Ösophagus (**c**) als Hinweis für einen Infekt mit aortoösophagealer Fistel

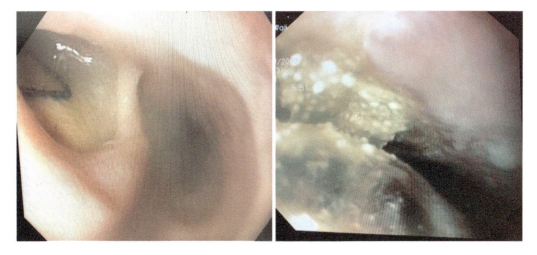

Abb. 17.3 Direkt präoperative Gastroskopie mit Sichtbarkeit des Stentgrafts und V.a. auf längere Läsion

aortoösophagealer Fistel wurde zusätzlich antimykotisch mit Fluconazol therapiert.

Die initialen Entzündungswerte lagen bei 12390/µg Leukozyten und 3,6 mg/dl CRP. Direkt präoperativ erfolgte eine Ösophagogastroskopie, welche die aortoösophageale Fistel bestätigte (Abb. 17.3).

Therapie Aufgrund fehlender größerer Nebenerkrankungen wurde eine komplette Resektion der infizierten Aorta und des Stentgrafts angestrebt. Es erfolgte eine linksseitige Thorakotomie mit Resektion des betroffenen Abschnittes der Aorta inklusive kompletter Entfernung des Stentgrafts (Abb. 17.4) unter distaler Aortenperfusion über eine femoral angelegte vaECMO. Intraoperativ fand sich eine entzündlich degenerierte Aortenwand mit langstreckiger Läsion des Ösophagus. Nach ausgiebigem Débridement aller infizierter Strukturen media-

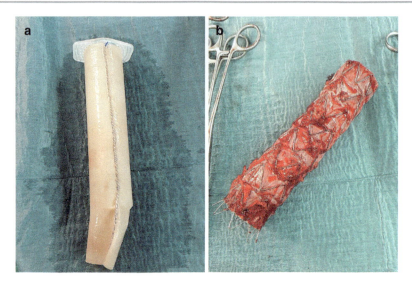

Abb. 17.4 Intraoperative Darstellung: aus Rinderperikard hergestellter Tube-Graft (**a**), explantierter Stentgraft (**b**)

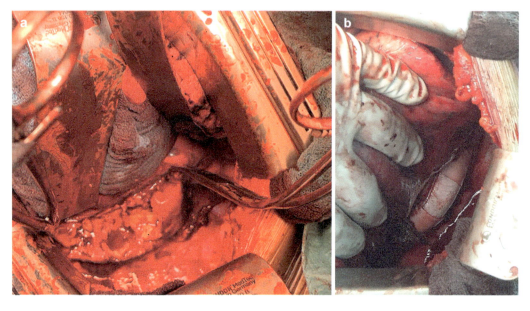

Abb. 17.5 Intraoperative Bilder: Darstellung der infizierten Aorta (**a**) und des rekonstruierten Defektes mittels Tube-Graft aus Rinderperikard (**b**)

stinal und pleural wurde der Defekt mit einem Tube-Graft versorgt. Dieser wurde patientenindividuell aus einem großen Rinderperikardpatch hergestellt. Um die Länge individuell anpassen zu können, wurde zuerst ein ausreichend langes Rohr hergestellt und dann dessen Enden soweit umgestülpt, dass die Länge passte. Ein Vorteil dabei ist, dass sowohl die proximale als auch die distale Naht durch die doppelte Lage Rinderperikard verstärkt ist (Abb. 17.5). Wir verwenden für den thorakalen Ersatz Blasen- oder Perfusorspritzen als Schablone, für den abdominellen/iliakalen Ersatz auch Hegarstifte.

Die Antibiose wurde mit Vancomycin und Fluconazol für insgesamt 11 Wochen weitergeführt. Der Ösophagus wurde im Anschluss komplett reseziert, eine Speichelfistel und eine gastrale Ernährungssonde wurden angelegt. Der Patient konnte nach 6 Wochen stationärem Aufenthalt in die Reha entlassen werden. Die Wiederherstellung erfolgte nach 7 Monaten mittels retrosternalem Magenschlauchhochzug bei unauffälligem Aorteninterponat ohne Hinweis auf einen Reinfekt.

In einer Kontrolle 2 Jahre nach der Aortenresektion zeigte sich ein unauffälliger Befund. Weder klinisch noch computertomographisch ergab sich ein Hinweis für einen Reinfekt. Der Patient hatte sich mittlerweile komplett von den Eingriffen erholt, auch die Ernährungssituation war bei Z. n. Magenhochzug im Normbereich.

17.2.2 Septische Arrosionsblutung bei aortoösophagealer Fistel

Klinik Eine 68-jährige Frau wurde uns unter Reanimationsmaßnahmen bei thorakaler Blutung akut vorgestellt. Die Patientin war zuvor stationär unter palliativer Radiochemotherapie eines Zungengrundkarzinoms. Im Rahmen einer Endoskopie kam es vor ca. 3 Monaten zu einer Ösophagusperforation, welche mittels Endo-VAC-Therapie und anschließend Stentimplantation versorgt worden war. Nach Stabilisierung des Kreislaufs unter hochdosierter Katecholamintherapie erfolgte nun in der Akutsituation die CT-Angiographie.

Diagnostik In der CT-Angiographie zeigt sich eine aktive Blutung von der Aorta in den Ösophagus durch eine Perforation am unteren Ende des ösophagealen Stents (Abb. 17.6). Etwas distal davon war die Aorta teilthrombosiert mit freier periaortaler Luft. Die Diagnose einer aortalen Arrosionsblutung mit Infekt konnte gestellt werden. Bei leidlich stabilem Kreislauf trotz hochdosierter Katecholamintherapie wurde der Entschluss zur endovaskulären Versorgung getroffen.

Therapie Zur Stabilisierung und zum Erreichen einer Transportfähigkeit wurde ein RE-

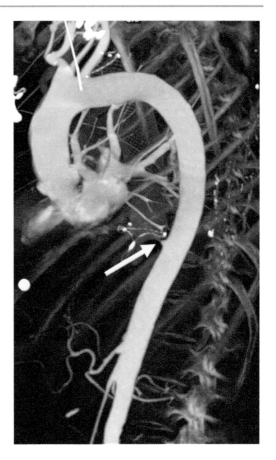

Abb. 17.6 Parasagittale MIP-Aufnahme mit Darstellung des aortalen Defektes (Pfeil) am unteren Rand des ösophagealen Stents

BOA-Manöver durchgeführt und die thorakale Aorta oberhalb der Blutung endoluminal okkludiert. Hierunter stabilisierte sich die Patientin sofort. Der aortale Defekt wurde anschließend mit einem Stentgraft über einen perkutanen Zugang versorgt. Durch diese Notfallbehandlung und Implantation von Fremdmaterial kam es unweigerlich auch zum Infekt des implantierten Stentgrafts.

Eine definitive Sanierung war aufgrund des fortgeschrittenen onkologischen Stadiums und den Nebenerkrankungen nicht möglich. Somit blieb eine rein palliative Therapie mit Langzeitantibiose. Die endovaskuläre Therapie, welche eigentlich als Bridging-Verfahren eingesetzt werden sollte, wurde hier zum definitiven Verfahren.

Fazit für die Praxis

- Infekte thorakaler Prothesen stellen ein sehr komplexes Krankheitsbild dar. Die komplette Entfernung und Rekonstruktion ist der Goldstandard. Für diesen großen Eingriff kommt jedoch nur ein kleiner Anteil der Patienten infrage. Gerade für multimorbide Patienten bleibt eine rein palliative Therapie mit Antibiose und evtl. Drainage eines Abszesses.
- Bei einer Blutungskomplikation kann ein endovaskuläres Verfahren als Bridging eingesetzt werden.
- Das zusätzliche Vorhandensein einer aortoösophagealen Fistel verkompliziert den Eingriff und die weitere Therapie um ein Vielfaches. Es stellt sich immer die Frage, welches Material für die Aortenrekonstruktion geeignet ist. Auf die Verwendung alloplastischen Materials sollte, wenn möglich, verzichtet werden. Da aber keine ausreichend großen autologen Gefäße vorhanden sind, ist die Auswahl sehr limitiert. Hier besteht die Möglichkeit, einen Homograft zu verwenden. Gerade in den letzten Jahren nimmt aber der Einsatz azellulärer Xenotransplantate zu, da deren Verfügbarkeit und Handling deutlich einfacher sind als bei Homografts.

Literatur

Chakfe N, Diener H, Lejay A, Assadian O, Berard X, Caillon J, Wanhainen A (2020) Editor's choice – European Society for Vascular Surgery (ESVS) 2020 clinical practice guidelines on the management of vascular graft and endograft infections. Eur J Vasc Endovasc Surg 59(3):339–384. https://doi.org/10.1016/j.ejvs.2019.10.016

Civilini E, Bertoglio L, Rinaldi E, Chiesa R (2012) TEVAR for ruptured mycotic aneurysm in a patient with a left ventricular assist device. J Endovasc Ther 19(3):370–372. https://doi.org/10.1583/12-3821R.1

Czerny M, Eggebrecht H, Sodeck G, Weigang E, Livi U, Verzini F, Grimm M (2014) New insights regarding the incidence, presentation and treatment options of aorto-oesophageal fistulation after thoracic endovascular aortic repair: the European Registry of Endovascular Aortic Repair Complications. Eur J Cardiothorac Surg 45(3):452–457. https://doi.org/10.1093/ejcts/ezt393

Erb S, Sidler JA, Elzi L, Gurke L, Battegay M, Widmer AF, Weisser M (2014) Surgical and antimicrobial treatment of prosthetic vascular graft infections at different surgical sites: a retrospective study of treatment outcomes. PLoS One 9(11):e112947. https://doi.org/10.1371/journal.pone.0112947

Jorna FH, Verhoeven EL, Bos WT, Prins TR, Dol JA, Reijnen MM (2006) Treatment of a ruptured thoraco-abdominal aneurysm with a stent-graft covering the celiac axis. J Endovasc Ther 13(6):770–774. https://doi.org/10.1583/06-1903.1

Kahlberg A, Grandi A, Loschi D, Vermassen F, Moreels N, Chakfe N, Chiesa R (2019) A systematic review of infected descending thoracic aortic grafts and endografts. J Vasc Surg 69(6):1941–1951 e1941. https://doi.org/10.1016/j.jvs.2018.10.108

Kahlberg A, Melissano G, Tshomba Y, Leopardi M, Chiesa R (2015) Strategies to treat thoracic aortitis and infected aortic grafts. J Cardiovasc Surg (Torino) 56(2):269–280

Kennedy SA, Kennedy MK, Lindsay TF, Byrne J, Jaberi A, Gold WL, Mafeld S (2022) Percutaneous drainage for aortic graft infection post-aneurysm repair: a viable option? Vasc Endovasc Surg 56(4):369–375. https://doi.org/10.1177/15385744221075136

Li HL, Chan YC, Cheng SW (2018) Current evidence on management of aortic stent-graft infection: a systematic review and Meta-analysis. Ann Vasc Surg 51:306–313. https://doi.org/10.1016/j.avsg.2018.02.038

Suzuki T, Kawamoto S, Motoyoshi N, Akiyama M, Kumagai K, Adachi O, Saiki Y (2015) Contemporary outcome of the surgical management of prosthetic graft infection after a thoracic aortic replacement: is there a room to consider vacuum-assisted wound closure as an alternative? Gen Thorac Cardiovasc Surg 63(2):86–92. https://doi.org/10.1007/s11748-014-0451-5

Yoneyama F, Sato F, Sakamoto H, Hiramatsu Y (2019) Preservation of the infected thoracic aortic endograft with thoracoscopic drainage and continuous irrigation. Gen Thorac Cardiovasc Surg 67(2):259–262. https://doi.org/10.1007/s11748-018-0893-2

Gefäßprotheseninfektion der Abdominalen Aorta

Julian-Dario Rembe, Waseem Garabet und Hubert Schelzig

Inhaltsverzeichnis

18.1 Zusammenfassung... 211
18.2 Fallbeispiele.. 212
    18.2.1 Aortobifemorale Protheseninfektion: Prothesenersatz durch eine silberbeschichtete Prothese................................ 212
    18.2.2 Infektion einer aortalen Stentprothese bei superinfiziertem Psoashämatom: Stentprothesenersatz durch aortomonoiliakale Silver-Graft-Prothese und prothetoiliakalen Cross-over-Bypass..... 215
Literatur.. 219

18.1 Zusammenfassung

Infektionen abdomineller, aortaler Gefäßprothesen treten mit einer Inzidenz zwischen 0,2 und 4,5 % in einem zweijährigen postoperativen Zeitraum auf und präsentieren sich klinisch zumeist unspezifisch (Chakfé et al. 2020). Allgemeine Symptome wie diffuse abdominelle Schmerzen, Fieber und eine laborchemische Leukozytose können bei 70 % der Patienten beobachtet werden, häufig begleitet von einer generellen Minderung des Allgemeinzustands, Müdigkeit, Abgeschlagenheit oder Gewichtsverlust. Intraabdominelle Blutungen, Abszessbildung, septische Exazerbation und aortoenterale Fistelbildung stellen schwerwiegende Komplikationen dar. Aufgrund der variablen Darstellung und Ausprägung ist die Behandlung der abdominellen Gefäßprotheseninfektion eine große Herausforderung und weist hohe Mortalitätsraten von mindestens 16–22 % und Reinfektionsraten von bis zu 20 % auf (Chakfé et al. 2020). Unter Berücksichtigung des spezifischen Beschwerdebildes, der Ausprägung und der Komplikationen der Gefäßprotheseninfektion sowie der individuellen Patientensituation stehen verschiedene therapeutische und rekonstruktive Optionen zur Verfügung.

Die alleinige konservative Therapie ohne chirurgische Therapie ist häufig nur in palliativen Situationen sinnvoll und in kurativem Ansatz nur selten erfolgreich. Eine effek-

---

Das Kapitel beschreibt die Therapiemöglichkeiten bei Gefäßprotheseninfektionen der abdominalen Aorta.

J.-D. Rembe (✉) · W. Garabet · H. Schelzig
Klinik für Gefäß- und Endovaskularchirurgie,
Universitätsklinikum Düsseldorf, Düsseldorf,
Deutschland
E-Mail: julian-dario.rembe@med.uni-duesseldorf.de

W. Garabet
E-Mail: waseem.garabet@med.uni-duesseldorf.de

H. Schelzig
E-Mail: hubert.schelzig@med.uni-duesseldorf.de

tive antibiotische Systemtherapie, intensivmedizinische Behandlung und eine mögliche perkutane Drainageanlage (bei Abszessformation) mit der Option regelmäßiger Spülung bilden die Säulen des therapeutischen Konzepts. Hierdurch kann eine initiale Stabilisierung der septischen Gesamtsituation erreicht werden, bevor eine chirurgische Sanierung erfolgt. Hierfür stehen die In-situ- oder die extraanatomische Rekonstruktion als Optionen zur Verfügung. Eine extraanatomische Rekonstruktion (z. B. mittels axillobifemoralem Bypass) zur Umgehung des infizierten Gebiets kann als Versorgung im Rahmen eines mehrzeitigen Vorgehens erfolgen, um die Perfusion der unteren Extremität nach Explantation der infizierten abdominellen Prothese aufrechtzuerhalten. Diese gehen jedoch mit reduzierten Offenheitsraten, erhöhter Amputationsgefahr und damit einhergehend höherer Mortalität einher. Die In-situ-Rekonstruktion zeigt ein signifikant besseres Outcome mit geringerer Mortalität und geringeren Reinfektionsraten sowie weniger Komplikationen im Bereich der unteren Extremitäten (Chakfé et al. 2020). Es stehen verschiedene Graftmaterialien zur Verfügung, wobei die Rekonstruktion mit autologem Venenmaterial (z. B. V. femoralis) die geringsten Reinfektionsraten aufweist (0–6 %) und eine gute Offenheit zeigt (Chakfé et al. 2020). Allerdings geht die Gewinnung venösen Materials mit einer erhöhten Operationsdauer, Morbidität und möglichen Komplikationen der unteren Extremität (Thrombose, chronisch-venöse Insuffizienz) einher (Dorweiler et al. 2014). Alternativen bei fehlendem autologen Material stellen kryokonservierte Allografts oder Xenograft-Materialien (z. B. bovines Perikard) dar. Während Allografts ebenfalls eine geringe Reinfektionsrate aufweisen (0–7 %), besteht das Risiko einer Graftdegradation im Langzeitverlauf (bis zu 21 %) (Chakfé et al. 2020). Xenografts hingegen stellen eine individualisierbare „off-the-shelf"-Option dar, gehen jedoch mit einer höheren Reinfektionsrate (bis zu 16 %) einher. Weitere frei verfügbare Materialien stellen Rifampicin-getränkte oder silberbeschichtete Prothesen dar. Ihr wesentlicher Vorteil liegt in der generellen Verfügbarkeit („off-the-shelf") in der Notfallsituation. Im direkten Vergleich weisen beide ähnliche Reinfektionsraten auf, während Silber jedoch eine bessere Offenheitsrate und ein breiteres antimikrobielles Wirkspektrum hat und bei Rifampicin die Gefahr von Resistenzen besteht (Batt et al. 2018; O'Connor et al. 2006).

Grundsätzlich sollte bei der operativen Versorgung eine vollständige Explantation des infizierten Prothesen- und Gewebematerials mit gewissenhaftem Débridement und ausgiebiger Lavage angestrebt werden. Teilexplantationen sind in Ausnahmefällen in Betracht zu ziehen und mit einer hohen Reinfektionsrate vergesellschaftet. Zur Sicherung der In-situ-Rekonstruktion empfiehlt sich die Deckung des Prothesenlagers mit biologischem Material wie Faszie, Muskel oder Omentum. Für die Vakuumversiegelung mit oder ohne antimikrobielle Instillation als grafterhaltende Option oder begleitende Therapie im Bereich der abdominellen Aorta fehlen aktuell noch aussagekräftige Studien (Chakfé et al. 2020).

18.2 Fallbeispiele

18.2.1 Aortobifemorale Protheseninfektion: Prothesenersatz durch eine silberbeschichtete Prothese

Bei einem 61-jährigen Patienten mit einer aortobifemoralen Protheseninfektion auf dem Boden einer MRSA-positiven Spondylodiszitis erfolgte nach neurochirurgischer Sanierung der Spondylodiszitis via Osteosynthese der Wirbelsäule durch Schrauben-Stab-System und Diskektomie L2–3 die gefäßchirurgische Versorgung mittels offenem chirurgischem Prothesenersatz im aortoiliakalen Bereich durch die Implantation einer silberbeschichteten Prothese.

Klinik Der Patient wurde aufgrund eines CT-morphologisch gestellten Verdachtes auf eine aortobifemorale Protheseninfektion aus einem peripheren Krankenhaus zuverlegt.

3 Monate zuvor war die genannte Prothese im Rahmen der Behandlung einer pAVK im Stadium IV nach Fontaine bei chronischem Aortenbifurkationsverschluss (chronisches Leriche-Syndrom) implantiert worden. Im Verlauf hatte sich ein proximales Nahtaneurysma ausgebildet, welches zunächst mittels Implantation einer Endoprothese im Bereich der proximalen Anastomose versorgt worden war. Im Verlauf hatte der Patient über Fieber und körperliche Schwäche geklagt.

Bei der Übernahme war der Patient wach, ansprechbar und kreislaufstabil. Allerdings klagte er – bei reduziertem Allgemeinzustand und Fieber – über zunehmend starke Rückenschmerzen im Bereich der Lendenwirbelsäule. Claudicatio-Beschwerden oder Ruheschmerzen wurden verneint, Sensibilität und Motorik waren intakt. Im Bereich der Füße beidseits zeigten sich bekannte chronische, trockene Nekrosen der Zehen (DII, III) ohne Hinweis auf einen lokalen oder aufsteigenden Infekt. Das Abdomen zeigte sich nicht druckdolent, jedoch gab der Patient im Bereich der Lendenwirbelsäule einen ausgeprägten Klopfschmerz an. Bei dem Patienten bestanden nebenbefundlich eine stammbetonte Adipositas, eine arterielle Hypertonie, ein Typ-2-Diabetes sowie ein fortgesetzter Nikotinabusus.

Diagnostik Laborchemisch zeigte sich bei Aufnahme eine CRP-Erhöhung auf 11,5 mg/dl und eine Leukozytose von 20,3 × 1000/μl. Des Weiteren erwiesen sich die Blutkulturen als positiv auf MRSA.

Bei V.a. Protheseninfektion erfolgte die Durchführung einer Positronenemissionstomographie/CT-Untersuchung (PET-CT). Der hierbei erhobene Befund ließ sich mit dem Bild einer akuten, floriden Protheseninfektion der aortobifemoralen Y-Prothese, beginnend im Bereich der proximalen Anastomose und bis nach rechts iliakal reichend, in Einklang bringen (Abb. 18.1). Es zeigte sich zudem eine Ausdehnung der Entzündungsreaktion auf die beidseitige Psoasmuskulatur sowie nach dorsal auf das Bandscheibenfach LWK2/3 mit Osteodestruktion der LWK 2 und LWK 3 (Abb. 18.2), vereinbar mit einer destruierenden Spondylodis-

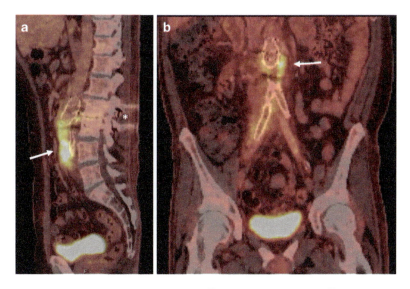

Abb. 18.1 Positronenemissionstomographie (PET) mit ^{18}F-Fluordesoxyglukose (^{18}F-FDG) und CT-Integration (^{18}F-FDG-PET/CT) bei V.a. aortobifemoralem Protheseninfekt. Sagittalansicht (**a**) und Frontalansicht (**b**) des Abdomens mit Darstellung der Wirbelsäule sowie der prävertebral gelegenen aortobifemoralen Prothesenrekonstruktion. Es zeigt sich eine erhöhte Aktivität im periprothetischen Bereich prävertebral. Die Ausdehnung der entzündlichen Mehranreicherung erstreckt sich vom proximalen Anastomosenbereich bis insbesondere rechts iliakal reichend und zeigt die höchste Aktivität im Bereich des mittleren Prothesenkörperbereichs (s. Pfeil). Ebenso stellt sich die osteodestruierende Spondylodiszitis auf der Höhe LWK 2/3 dar (*)

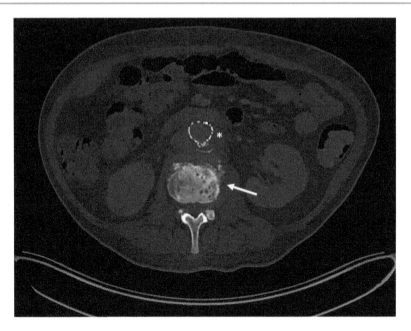

Abb. 18.2 Computertomographische Darstellung der destruierenden Spondylodiszitis im Bereich der Lendenwirbelsäule Höhe LWK 2/3 mit unregelmäßiger Kortikalisauflockerung, osteophytären Anbauten und Lufteinschlüssen im destruierten Wirbelkörper (s. Pfeil). Weiter zeigt sich prävertebral im Bereich der Aorta eine periprothetische Flüssigkeitskollektion um die infizierte Dacron-Prothese sowie die sekundär eingebrachte Endoprothese (*)

zitis, welche im weiteren Verlauf auch MRT-morphologisch bestätigt wurde.

Therapie Aufgrund der nachgewiesenen positiven Blutkulturen mit MRSA sowie der klinischen und laborchemischen Infektionskonstellation erfolgte eine resistogrammgerechte antibiotische Therapie in Abstimmung mit dem Antibiotic-Stewardship-Team. Aufgrund der klinisch im Vordergrund stehenden Schmerzen und bei computertomographisch nachgewiesener Spondylodiszitis erfolgte eine neurochirurgische Konsultation bezüglich der operativen Versorgungsbedürftigkeit und Planung. Hier wurde in interdisziplinärer Absprache zunächst die operative Sanierung der Spondylodiszitis mittels Osteosynthese der Wirbelsäule durch Schrauben-Stab-System (EVEREST® System, Stryker GmbH & Co. KG, Duisburg, Deutschland) und im Intervall die gefäßchirurgische operative Versorgung vorgeschlagen.

Drei Wochen nach neurochirurgischer Versorgung zeigten sich die systemischen Infektparameter unter kontinuierlicher i.v.-Antibiose nahezu normalisiert und die Kontroll-Blutkulturen ohne mikrobiellen Erregernachweis, sodass eine gefäßchirurgische Versorgung der potenziell infizierten Prothese erfolgen konnte. Hierzu wurde eine partielle Prothesenexplantation des aortalen sowie iliakalen Anteils mit anschließender Rekonstruktion via Implantation einer aortobiprothesialen (iliakalen) silberbeschichteten Prothese geplant.

Intraoperativ zeigte sich eine Nahtinsuffizienz der zentralen Anastomose der infizierten Y-Prothese, sodass die zuvor implantierte Endoprothese sichtbar war und ebenfalls explantiert wurde. Distal waren beide Prothesenschenkel komplett eingewachsen. Nach sequenzieller Abstrichentnahme wurde die Prothese bis zum eingewachsenen Bereich (tief iliakal) explantiert (Abb. 18.3) und das explantierte Prothesenmaterial sowie Biopsien des umgebenden, entzündlich veränderten Gewebes zur mikrobiologischen sowie histopathologischen Aufarbeitung verwendet.

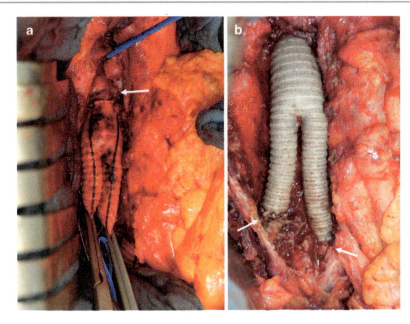

Abb. 18.3 Infizierter proximaler Anteil der Dacron-Prothese (**a**) mit proximalem Nahtaneurysma und sichtbarer endovaskulärer Prothese (s. Pfeil). Rekonstruktion nach Explantation der ursprünglichen sowie der endovaskulären Prothese via silberbeschichteter Prothese (B. Braun SE, Melsungen, Deutschland) (**b**) mit biprothesialem (iliakalem) distalem Anschluss (s. Pfeile)

Postoperativ wurde die resistogrammgerechte, intravenöse antibiotische Therapie mittels Piperacillin/Tazobactam fortgesetzt. Nach Beratung durch das Antibiotic-Stewardship-Team (ABS) der Mikrobiologie/Infektiologie erfolgte die Umsetzung der antibiotischen Therapie auf Cotrimoxazol oral bis auf Weiteres.

Fazit für die Praxis
- Bei Prothesennahtaneurysma/-insuffizienz sollte differenzialdiagnostisch an eine Protheseninfektion gedacht werden.
- Eine interdisziplinäre Zusammenarbeit zum Ausschluss oder zur Mitbehandlung anderer oder begleitender Infektionsherde und zur Einschätzung des perioperativen Operationsrisikos ist unerlässlich.
- Zum Ersatz einer infizierten Aortenprothese bietet sich eine mit Silber beschichtete Prothese als Alternative bei ungeeignetem autologen (Venen-)Material an.

- Die begleitende, erregerspezifische antibiotische Therapie ist zentraler Baustein bei der Behandlung dieser Patienten.

18.2.2 Infektion einer aortalen Stentprothese bei superinfiziertem Psoashämatom: Stentprothesenersatz durch aortomonoiliakale Silver-Graft-Prothese und prothetoiliakalem Cross-over-Bypass

Bei einer 58-jährigen Patientin mit einer septischen Arrosionsblutung im Bereich der Aortenbifurkation und von einem Psoasabszess ausgehender, gedeckter Ruptur erfolgte eine zweistufige Therapie mit initialer Kontrolle des Blutungsrisikos via endovaskulärer Versorgung und im Verlauf Sanierung der bakteriellen Aortitis.

Initial erfolgte die notfallmäßige endovaskuläre Versorgung der Blutung via Stentprothese (AFX 2®, Endologix LLC, Kalifornien, USA). Nach ausreichender Kontrolle der systemischen Infektion und Abszessdrainage erfolgte die definitive Sanierung des Stentprothesenlagers und Rekonstruktion via aortomonoiliakaler Silver-Graft-Prothese (rechts iliakal) und Implantation der linken Iliakalarterie in die Prothese mit kurzem Protheseninterponat.

Klinik Bei der Übernahme auf die chirurgische Intensivstation war die Patientin wach, ansprechbar und kardiopulmonal stabil. Allerdings befand sie sich in reduziertem Allgemeinzustand mit abdominellen Schmerzen, die in die linke Flanke ausstrahlten. Claudicatio-Beschwerden oder Ruheschmerzen wurden verneint, Sensibilität und Motorik der unteren Extremitäten waren intakt, der Leistenpuls links war im Seitenvergleich abgeschwächt palpabel. Das linke Bein zeigte sich im Seitenvergleich deutlich umfangsvermehrt und ödematös geschwollen. Das Abdomen zeigte sich druckdolent, mit einem Klopfschmerz im Bereich der linken Flanke dorsal. Bei der Patientin bestanden nebenbefundlich eine stammbetonte Adipositas, eine arterielle Hypertonie, ein Typ-2-Diabetes, eine Hypothyreose sowie eine Divertikulose und Z. n. mehrfachen Nierensteinextraktionen beidseits. Des Weiteren war im Rahmen der CT-Diagnostik eine linksseitige tiefe Beinvenenthrombose, die bis in die V. cava inferior reichte, als Ursache für die linksseitige Beinschwellung diagnostiziert worden.

Diagnostik Laborchemisch zeigte sich bei Aufnahme eine deutliche Infektionskonstellation aus CRP-Erhöhung auf 15,8 mg/dl und einer Leukozytose von 23,3 × 1000/µl. Des Weiteren erwiesen sich abgenommene Blutkulturen als positiv auf einen Enterococcus faecalis.

Bereits vor der Verlegung war eine Diagnostik mittels CT-Angiographie der Aorta erfolgt. Hierbei zeigte sich eine gedeckte Ruptur im Bereich des Übergangs der Aortenbifurkation zur linken A. iliaca communis. Umgebend stellten sich multiple Gaseinschlüsse um die Ruptur herum dar sowie ebenfalls Gaseinschlüsse und eine Abszedierung im linksseitig angrenzenden M. psoas. Zusammenfassend wurde die Diagnose einer Arrosionsblutung bei superinfiziert-abszedierendem Hämatom im M. psoas gestellt (Abb. 18.4a und b). Es zeigt sich zudem begleitend eine in die V. cava inferior reichende Thrombose der Becken-Bein-Achse ab der V. poplitea links.

Therapie Aufgrund der akut lebensbedrohlichen septischen Arrosionsblutung im Bereich der Aortenbifurkation erfolgte initial nach Übernahme die notfallmäßige endovaskuläre Versorgung zur Blutungskontrolle. Hierbei erfolgte die transfemorale Implantation einer AFX2®-Stentprothese (Endologix LLC, California, USA) mit erfolgreicher Ausschaltung der Blutung in der Abschlussangiographie (Abb. 18.5).

Zur Drainage des Psoasabszesses sowie zur Gewinnung differenzierter mikrobiologischer Proben erfolgte im Verlauf die Anlage zweier CT-gesteuerter Drainagen in die Abszesshöhle sowie periprothetisch (Abb. 18.6). Hier wurde in dem gewonnenen mikrobiologischen Aspirat neben dem bereits in den Blutkulturen nachgewiesenen *Enterococcus faecalis* weiter eine 3-MRGN-Variante von *Escherichia coli* nachgewiesen. Es erfolgte, unter Konsultation des Antibiotic-Stewardship-Teams (ABS), eine Adaptierung der bisherigen empirischen Antibiose auf eine Kombination aus Meropenem und Vancomycin. Hierunter zeigten sich zunächst ein Rückgang des Fiebers sowie der laborchemischen Entzündungsparameter auf regelhafte Leukozytenzahlen und ein gering erhöhtes CRP. Parallel erfolgte hinsichtlich der computertomographisch gesicherten tiefen Becken-/Beinvenenthrombose eine effektive Antikoagulation sowie eine Kompressionstherapie des linken Beines.

Bei unklarer initialer Ursache des Abszesses im Bereich des M. psoas erfolgte eine Fokussuche. Hierbei konnten eine Endokarditis, gastrointestinale Ursachen (Divertikulitis, Neoplasie oder Kolitiden) oder eine Spondylodiszitis ausgeschlossen werden. Es erfolgte aufgrund berichteter Zahnschmerzen auch eine zahnärztliche

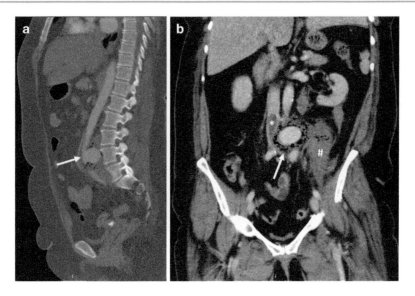

Abb. 18.4 Diagnostik mittels CT-Angiographie der Aorta. Darstellung der septischen Arrosionsblutung mit gedeckter Ruptur im Bereich der Aortenbifurkation am Übergang zur A. iliaca communis links im Sagittalschnitt (**a**, Pfeil). In der Koronaransicht (**b**) stellt sich die Ruptur mit einem umgebenden Saum und Gaseinschlüssen dar (Pfeil) mit links angrenzendem infiziertem Hämatom im Bereich des M. psoas und ebenfalls Gaseinschlüssen (#). Weiter zeigt sich die in die inferiore V. cava reichende venöse Thrombose der Becken-Bein-Achse (*)

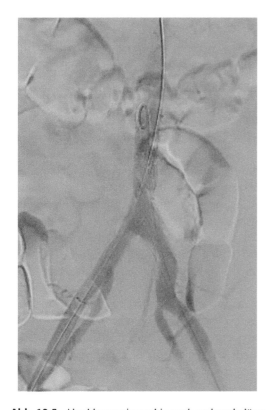

Abb. 18.5 Abschlussangiographie nach endovaskulärer Implantation einer AFX2®-Stentprothese (Endologix LLC, Kalifornien, USA)

Vorstellung, wobei eine Zahnextraktion nicht erhaltungswürdiger Wurzelreste der Regio 24, 27 und 47 erfolgte. Die verbliebenen Wurzelreste wurden jedoch nicht als ursächlicher Fokus einer systemischen Infektion gewertet.

Der Psoasabszess zeigte sich initial rückläufig und im Verlauf größenkonstant. Die Entzündungswerte normalisierten sich und die Patientin präsentierte keine weiteren Fieberepisoden bei insgesamt verbessertem Allgemeinzustand. Die antiinfektiöse Therapie wurde von Vancomycin auf Ampicillin/Sulbactam deeskaliert, jedoch weiterhin mit Meropenem kombiniert und konnte bei stabilem Zustand im Weiteren vollständig abgesetzt werden. Unter der antibiotischen Therapie zeigten sich die Blutkulturen im Verlauf ohne mikrobiellen Nachweis. Die initial CT-gesteuert eingebrachten Drainagen konnten entfernt werden.

Im weiteren Verlauf kam es zu einem erneuten Aufflammen der systemischen Infektion mit erneuter Fieberentwicklung und systemisch erhöhten Entzündungsparametern sowie deutlicher Reduktion des Allgemeinzustands der Patientin. Es erfolgte eine erneute Anlage einer CT-gesteuerten Drainage und eine erneute resis-

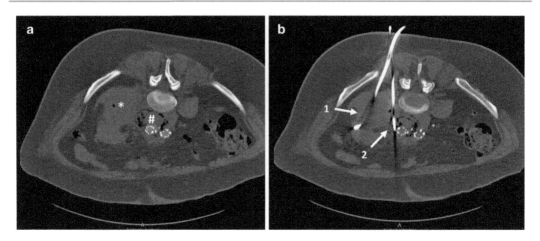

Abb. 18.6 Vor (**a**) und nach (**b**) CT-gesteuerter Drainageanlage in den Psoasabszess sowie periprothetisch. Es zeigt sich vor Drainageanlage (**a**) im Bereich des linken M. psoas eine Abszessformation mit Gaseinschlüssen (*) sowie eine periprothetische Flüssigkeitskollektion und Gaseinschlüsse (#). Nach Drainageanlage (**b**) zeigt sich die regelhafte Einlage der Drainagen im Bereich des Psoasabszesses (Pfeil 1) und periprothetisch (Pfeil 2)

togrammgerechte intravenöse antibiotische Therapie. Des Weiteren schlugen wir der Patientin die offene Sanierung und Rekonstruktion der aortoiliakalen Gefäßachse vor. Zur Vorbereitung des Eingriffs erfolgte die Einlage beidseitiger Doppel-J-Harnleiterschienen, um einer perioperativen akzidentiellen Verletzung der Ureteren bei der Präparation vorzubeugen.

Nach erneuter Kontrolle der systemischen Infektsituation mittels Abszessdrainage und intravenöser antibiotischer Therapie erfolgte die offen chirurgische Sanierung des Prothesenlagers mittels Explantation der infizierten Stentprothese. Hierzu wurde die Resektion der Aortenbifurkation und die Nekrosektomie der umgebenden Weichteile via medianer Laparotomie durchgeführt. Weiter erfolgte ein Débridement des umliegenden Prothesenlagers mit Entfernung entzündlich-infektiös veränderter Gewebeanteile und ausgiebiger Lavage. Das explantierte Prothesenmaterial sowie Biopsien des umgebenden entzündlich veränderten Gewebes wurden zur mikrobiologischen und histopathologischen Untersuchung eingeschickt.

Aufgrund der frischen, ausgedehnten tiefen Beinvenenthrombose war es nicht möglich, zur Rekonstruktion die tiefen Venen des Oberschenkels zu verwenden. Es erfolgte daher die Rekonstruktion mittels aortomonoiliakaler Silver-Graft-Prothese auf die rechte A. iliaca communis mit einem Common Ostium sowie iliakoiliakalem Cross-over-Bypass (Silver Graft) mit prothesioiliakaler End-zu-Seit-Anastomose rechts iliakal und End-zu-End-Anastomose links iliakal (Abb. 18.7). Die gewählte Form der Rekonstruktion ergab sich aus der rechtsseitig komplett aufgebrauchten A. iliaca communis, wodurch ein Ersatz der rechten Beckenachse wie beschrieben notwendig wurde. Linksseitig war der zentrale Anteil der A. iliaca communis betroffen, sodass nach proximaler Resektion und ausreichender Mobilisation ein langstreckiger vitaler Anteil der linken A. iliaca communis bis knapp vor den rechten Prothesenschenkel geschlagen werden konnte. Durch ein kurzes End-zu-Seit eingenähtes Interponat (Silver Graft) gelang es, die native, linksseitige A. iliaca communis im Wesentlichen zu erhalten.

Zur biologischen Sicherung und Abdeckung des Prothesenlagers gegenüber intestinalen Strukturen, um die Gefahr einer Fistelbildung zu reduzieren, erfolgte die großflächige Einnaht eines bovinen Patches sowie eine additive Omentumplastik mit bedeckender Omentum-majus-Plombe.

Postoperativ wurde die intravenöse antibiotische Therapie mittels Meropenem fort-

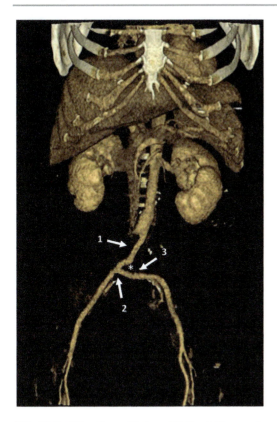

Abb. 18.7 CT-angiographische 3D-Darstellung der operativen Rekonstruktion mittels aortomonoiliakaler silberbeschichteter Prothese (auf die rechte Iliakalbifurkation; Pfeil 1) mit kurzem prothetoiliakalem Interponat (Silver Graft; *) von rechts (End-zu-Seit; Pfeil 2) nach links (End-zu-End; Pfeil 3)

gesetzt. Das intraoperativ asservierte Material zeigte das zuvor bekannte Keimspektrum. Im weiteren Verlauf ergaben sich laborchemisch keine erneuten systemischen Infektzeichen, eine postoperative CT-Angiographie-Kontrolle der Aorta zeigte eine regelhafte Rekonstruktion (s. Abb. 18.7) und einen Regress des Psoasabszesses unter Drainage, sodass die Drainage entfernt werden konnte. Zur Entlassung erfolgte die Oralisierung der antibiotischen Therapie auf Cotrimoxazol zur Langzeitprophylaxe bis auf Weiteres.

In der ersten Verlaufskontrolle nach 8 Wochen zeigte sich die Patientin in gutem Allgemeinzustand ohne erneute systemische Infektschübe oder laborchemische Infektparameter und mit reizlosen Wundverhältnissen. Die orale Langzeitantibiose konnte somit nach verlängerter oraler Gabe beendet werden. Hierunter zeigte sich weiterhin ein stabiler Verlauf ohne erneute klinische Infektzeichen oder laborchemisch erhöhte Entzündungsparameter. Die Patientin bekundet weiterhin allgemeines Wohlbefinden und konnte eine Anschlussheilbehandlung erfolgreich absolvieren. Erneute abdominelle Beschwerden oder ein peripheres Perfusionsdefizit der unteren Extremitäten konnten in der erfolgten Verlaufskontrolle nach 6 Monaten ausgeschlossen werden, Claudicatio-Beschwerden werden verneint. Der ankulobrachiale Index (ABI) ergab rechts einen Wert von 0,98 und links einen Wert von 0,75.

> **Fazit für die Praxis**
> - Mehrzeitige Verfahren mit initialer Kontrolle der systemischen Infektion und einer akuten Blutung können bei der Versorgung infektgetriggerter Arrosionsblutungen sinnvoll sein.
> - Wo immer möglich, sollte eine umfassende Sanierung des Infektionsherds und -gebietes erfolgen, um rezidivierende systemische Exazerbationen zu vermeiden.
> - Zum Ersatz einer infizierten aortoiliakalen Stentprothese bietet sich eine silberbeschichtete Prothese als Alternative bei ungeeignetem autologen (Venen-)Material an. Hierbei können kombinierte Rekonstruktionen unter partieller Nutzung erhaltener, nichtinfizierter, anatomischer Strukturen vorteilhaft sein.

Literatur

Batt M, Feugier P, Camou F, Coffy A, Senneville E, Caillon J et al (2018) A meta-analysis of outcomes after in situ reconstructions for aortic graft infection. Angiology 69:370e9

Chakfé N, Diener H, Lejay A, Assadian O et al (2020) Editor's choice – European Society for Vascular Surgery (ESVS) 2020 clinical practice guidelines on the management of vascular graft and endograft infections. Eur J Vasc Endovasc Surg 59(3):339–384. https://doi.org/10.1016/j.ejvs.2019.10.016. Zugegriffen: 5. Febr. 2020

Dorweiler B, Neufang A, Chaban R, Reinstadler J, Duenschede F, Vahl CF (2014) Use and durability of femoral vein for autologous reconstruction with infection of the aortoiliofemoral axis. J Vasc Surg 59:675e83

O'Connor S, Andrew P, Batt M, Becquemin JP (2006) A systematic review and meta-analysis of treatments for aortic graft infection. J Vasc Surg 44:38e45

Die aortointestinale Fistel

Moritz Wegener, Spyridon Mylonas und Bernhard Dorweiler

Inhaltsverzeichnis

19.1	Zusammenfassung	221
19.2	Fallbeispiele	222
	19.2.1 Fulminante aorto-ösophageale Fistel 12 Jahre nach kombiniert endovaskulär/offenem Aortenersatz – kombiniert endovaskulär-endoskopisches Bridging	222
	19.2.2 Versorgung einer aorto-duodenalen Fistel nach Bifurkationsprothese mit endovaskulärem Bridging und sekundärem Ausbau mit In-situ-Rekonstruktion mit autologer V. femoralis superficialis	224
	19.2.3 Aorto-iliakale Rekonstruktion mit Kombinationsgraft aus bovinem Perikardpatch und autologer V. femoralis superficialis bei aorto-duodenaler Fistel nach Implantation einer Bifurkationsprothese (Dacron)	227
Literatur		229

19.1 Zusammenfassung

Kommt es nach offen chirurgischer oder endovaskulärer Behandlung von aortalen Pathologien zu einer Kommunikation zwischen Aorta bzw. Aortenprothese und dem Gastrointestinaltrakt (GIT), spricht man von einer sekundären aortoenteralen Fistel (sAEF). Da es hierbei zum einen zu fatalen Blutungen durch Undichtigkeiten der aortalen Rekonstruktion und zum anderen zu schweren septischen Verläufen durch Übertritt von Mikroorganismen vom GIT in den Blutkreislauf kommen kann, ist ihr Auftreten – trotz ihrer Seltenheit – eine der gefürchtetsten Komplikationen nach Eingriffen an der Aorta und geht mit einer hohen Letalität und auch nach überlebter Behandlung mit einer signifikanten Morbidität einher (Bergqvist et al. 2009).

Klinisch präsentiert sich die sAEF variabel, wobei eine Fistelung in Abhängigkeit von der Lokalisation der Aortenprothese prinzipiell in jedem Bereich des GIT auftreten kann. Im thorakalen Bereich können sich Fisteln mit dem Ösophagus ausbilden, während im Abdomen zu-

Das Kapitel beschreibt die Therapiemöglichkeiten bei aortointestinaler Fistel.

M. Wegener (✉) · S. Mylonas · B. Dorweiler
Klinik und Poliklinik für Gefäßchirurgie – Vaskuläre und endovaskuläre Chirurgie, Universitätsklinikum Köln, Köln, Deutschland
E-Mail: moritz.wegener@uk-koeln.de

B. Dorweiler
E-Mail: bernhard.dorweiler@uk-koeln.de

meist das Duodenum betroffen ist. Die Ausbildung einer Fistel kann in engem zeitlichem Zusammenhang mit dem initialen Aorteneingriff stehen oder Monate bis Jahre nach der Indexprozedur auftreten. Auch das Ausmaß der Sepsis und die Schwere der Hämorrhagie variieren patientenindividuell, weswegen die Diagnosestellung bzw. -sicherung erschwert werden kann und diese neben einer computertomographischen Angiographie (CTA), einer Ösophago-Gastro-Duodenoskopie (ÖGD) oder Koloskopie und der Asservierung von Blutkulturen gegebenenfalls weitere diagnostische Maßnahmen erfordert. Generell sollten gastrointestinale Blutungsereignisse bei Patienten nach aortalen Eingriffen ein hohes Verdachtsmoment auf das Vorhandensein einer sAEF erregen (Batt et al. 2011).

Neben der Lokalisation der Fistelung ist der initiale klinische Status des Patienten bei Präsentation entscheidend für die Festlegung eines optimalen Therapiekonzepts und den Erfolg der Behandlung, welche aufgrund ihrer Komplexität zumeist in spezialisierten Zentren erfolgt. So benötigen beispielsweise schwer blutende Patienten zunächst eine rasche Blutungskontrolle, während ein Patient mit führender septischer Erkrankungskomponente im septischen Schock von einer Verzögerung der operativen Versorgung bis zum Wirkeintritt der antimikrobiellen Therapie profitieren kann. Auch die Wahl des Ersatzmaterials und die Rekonstruktionstechnik der Aorta werden hierdurch beeinflusst (Kakkos et al. 2011).

Die Behandlung einer sAEF besteht aus der Kontrolle einer etwaig vorhandenen Blutung, der Explantation des infizierten prothetischen Materials mit radikalem Débridement von infiziertem Gewebe, einer Rekonstruktion der aortalen Strombahn, der Wiederherstellung der gastrointestinalen Integrität und einer breiten und wenn möglich resistenzgerechten antimikrobiellen Abdeckung (Chakfe et al. 2020). Nur wenn die Umsetzung aller dieser Therapieprinzipien erfolgreich ist, kann eine kurative Behandlung erreicht werden. Alternative Behandlungsansätze, welche auf einzelne Eckpfeiler dieser Therapie verzichten, sind als palliative Konzepte anzusehen und haben ihren Stellenwert in der Behandlung von Patienten, welche aufgrund von Komorbiditäten oder weit fortgeschrittenem Alter eine definitive operative Versorgung nicht überleben würden (Antoniou et al. 2009).

19.2 Fallbeispiele

19.2.1 Fulminante aorto-ösophageale Fistel 12 Jahre nach kombiniert endovaskulär/offenem Aortenersatz – kombiniert endovaskulär-endoskopisches Bridging

Klinik Ein 75-jähriger Patient wurde durch eine Notärztin in eine externe Notaufnahme eingeliefert, nachdem es im häuslichen Umfeld zu einem synkopalen Ereignis bei Hämatemesis und Hämatochezie gekommen war. Hier präsentierte sich der Patient vigilanzgemindert, hypoton und tachykard. Nachdem der Patient wiederholt blutig erbrach und Teerstühle absetzte, erfolgte bei hämodynamischer Instabilität die Verlegung auf die Intensivstation zur Schutzintubation und Stabilisierung, welche auch nach Transfusion von Erythrozytenkonzentraten, Katecholamintherapie und Substitution von Volumen und Gerinnungsprodukten zunächst nicht suffizient erreicht werden konnte. Bei nichtkontrollierter Blutung wurde notfallmäßig eine Sengstaken-Blakemore-Sonde eingelegt und der Patient zur weiteren Versorgung in unsere Klinik verlegt. Anamnestisch war der Patient 12 Jahre zuvor bei einem Aneurysma des distalen Aortenbogens zunächst mittels thorakaler Stentprothesenimplantation (*thoracic endovascular aortic repair*, TEVAR) in Landungszone 1 nach Anlage eines karotido-karotidalen Bypasses versorgt worden. Sekundär kam es zu einer proximalen Dislokation der Stentprothese, weswegen eine Stentprothesenteilexplantation, eine Aneurysmaresektion und die Implantation einer Dacron-Rohrprothese über eine Thorakotomie im 4. ICR rechts durchgeführt wurden. An weiteren relevanten Nebenerkrankungen bestanden ein Morbus Bechterew (Spondylitis ankylosans) sowie ein Asthma bronchiale.

Diagnostik Im Rahmen der aktuellen Hämorrhagie zeigten sich in der extern durchgeführten

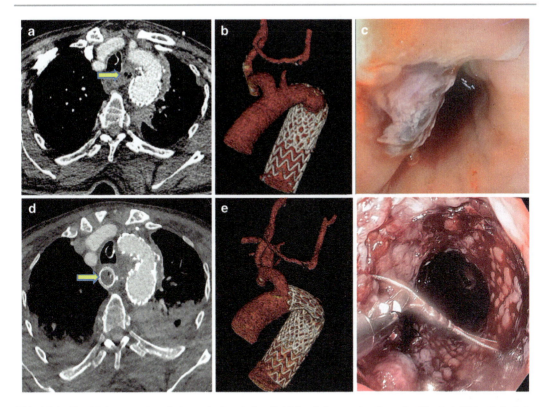

Abb. 19.1 Kombiniertes endovaskulär-endoskospisches Bridging bei aorto-ösophagealer Fistel a) CTA mit Lufteinschlüssen im Bereich des distalen Aortenbogens b) 3D-Rekonstruktion der CTA mit karotido-karotidalem Bypass, Dacron-Rohrprothese im Aortenbogen und teilexplantierter TEVAR-Prothese c) Ulzerierende Läsion im Ösophagus in der ÖGD d) CTA nach erneuter TEVAR und Stenteinlage in den Ösophagus (gelber Pfeil) e) 3D-Rekonstruktion der CTA nach erneuter TEVAR bis unmittelbar vor den Tr. brachio-cephalicus f) Regelrecht intergrieter Stent mit Granulationsaktivität der T. mucosa in der ÖGD

CTA Lufteinschlüsse um die thorakale Dacron-Prothese, die auf eine aorto-ösophageale Fistel (AÖF) hindeuten (Abb. 19.1a, b).

Therapie und Verlauf Es erfolgte die unmittelbare Übernahme des Patienten in den Hybrid-OP, wo zunächst eine TEVAR in Landingzone 1 unmittelbar distal des Truncus brachiocephalicus mit Abdeckung der A. carotis communis links bei vorbestehendem karotidokarotidalem Bypass erfolgte, wodurch die Blutung angiographisch kontrolliert gestillt wurde. Die Sengstaken-Blakemore-Sonde wurde daraufhin unter Sicht entfernt, und in der ÖGD wurde eine ulzerierende Läsion nachgewiesen (Abb. 19.1c), welche daraufhin mit einem ösophagealen Stent abgedeckt wurde.

Im Rahmen des sich anschließenden intensivstationären Aufenthaltes wurde eine breitwirksame antimikrobielle Therapie mittels Meropenem, Vancomycin und Caspofungin initiiert. Im Nachgang entwickelte der Patient eine schwere pneumogene Sepsis mit multiresistenten Stämmen von *E. cloacae* und *K. pneumoniae* (4MRGN), weswegen die Umstellung auf Ceftazidim/Avibactam erfolgte. Der Weaning-Prozess gestaltete sich aufgrund der schweren vorbestehenden pulmonalen Kompromittierung prolongiert, wobei eine Tracheotomie aufgrund des bestehenden karotido-karotidalen Bypasses nicht erfolgen konnte. Nach 4 Wochen konnte der Patient nach Abklingen der Sepsis extubiert werden. Die postoperative CTA bestätigte die korrekte Lage der eingebrachten Stentprothese ohne Anhalt für Endoleckage mit regelrechter Perfusion des Tr. brachiocephalicus und des karotidokarotidalen Bypasses. Es ließen sich zudem keine Zeichen einer Mediastinitis nachweisen (Abb. 19.1d, e). Die Verlaufs-ÖGD zeigte einen regelrecht integrierten Stent mit Granulationsaktivität der T. mucosa (Abb. 19.1f).

Zur definitiven Therapie wurde dem Patienten eine Versorgung in 4 Schritten angeboten:

1. zervikale Ausleitung des Ösophagus durch einen rechtsthorakalen/linkszervikalen Zugang mit PEG-Anlage,
2. Anlage eines aorto-aortalen Bypasses (Aorta-ascendens-Aorta-descendens-Bypass) durch mediane Sternotomie/Laparotomie mit Durchtrennung des Aortenbogens distal des Truncus brachiocephalicus zur Stilllegung der Aorta descendens,
3. Entfernung der infizierten Prothesen sowie des Ösophagus über einen linksthorakalen Re-Zugang,
4. ggf. Kontinuitätswiederherstellung des Ösophagus durch Koloninterponat im Verlauf.

In Anbetracht der Aneinanderreihung von mehreren Hochrisikoeingriffen mit insgesamt signifikanter Mortalität bat der Patient nach Abstimmung mit seinen Angehörigen zunächst um Bedenkenzeit. Nach einer PEG-Anlage wurde der Patient unter oraler Antibiotikatherapie daher in ein Rehabilitationszentrum verlegt.

Fazit für die Praxis

- Bei Patienten mit wiederholten hämorrhagischen Ereignissen (Hämatemesis, Hämoptysis) nach Implantation von aortalen Prothesen ergibt sich ein hoher klinischer Verdacht auf eine AÖF.
- Bei fulminanter Blutung einer AÖF stellt die Behandlung mittels simultaner Implantation einer aortalen Stentprothese sowie einer ösophagealen Stentprothese zur Fistelabdichtung eine wirkungsvolle und schnelle Therapieoption dar.
- Die Verfahren zur endgültigen operativen Sanierung einer AÖF sind patientenindividuell zu wählen und müssen eine Nutzen-Risiko-Abwägung sowie die entsprechende Beratung des Patienten beinhalten.
- Nichtsdestotrotz stellt die radikale Sanierung des Infektherdes sowie der ösophagealen Läsion die einzige Option für ein längerfristiges Überleben dar.

19.2.2 Versorgung einer aorto-duodenalen Fistel nach Bifurkationsprothese mit endovaskulärem Bridging und sekundärem Ausbau mit In-situ-Rekonstruktion mit autologer V. femoralis superficialis

Klinik In den Abendstunden wurde uns ein 62 Jahre alter Mann zugewiesen, der mit schwerer oberer gastrointestinaler Blutung aufgefallen war. Im Rahmen der initialen Versorgung in einem externen Haus war eine Gastroskopie durchgeführt worden, und bei frisch arteriell blutender Schleimhautläsion im Duodenum (Pars horizontalis) waren unter der Verdachtsdiagnose einer Ulkusblutung mehrere Clips gesetzt worden. Darunter konnte jedoch keine suffiziente Blutungskontrolle erreicht werden. Zum Verlegungszeitpunkt war der Patient intubiert und beatmet unter relevanter Katecholaminunterstützung hypotensiv mit rezidivierenden Blutungsepisoden über die einliegende Magensonde. Anamnestisch war bei dem Patienten 4 Jahre zuvor bei Aortenaneurysma ein infrarenaler Aortenersatz mit Bifurkationsprothese (Dacron) erfolgt. Weitere relevante Vorerkrankungen bestanden nicht.

Diagnostik Aufgrund der akuten Blutungssituation mit hämodynamischer Instabilität des Patienten verzichteten wir auf eine weitergehende CT-Diagnostik und verbrachten den Patienten unverzüglich in den gefäßchirurgischen Hybrid-OP. Dort erfolgte zunächst über die Leiste die Implantation eines Aortenokklusionsballons in die distale deszendierende Aorta und dann die Übersichtsangiographie, die die Verdachtsdiagnose einer akuten GI-Blutung aus dem Bereich der proximalen Anastomose der Bifurkationsprothese bestätigte.

Therapie und Verlauf Zur Abdichtung der Fistelung wurde dann die zum damaligen Zeitpunkt verfügbare Option des Aneurysma-Sealings (EVAS) mit dem Nellix-System (2 Grafts à 100×10 mm) angewendet. Nach Prothesenfreisetzung und Polymerfüllung der Endobags (Sealing) war eine sofortige hämodynamische Stabilisierung des Patienten zu erreichen, und der Eingriff wurde an dieser Stelle im Sinne eines endovaskulären Bridgings beendet (Abb. 19.2a, b) Der Patient wurde dann intensivmedizinisch nachbetreut. Es erfolgte eine Substitution von Blutprodukten (Erythrozytenkonzentrate, Thrombozyten und gefrorenes Frischplasma). Zusätzlich wurde eine Hochdosis-Protonenpumpenhemmung (Pantoprazol-Infusion) sowie eine intravenöse Breitbandantibiose (Meropenem) verabreicht. Am übernächsten Tag konnte dann eine kontrastmittelunterstützte Computertomographie des Abdomens zur Planung der weiteren Therapie durchgeführt werden. Dort bestätigte sich zum einen die suffiziente Abdichtung der Fistel nach EVAS, es zeigte sich jedoch auch, dass die im Duodenum gesetzten Clips unmittelbar der Aortenprothese benachbart waren und auch einzelne Lufteinschlüsse im periaortalen Gewebe nachweisbar waren (Abb. 19.2c) Damit war in der Zusammenschau die Diagnose eines Protheseninfektes der Bifurkationsprothese mit begleitender aorto-duodenaler Fistel gesichert. Mit dem mittlerweile

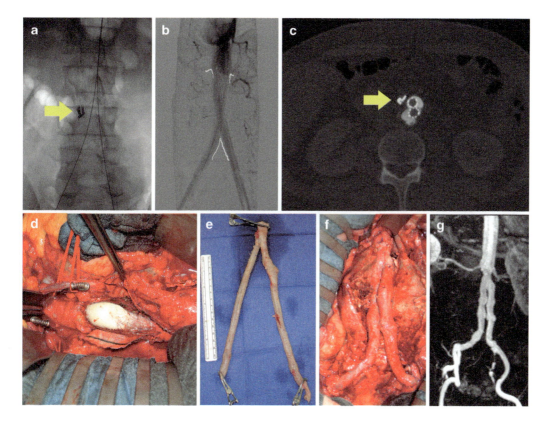

Abb. 19.2 Endovaskuläres Bridging und sekundäre Prothesenexplantation und in-situ Rekonstruktion mit NAIS bei aorto-duodenaler Fistel a) Endoskopisch eingebrachtes Clipmaterial (gelber Pfeil) in der fluoroskopischen Darstellung b) Angiographische Darstellung der endovaskulär mittels EVAS erfolgreich ausgeschalteten Blutung c) CT (nativ) nach EVAS mit unmittelbar neben der Aortenprothese befindlichen duodenalen Clips d) Situs nach Freilegung der Aorta mit alter Dacron-Prothese und des mit Polymer gefüllten „Endobags" e) zur neuen Aortenbifurkation anastomosierte Vv. femorales superficiales f) Situs nach Explantation sämtlichen allogenen Materials und Implantation des NAIS g) MRA der autologen Rekonstruktion 12 Monate postoperativ

extubierten und stabilisierten Patienten wurden dann die Gesamtsituation sowie das weitere Behandlungskonzept besprochen. Bei dem insgesamt jungen und in gutem körperlichen Zustand befindlichen Patienten planten wir dann den Prothesenausbau mit autologem Ersatz durch körpereigene Vene (sog. *neo-aorto-iliac system*, NAIS). Am 5. postoperativen Tag nach EVAS wurde der Sekundäreingriff durchgeführt. Hier erfolgte zunächst in zwei gefäßchirurgischen Teams zeitgleich die Relaparotomie und Freilegung der Aorta (Abb. 19.2d) sowie die Freilegung der Leistenbifurkation und der V. femoralis superficialis (VFS) an beiden Oberschenkeln. Die Entnahme der VFS wurde über die gesamte verfügbare Strecke von der Profundaeinmündung bis zu den poplitealen Kollateralvenen unter Durchstechungsligatur (Prolene 5-0) der Seitenäste durchgeführt, und beide Venensegmente (Länge 28–30 cm) wurden nach Klappenentfernung per Eversion dann im Sinne einer Neo-Aortenbifurkation anastomosiert (Prolene 5-0) (Abb. 19.2e). Nach Fertigstellung des Grafts (Back-Table-Zurichtung) erfolgte dann die suprarenale Aortenklemmung. Nachfolgend wurde die proximale Anastomose der Bifurkationsprothese an ihrer linkslateralen Zirkumferenz aufgelöst, um damit den rechtslateralen Anteil, an den das Duodenum adhärent war, nach rechts mobilisieren zu können und eine vorzeitige Entdeckelung der duodenalen Läsion zu verhindern. Danach wurden die beiden Nellix-Stents extrahiert und beide Beckenachsen per Okklusionskatheter endoluminal blockiert. Daran schloss sich die komplette Resektion des prothetischen Materials sowie des periaortalen Gewebes und die In-situ-Rekonstruktion durch das NAIS an, das nach Herstellung der proximalen Anastomose und Umklemmung auf infrarenal dann biiliakal angeschlossen wurde (Abb. 19.2f). Die intraoperativ asservierten Proben (periaortales Gewebe und Prothesenmaterial) wurde unmittelbar zur mikrobiologischen Aufarbeitung abgegeben. Nach Fertigstellung der aortalen Rekonstruktion wurden die bereits vorab informierten Kollegen der Viszeralchirurgie hinzugezogen, die dann eine Mobilisation und Verlagerung des Duodenums nach rechts und Defektversorgung durch Anfrischung und primäre Naht vornahmen. Abschließend wurde dann das NAIS sowohl durch Hämostyptika (Fibrinkleber) und Antibiotikaträger (Gentamicin-imprägniertes Kollagenvlies) als auch durch eine biologische Sicherung (Omentum-Plombe) abgedeckt. Der postoperative Verlauf gestaltete sich durch Darmatonie und verzögerten Kostaufbau insgesamt protrahiert, jedoch im Wesentlichen komplikationslos. Aufgrund einer Mischbesiedelung der intraoperativen Abstriche wurde die antimikrobielle Therapie intravenös mit Meropenem für 3 Wochen (Dauer des stationären Aufenthaltes) fortgesetzt und dann für weitere 3 Wochen oral fortgeführt (Fluorochinolone). Die Magnetresonanzangiographie (MRA) nach 12 Monaten zeigte eine regelrechte Kontrastierung des NAIS ohne aneurysmatische Erweiterung des Grafts und regelrechte Anastomosenverhältnisse (Abb. 19.2g).

Fazit für die Praxis

- In der akuten lebensbedrohlichen Blutungssituation stellen endovaskuläre Verfahren eine wirksame Option zur Blutungskontrolle bei aortoduodenaler Fistel dar.
- Nach Rekompensation des Patienten kann dann der geplante Sekundäreingriff unter optimierten Bedingungen erfolgen.
- Der In-situ-Ersatz mit autologer Vene (V. femoralis superficialis) bietet die besten langfristigen Ergebnisse, ist jedoch mit erhöhtem intraoperativem Aufwand verbunden.
- Additive Verfahren wie Omentumplastik und gezielte Antibiotikatherapie ergänzen das Therapieregime. Eine besondere Bedeutung kommt der viszeralchirurgischen Rekonstruktion des duodenalen Defektes zu, der idealerweise mit einer Mobilisation und Verlagerung des Duodenums nach rechts verbunden ist, um eine spannungsfreie Naht zu ermöglichen und diesen Bereich außerhalb des entzündlich alterierten periaortalen Gewebes zu positionieren.

19.2.3 Aorto-iliakale Rekonstruktion mit Kombinationsgraft aus bovinem Perikardpatch und autologer V. femoralis superficialis bei aortoduodenaler Fistel nach Implantation einer Bifurkationsprothese (Dacron)

Klinik Es erfolgte eine nächtliche Zuweisung eines 59-jährigen Patienten aus einem externen Krankenhaus bei stattgehabter Magenblutung. Der Patient hatte sich dort mit akut aufgetretener Hämatemesis vorgestellt. Die Verlegung des Patienten erfolgte in Notarztbegleitung, er war kreislaufstabil. Extern war bereits eine intraarterielle Blutdruckmessung etabliert worden sowie die Anlage eines Shaldon-Katheters zur Volumentherapie erfolgt, und es wurden bereits 2 Erythrozytenkonzentrate (EK) transfundiert. Bei Verlegung war der Patient wach, kontaktfähig und berichtete über keine abdominellen Schmerzen oder Rückenschmerzen. Zuvor sei es zu keinem Blutungsereignis gekommen, Fieber und Schüttelfrost hätten nicht bestanden. Etwa einen Monat zuvor hatte der Patient bei einem inflammatorischen infrarenalen Bauchaortenaneurysma mit einem maximalen Durchmesser von ca. 9 cm eine Aneurysmaresektion und einen Ersatz der Aorta mit einer aorto-biiliakalen Dacron-Prothese erhalten. Es bestanden keine relevanten Vorerkrankungen.

Diagnostik In der extern durchgeführten ÖGD hatte sich ein fibrinbelegtes Duodenalulkus mit Sickerblutung gezeigt, in der durchgeführten CTA zeigte sich eine Flüssigkeitskollektion um die aorto-biiliakale Prothese mit Lufteinschlüssen ohne klare Hinweise auf eine Fistel (Abb. 19.3a). Im Aufnahmelabor zeigte sich keine Leukozytose und ein CRP-Wert von 175,5 mg/l. Der Hämoglobinwert lag bei 8,1 g/dl. Es erfolgte eine stationäre Aufnahme des Patienten sowie die Asservierung von Blutkulturen. Zur Sicherung der Diagnose erfolgte am Folgetag eine Wiederholung der CT-Bildgebung mit oraler und intravenöser Kontrastmittelgabe mit Nachweis einer Fistel zwischen Duodenum und dem paraaortalen Verhalt (Abb. 19.3b, c). In der durchgeführten ÖGD zeigte sich nun eine punktförmige Fistelöffnung im Bereich des Pars horizontalis duodeni mit Entleerung von putridem Sekret ins Darmlumen. In der farbkodierten duplexsonographischen Untersuchung zeigte sich sowohl das oberflächliche als auch das tiefe Venensystem an beiden Beinen intakt, die Venen waren gut komprimierbar und es bestand kein Anhalt für Klappeninsuffizienzen.

Therapie und Verlauf Nachdem es am Abend nach der stationären Aufnahme zu einer erneuten spontan sistierenden Episode von Hämatemesis kam, verständigte man sich gemeinsam mit dem Patienten auf die Durchführung einer notfallmäßigen operativen Versorgung. Zuvor wurde eine breit wirksame kalkulierte intravenöse antimikrobielle Therapie mittels Meropenem, Vancomycin und Caspofungin begonnen.

Intraoperativ erfolgte zunächst die Präparation und Entnahme der V. femoralis superficialis (VFS) am linken Oberschenkel mit anschließender kompletter Eversion der Vene und Exzision der Venenklappen unter Sicht. Nach medianer Laparotomie und dem Lösen ausgeprägter Verwachsungen des großen Netzes mit der Bauchwand und teilweiser Durchtrennung des rechten Zwerchfellschenkels wurde die suprazöliakale Aorta zirkulär freipräpariert, um hier im späteren Operationsverlauf eine Klemme platzieren zu können. Da sich ausgeprägte entzündliche Veränderungen im Bereich der pararenalen Aorta zeigten, wurde eine Durchtrennung der linken V. renalis notwendig, um die Nierenarterien und die A. mesenterica superior freilegen zu können. Nach Präparation beider iliakaler Prothesenschenkel und der Aa. iliacae externae und internae, systemischer Gabe von 5000 IE Heparin und 100 ml Mannitol erfolgte die Ausklemmung beider Prothesenschenkel sowie der suprazöliakalen Aorta. Nach Präparation der proximalen Anastomose unter vorsichtiger Mobilisation des Duodenums zeigte

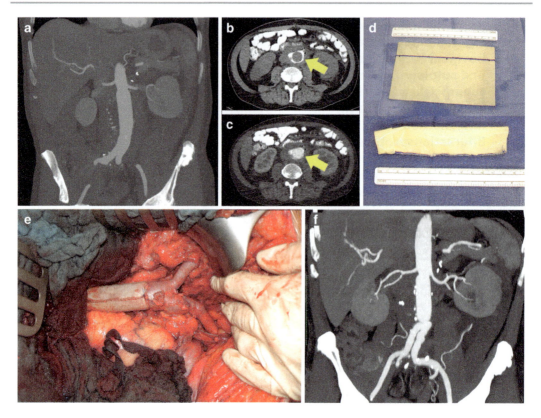

Abb. 19.3 Aorto-iliakale Rekonstruktion mittels bovinem Perikard-Patch und V. femoralis superficialis a–f
a) CTA mit Flüssigkeitskollektion um die aorto-biiliakale Prothese b und c) CT mit oraler und intravenöser Kontrastmittelgabe und Nachweis einer Fistel zwischen Duodenum und paraaortalem Verhalt (gelber Pfeil) d) Anfertigung einer Rohrprothese aus bovinem Perikardpatch e) Situs nach Explantation der Dacron-Prothese und Implantation einer Bifurkationsprothese aus bovinem Perikard-Rohr proximal und geteilter V. femoralis superficialis iliakal f) CTA der aortalen Rekonstruktion 12 Monate nach Operation

sich eine Verbindung zwischen Duodenum und Aneurysmasack, welcher teilweise mit dem Duodenum mobilisiert wurde. Nach weiterer Präparation nach distal und Umsetzen der Klemmen auf die Aa. iliacae externae beidseits konnte die Dacron-Prothese vollständig explantiert und neben weiteren Gewebebiopsien nach radikalem Débridement des infizierten Gewebes zur mikrobiologischen Diagnostik abgegeben werden.

In der Zwischenzeit wurde das Graft zur Rekonstruktion vorbereitet. Hierzu wurde eine Rohrprothese aus bovinem Perikard hergestellt (Abb. 19.3d), an die die geteilte VFS als Neobifurkation anastomosiert wurde. Nach End-zu-End-Einnaht des proximalen Anteils an die pararenale Aorta (inklusive externer Verstärkung der Nahtreihe mit Streifen aus bovinem Perikardpatch) erfolgte die Umsetzung der Klemme von suprazöliakal auf die Perikardprothese, woraufhin die beiden Prothesenschenkel aus autologer Vene auf die rechte und die linke Iliakalbifurkation anastomosiert wurden (Abb. 19.3e). Nach Freigabe des Blutstroms und Revision auf Bluttrockenheit, Spülung des gesamten Operationsgebietes und Abdeckung der Prothese mit einem „Sandwich"-Verfahren aus Hämostyptikum (Tachosil) und Gentamicin enthaltenden Kollagenschwamm (Gentacoll) sowie Vorbereitung einer Omentumplombe erfolgte die Darmrekonstruktion. Nach Mobilisation des Duodenums konnte der betroffene Anteil des Duodenums reseziert und die intestinale Kontinuität durch Anlage einer Seit-zu-Seit-Duodeno-jejunostomie mit retrokolischem Jejunumhochzug wiederhergestellt werden.

Postoperativ wurde der Patient intensivmedizinisch überwacht und es wurde eine Hochdosistherapie mittels Protonenpumpeninhibitor zum Schutz der intestinalen Anastomose initiiert. Der Patient konnte am 2. postoperativen Tag komplikationslos extubiert werden. Die antimikrobielle Therapie konnte im Verlauf bei Nachweis von *E. coli*, *K. pneumoniae*, *E. faecium* und *Candida spp.* aus den intraoperativ asservierten Proben resistenzgerecht auf die Gabe von Piperacillin/Tazobactam, Vancomycin und Caspofungin umgestellt werden. Es zeigte sich eine gute Diurese, und der schrittweise Kostaufbau gelang im Verlauf problemlos. Am 7. postoperativen Tag wurde der Patient auf die Normalstation verlegt und konnte nach Rekonvaleszenz und insgesamt vierwöchiger intravenöser antimikrobieller Therapie eine Anschlussheilbehandlung antreten, während der eine orale antimikrobielle Therapie mit Fluconazol und Cotrimoxazol für weitere 14 Tage nach infektiologischer Empfehlung fortgeführt wurde.

Während des Nachbeobachtungszeitraums von 12 Monaten präsentierte der Patient sich stets infektfrei und in einem guten Allgemeinzustand. Die Verlaufskontrolle per CTA zeigte ein zufriedenstellendes Ergebnis mit regelrechter Kontrastierung der Prothese und regelrechter Perfusion der Aa. renales und Aa. iliaca internae und externae beidseits, ohne Anhalt einer Reinfektion (Abb. 19.3f).

Fazit für die Praxis

- Bei sAEF kann es zu einer „Warnblutung" (engl. „herald bleeding") kommen, welche zu einer Krankenhauseinweisung und zu weiterer Diagnostik führt, im Rahmen derer dann die AEF diagnostiziert wird.
- Bei Patienten mit aorto-duodenaler Fistelung ist der klinische Status bei Präsentation entscheidend für den Ausgang der Therapie.
- Bei kreislaufstabilen Patienten kann die Entnahme von autologem Venenmaterial und die Kombination mit xenogenem Ersatzmaterial eine mögliche Variante zur aortalen Rekonstruktion darstellen.
- Eine suprazöliakale Ausklemmung der Aorta vor der Mobilisation des Duodenums ermöglicht eine schnelle und zuverlässige Blutungskontrolle.
- Entscheidend für eine erfolgreiche Therapie ist neben einer Rekonstruktion der Aorta mit infektresistenten Materialien eine breite antimikrobielle Abdeckung sowie die Qualität der intestinalen Rekonstruktion.

Literatur

Antoniou GA, Koutsias S, Antoniou SA, Georgiakakis A, Lazarides MK, Giannoukas AD (2009) Outcome after endovascular stent graft repair of aortoenteric fistula: a systematic review. J Vasc Surg 49(3):782–789. https://doi.org/10.1016/j.jvs.2008.08.068. Epub 2008 Nov 22. PMID: 19028054

Batt M, Jean-Baptiste E, O'Connor S, Saint-Lebes B, Feugier P, Patra P et al (2011) Early and late results of contemporary management of 37 secondary aortoenteric fistulae. Eur J Vasc Endovasc Surg 41(6):748–757. S1078-5884(11)00097-9 [pii]

Bergqvist D, Björck M (2009) Secondary arterioenteric fistulation – a systematic literature analysis. Eur J Vasc Endovasc Surg 37(1):31–42. https://doi.org/10.1016/j.ejvs.2008.09.023. Epub 2008 Nov 12. PMID: 19004648

Chakfe N, Diener H, Lejay A, Assadian O, Berard X, Caillon J et al (2020) Editor's choice – European Society for Vascular Surgery (ESVS) 2020 clinical practice guidelines on the management of vascular graft and endograft infections. Eur J Vasc Endovasc Surg 59(3):339–384. https://doi.org/10.1016/j.ejvs.2019.10.016

Kakkos SK, Antoniadis PN, Klonaris CN, Papazoglou KO, Giannoukas AD, Matsagkas MI et al (2011) Open or endovascular repair of aortoenteric fistulas? A multicentre comparative study. Eur J Vasc Endovasc Surg 41(5):625–634. S1078-5884(11)00015-3 [pii]. https://doi.org/10.1016/j.ejvs.2010.12.026

Septische Aortitis

20

Mario Lescan

Inhaltsverzeichnis

20.1 Zusammenfassung 231
20.2 Fallbeispiel 233
  20.2.1 Septische Aortitis der infrarenalen Aorta 233
  Literatur 235

20.1 Zusammenfassung

Die Aortitis ist eine akute oder chronische Entzündung der Aortenwand, die ätiologisch meist eine autoimmune Genese hat (nichtinfektiöse Aortitis). Die primären Großgefäßvaskulitiden (Riesenzellarteriitis, Takayasu-Arteriitis), die isolierte idiopathische Aortitis sowie Formen, die im Rahmen rheumatologischer Erkrankungen auftreten, sind von der deutlich selteneren septischen Aortitis infektiösen Ursprungs abzugrenzen (Gornik und Creager 2008). Letztere entsteht durch die mikrobielle Besiedlung der Gefäßwand mit Bakterien oder Pilzen, die von intraluminal durch die vorgeschädigte Intima die Aortenwand infiltrieren,

Das Kapitel beschreibt die Therapieoptionen bei septischer Aortitis.

M. Lescan (✉)
Sektion Gefäßchirurgie, Klinik für Herz- und Gefäßchirugie, Universitätsklinikum Freiburg, Freiburg, Deutschland
E-Mail: mario.lescan@uniklinik-freiburg.de

durch septische Embolien in die Vasa vasorum bei Endokarditiden angeschwemmt werden oder sich wie bei tuberkulösem Befall des umgebenden Gewebes (z. B. Lymphknoten) per continuitatem in die Aortenwand ausbreiten. Die eingewanderten neutrophilen Granulozyten vermittelten die Entzündungsreaktion, die durch die lokal erhöhte Proteaseaktivität kontinuierlich die Gefäßwand geschädigt hat (Buckmaster et al. 1999). Dadurch kommt es zur Ausbildung von häufig sakkiform imponierenden, rupturgefährdeten Aneurysmen und Pseudoaneurysmen (Buckmaster et al. 1999). Als häufigste Erreger der septischen Aortitis in der westlichen Welt wurden Staphylokokken, Salmonellen, Streptokokken, *Escherichia coli* und Pilze identifiziert (Gornik und Creager 2008; Oderich et al. 2001). Die Inzidenz der septischen Aortenaneurysmen lag in der Kohorte von Oderich et al. unter 1 % (Oderich et al. 2001).

Das klinische Bild ist häufig unspezifisch und äußert sich in Fieber, Abgeschlagenheit, Müdigkeit und Gewichtsabnahme. Die Patienten sind häufig immunkompromittiert (Oderich et al. 2001) und stellen sich in Abhängigkeit von der Lokalisation des Herdes mit Schmerzen im Bereich des Abdomens, der Brust- oder der Lendenwirbelsäule vor.

Zur diagnostischen Evaluation gehört die Asservierung von mehreren ($\geq$3) aeroben und anaeroben Blutkulturen vor dem Beginn der empirischen antibiotischen Therapie (Gould et al. 2012). Die Blutkulturen werden unter standardisierten Bedingungen bei stabilen Patienten in 6- bis 8-stündigen Abständen entnommen, wobei in 75 % der Fälle positive Blutkulturen zu erwarten sind (Kan et al. 2007).

In der apparativen Diagnostik eignet sich die Ultraschalluntersuchung des Abdomens zum Nachweis des Aneurysmas mit einem Wandödem. Ferner können Gaseinschlüsse und retroperitonealer Flüssigkeitsverhalt visualisiert werden (Schmidt und Blockmans 2005). Eine transösophageale Echokardiographie kann durch den Nachweis von Herzklappenvitien und Vegetationen die Endokarditisdiagnose sichern und gleichzeitig die Beurteilung der Aorta-ascendens- und -descendens-Aneurysmen ermöglichen (Evangelista et al. 2010; Habib et al. 2010).

Die kontrastverstärkte Magnetresonanztomographie ermöglicht eine bessere Differenzierung der Aortenwand zum umgebenden Gewebe im Vergleich zur CT: Das aortale Wandödem und die Kontrastanhebung der Gefäßwand weisen auf die Aortitis hin (Choe et al. 1999). Nachteile der MRT sind die fehlende flächendeckende Verfügbarkeit und die langen Untersuchungszeiten bei kritisch erkrankten Patienten.

Die CT-Angiographie stellt den Goldstandard in der Diagnostik der Aortitis dar (Huang et al. 2011). Das Gefäßwandödem mit dem Kontrastmittel-Enhancement sowie Flüssigkeitsansammlungen im periaortalem Gewebe als auch Gasblasen als Hinweis auf eine infektiöse Genese werden abgebildet. In Kombination mit der ^{18}F-FDG-PET kann die Aktivität der Entzündung im betroffenen Abschnitt dargestellt werden, sodass diese Kombination zum vollständigem diagnostischen Work-up der septischen Aortitis gehört (Shchetynska-Marinova et al. 2021).

Die Therapie der Aortitis hängt wesentlich von der Ätiologie der Erkrankung ab. Die Akuttherapie der nichtinfektiösen Aortitis besteht im Wesentlichen aus Kortikosteroiden oder/und Immunsuppressiva und steht damit im Antagonismus zur Therapie der infektiösen Form, die noch vor der chirurgischen Sanierung des Infektfokus und darüber hinaus antibiotisch therapiert wird. Daraus erschließt sich die Bedeutung des differenzialdiagnostischen Workups.

Laborchemisch sind bei beiden Formen Leukozyten, CRP und die Blutsenkungsgeschwindigkeit erhöht. Ein erhöhter Procalcitoninwert stellt einen wichtigen Hinweis auf das Vorliegen der septischen Aortitis dar. Der Nachweis einer positiven Blutkultur in Verbindung mit auffälliger Bildgebung (Gasbildung, Flüssigkeitskollektion und Pseudoaneurysmen) trägt zur Diagnosesicherung der septischen Form bei (Töpel et al. 2016).

Die empirische antibiotische Therapie der infektiösen Aortitis sollte nach der Diagnosesicherung unverzüglich eingeleitet und nach dem Erregernachweis antibiogrammgerecht angepasst werden. Die Therapie sollte für mindestens weitere 12 Wochen fortgeführt werden, um insbesondere nach chirurgischer Sanierung des Befundes eine Reinfektion zu vermeiden. Die offen chirurgische Therapie mit Resektion der infizierten Aortenanteile und chirurgischem Débridement des umgebenden Gewebes wird insbesondere für Patienten mit vertretbarem Operationsrisiko ohne schwere Komorbidität empfohlen. Als biologisches Graftmaterial für die anatomische Rekonstruktion kommen autologe Venengrafts, kryopräservierte Homografts und Xenografts in Frage (Chakfe et al. 2013). Letztere benötigen die Ex-situ-Herstellung durch den Chirurgen aus perikardialen Patches und haben die geringste Evidenz, während die autologen Lösungen in größeren Kohorten evaluiert wurden und Reinfektionsraten von <7 % zeigten. Als eine gute Alternative zu den biologischen Materialien gelten ferner in Rifampicin getränkte oder silberbeschichtete Dacron-Prothesen, deren lokale antimikrobielle

Wirkung Wochen nach der Implantation noch nachweisbar ist. Die Reinfektionsraten für die antimikrobiell behandelten Polyesterprothesen betrugen <18 % (Chafke et al. 2020).

Eine weitere Therapieoption stellt die extraanatomische Versorgung mit der Elimination des Infektfokus und dem Absetzen der infrarenalen Aorta dar. Der Aortenstumpf kann dabei unter Zuhilfenahme von xenogenen Perikardpatches und autologem Omentum verstärkt und die distale Durchblutung mit extraanatomischen Bypässen (axillofemorale Bypässe) gewährleistet werden (Roselli et al. 2014).

Schwere Komorbiditäten oder ein kritischer Zustand des Patienten können die offen chirurgische Inoperabilität des Patienten begründen. In diesen Fällen wäre eine endovaskuläre Therapie als Überbrückung bis zu einer definitiven offen chirurgischen Sanierung oder als endgültige palliative Therapie in Kombination mit einer lebenslangen antibiotischen Therapie zu erwägen (Topel et al. 2007; Clough et al. 2009). Die Mortalität der palliativen Therapie wurde mit 73 % nach 20 Monaten Follow-up angegeben (Clough et al. 2009).

20.2 Fallbeispiel

20.2.1 Septische Aortitis der infrarenalen Aorta

Klinik Ein 86-jähriger Patient stellte sich mit einer Verschlechterung des Allgemeinzustandes, Fieber bis 38,8 °C, Tachykardie bis 110/min und einem systolischen Blutdruck von 80 mmHg in der Notaufnahme vor. Der Patient war neurologisch orientiert, verlangsamt und schläfrig. Dumpfe Schmerzen im rechten Oberbauch und der Lendenwirbelsäule sowie progredientes Schwächeempfinden bestanden seit ungefähr 4 Wochen.

Diagnostik Laborchemisch waren bei der Aufnahme die Leukozyten bei 12.500/µl und das CRP bei 6 g/dl. Procalcitonin war mit 50 ng/ml deutlich erhöht und deutete auf eine bakterielle Entzündung hin. Die entnommenen Urin- und Stuhlproben des Patienten zeigten keine Pathogene, während die Blutkulturen 14 h nach der Entnahme ein positives Ergebnis mit dem Nachweis von *E. coli* erbrachten. Die empirisch bei Verdacht auf Urosepsis begonnene antibiotische Therapie mit Piperacillin/Tazobactam wurde nach Erhalt des Antibiogramms angepasst. Die Abdomensonographie und die Echokardiographie zeigten am Aufnahmetag einen unauffälligen Befund beziehungsweise keinen Verdacht auf floride Endokarditis. Aufgrund des unklaren Infektfokus wurde eine CT-Untersuchung mit Kontrastmittel durchgeführt, welche ein sakkiformes Aneurysma der infrarenalen Aorta mit einer deutlichen Umgebungsreaktion und ausgeprägter Kontrastmittelaufnahme der Aortenwand in der späten Kontrastmittelphase zeigte (Abb. 20.1). Die 6 Tage später durchgeführte ^{18}F-FDG-PET-Untersuchung bestätigte die Inflammation im Bereich der infrarenalen Aortenwand mit ausgeprägter reaktiver Lymphadenopathie der umgebenden Lymphknoten und einen raschen Progress des Aneurysmadurchmessers (Abb. 20.2).

Therapie Angesichts des Patientenalters und seiner Vorerkrankungen (koronare 3-Gefäßerkrankung mit stattgehabter Stentimplantation bei NSTEMI, Vorhofflimmern, Diabetes mellitus, Schlaganfall im vertebrobasilären Gebiet) wurde zunächst die antibiotische Therapie initiiert und

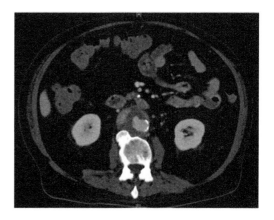

Abb. 20.1 Computertomographie mit dem Nachweis eines mykotischen Pseudoaneurysmas der infrarenalen Aorta

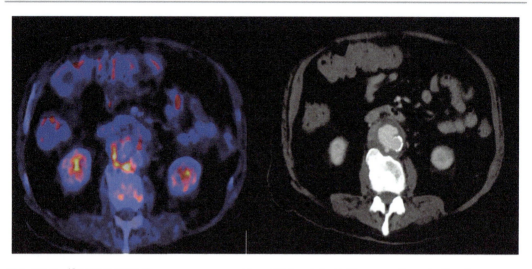

Abb. 20.2 ^{18}F-FDG-PET-Computertomographie 6 Tage nach Diagnose der septischen Aortitis mit Mehranreicherung des Tracers in der Aortenwand (linkes Bild) und der Größenprogredienz des Pseudoaneurysmas (rechtes Bild).

der CT-Befund nach 6 Tagen mittels ^{18}F-FDG-PET evaluiert. Aufgrund der deutlichen Progredienz des mykotischen Aneurysmas wurde die Indikation zur palliativen Therapie mittels EVAR gestellt, da der Patient eine offen chirurgische Operation ablehnte. Eine Stentprothese wurde technisch erfolgreich implantiert (Abb. 20.3). Der Patient wurde mit einer lebenslangen antibiotischen Therapie mit Levofloxacin entlassen.

> **Fazit für die Praxis**
> - Das diagnostische Work-up spielt eine wichtige Rolle für die differenzialdiagnostische Abgrenzung der septischen Aortitis von den autoimmunen Formen.
> - Erhöhtes Procalcitonin und die Sicherung der Blutkulturen mit den Zeichen einer Aortitis in der Bildgebung sollten zur unverzüglichen Initiierung der antibiotischen Therapie führen. Diese kann das Voranschreiten der Erkrankung bremsen; jedoch sind – wie der obige

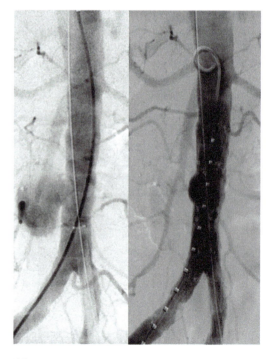

Abb. 20.3 Intraoperative Angiographie mit der Darstellung des Pseudoaneurysmas (linkes Bild) und Ausschaltung des Aneurysmas durch EVAR (rechtes Bild)

Fall aufzeigt – die konservativen Maßnahmen meist unzureichend für die Ausheilung der Erkrankung.
- Die zusätzliche Therapie mittels EVAR kann als Überbrückung bis zu einer definitiven offen chirurgischen Sanierung des Infektfokus dienen.
- An der hohen Letalitätsrate nach isolierter endovaskulärer Versorgung kann abgelesen werden, dass die endovaskuläre Therapie der offen chirurgischen Sanierung des Infektfokus unterlegen ist und nur in ausgewählten Fällen als palliative Therapieoption eingesetzt werden sollte.

Literatur

Buckmaster MJ, Curci JA, Murray PR, Liao S, Allen BT, Sicard GA et al (1999) Source of elastin-degrading enzymes in mycotic aortic aneurysms: bacteria or host inflammatory response? Cardiovasc Surg 7:16–26

Chakfe N, Diener H, Lejay A, Assadian O, Berard X, Caillon J et al (2020) Editor's choice – European Society for Vascular Surgery (ESVS) 2020 clinical practice guidelines on the management of vascular graft and endograft infections. Eur J Vasc Endovasc Surg 59:339–384

Choe YH, Kim DK, Koh EM, Do YS, Lee WR (1999) Takayasu arteritis: diagnosis with MR imaging and MR angiography in acute and chronic active stages. J Magn Reson Imaging 10:751–757

Clough RE, Black SA, Lyons OT, Zayed HA, Bell RE, Carrell T et al (2009) Is endovascular repair of mycotic aortic aneurysms a durable treatment option? Eur J Vasc Endovasc Surg 37:407–412

Evangelista A, Flachskampf FA, Erbel R, Antonini-Canterin F, Vlachopoulos C, Rocchi G et al (2010) Echocardiography in aortic diseases: EAE recommendations for clinical practice. Eur J Echocardiogr 11:645–658

Gornik HL, Creager MA (2008) Aortitis. Circulation 117:3039–3051

Gould FK, Denning DW, Elliott TS, Foweraker J, Perry JD, Prendergast BD et al (2012) Guidelines for the diagnosis and antibiotic treatment of endocarditis in adults: a report of the Working Party of the British Society for Antimicrobial Chemotherapy. J Antimicrob Chemother 67:269–289

Habib G, Badano L, Tribouilloy C, Vilacosta I, Zamorano JL, Galderisi M et al (2010) Recommendations for the practice of echocardiography in infective endocarditis. Eur J Echocardiogr 11:202–219

Huang JS, Ho AS, Ahmed A, Bhalla S, Menias CO (2011) Borne identity: CT imaging of vascular infections. Emerg Radiol 18:335–343

Kan CD, Lee HL, Yang YJ (2007) Outcome after endovascular stent graft treatment for mycotic aortic aneurysm: a systematic review. J Vasc Surg 46:906–912

Oderich GS, Panneton JM, Bower TC, Cherry KJ Jr, Rowland CM, Noel AA et al (2001) Infected aortic aneurysms: aggressive presentation, complicated early outcome, but durable results. J Vasc Surg 34:900–908

Roselli EE, Abdel-Halim M, Johnston DR, Soltesz EG, Greenberg RK, Svensson LG et al (2014) Open aortic repair after prior thoracic endovascular aortic repair. Ann Thorac Surg 97:750–756

Schmidt WA, Blockmans D (2005) Use of ultrasonography and positron emission tomography in the diagnosis and assessment of large-vessel vasculitis. Curr Opin Rheumatol 17:9–15

Shchetynska-Marinova T, Amendt K, Sadick M, Keese M, Sigl M (2021) Aortitis – an interdisciplinary challenge. In Vivo 35:41–52

Töpel I, Zorger N, Steinbauer M (2016) Inflammatory diseases of the aorta: part 2: infectious aortitis. Gefasschirurgie 21:87–93

Topel I, Stehr A, Steinbauer MG, Piso P, Schlitt HJ, Kasprzak PM (2007) Surgical strategy in aortoesophageal fistulae: endovascular stentgrafts and in situ repair of the aorta with cryopreserved homografts. Ann Surg 246:853–859

Gefäßprotheseninfektionen im Bereich der Viszeralarterien

Thomas Betz

Inhaltsverzeichnis

21.1 Zusammenfassung 237
21.2 Fallbeispiel 238
   21.2.1 Endovaskuläre Versorgung einer septischen Arrosionsblutung mesenterial 238
Literatur 239

21.1 Zusammenfassung

Infektionen von Gefäßersatzmaterialien im Bereich der Viszeralarterien treten sehr selten auf. In der aktuellen europäischen Leitlinie werden nur zwei Publikationen (Case Reports) zitiert, welche über die Therapie von viszeralen Gefäßprotheseninfektionen berichten (Chafke et al. 2020).

Johnston et al. beschreiben die erfolgreiche Therapie einer prothetoenteralen Fistel nach Anlage eines iliakomesenterialen Bypasses. Der Verschlussprozess der Arteria mesenterica superior (AMS) wurde endovaskulär revaskularisiert. Die prothetoenterale Fistel wurde anschließend versorgt, der Bypass ausgebaut und die ehemaligen Anastomosen mit autologen Patchplastiken aus Vena saphena magna gedeckt (Johnston et al. 2013). Mufty et al. berichten über die Infektion eines verschlossenen aortomesenterialen Dacron-Bypasses 15 Jahre nach Implantation bei Angina abdominalis, welcher ohne Rekonstruktion entfernt wurde (Mufty et al. 2017).

Eine generelle Empfehlung zur Therapie von viszeralen Gefäßprotheseninfektionen kann nicht gegeben werden. Bei offener Rekonstruktion sollte nach Ausbau zur Rekonstruktion autologes Material verwendet werden und eine plastische Deckung mit Omentumplastik erfolgen. Im Notfall können endovaskuläre Therapieverfahren als Bridging-Therapie eingesetzt werden.

Das Kapitel beschreibt eine mögliche Therapie bei einer Gefäßprotheseninfektion im Bereich der Viszeralarterien.

T. Betz (✉)
Klinik für Gefäßchirurgie, Krankenhaus St. Elisabeth Straubing, Straubing, Deutschland
E-Mail: thomas.betz@klinikum-straubing.de

21.2 Fallbeispiel

21.2.1 Endovaskuläre Versorgung einer septischen Arrosionsblutung mesenterial

Klinik Zuverlegung des 81-jährigen, katecholaminpflichtigen Patienten. Vor 4 Wochen war extern bei einer mesenterialen Ischämie mit Verschluss der AMS sowie des Truncus coeliacus nach frustranem endovaskulären Revaskularisationsversuch eine retrograde Embolektomie mit Patchplastik der AMS mit Ileumteilresektion und Anastomosenstoma durchgeführt worden. Im Verlauf waren eine erneute Ileumresektion und eine Jejunumsegmentresektion nötig. Zusätzlich erfolgte bei einem Platzbauch mit Bauchdeckenabszess die Revision mit Relaparotomie und Spülung sowie Einnaht eines Vicrylnetzes. Der Patient wurde dann in eine Rehaklinik entlassen.

Diagnostik Dort wurde im Verlauf aufgrund von Fieber, Übelkeit und Erbrechen eine Abdomen-CT veranlasst, welche eine aktive Blutung aus der Arteria mesenterica superior mit einem großen Hämatom im Bereich der Mesenterialwurzel zeigte (Abb. 21.1). Klinisch zeigte sich bei Aufnahme ein akutes Abdomen mit Abwehrspannung und deutlicher Druckdolenz. Laborchemisch zeigte sich eine Leukozytose von 15.200 sowie ein CRP-Wert von 200 mg/l. Der Hb-Wert lag bei 9,4 g/dl und die Thrombozytenzahl bei 66.000.

Nebenbefundlich bestanden beim Patienten eine KHK, eine pAVK und ein arterieller Hypertonus. Zudem waren ein Diabetes mellitus, eine Niereninsuffizienz sowie eine absolute Arrhythmie bei Vorhofflimmern bekannt.

Therapie Der Patient wurde notfallmäßig in den Operationssaal verbracht. Dort erfolgte eine retrograde Punktion femoral links. In der Mesenterikographie zeigte sich im Bereich der AMS ein Aneurysma spurium mit einer aktiven Blutung aus dem Hauptstamm (Abb. 21.2). Über eine steuerbare 8-French-Schleuse wurde ein gecoverter Stent (6 × 59 mm, VBX, Gore) eingewechselt und freigesetzt (Abb. 21.3).

Intraoperativ wurden 6 Erythrozytenkonzentrate, 6 Gefrierplasmen, 4 g Fibrinogen und 3000 IE PPSB sowie ein Thrombozytenkonzentrat gegeben. Der Patient konnte zunächst stabilisiert werden. Postoperativ kam es dann im Verlauf zu einer blutigen Sekretion über das Stoma. Endoskopisch zeigte sich eine Ischämie

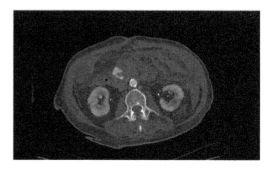

Abb. 21.1 Kontrastmittelextravasat im Bereich der Arteria mesenterica superior

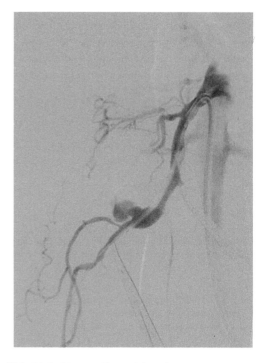

Abb. 21.2 Mesenterikographie mit Paravasat im Bereich der AMS

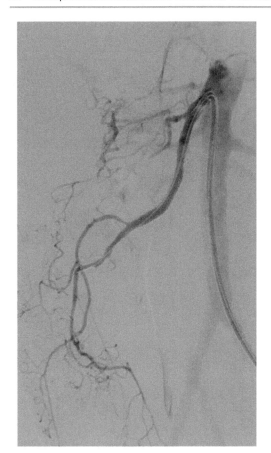

Abb. 21.3 AMS nach Stentimplantation

der Magenschleimhaut; die über das Stoma erreichbaren Dünndarmabschnitte stellten sich ebenfalls livide und ischäm dar. Eine erneute Relaparotomie wurde diskutiert, von den Angehörigen des Patienten jedoch nicht gewünscht. Der Patient entwickelte dann ein Multiorganversagen und verstarb letztendlich.

Fazit für die Praxis

Blutungen aus Viszeralarterien sollten – wenn möglich – endovaskulär behandelt werden. In unserem Fall kam es bei Z. n. multiplen Revisionsoperationen zu einem Frühinfekt des implantierten Patchmaterials mit septischer Arrosionsblutung. Eine offene Revision wäre bei multipel voroperiertem, hämodynamisch instabilem Patienten nicht sinnvoll und auch nicht möglich gewesen. Obwohl die Blutung erfolgreich endovaskulär therapiert wurde, kam es zum Multiorganversagen und zum Tod des Patienten, was die Schwere dieses Krankheitsbildes unterstreicht.

Literatur

Chakfé N, Diener H, Lejay A, Assadian O et al (2020) Editor's choice – European society for vascular surgery (ESVS) 2020 clinical practice guidelines on the management of vascular graft and endograft infections. Eur J Vasc Endovasc Surg 59(3):339–384. https://doi.org/10.1016/j.ejvs.2019.10.016. Epub 2020 Feb 5. Erratum in: Eur J Vasc Endovasc Surg. 2020 Dec;60(6):958. PMID: 32035742

Johnston PC, Guercio AF, Johnson SP, Hollis HW Jr, Pratt CF, Rehring TF (2013) Endovascular recanalization of the superior mesenteric artery in the context of mesenteric bypass graft infection. J Vasc Surg 57(5):1398–1400. https://doi.org/10.1016/j.jvs.2012.10.069. Epub 2013 Jan 17 PMID: 23332240

Mufty H, Fourneau I (2017) Gastric erosion by abscess 15 years after mesenteric bypass surgery. Eur J Vasc Endovasc Surg 54(1):93. https://doi.org/10.1016/j.ejvs.2017.02.034. Epub 2017 Mar 30. PMID: 28366504

Die infizierte Gefäßendoprothese

I. Puttini, C. Knappich und H.-H. Eckstein

Inhaltsverzeichnis

22.1 Zusammenfassung 241
    22.1.1 Die Problematik der Therapie bei infizierten Gefäßendoprothesen ... 241
    22.1.2 Fallbeispiele 242
Literatur 246

22.1 Zusammenfassung

Bei einer infizierten Gefäßendoprothese müssen wir das operative Risiko gegen die Komorbiditäten des Patienten und seine Lebenserwartung abwägen. In naher Zukunft werden wir aufgrund der wachsenden Zahl endovaskulärer Verfahren und der alternden Bevölkerung mehr Endoprotheseninfektionen behandeln müssen. Die kurative Therapie verlangt die Explantation des Endografts mit Débridement des umgebenden infizierten Gewebes und Ersatz der Aorta durch ein Gefäßtransplantat. In Einzelfällen kann auch eine konservative Therapie erwogen werden (Kilic et al., 2007). Neue Konzepte zur Behandlung infizierter Gefäßendoprothesen verfolgen einen personalisierten Ansatz. Im folgenden Kapitel werden einige Fallbeispiele dazu präsentiert. Für die erfolgreiche Behandlung müssen die Prinzipien der septischen Chirurgie angewendet werden. Ein individueller Ansatz bei der Wahl der Operationstechnik wird befürwortet (Vogel et al., 2008).

Dieses Kapitel beschreibt mögliche Therapieoptionen bei Infektionen von Endoprothesen.

I. Puttini (✉) · C. Knappich
Klinik und Poliklinik für Vaskuläre und Endovaskuläre Chirurgie, Universitätsklinikum rechts der Isar der Technischen Universität München, München, Deutschland
E-Mail: Ilaria.Puttini@mri.tum.de

C. Knappich
E-Mail: Christoph.Knappich@mri.tum.de

H.-H. Eckstein
Klinik und Poliklinik für Vaskuläre und Endovaskuläre Chirurgie, Universitätsklinikum rechts der Isar der Technischen Universität München, München, Deutschland
E-Mail: Hans-Henning.Eckstein@mri.tum.de

22.1.1 Die Problematik der Therapie bei infizierten Gefäßendoprothesen

Das Management infizierter Gefäßendoprothesen ist eine große Herausforderung für die Gefäßchirurgie. Mit der wachsenden Zahl endovaskulärer Verfahren können wir in naher Zukunft mehr Fälle infizierter Aortenendoprothesen bei Patienten mit schweren Komorbiditäten erwarten. Die Behandlung erfordert einen multidisziplinären Ansatz und die Kooperation von Spezialisten für Gefäß-/Herz-Kreislauf-Chirurgie, Infektiologie, Kardiologie und bildgebende Medizin. Die therapeutische Strategie sollte das operative Risiko gegen die Lebenserwartung des Patienten abwägen; gleichzeitig sollte dem Patienten das Verfahren angeboten werden, das mit höherer Wahrscheinlichkeit bessere Ergebnisse erzielt. Obwohl eine konservative Therapie mittels intravenöser Langzeitantibiose und perkutaner Drainage bei Hochrisikopatienten eine Überlebenschance gewährt, empfehlen aktuelle Leitlinien (Chakfe et al. 2020), die infizierte Endoprothese zu entfernen, wenn der Zustand des Patienten dies zulässt. Die komplette Explantation ist ein sehr anspruchsvolles Verfahren, insbesondere in Fällen, in denen die proximale Verankerung der Endoprothese im suprarenalen bzw. viszeralen Bereich ist (FEVAR und BEVAR). In einigen Fällen kann es sinnvoll sein, die proximale Stentreihe („bare springs") an Ort und Stelle zu belassen. Alternativ kann eine proximale Dislokation des Stentgrafts erfolgen, indem die obere Stentreihe mitsamt Haken bzw. Widerhaken („hooks") unter Kompression nach proximal geschoben wird, um die Explantation der Endoprothese zu erleichtern. Die Gefäßklemmen werden in diesem Fall im subdiaphragmalen Anteil der Aorta platziert. Dabei ist zu bedenken, dass es sich um eine fragile, meist atherosklerotisch veränderte Aorta handelt, die einem inflammatorischen und infektiösen Prozess ausgesetzt ist. Dies erschwert für den Gefäßchirurgen die Klemmmöglichkeiten sowie die Nähbedingungen erheblich. Aufgrund der hohen Sterblichkeitsrate durch Aortenstumpfausriss ist die radikale Entfernung des gesamten infizierten Gewebes und der Prothese unerlässlich. Zudem sollte die Verstärkung des Aortenstumpfes mit der paravertebralen Faszie oder Omentumplastik immer angestrebt werden (Setacci et al., 2014).

Perioperativ ist eine Ureterschienung ein wichtiger Faktor, um bei abdominalem Infekt ein sicheres Débridement von infektiösem Gewebe zu ermöglichen.

22.1.2 Fallbeispiele

In-situ-Ersatz mit maßgefertigter Prothese aus Rinderperikard

Klinik Ein 65-jähriger Patient wurde bei Aortentranssektion notfallmäßig mittels TEVAR versorgt. 8 Monate später stellte sich der Patient mit Abgeschlagenheit, leichtem Gewichtsverlust sowie nächtlichen Schweißausbrüchen vor. Anamnestisch bestanden kein Fieber oder Schüttelfrost. Beim Patienten bestanden nebenbefundlich ein arterieller Hypertonus sowie ein insulinpflichtiger Diabetes mellitus.

Diagnostik Außer einer leichten Leukozytose von 10,6 g/l und einem CRP-Wert von 8,2 mg/dl zeigten sich im Aufnahmelabor keine besonderen Auffälligkeiten. Bei Verdacht auf Tumorerkrankung erfolgte eine PET-CT-Untersuchung, welche eine floride Infektion der thorakalen Endoprothese mit vergrößerten mediastinalen Lymphknoten zeigte (Abb. 22.1). Zudem erfolgte eine Bronchoskopie, welche eine aortobronchiale Fistel ausschließen konnte.

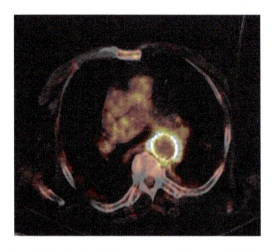

Abb. 22.1 PET-CT-Untersuchung mit florider Infektion der Aortenprothese

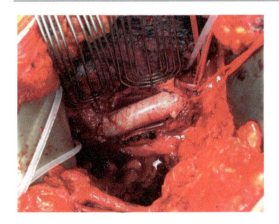

Abb. 22.2 Intraoperativer Situs bei thorakaler Aortenrekonstruktion aus bovinem Perikard

Fazit für die Praxis
Angesichts der unspezifischen Natur der vielen klinischen Manifestationen ist es eine der größten Herausforderungen, Patienten mit einer Low-Grade-Infektion zu identifizieren. Bei Verdacht auf eine Infektion der thorakalen Aorta sollten unverzüglich diagnostische Untersuchungen durchgeführt werden. Bei der Rekonstruktion entschieden wir uns für ein biologisches Material, welches eine höhere Infektionsresistenz aufweist als synthetische Prothesen.

Therapie Bei infizierter thorakaler Aortenendoprothese wurde die Indikation zur operativen Entfernung des Fremdmaterials und Rekonstruktion des thorakalen Aortenabschnitts mit HLM gestellt. Intraoperativ zeigte sich ein trüber Pleuraerguss und eine starke Vernarbung im Prothesenbereich. Nach Abstrichentnahme und Gewebebiopsie erfolgte die Entfernung der Prothese und die Rekonstruktion mit einem handgenähten Rohr aus bovinem Perikard (Abb. 22.2). Am Ende der Operation erfolgte eine ausgiebige antiseptische Spülung des Thorax und die Einlage zweier Thoraxdrainagen. Nach kurzer intensivmedizinischer Überwachung konnte der Patient auf die Normalstation verlegt werden. Die intraoperativ eingesandte Probe zur pathologischen Begutachtung zeigte ein ausgedehnt nekrotisches, entzündlich demarkiertes Gefäßwandresektat der thorakalen Aortenwand. Aus dem Prothesenlager konnte der bereits in den Blutkulturen nachgewiesene *Staphylococcus epidermidis* bestätigt werden. Die intravenöse Vancomycin- und Ciprofloxacin-Therapie wurde in Rücksprache mit den Kollegen der Mikrobiologie nach 2 Wochen postoperativ beendet. Die Infektparameter zeigten sich im Verlauf komplett rückläufig. Der Patient konnte nach einem dreiwöchigen Krankenhausaufenthalt in die Rehabilitation verlegt werden.

Endoprotheseninfekt bei aortoduodenaler Fistel

Klinik Ein 61-jähriger Patient mit hochgradigem Verdacht auf eine aortoduodenale Fistel wurde aus einem externen Krankenhaus eingewiesen. Seit einer Woche war es zu Teerstühlen in Kombination mit einem Hb-Abfall gekommen. Anamnestisch bestanden kein Fieber und keine abdominalen Schmerzen. Vor 14 Monaten war bei dem Patienten bei infrarenalem Aortenaneurysma eine EVAR durchgeführt worden. Bei Verdacht auf Protheseninfekt wurde ex domo bereits eine intravenöse antibiotische Therapie mit Piperacillin/Tazobactam begonnen. Nebenbefundlich bestanden ein lymphogen metastasiertes Urothelkarzinom der Harnblase sowie eine COPD. Klinisch zeigte sich der Patient kreislaufstabil.

Diagnostik Im Aufnahmelabor zeigte sich eine Entzündungskonstellation mit einer Leukozytose von 14,2 g/l und einem CRP-Wert von 8 mg/dl. Ferner zeigten sich eine eingeschränkte Nierenfunktion (GFR 33 ml/min) und eine Anämie (Hb 7,3 g/dl). Es erfolgte die Entnahme von seriellen Blutkulturen und die stationäre Aufnahme des Patienten. Die im auswärtigen Krankenhaus bereits durchgeführte CT-Angiographie des Abdomens zeigte Lufteinschlüsse im Bereich des Aneurysmasacks mit direkter An-

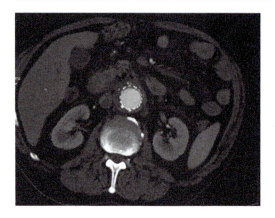

Abb. 22.3 CT-Angiographie mit Lufteinschlüssen im Aneurysmasack

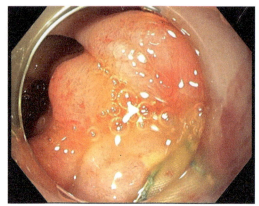

Abb. 22.4 ÖGD-Befund mit freiliegender Aortenendoprothese

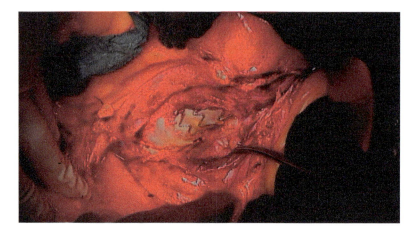

Abb. 22.5 Intraoperativer Befund mit freiliegender Aortenendoprothese

grenzung zur Aortenendoprothese (Abb. 22.3). Am Folgetag wurde eine ÖGD durchgeführt. Hier zeigte sich im Duodenum eine tiefe Ulzeration mit direkter Verbindung zur vorhandenen Aortenendoprothese, jedoch keine Anzeichen einer aktiven Blutung (Abb. 22.4).

Therapie Angesichts der aortoenteralen Verbindung und der daraus resultierenden Infektion der Endoprothese wurde mit dem Patienten ein Prothesenausbau und eine aortale Rekonstruktion aus bovinem Perikard sowie eine partielle Duodenumresektion besprochen. Nach einer queren Oberbauchlaparotomie und schrittweiser Freilegung des Retroperitoneums zeigte sich ein ausgeprägter inflammatorischer Prozess mit periaortalem Abszess. Bei der Präparation des Duodenums zeigte sich dieses an einer Stelle komplett perforiert mit freiliegender Endoprothese (Abb. 22.5). Nach multipler Abstrichentnahme erfolgte der Ausbau des Fremdmaterials in toto und die Rekonstruktion der Aorta mittels einer selbstgenähten Perikard-Bifurkationsprothese (Abb. 22.6). Durch die Kollegen der Abteilung für Viszeralchirurgie wurde eine duodenale Teilresektion durchgeführt und eine enterale, kontinuitätserhaltende End-zu-seit-Anastomose angelegt. Nach mehrmaliger antiseptischer Spülung erfolgte eine biologische Sicherung der Aortenrekonstruktion mit Omentum-ma-

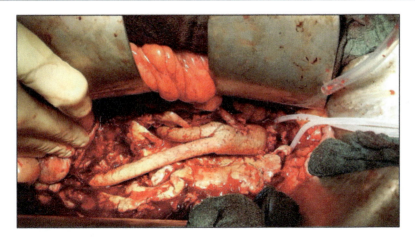

Abb. 22.6 Implantierte Bifurkationsprothese aus bovinem Perikard

jus-Netzplombe. Die Zugangswunde wurde mit Vakuumversiegelungssystem versorgt und eine Second-Look-Operation zur Reexploration und Lavage wurde nach 48 h durchgeführt.

Postoperativ wurde die Breitbandantibiose weitergeführt und im Verlauf bei intraoperativem Nachweis von *Candida tropicalis* und *Escherichia coli* auf Ampicillin/Sulbactam und Caspofungin testgerecht umgestellt. Die Zugangswunde konnte im Verlauf sekundär verschlossen werden. Nach einigen Tagen intensivmedizinischer Überwachung konnte der Patient wieder auf die Normalstation verlegt werden. Im weiteren Verlauf wurde ein PICC-Line-Verweilkatheter zur intravenösen Langzeitantibiose – insgesamt 6 Wochen – angelegt und der Patient in eine Rehabilitationsklinik verlegt.

> **Fazit für die Praxis**
> Eine aortoduodenale Fistel nach EVAR ist eine sehr seltene Komplikation. Eine ÖGD kann die Diagnose bestätigen, schließt diese jedoch nicht aus, falls eine Fistelung nicht eindeutig zu sehen ist. Ein kompletter Ausbau der Gefäßendoprothese mit aortaler Rekonstruktion und Versorgung aortoenteraler Fisteln erfordert die interdisziplinäre Kooperation von Gefäß- und Viszeralchirurgie.

Konservative Behandlung eines abdominellen Protheseninfektes

Klinik Ein 82-jähriger Patient wurde uns aus einem auswärtigen Krankenhaus bei Verdacht auf aortokutane Fistel zuverlegt. Vor 6 Jahren war eine EVAR bei infrarenalem Aortenaneurysma erfolgt. 4 Jahre später wurde bei Größenprogredienz des Aneurysmasacks und Endoleak Typ II eine translumbale Direktembolisation mittels Fibrinkleber durchgeführt. Seit einer Woche bestand eine Schwellung und Rötung in der linken Lumbalregion. Anamnestisch bestanden Fieber bis 38,5 °C und Schüttelfrost. Als Vorerkrankungen bestanden eine KHK und eine hochgradig eingeschränkte Nierenfunktion mit einer GFR von 17 ml/min. Klinisch zeigte sich eine druckdolente, flächige Rötung lumbal links und ein kleiner Hautporus mit eitriger Sekretion.

Diagnostik Das Labor bei Aufnahme zeigte leicht erhöhte Entzündungszeichen mit normwertigen Leukozyten und einem CRP-Wert von 7,2 mg/dl. Nach Entnahme von Blutkulturen und einem lokalen Abstrich wurde die bereits auswärts begonnene Antibiose auf Piperacillin/Tazobactam eskaliert. Am darauffolgenden Tag wurde eine PET-CT durchgeführt (Abb. 22.7). Diese bestätigte den Befund einer ausgedehnten infizierten aortokutanen Fistel auf Höhe von LWK 2/3 links, welche entlang des M. iliopsoas

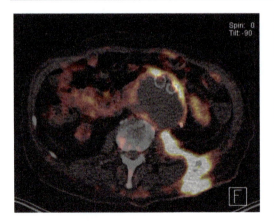

Abb. 22.7 PET-CT-Untersuchung mit Befund einer aortokutanen Fistel

bis zum Aortenaneurysmasack zog und diesen semizirkulär umfasste. Zudem bestand ein umschriebener Abszess mit Lufteinschlüssen im Bereich der hier angrenzenden Rückenmuskulatur. Nach kaudal dehnten sich die entzündlichen Veränderungen vom Aortensack bis zur Aortenbifurkation aus mit dementsprechender Infektion der vorhandenen Endoprothese.

Therapie Angesichts des hohen Alters des Patienten und der Komorbiditäten sowie der Ablehnung einer operativen Therapie durch den Patienten wurde als Behandlungskonzept eine orale Langzeitantibiose und die transkutane Einlage einer Drainage zur Abszessentlastung vereinbart. Diese wurde durch die Kollegen der interventionellen Radiologie CT-gesteuert translumbal platziert. Aus dem gewonnenen Probenmaterial konnte *Enterococcus faecium* isoliert werden. Die Antibiose wurde auf Doxycyclin lebenslang umgestellt. Die Drainage wurde täglich mit Kochsalzlösung angespült. Nach 10 Tagen erfolgte eine Kontroll-CT zur erneuten Beurteilung der retroperitonealen Verhaltformation. Bei reduzierter Fördermenge der Drainage und kaum noch vorhandenem Abszess wurde die Drainage entfernt. Der Patient wurde in einem stabilen Allgemeinzustand in die palliative allgemeinärztliche Betreuung entlassen.

Fazit für die Praxis
Obwohl die operative Therapie bei infizierten Gefäßendoprothesen immer empfohlen wird, ist eine konservative/palliative Therapie mit perkutaner Drainage und lebenslanger Antibiose bei Hochrisikopatienten zu erwägen (Lyons et al., 2016). Dieses Fallbeispiel betont die Notwendigkeit einer kontinuierlichen Sensibilisierung für potenzielle implantatassoziierte septische Komplikationen bei Patienten, die sich endovakulären Endoprothesenimplantationen unterziehen. Die absolute Einhaltung steriler Kautelen und Antibiotikaprophylaxe während der Primärimplantation sowie bei sekundären Eingriffen ist entscheidend, um das Infektionsrisiko zu verringern.

Literatur

Chakfé N, Diener H, Lejay A et al (2020) Editor's choice – European Society for Vascular Surgery (ESVS) 2020 clinical practice guidelines on the management of vascular graft and endograft infections. Eur J Vasc Endovasc Surg 59(3):339–384. https://doi.org/10.1016/j.ejvs.2019.10.016. [published correction appears in Eur J Vasc Endovasc Surg. 2020 Dec;60(6):958]

Kilic A, Arnaoutakis DJ, Reifsnyder T, Black III JH et al (2007) Management of infected vascular grafts. Vasc Med 2016 21(1):53–60. https://doi.org/10.1177/1358863X15612574

Lyons OTA, Bagueneid M, Barwick TD et al (2016) Diagnosis of aortic graft infection: a case definition by the management of aortic graft infection collaboration (MAGIC). Eur J Vasc Endovasc Surg 52:758e763

Setacci C, Chisci E, Setacci F et al (2014) How to diagnose and manage infected endografts after endovascular aneurysm repair. Aorta (Stamford) 2(6):255–264.https://doi.org/10.12945/j.aorta.2014.14-036. Zugegriffen: 1. Dez. 2014

Vogel TR, Symons R, Flum DR (2008) The incidence and factors associated with graft infection after aortic aneurysm repair. J Vasc Surg 47(2):264–269. https://doi.org/10.1016/j.jvs.2007.10.030

Periphere Gefäßprotheseninfektionen

Thomas Betz

Inhaltsverzeichnis

23.1 Zusammenfassung 247
23.2 Fallbeispiele 248
    23.2.1 Infektion eines femorokruralen Kunststoffbypasses 248
    23.2.2 Frühinfektion nach femoraler Thrombendarteriektomie 249
    23.2.3 Teilersatz bei Infektion eines femoropoplitealen Prothesenbypasses 251
Literatur 253

23.1 Zusammenfassung

Periphere Gefäßprotheseninfektionen manifestieren sich sehr häufig in der Leistenregion. Das klinische Bild geht oftmals mit Fieber, Rötung, Schwellung und Schmerzen einher, wobei es manchmal schwierig ist, klinisch zwischen einem Protheseninfekt und einer oberflächlichen Wundinfektion zu unterscheiden (Chakfé et al. 2020). Abhängig von der Beschwerdesymptomatik des Patienten und der Schwere der Gefäßprotheseninfektion stehen verschiedene Therapiemöglichkeiten zur Verfügung.

Eine konservative Therapie sollte nur bei inoperablen, multimorbiden Patienten durchgeführt

---

Dieses Kapitel beschreibt mögliche Therapieoptionen bei peripheren Gefäßprotheseninfektionen.

T. Betz (✉)
Klinik für Gefäßchirurgie, Barmherzige Brüder Klinikum St.Elisabeth Straubing, Straubing, Deutschland
E-Mail: thomas.betz@klinikum-straubing.de

werden, da diese mit einer hohen Mortalität verbunden ist (45 % in 5 Jahren) (Saleem et al. 2010). Bei Fehlen einer kritischen Extremitätenischämie ist es möglich, die infizierte Prothese zu entfernen, ohne zu revaskularisieren. Muss rekonstruiert werden, sollte bevorzugt autologes Material verwendet werden. Der neue Bypass sollte so durchgezogen werden, dass er, wenn möglich, nicht im alten Bypasskanal verläuft. Ist eine körpereigene Vene nicht vorhanden, kann als Alternative mit kryopreservierten Allografts gearbeitet werden (Chakfé et al. 2020). Alloplastische Materialien wie Silberprothesen weisen höhere Reinfektionsraten auf (bis zu 19 %) (Matic et al. 2014). Bei Rifampicin-getränkten Prothesen werden zudem in der Literatur hohe Resistenzraten beschrieben (bis zu 35 %) (Töpel et al. 2010), sodass der Einsatz dieser Prothesen kritisch hinterfragt werden muss. Als Alternative bei fehlender autologer Vene finden zunehmend xenogene Materialien (ovine Kollagenprothese, bovines Perikard) Verwendung, welche niedrige Reinfektionsraten aufweisen (Chakfé et al. 2020). In jedem Fall sollte nach Ausbau ein radikales Débridement mit antiseptischer Spülung erfolgen und die Rekonstruktion mit biologischem Material (Muskellappenplastik) gedeckt werden. Ist nur ein Teil der Gefäßprothese (ohne Beteiligung der Anastomosen) infiziert, sind unter Umständen ein radikales Débridement sowie eine Konditionierung der Wunde mit Vakuumversiegelung und/oder Teilersatz der Prothese zur Sanierung des Infektes ausreichend (Chakfé et al. 2020).

23.2 Fallbeispiele

23.2.1 Infektion eines femorokruralen Kunststoffbypasses

Klinik Hausärztliche Einweisung der 87-jährigen Patientin mit seit 3 Tagen bestehender Schwellung und Rötung im Bereich des rechten Oberschenkels und Verdacht auf Weichteilinfektion. Anamnestisch bestanden kein Fieber und kein Schüttelfrost. Eine Claudicatio, Ruheschmerzen oder trophische Störungen wurden verneint. Vor 15 Monaten war bei der Patientin bei einer kritischen Extremitätenischämie und einem Verschluss eines femoropoplitealen 3-Bypasses rechts (fem.-pop.-1 Kunststoffbypass + venöser Jump auf die Arteria poplitea im Segment 3) bei fehlendem autologem Material eine Bypassrevision mit Anlage eines extraanatomischen femorokruralen Kunststoffbypasses (HePTFE) durchgeführt worden. Bei der Patientin bestand nebenbefundlich eine Herzinsuffizienz mit Vorhofflimmern sowie eine Einschränkung der Nierenfunktion. Klinisch zeigte sich eine druckdolente, flächige Rötung am proximalen rechten Oberschenkel. Die Sensibilität und Motorik des rechten Beines imponierten intakt.

Diagnostik Im Aufnahmelabor zeigte sich eine Entzündungskonstellation mit einer Leukozytose von 18.800 und einem CRP-Wert von 202 mg/l. Die Nierenfunktion war deutlich eingeschränkt mit einem GFR-Wert von 25 ml/min. Es erfolgte die Entnahme von seriellen Blutkulturen und die stationäre Aufnahme der Patientin. Duplexsonographisch imponierten die Kunststoffbypässe verschlossen. Um den femoropoplitealen Bypass rechts zeigte sich von der proximalen Insertion an ein längerstreckiger, etwa 1 cm breiter, medialseitiger Flüssigkeitssaum (Abb. 23.1). Zusätzlich waren im Bereich der proximalen Insertion des extraanatomischen femorokruralen Bypasses eine konzentrische echoarme Zone über einige Zentimeter und im Bereich der distalen Insertion eine umschriebene Flüssigkeitsansammlung auffällig. Zur Diagnosesicherung erfolgte bei Nierenfunktionseinschränkung die Durchführung einer MRT-Untersuchung, in der sich eine Flüssigkeitsansammlung im Bereich beider Bypässe mit kräftiger, ringförmiger Kontrastmittelaufnahme zeigte (Abb. 23.2).

Therapie Angesichts fehlender Ruhschmerzen oder trophischer Störungen wurde mit der Patientin der Bypassausbau ohne Neuanlage besprochen. Intraoperativ zeigte sich ein ausgeprägter Infekt mit multiplen Abszessen um die Kunststoffbypässe (Abb. 23.3). Nach Abstrichentnahme und multiplen Gewebebiopsien erfolgte ein Ausbau sämtlichen Fremdmaterials mit radikalem Débridement und Spülung der Bypasslager.

Der Gefäßdefekt femoral wurde mit einem autologen Patch aus endarteriektomierter Arteria femoralis superficialis gedeckt (Abb. 23.4). Es erfolgte eine biologische Sicherung mit Sar-

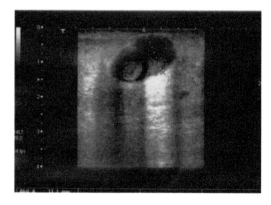

Abb. 23.1 Echoarme, periprothetische Flüssigkeitsansammlung am proximalen Oberschenkel

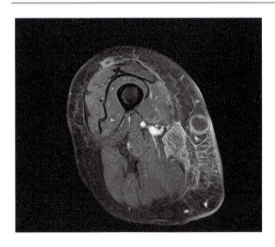

Abb. 23.2 MRT des Oberschenkels mit ringförmiger Kontrastmittelaufnahme um den Kunststoffbypass

> **Fazit für die Praxis**
> Eine Rekonstruktion der arteriellen Strombahn ist bei einer peripheren Gefäßprotheseninfektion nicht immer notwendig. In unserem Fall entschlossen wir uns bei fehlender Klinik und angesichts des hohen Alters der Patientin zum Ausbau der Bypässe ohne Rekonstruktion nach distal. Die proximale Anastomosenregion wurde bei guter Gefäßwand mit autologem Patch versorgt. Hier kann neben autologer Vene auch – soweit vorhanden – eine endarteriektomierte Arteria femoralis superficialis verwendet werden.

23.2.2 Frühinfektion nach femoraler Thrombendarteriektomie

Klinik Vorstellung eines 74-jährigen Patienten mit Schmerzen und Schwellung im Bereich der rechten Leiste. Vor 6 Wochen war bei einer pAVK Grad IV eine Thrombendarteriektomie mit boviner Patchplastik und eine Kissing-Stentimplantation im Bereich der Arteria iliaca communis komplikationslos durchgeführt worden. Nebenbefundlich bestanden beim Patienten eine KHK mit Z. n. PTCA vor Jahren, ein arterieller Hypertonus sowie eine Fettstoffwechselstörung. Klinisch zeigte sich bei reizlosen Narbenverhältnissen eine druckdolente, ca. 3 × 3 cm große Schwellung femoral rechts ohne Rötung oder Überwärmung. Anamnestisch wurden Fieber oder Schüttelfrost verneint.

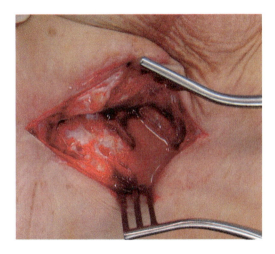

Abb. 23.3 Intraoperativer Befund mit Abszess um die Bypassprothese

torius-Lappenplastik. Die Bypasslager wurden drainiert und die Zugangswunden mit Vakuumversiegelungssystemen versorgt.

Postoperativ wurde eine Breitbandantibiose mit Piperacillin/Tazobactam begonnen. In den intraoperativ entnommenen Abstrichen konnte ein koagulasenegativer *Staphylococcus aureus* nachgewiesen werden. Die Antibiose wurde bis zur Normalisierung der Entzündungsparameter fortgeführt und bei blanden Wundverhältnissen nach 2 Wochen abgesetzt. Die Zugangswunden wurden im Verlauf durch Sekundärnaht verschlossen.

Diagnostik Laborchemisch zeigte sich eine Leukozytose von 12.200 und ein CRP-Wert von 103 mg/l. Sonographisch fand sich femoral eine echoarme Raumforderung medial des distalen Patchendes. Der Patient wurde daraufhin nach Entnahme von Blutkulturen stationär aufgenommen. Es erfolgte eine CT-Angiographie, in der sich eine dickwandige, hochgradig abszessverdächtige Struktur ventral der Femoralarterie zeigte (Abb. 23.5).

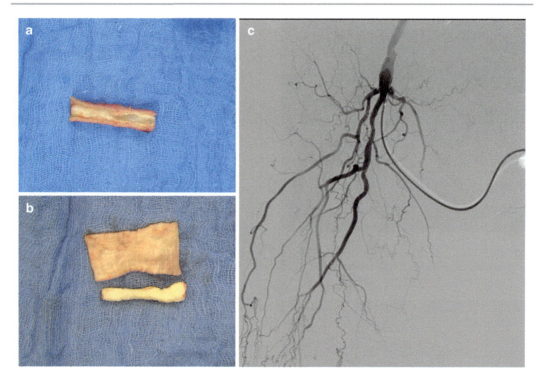

Abb. 23.4 a–c Rekonstruktion der Arteria femoralis communis mit autologem Patch aus endarteriektomierter Arteria femoralis superficialis

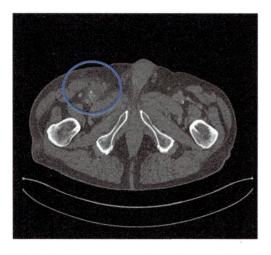

Abb. 23.5 CTA mit zystischer, diskret KM aufnehmender Raumforderung ventromedial der Patchplastik

Therapie Mit dem Patienten wurde daraufhin die operative Revision besprochen. Intraoperativ zeigten sich femoral ausgeprägte narbige und entzündliche Veränderungen. Distal fand sich ein Abszess mit freiliegendem Patch ohne aktive Blutung. Es erfolgte der Ausbau des Fremdmaterials und eine Rekonstruktion mittels Interponat unter Verwendung der Vena saphena magna vom rechten Oberschenkel (Abb. 23.6). Die Rekonstruktion wurde mit einer Sartorius-Lappenplastik gedeckt.

Postoperativ wurde eine Breitbandantibiose mit Piperacillin/Tazobactam begonnen. In den intraoperativ entnommenen Abstrichen konnte ein *Staphylococcus aureus* nachgewiesen werden. Die Antibiose wurde im Verlauf testgerecht auf Amoxicillin/Clavulansäure umgestellt und bei blanden Wundverhältnissen nach 2 Wochen abgesetzt. Nach Konditionierung der Wunde wurde im Verlauf auf eine offene Wundbehandlung umgestellt und der Patient ins häusliche Umfeld entlassen.

Fazit für die Praxis
Bei einer pAVK IV. Grades ist das Risiko einer Gefäßprotheseninfektion erhöht.

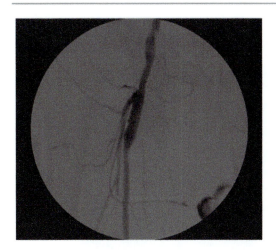

Abb. 23.6 Rekonstruktion der A. femoralis communis mit Vena-saphena-magna-Interponat

In unserem Fall kam es zu einer Frühinfektion des implantierten Patchmaterials mit Ausbildung eines Abszesses. Als Ersatzmaterial wurde Vena saphena magna verwendet. Diese sollte jedoch nur verwendet werden, wenn sie sich in Hinblick auf Durchmesser und Beschaffenheit für eine femorale Rekonstruktion eignet. Als Alternative hierzu kann Vena femoralis – dann jedoch mit deutlich höherem präparatorischen Aufwand – benutzt werden.

23.2.3 Teilersatz bei Infektion eines femoropoplitealen Prothesenbypasses

Klinik Zuverlegung des nicht ansprechbaren, hämodynamisch instabilen, 57-jährigen Patienten mit Notarzt aus dem Altenheim. Dort war eine schmerzhafte, pulsierende Schwellung femoral rechts aufgefallen. Anamnestisch bestand ein Zustand nach multiplen gefäßchirurgischen Rekonstruktionen. Zuletzt war beim Patienten bei einer pAVK Grad IV vor Jahren ein femorofemoraler Cross-over-Bypass von links nach rechts sowie ein femoropoplitealer Prothesenbypass rechts angelegt worden. Seit mehreren Jahren bestand eine dialysepflichtige Niereninsuffizienz, zusätzlich waren eine ischämische Kardiomyopathie bei schwerer Dreigefäß-KHK, ein arterieller Hypertonus, eine Hypercholesterinämie, ein Diabetes mellitus Typ II und ein exzessiver Nikotinabusus bekannt. Klinisch zeigte sich eine druckdolente, große, pulsierende, bläulich livide Schwellung femoral rechts (Abb. 23.7). Nebenbefundlich bestand ein deutliches Lymphödem des rechten Ober- und Unterschenkels. Die periphere Durchblutung, die Motorik und die Sensibilität waren intakt.

Diagnostik Laborchemisch zeigte sich eine normwertige Leukozytenzahl sowie ein gering erhöhter CRP-Wert mit 30 mg/l.

Es erfolgte die Durchführung einer CT-Angiographie. Hier zeigte sich bei offenen Rekonstruktionen ein teilthrombosiertes Insertionsaneurysma femoral rechts von $11 \times 7 \times 8$ cm. Der Prothesenbypass femoropopliteal rechts in deutlicher, ringförmiger Kontrastmittelaufnahme ist in Abb. 23.8 dargestellt.

Therapie Der Patient wurde nach Entnahme von Blutkulturen umgehend in den Operations-

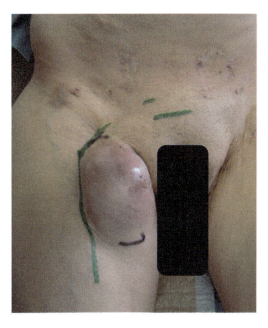

Abb. 23.7 Klinisches Bild eines rupturierten Anastomosenaneurysmas femoral rechts

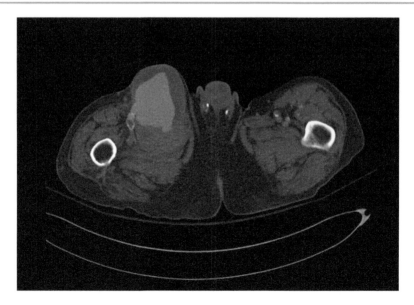

Abb. 23.8 Insertionsaneurysma rechts femoral und Prothesenbypass mit ringförmiger Kontrastmittelaufnahme

saal verbracht. Intraoperativ imponierte der femorofemorale Cross-over-Bypass eingewachsen. Die proximale Anastomose femoral rechts zeigte sich ausgerissen mit einem großen, rupturierten Anastomosenaneurysma (Abb. 23.9).

Der femoropopliteale Bypass war von einer Perimembran umgeben und nicht eingewachsen. Periprothetisch fand sich deutlich Flüssigkeit. Es erfolgte die Entfernung der Kunststoffmaterialien femoropopliteal. Sodann wurde bei fehlender autologer Vene ein Omniflow-II-Interponat vom Cross-over-Bypass End-zu-End auf den Profundahauptstamm eingenäht. Nach distal wurde ein femoropoplitealer Omniflow-II-Bypass angelegt (Abb. 23.10). Die Rekonstruktion wurde mit einem Sartorius-Lappen gedeckt.

In den intraoperativ entnommenen Abstrichen wurde *Corynebacterium afermentans* nachgewiesen. Die nach Abstrichentnahme intraoperativ begonnene Breitbandantibiose mit Piperacillin/Sulbactam wurde nach Normalisierung der Entzündungsparameter abgesetzt. Der Patient wurde mit einer testgerechten oralen Langzeitantibiose mit Cotrimoxazol in die ambulante Weiterbetreuung entlassen.

> **Fazit für die Praxis**
> Manchmal tritt die Protheseninfektion erste Jahre nach der Implantation auf. In unserem Fall kam es zu einer Anastomosenruptur im Anastomosenbereich femoral mit Blutung, was eine umgehende operative Revision nach sich zog. Der femorofemorale Cross-over-Bypass war intraoperativ eingewachsen, sodass wir uns aufgrund der Notfallsituation und bei multimorbiden Patienten nur zum Teilersatz der Rekonstruktion entschieden. Bei fehlendem geeignetem autologem Material erfolgte eine Rekonstruktion der Femoralisbifurkation sowie der femoropoplitealen Strombahn mit oviner Kollagenprothese.

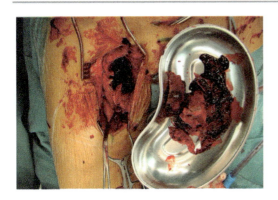

Abb. 23.9 Intraoperativer Situs nach Eröffnung des Anastomosenaneurysmas rechts

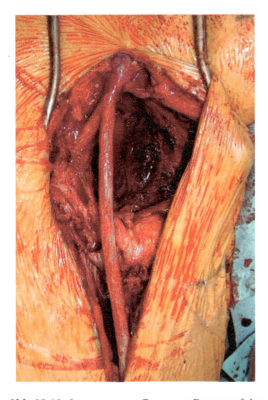

Abb. 23.10 Interponat vom Cross-over-Bypass auf den Profundahauptstamm mit prothetopoplitealem Bypass

Literatur

Chakfé N, Diener H, Lejay A, Assadian O et al (2020) Editor's choice – European Society for Vascular Surgery (ESVS) 2020 clinical practice guidelines on the management of vascular graft and endograft infections. Eur J Vasc Endovasc Surg 59(3):339–384. https://doi.org/10.1016/j.ejvs.2019.10.016. Epub 2020 Feb 5.

Matic P, Tanaskovic S, Babic S, Gajin P, Jocic D, Nenezic D, Ilijevski N, Vucurevic G, Radak DJ (2014) In situ revascularisation for femoropopliteal graft infection: ten years of experience with silver grafts. Vascular 22(5):323–327. https://doi.org/10.1177/1708538113504399. Epub 2013 Sep 16. PMID: 24043475

Saleem BR, Meerwaldt R, Tielliu IF, Verhoeven EL, van den Dungen JJ, Zeebregts CJ (2010) Conservative treatment of vascular prosthetic graft infection is associated with high mortality. Am J Surg 200(1):47–52. https://doi.org/10.1016/j.amjsurg.2009.05.018. Epub 2010 Jan 15. PMID: 20074700

Töpel I, Audebert F, Betz T, Steinbauer MG (2010) Microbial spectrum and primary resistance to rifampicin in infectious complications in vascular surgery: limits to the use of rifampicin-bonded prosthetic grafts. Angiology 61(5):423–426. https://doi.org/10.1177/0003319709360029. Epub 2010 Mar 8. PMID: 20211934

Gefäßinfektionen nach i.v.-Drogenabusus

24

Martin Schomaker und Andreas Greiner

Inhaltsverzeichnis

24.1 Zusammenfassung... 255
24.2 Fallbeispiele... 257
    24.2.1 Infiziertes Pseudoaneurysma nach wiederholter i.v.-Drogenapplikation.................................. 257
    24.2.2 Pseudoaneurysmarezidiv nach Drogeninjektion in ein PTFE-Interponat............................... 258
Literatur.. 260

24.1 Zusammenfassung

Laut Angaben der WHO (WHO World Drug Report 2021) gibt es weltweit ca. 270 Mio. drogenabhängige Menschen. Das entspricht ca. 5,5 % der Weltbevölkerung im Alter zwischen 15 und 56 Jahren. Man vermutet, dass sich im Jahr 2021 fast 11 Mio. Menschen intravenös Drogen appliziert haben. Bei der Behandlung dieser Patient*innen müssen viele Faktoren bedacht werden.

Dieses Kapitel beschreibt mögliche Therapieoptionen nach i.v.-Drogenabusus.

M. Schomaker (✉) · A. Greiner
Klinik für Gefäßchirurgie, Charité – Universitätsmedizin Berlin, Berlin, Deutschland
E-Mail: martin.schomaker@charite.de
E-Mail: andreas.greiner@charite.de

Drogenassoziierte Erkrankungen stellen nicht nur für die Patient*innen, sondern auch für das behandelnde medizinische Personal ein nicht zu unterschätzendes Risiko dar. Im Jahr 2019 wurden in Europa bei 5,5 % der neu diagnostizierten HIV-Fälle Drogeninjektionen als Ursache gefunden. Die Tendenz ist zwar in den letzten 10 Jahren sinkend, aber die Gesamtzahl der Fälle ist trotzdem relevant (Europäischer Drogenbericht 2021).

Ein weiteres Problem und wichtiger Faktor für den Behandlungserfolg ist die hohe Rückfallrate (ca. 60–70 % bei heroinabhängigen Menschen) auch nach Jahren der Abstinenz. Daher ist die begleitende psychiatrische und sozialmedizinische Behandlung für den langfristigen Erfolg der gefäßchirurgischen Behandlung unabdingbar. Unter den i.v.-Drogenabhängigen gibt es einen hohen Anteil an Obdachlosigkeit, was die ambulante Weiterversorgung enorm erschwert. Die Anbindung an spezielle Versorgungseinrichtungen sollte angestrebt werden, ist aber nicht in jeder Region verfügbar. Zudem setzt es die Compliance der Patient*innen voraus.

Die wiederholten Punktionen mit verunreinigten Utensilien führen im Laufe der Zeit häufig zu Gefäßkomplikationen. Die arterielle Fehlpunktion mit daraus folgendem infiziertem Pseudoaneurysma und die tiefe Beinvenenthrombose mit der Gefahr einer septischen Lungenarterienembolie sind die häufigsten Komplikationen bei i.v.-drogenabhängigen Patient*innen (Mankeller et al. 2004).

Venöse Komplikationen wie z. B. Thrombophlebitiden oder tiefe Beinvenenthrombosen können im Gegensatz zu arteriellen Komplikationen in der Regel konservativ behandelt werden. Eine der häufigsten Gefäßinfektionen bei i.v.-Drogenabusus ist das infizierte Pseudoaneurysma in der Leiste, meist von der A. femoralis communis oder der A. femoralis superficialis, seltener von der A. profunda femoris ausgehend. Grundsätzlich sind aber immer auch kombinierte Verletzungen, z. B. mit Beteiligung der Vene, möglich. Die Gefäßwand ist in diesen Fällen meistens deutlich über die Wandläsion hinaus entzündlich verändert und nicht selten arrodiert. Daher ist eine einfache Übernähung der Läsion wie bei einem Punktionsaneurysma nach steriler Katheteruntersuchung nicht immer erfolgversprechend. Grundsätzlich ist eine Direktnaht aber möglich, wenn die Größe des Defekts dies erlaubt. In der Literatur findet man unterschiedlich große Fallserien mit verschiedenen Therapieansätzen. Einheitliche Therapieempfehlungen sowie prospektive oder gar randomisierte Untersuchungen gibt es für drogenabhängige Patient*innen jedoch nicht.

Die endovaskuläre Therapie von infizierten Pseudoaneurysmen ist noch kein etabliertes Verfahren bei drogenabhängigen Patient*innen. In allen vorhandenen Publikationen wurden gecoverte Stents zum Verschluss des Pseudoaneurysmas in der AFC bzw. AFS verwendet. Zusätzlich erfolgte in der Regel ein Wunddébridement mit anschließender Vakuumtherapie für die lokale Infektkontrolle. Die Ergebnisse des Kurzzeit-Follow-ups sind vielversprechend und zeigen eine sichere Versorgung der Läsion ohne Rezidivinfektion (Zhang et al. 2022; Xu et al. 2018; Domanin et al. 2017; Fu et al. 2015; Lupattelli et al. 2009). Aufgrund der hohen Gefahr einer erneuten Bakteriämie bei persistierendem i.v.-Drogenabusus muss die endovaskuläre Therapie von infizierten Pseudoaneurysmen bis zum Vorliegen von Langzeitdaten jedoch noch kritisch diskutiert werden.

Eine auch international häufig angewandte Therapieoption stellt die Ligatur der Arterie ohne primäre Rekonstruktion dar. Das vermutete und in einzelnen Fallberichten beschriebene erhöhte Risiko für Extremitätenischämien konnte in größeren Fallserien nicht belegt werden (Singh et al. 2021). Eine reine Kollateralversorgung des Beines nach Ligatur führt jedoch in den meisten Fällen zu einer gerade für junge Menschen relevanten Einschränkung der Gehstrecke (Claudicatio intermittens), welche man mit einer primären Rekonstruktion verhindern kann.

Am häufigsten erfolgt die anatomische Rekonstruktion der arteriellen Strombahn. Verletzungen der Gefäßwand, welche maximal die Hälfte der Zirkumferenz betreffen, werden üblicherweise mit einem Patch versorgt. Als Material wird beim Infekt in der Regel Vene verwendet. Ist keine geeignete Vene verfügbar, kann z. B. auf einen bovinen Perikardpatch zurückgegriffen werden.

Bei Verletzung von mehr als 50 % der Zirkumferenz erfolgt die Resektion der Arterie und die Rekonstruktion mit einem Veneninterponat. Hierfür wird in der Regel die ipsi- oder kontralaterale reversierte Vena saphena magna oder die Vena saphena parva verwendet. In Ausnahmefällen kann auch die tiefe Vene verwendet werden. Die oberflächlichen Armvenen sind nach häufig langwierigem i.v.-Drogenkonsum in der Regel nicht als Interponat geeignet.

Wenn nicht ausreichend Vene für ein Interponat verfügbar ist, dann bleibt für die anatomische Rekonstruktion nur die Verwendung eines Homografts oder einer biosynthetischen Prothese. Kunststoff sollte im infizierten Bereich auch im Hinblick auf die hohe Rückfallrate (60–70 %) nicht verwendet werden. In jedem Fall sollte man über eine Sartoriusplastik zur Deckung der Rekonstruktion nachdenken.

Wenn die Resektion der Arterie notwendig, eine anatomische Rekonstruktion aber nicht möglich ist, dann bleibt die extraanatomische Revaskularisierung. Für die am häufigsten betroffene Region, die Leiste, hat sich der Obturatorbypass durchgesetzt (Zenunaj et al. 2020; Dunphy et al. 2021). Bei i.v.-Drogenabhängigen mit einer bestehenden tiefen Bein-/Beckenvenenthrombose muss bedacht werden, dass im kleinen Becken ausgeprägte Kollateralvenen vorhanden sein können, die die Präparation der Iliakalarterien deutlich erschweren und das Blutungsrisiko erheblich steigern können. Die Wahl des Bypassmaterials wird in der Literatur diskutiert. Grundsätzlich erscheint trotz extraanatomischer Rekonstruktion die Verwendung von autologer Vene sinnvoll. Aufgrund der sehr rigiden Membrana obturatoria kann es bei der Verwendung von Venen leichter zur Abknickung des Bypasses kommen als bei Verwendung einer beringten PTFE-Prothese. Alternativ zum Obturatorbypass kann ein lateraler iliakofemoraler Bypass oder ein transossärer iliakofemoraler Bypass, der ebenfalls lateral verläuft, angelegt werden (Enzmann et al. 2019).

24.2 Fallbeispiele

24.2.1 Infiziertes Pseudoaneurysma nach wiederholter i.v.-Drogenapplikation

Klinik Selbsteinweisung eines 38-jährigen Patienten mit seit 2–3 Tagen zunehmenden Schmerzen in der linken Leiste. Es besteht ein aktiver Kokain- und Heroinkonsum mit zwei i.v.-Injektionen pro Tag. Die letzte Injektion erfolgte am Vormittag, jedoch nicht in die betroffene Stelle. Es zeigt sich eine livide verfärbte, sehr schmerzhafte, pulsierende Schwellung in der linken Leiste mit deutlich entzündlicher Umgebungsreaktion. Arme und Beine weisen multiple Punktionsstellen sowie alte Abszessnarben auf.

Diagnostik Im Aufnahmelabor zeigt sich eine Erhöhung des CRP auf 106 mg/l sowie eine Leukozytose von 13.000. Abgesehen von einer leichten Erhöhung der Transaminasen ist der Laborbefund unauffällig. Nach Abnahme von Blutkulturen wird eine kalkulierte Antibiotikatherapie mit Tazobactam/Piperacillin begonnen. Aufgrund starker Schmerzen ist eine duplexsonographische Untersuchung nicht zielführend, sodass eine Computertomographie durchgeführt wird. Hier zeigt sich ein großes, 7,5 × 5 cm messendes Aneurysma spurium (Abb. 24.1) mit umgebender Entzündungsreaktion und nahezu vollständiger Kompression der V. femoralis communis. Als zusätzlicher Befund zeigt sich eine abgebrochene Nadelspitze ventral des Aneurysmas (Abb. 24.2).

Therapie Zunächst wird die abgebrochene Nadelspitze röntgengestützt aufgesucht und geborgen. Es werden Abstriche und Gewebeproben entnommen. Nach einem ausgiebigen

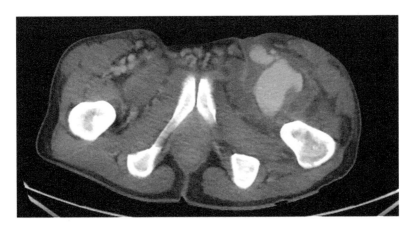

Abb. 24.1 CT-Angiographie mit großem Aneurysma spurium

24.2.2 Pseudoaneurysmarezidiv nach Drogeninjektion in ein PTFE-Interponat

Klinik Einlieferung eines 48-jährigen Patienten durch den RTW, nachdem er in einer U-Bahnstation aufgefunden wurde. Er berichtet über seit 1 Monat bestehende Schmerzen in der linken Leiste. Der Patient ist im Polamidon-Substitutionsprogramm mit jedoch aktivem Beikonsum von Heroin, zuletzt am Vormittag. Am Vormittag habe sich aus der betroffenen Leiste aus einer Wunde Blut und Eiter entleert. Anamnestisch gibt er an, bereits aufgrund einer Blutung nach Drogenapplikation in einem anderen Krankenhaus operiert worden zu sein. Über den genauen Zeitpunkt sowie die Art der Behandlung kann er keine Auskunft geben. Bei der Untersuchung zeigt sich eine OP-Narbe in der Leiste mit einem Porus, aus dem sich putrides Sekret entleert. Die Leiste ist stark gerötet.

Diagnostik Im Aufnahmelabor zeigen sich normale Leukozyten bei deutlich erhöhtem CRP von 189 mg/l. Es besteht eine Blutungsanämie mit einem Hämoglobinwert von 7,8 g/dl. Die übrigen Laborwerte sind bis auf leicht erhöhte Transaminasen normal. Nach Abnahme von Wundabstrichen wird eine kalkulierte Antibiotikatherapie mit Clindamycin begonnen. Sonographisch besteht der Verdacht auf ein Aneurysma spurium bei insgesamt sehr schlechten Schallbedingungen. Daher wird die Diagnostik erweitert und eine CT-Angiographie durchgeführt. Hier zeigt sich ein Kontrastmittelaustritt ventral der Gefäßrekonstruktion mit großem Hämatom (9,7 × 3,9 cm) (Abb. 24.3 und 24.4).

Therapie Nach Leistenfreilegung findet sich ein PTFE-Protheseninterponat zwischen distaler A. iliaca externa und A. femoralis communis, welches nach wiederholter Punktion einen großen ventralen Defekt aufweist (Abb. 24.5). Das Interponat ist von reichlich infiziertem Hämatom umgeben. Da der Patient trotz bereits durch-

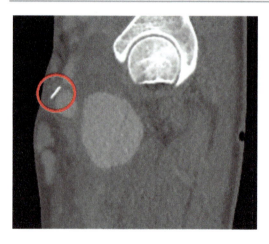

Abb. 24.2 CT-Angiographie mit abgebrochener Nadelspitze ventral des Aneurysmas

Débridement und Jet-Lavage des Wundgebietes erfolgt die partielle Resektion der A. femoralis communis und die Interposition der reversierten V. saphena magna der ipsilateralen Seite. Das Gefäß wird mit einer Sartoriuslappenplastik gedeckt und anschließend ein Vakuumverband angelegt. Nach 2 Vakuumverbandswechseln kann die Wunde sekundär verschlossen werden. Nach Erhalt der mikrobiologischen Ergebnisse wird das Antibiotikum resistogrammgerecht auf Penicillin deeskaliert und oralisiert, sodass der vorhandene Venenzugang, welcher häufig von den Patient*innen für die Drogenapplikation genutzt wird, entfernt werden kann.

> **Fazit für die Praxis**
>
> Abgebrochene Nadeln als Ursache für Infektionen sind nicht immer wie im vorliegenden Beispiel in der bildgebenden Diagnostik zu sehen. Dies sollte bei der manuellen Wundexploration bedacht werden. Wir entschieden uns mit dem Wissen der verbliebenen Nadel für eine Durchleuchtung zur genauen Lokalisierung und sicheren Entfernung der Nadel.

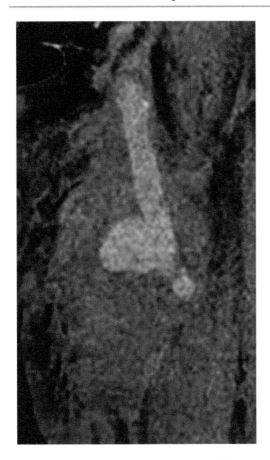

Abb. 24.3 Kontrastmittelaustritt aus dem PTFE-Interponat in der CT-Untersuchung (sagittal)

geführter Gefäßrekonstruktion weiter auf der betroffenen Seite Drogen injizierte, entschließen wir uns für eine extraanatomische Rekonstruktion mittels Obturatorbypass. Nach ausgiebigem Débridement und Jet-Lavage der Wunde wird ein Vakuumverband angelegt. Anschließend erfolgt eine erneute Desinfektion, eine vollständig neue Abdeckung des OP-Gebietes sowie ein Wechsel der sterilen Kleidung der Operateure und ein Wechsel der Instrumente. Danach wird ein Obturatorbypass mit PTFE-Prothese unter Umgehung der Leistenwunde mit Anschluss auf die A. poplitea im P1-Segment angelegt. Nach Erhalt der mikrobiologischen Ergebnisse muss die antibiotische Therapie um Penicillin erweitert werden. In der Folge wird die Leistenwunde mittels Vakuumtherapie konditioniert und kann schließlich sekundär verschlossen werden.

Fazit für die Praxis

Der vorliegende Fall bestätigt die Problematik der hohen Rückfallrate. Der Patient hat trotz Polamidon-Substitution einen hochaktiven Beikonsum und hat sich trotz bereits stattgehabter Komplikation mit alloplastischer Rekonstruktion weiterhin Heroin in die betroffene Leiste injiziert. Dies war auch der Grund, weshalb wir uns gegen eine erneute anatomische Rekonstruktion mit autologem Material und für eine extraanatomische Lösung entschieden.

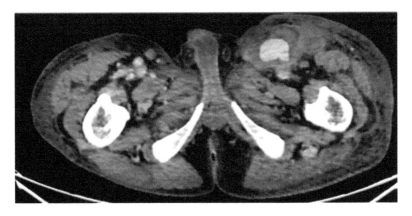

Abb. 24.4 Kontrastmittelaustritt aus dem PTFE-Interponat in der CT-Untersuchung (axial)

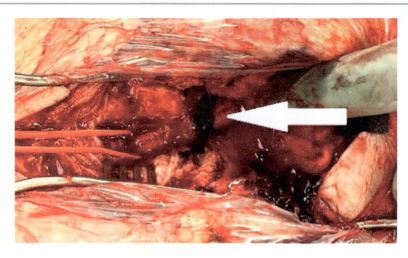

Abb. 24.5 Intraoperativer Befund – große Läsion des PTFE-Protheseninterponates

Literatur

Domanin et al (2017) Emergency hybrid approach to ruptured femoral pseudoaneurysm in HIV-positive intravenous drug abusers. Ann Vasc Surg 40(297):e5-297.e12

Dunphy et al (2021) Results of obturator foramen bypass in patients with groin infection and arterial involvement. Ann Vasc Surg 75:144–149

Enzmann et al (2019) Trans-iliac bypass grafting for vascular groin complications. Eur J Vasc Endovasc Surg 58:930e935

Europäischer Drogenbericht (2021) https://www.emcdda.europa.eu/publications

Fu et al (2015) Stent-graft placement with early debridement and antibiotic treatment for femoral pseudoaneurysms in intraveous drug addicts. Cardiovasc Intervent Radiol 38:565–572

Lupattelli et al (2009) Emergency stent grafting after unsuccessful surgical repair of mycotic common femoral artery pseudoaneurysm in a drug abuser. Cardiovasc Intervent Radiol 32:347–351

Mankeller et al (2004) Untersuchung von Gefäßkomplikationen nach Punktion der Femoralgefäße bei intravenösem Drogenabusus. Zentralbl Chir 129:21–28

Singh et al (2021) Ligation alone versus immediate revascularization for femoral artery pseudoaneurysms secondary to intravascular drug use: a systematic review and meta-analysis. Ann Vasc Surg 73:473–481

WHO World Drug Report (2021) https://www.unodc.org/unodc/en/data-and-analysis/wdr2021.html

Xu et al (2018) Clinical evaluation of covered stents in the treatment of superficial femoral artery pseudoaneurysm in drug abusers. Mol Med Rep 17:4460–4466

Zenunaj et al (2020) Revascularisation through the obturator foramen of lower limbs with a compromised ipsilateral groin due to infection. Ann R Coll Surg Engl 102:14–17

Zhang et al (2022) Outcomes of covered stents with vacuum sealing drainage for treatment of infected femoral pseudoaneurysms in intravenous drug addicts. Ann Vasc Surg 81:300–307

Der infizierte Dialyseshunt

Thomas Betz

Inhaltsverzeichnis

25.1 Zusammenfassung... 261
25.2 Fallbeispiele.. 262
    25.2.1 Infektion eines Oberschenkel-Loop-Shunts mit Ausbau der Prothese...... 262
    25.2.2 Infektion eines Oberschenkel-Loop-Shunts mit Erhalt der Prothese...... 264
Literatur.. 265

25.1 Zusammenfassung

Infektionen des Hämodialysezuganges sind häufige Komplikationen und stellen wegen der weitreichenden systemischen (Sepsis, Endokarditis) und lokalen Konsequenzen (drohender Verlust des Dialysezugangs) eine Herausforderung im klinischen Alltag dar (Neckerauer et al. 2020). Infektionen von Vorhofkathetern sind hierbei am häufigsten. Im Vergleich zum Prothesenshunt und zum autologen Shunt ist bei liegendem Vorhofkatheter das Risiko für eine Bakteriämie 10-fach erhöht (Taylor et al. 2004). Zentralvenöse Katheter sollten daher nur dann als langfristiger Gefäßzugang Verwendung finden, wenn alle Möglichkeiten der Anlage einer arteriovenösen Fistel oder einer Gefäßprothese erschöpft sind (Girndt et al. 2019). Durch einen Wechsel des Hämodialysezuganges auf eine AV-Fistel (autolog/Prothese) sinkt zudem die Rate an Hospitalisationen und die Mortalität der Dialysepatienten signifikant (Lacson et al. 2010; Allon et al. 2006), was unbedingt vor der Einleitung der Dialyse bei Planung des Hämodialysezuganges Beachtung finden sollte.

Vorhofkatheter sind bei nachgewiesener Katheterinfektion grundsätzlich zu entfernen (Girndt et al. 2019). Das Therapieregime bei Infektionen von autologen Shunts und Prothesenshunts wird durch die Klinik, die Lokalisation (partiell, total) und Schwere der Infektion (lokal, systemisch) sowie die Shuntsonographie bestimmt (Neckerauer et al. 2020). Mit dieser können die Ausdehnung der Shuntinfektion (periprothetische Flüssigkeit, Abszedierung) sowie Veränderungen der Struktur der Shuntprothese (Aneurysmata, Integrität der Prothese) schnell

---

Dieses Kapitel beschreibt mögliche Therapieoptionen bei infizierten Dialyseshunts.

T. Betz (✉)
Klinik für Gefäßchirurgie, Krankenhaus St.Elisabeth Straubing, Straubing, Deutschland
E-Mail: thomas.betz@klinikum-straubing.de

und sicher detektiert werden. Die Therapie gestaltet sich oftmals beim multipel voroperierten, multimorbiden und häufig immunsupprimierten Shuntpatienten schwierig. Bei umschriebenen Infektionen von nativen Fisteln kann häufig eine Ausheilung durch antibiotische Therapie oder lokale chirurgische Maßnahmen erreicht werden. Um Punktionsstrecke zu erhalten und um in der Infektsituation einen zentralvenösen Katheter zu vermeiden, kann bei umschrieben infizierten Prothesenshunts ein Teilausbau mit Implantation eines Interponates in aseptischer Umgebung erfolgen. Sind die Anastomosen des Shunts beteiligt, muss ein Komplettausbau der Prothese erfolgen und die Arterie mit autologem Material rekonstruiert werden (Lok et al. 2019). Im Vergleich zum Komplettausbau ist der Teilausbau jedoch mit einer höheren Reinfektionsrate assoziiert (Liu et al. 2020). Unbestritten bleibt die Behandlung dieser multimorbiden und oftmals multipel voroperierten Patienten für den Shuntchirurgen eine Herausforderung. Die Möglichkeit des Erhaltes des Hämodialysezugangs sowie das Vorhandensein alternativer Zugangswege sollten beim Shuntinfekt immer zusätzlich in die Therapieentscheidung miteinfließen. Im Folgenden werden zwei Fallbeispiele von Infekten von AV-Oberschenkel-Loops dargestellt und diskutiert.

25.2 Fallbeispiele

25.2.1 Infektion eines Oberschenkel-Loop-Shunts mit Ausbau der Prothese

Klinik Eine 63-jährige dialysepflichtige Patientin wurde uns von extern mit Verdacht auf Shuntprotheseninfektion zuverlegt. Bei zystischer Degeneration der Eigennieren war bereits zweimal eine Nierentransplantation durchgeführt worden. Aufgrund eines Transplantatversagens bei unklarem Infekt musste bei der Patientin die Niere entfernt und erneut eine Hämodialyse durchgeführt werden. Bei zentralvenösen Verschlüssen war bei der Patientin mangels fehlender alternativer Zugangswege ein Oberschenkel-Loop-Shunt links angelegt worden, welcher bei Verschluss 6 Wochen zuvor thrombektomiert und bei hochgradiger venöser Anastomosenstenose dilatiert worden war. Klinisch zeigte sich in den Punktionsarealen im Bereich des linken ventralen Oberschenkels links eine gerötetes, pulsierendes Areal im Bereich des Scheitelpunktes der Shuntprothese mit umschriebener Hautnekrose (Abb. 25.1).

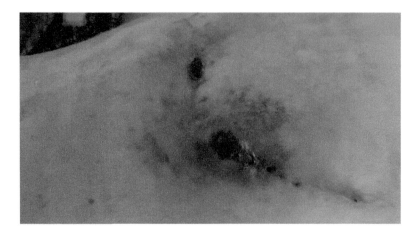

Abb. 25.1 Infekt im Bereich des Scheitelpunktes der Prothese

Fieber oder Schüttelfrost wurden von der Patientin verneint. Neben der terminalen Niereninsuffizienz bestanden bei der Patientin ein Z. n. biologischem Aortenklappenersatz bei hochgradiger Aortenklappenstenose sowie ein Z. n. Trikuspidalklappenrekonstruktion bei hochgradiger Trikuspidalklappeninsuffizienz. Zusätzlich fand sich ein Z. n. Implantation eines 2-Kammer-ICD mit Marcumar-Dauertherapie. Die Patientin wurde stationär aufgenommen.

Diagnostik Laborchemisch zeigte sich ein CRP-Wert von 63,3 mg/l, die Leukozytenzahl war mit 7,92 /nl normwertig. Duplexsonographisch imponierte die Shuntprothese perfundiert und im Bereich des Scheitelpunktes mit periprothetischem Flüssigkeitssaum und einem Pseudoaneurysma (Abb. 25.2). Im proximalen Anteil des venösen und arteriellen Schenkels imponierte die Prothese inkorporiert. Es erfolgte die Entnahme von seriellen Blutkulturen und Wundabstrichen.

Therapie Mangels Therapiealternativen und bei lokal begrenztem Infekt entschlossen wir uns zu einem Teilausbau der Shuntprothese im Bereich des Scheitelpunktes. Nach Débridement und Spülung mit hypochlorer Säure (©Granudacyn) wurde der Scheitel des Shunts mit einer neuen Kunststoffprothese rekonstruiert, welche in einem neuen Durchzugslager verlegt wurde. In den intraoperativ entnommenen Abstrichen hatte sich eine 3-MRGN-Variante von *E. coli* nachweisen lassen, sodass eine Antibiose mit einem Carbapenem (©Meropenem) begonnen wurde.

Der weitere klinische Verlauf gestaltete sich komplikationsträchtig. Die Patientin entwickelte im Verlauf während des stationären Aufenthaltes eine Kolonischämie, sodass eine erweiterte Hemikolektomie rechts mit endständigem Ileostoma durchgeführt werden musste. Es bildete sich eine Wundheilungsstörung im Bereich der Laparotomienarbe mit Ausriss des Ileostomas, sodass mehrere chirurgische Revisionen notwendig waren. Trotz intensiver chirurgischer Therapie mit Vakuumtherapie kam es nur langsam zu einer Verbesserung der Wundsituation abdominell. Im Verlauf entwickelte die Patientin zusätzlich einen ausgedehnten Infekt mit Nekrosen im Bereich des Oberschenkels, sodass der Dialysezugang aufgegeben und die Kunststoffprothese letztendlich ausgebaut werden musste. Arterie und Vene wurden hierbei übernäht. Als Dialysezugang wurde rechts femoral

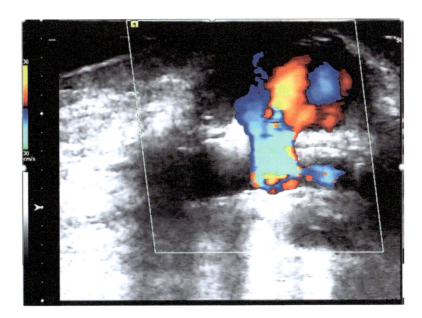

Abb. 25.2 Infizierter Oberschenkel-Loop mit perfundiertem Pseudoaneurysma

ein Vorhofkatheter etabliert. Die Patientin wurde dann nach langem Krankheitsverlauf mit sekundär heilenden Wunden abdominell und femoral in die weitere häusliche Betreuung entlassen.

25.2.2 Infektion eines Oberschenkel-Loop-Shunts mit Erhalt der Prothese

Klinik Bei einer 34-jährigen, immunsupprimierten Dialysepatientin war während der Dialyse im Bereich eines Punktionsareals des Dialyseshunts eine umschriebene Rötung aufgefallen. Fieber, Schüttelfrost oder eine B-Symptomatik wurden verneint. Es bestand ein Z. n. zweifacher Nierentransplantation. Zudem war 2009 bei einem T-Zell-Non-Hodgkin-Lymphom der Herzwand nach Chemotherapie eine orthotope Herztransplantation durchgeführt worden. Bei zunehmendem Transplantatversagen mit rezidivierenden hydropischen Dekompensationen war bei zentralvenösen Verschlüssen ein autologer AV-Loop am Oberschenkel angelegt worden. Dieser musste im Verlauf nach mehreren Revisionen aufgegeben und durch alloplastisches Material ersetzt werden. Nebenbefundlich bestanden bei der Patientin ein arterieller Hypertonus, eine mäßige Trikuspidal- und Mitralklappeninsuffizienz sowie eine HPV-induzierte Dysplasie des Endometriums. Klinisch zeigte sich im Bereich des Scheitelpunktes des AV-Loops im Punktionsareal ein Fistelkanal mit Rötung und Schwellung ohne Druckdolenz (Abb. 25.3). Die Patientin wurde stationär aufgenommen.

Diagnostik Laborchemisch zeigte sich ein normwertiges C-reaktives Protein und eine normwertige Leukozytenzahl. Der Procalcitoninwert lag bei 1,29 ng/ml. Duplexsonographisch imponierte die Shuntprothese perfundiert und eingewachsen. Im Bereich des Punktionsareals zeigte sich ein thrombosiertes Pseudoaneurysma ohne Blutfluss im Powerdoppler und im B-Flow-Mode (Abb. 25.4). Es erfolgte zunächst die Entnahme von seriellen Blutkulturen und Wundabstrichen.

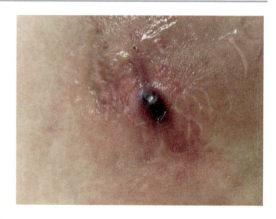

Abb. 25.3 Rötung und Schwellung im Bereich des Punktionsareals

Therapie Bei lokalisiertem Infekt im Bereich des Kunststoff-Loops erfolgte das Freilegen der Shuntprothese oberhalb und unterhalb des infizierten Segmentes, das Ausschneiden der Fistel und des subkutan gelegenen infizierten Prothesenanteils. Es erfolgte ein extensives Débridement. Das Prothesenlager wurde mit hypochlorer Säure (©Granudacyn) gespült. Ein neues Kunststoffinterponat wurde in einem neuen Kanal durchgezogen und mit den eingewachsenen Prothesenenden anastomosiert.

Der weitere Verlauf gestaltete sich regelhaft. Der Shunt wurde in den belassenen Arealen punktiert. Die nach mikrobiologischer Probengewinnung begonnene kalkulierte antibiotische Therapie mit einem Breitspektrumpenicillin (©Piperacillin/Tazobactam) wurde im Verlauf beendet, da sich in den intraoperativ entnommenen Abstrichen auch nach verlängerter Bebrütung und in der Sonikation der Shuntprothese keine Erreger nachweisen ließen. Die Patientin wurde mit reizlosen Wundverhältnissen in die ambulante Weiterbetreuung entlassen.

> **Fazit für die Praxis**
> Während die Infektionsraten bei autologen Shunts und Prothesenshunts niedrig sind, liegen sie bei alloplastischen Oberschenkel-Loop-Shunts bei 18 % (Antoniou et al. 2009). In unserem 1. Fall führte

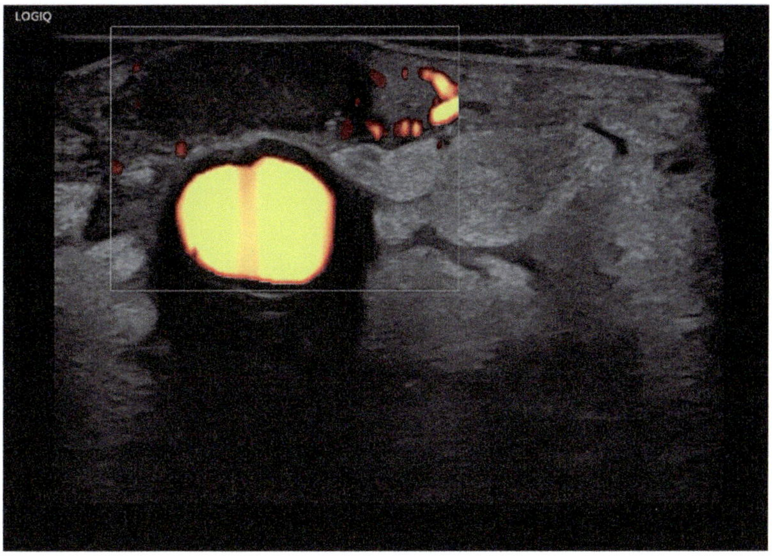

Abb. 25.4 Thrombosiertes Pseudoaneurysma im Bereich des Punktionsareals

ein Teilersatz der Shuntprothese, welcher bei lokal begrenzter Infektionen und eingeschränkten weiteren Therapieoptionen durchgeführt wurde, nicht zur Abheilung. Die abdominelle Wundinfektion führte zum generalisierten Infekt und zum Ausbau der Shuntprothese. Der komplikationsträchtige Verlauf unterstreicht die Problematik von alloplastischem Material in infektgefährdeten Regionen. Die Anlage zum alloplastischen AV-Loop am Oberschenkel sollte daher nur gestellt werden, wenn sämtliche andere Therapieoptionen erschöpft sind. In unserem 2. Fall führten am ehesten Arealpunktionen zum Pseudoaneurysma mit Fistel und umschriebenen Infekt. Neben der Patientenschulung, -aufklärung und dem aseptischen Arbeiten bei der Punktion der AV-Fistel, spielt die Wahl der Punktionstechnik eine wichtige Rolle. Strickleiterpunktionen sollte der Vorzug vor Arealpunktionen gegeben werden, um Shuntstenosen und -aneurysmen zu vermeiden und das Risiko für eine Shuntinfektion zu verringern (Pinto et al. 2022).

Die Abbildungen wurden freundlicherweise zur Verfügung gestellt von: PD Dr. med. Franz Putz, Klinik für Nephrologie, Universitätsklinikum Regensburg.

Literatur

Allon M, Daugirdas J, Depner TA, Greene T, Ornt D, Schwab SJ (2006) Effect of change in vascular access on patient mortality in hemodialysis patients. Am J Kidney Dis 47(3):469

Antoniou GA, Lazarides MK, Georgiadis GS et al (2009) Lower-extremity arteriovenous access for haemodialysis: a systematic review. Eur J Vasc Endovasc Surg 38:365–372

Girndt M, Backus G, Beige J et al (2019) Leitlinie zu Infektionsprävention und Hygiene 2019. Deutsche Gesellschaft für Nephrologie e. V.

Lacson E, JR, Wang W, Lazarus JM, Hakim RM (2010) Change in vascular access and hospitalization risk in long-term hemodialysis patients. Clin J Am Soc Nephrol 5:1996–2003

Liu RH, Fraser CD 3rd, Zhou X, Beaulieu RJ, Reifsnyder T (2020) Complete versus partial excision of infected arteriovenous grafts: Does remnant graft material impact outcomes? J Vasc Surg 71(1):174–179. https://doi.org/10.1016/j.jvs.2019.03.062. Epub 2019 Jun 24. PMID: 31248761

Lok CE, Huber TS, Lee T et al (2020) KDOQI Vascular Access Guideline Work Group. KDOQI clinical practice guideline for vascular access: 2019 update. Am J Kidney Dis. 75:S1–S164

Neckerauer K, Thanovich S, Karl T (2020) Infektionen in der Shuntchirurgie. Gefäßchirurgie 2020(25):643–648. https://doi.org/10.1007/s00772-020-00685-620

Pinto R, Sousa C, Salgueiro A et al (2022) Arteriovenous fistula cannulation in hemodialysis: a vascular access clinical practice guidelines narrative review. J Vasc Acc 23(5):825–831

Taylor G, Gravel D, Johnston L et al (2004) Incidence of bloodstream infection in multicenter inception cohorts of hemodialysis patients. Am J Infect Control 32:155

Stichwortverzeichnis

A
Abstrich, 35
Adhärenz, mikrobielle, 27
Adhäsine, 28
Allograft, 85, 86, 89, 91
    aortoiliakaler, 89
    Bestellung, 90
    kryokonservierter, 84
    peripherer, 89
Allograftruptur, 89
Alloplastisches Material, 105
Allotransplantation, 85
Amikacin, 176
Anästhesie, totale intravenöse, 194
Anastomosenruptur, 88
Aneurysma, mykotisches, 234
Aneurysma spurium, 258
Antibiotic-Stewardship, 214
Antibiotikagabe, 27
    Dosierung, 168
    lebenslange, 233
    optimales Zeitfenster, 166
    prophylaktische, 24
    therapeutische, 164
Antibiotikum, 164
Antiinfektiva, 217
Aortenchirurgie, 191
Aortenprothese, 53, 56, 211, 221
    Infekt, 52
Aortenresektion, 209
Aortenstumpfausriss, 242
Aortenstumpfverschluss, 54, 55
Aortitis, septische, 145
Aortitis, 231
    infektiöse, 232
    septische, 231
Armvene, 80
Arrosionsblutung, septische, 215
Arrosionsblutung, 186
    septische, 67
Arteria mesenterica superior, 237
Arterie, supraaortale, 123
ASA-Eingruppierung, 194
Aufklärung, 190
Autologes Material, 148, 247
Avibactam, 174

B
Bakteriämie, 256
Bakteriophagen, 133
Ballonblockade, intraoperative, 68
Bauchaortenchirurgie, 196
BCG-Infektion, 177
BCG-Instillation, 177
Betalaktamase, 173
Bifurkationsprothese, 99
Bildgebung, 41
Bildnachverarbeitungsstation, 66
Biofilm, 7, 8, 118
Biofilmgängigkeit, 168
Biopsie, 214
Blasenkarzinom, 177
Blutdruckmessung, 195
    invasive, 196
Blutkultur, 36
Breitspektrumantibiotikum, 166
Bridging, 63
Bunt-Klassifikation, 15
Bypass, 53
    axillobifemoraler, 212
    axillodistaler, 57
    axillofemoraler, 54
    karotidokarotidaler, 223
    lateraler, 57
    xenogener, 100
Bypassausbau, 248
Bypassrevision, 248

C
Cefiderocol, 175
Ceftazidim, 174
Ceftolozan, 174
Cephalosporin-Antibiotikum, 175
Child-Pugh-Score, 192
Clarithromycin, 176
Computertomographie, 42

Coxiella burnetii, 176
Cross-over-Bypass, 56, 218, 251
CryoLife, 86
CT-Angiographie, 209

D
Dabigatran, 192
Dacron-Prothese, 107
Daptomycin, 172
Darmresektion, 149
Débridement, 185
Degeneration, 89
DGFG, 85
Diabetes mellitus, 193
Diagnostik, 32
Diffusionsbildgebung, 43
Dithiothreitol-Assay, 37
Drainage, 185, 246
   perkutane, 184
Drogenabusus, 255
   intravenöser, 256
Duodenalulkus, 227
Duplexsonographie, 73

E
EHB, 86, 91
Endograftimplantation, 9
Endograftinfektion, thorakale, 184
Endoprothese, 63, 213
   Infektion, 5, 242
Endo-VAC-Therapie, 124, 184
Endovaskuläres Bridging, 225
Endovaskuläre Therapie, 62
Enterococcus faecalis, 216
Entzündung, chronische, 231
Ernährungstherapie, 198
Erreger, 9
   gramnegative, 9
   grampositive, 9
   multiresistente, 173
   multiresistente gramnegative, 9
Erregernachweis, 165
Erregerspektrum, 164
Erregerspezies, 34
EUCAST, 168
Eversion, 227
Explantation, 212

F
F-18-FDG-PET, 45
Fehlpunktion, arterielle, 256
Fistel, 128
   aortoduodenale, 225, 243
   aortoenterale, 5, 65
      primäre, 144
      sekundäre, 145, 222

   aortointestinale, 143
   aortokutane, 245
   aortoösophageale, 146, 149, 185, 205
   arteriovenöse, 261
Fluorchinolon, 173, 176
Fosfomycin, 172
Frühinfektion, 6, 53

G
Gastroepiploische Arkade, 157
Gastroskopie, 224
Gefäßprotheseninfektion, 4
   periphere, 247
Gefäßprothesenmaterial, 27
   antimikrobielle Kunststoffe, 27
Gerinnungssystem, 197
Gewebebank, 86
Gewebebiopsie, 35
Großgefäßvaskulitis, 231

H
Hämatemesis, 222
Hämodialysezugang, 261
Handschuhperforation, 25
Hautantiseptik, 24
Hautnekrose, 262
Hemmkonzentration,
   minimale, 28
Heroinabusus, 257
High-Grade-Infektion, 7
Homograft, 256
Hybrideingriff, 63
Hybrid-Operationssaal, 66
Hypothermie, 198

I
Idarucizumab, 192
Immunantwort, 8
Infektchirurgie, 51
Infektion, 3
   endogene, 7
   exogene, 7
   nosokomiale, 3
   Risikofaktoren, 9
Infektion
   nosokomiale, 14
Infektresistenz, 100, 106
   Erhöhung, 106
Insertionsaneurysma, 251
In-situ-Rekonstruktion, 56, 212
Insulingabe, 193
InterGard-Silver-Prothese, 114
InterGard-Synergy-Prothese, 115
Interkostallappen, 157
Intrakavitäre (Stent-)Protheseninfektion, 124
Inzisionsfolie, 26

K

Kapnographie, 196
Kardiovaskuläres System, 190
Karotis-TEA, 6
KDIGO-Leitlinie, 192
Keimnachweis, 35
Klassifikation, 14
    nach Szilagyi, 14
Kontrastmittelaufnahme, 233
Krankenhaus-Infektions-Surveillance-System, 4
Kryokonservierung, 84
Kunststoff-Loop-Shunt, 264

L

Laktatazidose, 193
Langzeitantibiose, 219
Langzeitmortalität, 187
Langzeittherapie, 150
Lappenstiel, 161
Leberfunktion, 192
Leiste, infizierte, 57
Leistenregion, 51
Leukozytenszintigraphie, 44, 48
Liquordrainage, 195, 198
Low-Grade-Infektion, 6
Luft, ektope, 42
Luftführung, gerichtete, 25

M

Magenblutung, 227
MAGIC-Klassifikation, 13, 16, 18
    Majorkriterien, 19
    Minorkriterien, 19
Magnetresonanztomographie, 43, 48
Makrolid, 176
Materialkunde, 67
MELD-Score, 192
Membrana obturatoria, 257
Mesenterialwurzel, 238
Mesenterikographie, 238
Metabolisches Äquivalent, 190
Methicillin-resistente Staphylokokken, 9, 108, 214
    koagulasenegative, 167
Molekularbiologische Nachweismethoden, 36
Mupirocin, 26
Musculus rectus abdominis, 160
Musculus rectus femoris, 159
Musculus sternocleidomastoideus, 156

N

Nadelspitze, 257
Nahtaneurysma, 213
Nahtmaterial, antibakteriell imprägniertes, 26
NAIS, 78, 226
Nellix-System, 225
Neo-Aortenbifurkation, 226
Nervus femoralis, 159

Netz, großes, 157
Nierenretentionsparameter, 198
Nierentransplantation, 264
NOAK-Therapie, 191
NT-proBNP-Wert, 191
NWPT-Schwamm-System, 156

O

Obturatorbypass, 57, 58, 257
Octenidindihydrochlorid, 26
Omentum majus, 79
Omentumplastik, 78, 158, 218
    gestielte, 157
Omniflow-II-Prothese, 96, 101, 102, 119
OP-Dringlichkeit, 190
Operation, extraanatomische, 54
Opioide, 198
Ösophagogastroduodenoskopie, 147
Ösophagogastroskopie, 207
Ösophagusstent, 150
Oversizing, 67

P

Patch, biologischer, 58
Patient-Blood-Management, 197
Pectoralis-major-Lappen, 156
Periduralkatheter, 195
Perigraftreaktion, 101
Perikard, 96
    bovines, 96, 101, 228, 243
    equines, 97, 101
    porcines, 97
    xenogenes, 102
Perikardpatch, 256
Perikard-Tube, 100
Perimembran, 252
PET, 48
PET-CT-Untersuchung, 242
Pharmakokinetik, 180
Polamidon-Substitutionsprogramm, 258
Polymerase Chain
    Reaction (PCR), 37
Polysaccharidadhäsine, 35
Polytetrafluoroethylen, 120
Postimplantationssyndrom, 32
Prävention, 23
Primärprävention, 23
Probengewinnung, 31, 165
Prophylaxe, perioperative, 166
Prothesenausbau, 244
Protheseninfektion, 32, 61
    aortale, 16
    periphere, 247
    zentrale, 72
Protonenpumpeninhibitor, 229
Pseudoaneurysma, 33, 42, 231, 256
Psoasabszess, 215, 216
Pulsoxymetrie, 196

R

Rectus-femoris-Lappen, 159
Reinfektion, 229
Resistogramm-Muster, 164
Rifampicin, 107, 111, 168
Rifampicin-beschichtete PET-(Dacron-)Prothesen, 110
Rinderperikardpatch, 208

S

Salmonelleninfektion, 177
Samson-Klassifikation, 15
Sartorius-Lappen, 159, 248
Schnittbildgebung, 41
Sekundärprävention, 23
Sengstaken-Blakemore-Sonde, 222
Sepsis, 33
SGLT-2-Inhibitor, 194
Shuntprothese, 263
    Infektion, 262
Shuntsonographie, 261
Sicherungsoperation, biologische, 155
Silber, 111
    elementares, 112
Silberacetat, 112
Silberbeschichtung, 112, 115
Silberimprägnierung, 115
Silver Graft, 113
    internationales Register, 113
SIRS-Syndrom, 33
SOFA-Score, 33
Sonikation, 31, 37, 264
Spätinfektion, 33, 53
Spätphase, 42
Spina iliaca anterior superior, 159
Spondylodiszitis, 212, 214
SSI-Rate, 27
Staphylococcus aureus, 9
    Trägertum, 25
Staphylococcus epidermidis, 8
Staphylokokken, koagulasenegative, 9
Stentgraft, 45, 206
    Implantation, 128, 206
    Infektion, 184
Szilagyi-Klassifikation, 14

T

Tazobactam, 174
Teerstuhl, 222
Teilersatz, 248
Teilresektion, duodenale, 244
Temperaturmessung, 196
TEVAR, 64, 205, 223, 242
Therapie, konservative, 183
Thrombendarteriektomie, 249
Thrombusbildung, 75
Tracer-Aufnahme, 45
Triclosan, 116
Tube-Graft, 98

U

Unterdrucktherapie, 183
Ureterschienung, 242

V

Vakuumversiegelung, 212
Vancomycin, 172
Vascugard, 58
VASGRA-Kohortenstudie, 20, 186
Vena femoralis superficialis, 72–74
Vena poplitea, 74
Vena profunda femoris, 74
Vena saphena magna, 250
Vene, autologe, 72
Venenpatchplastik, 77
Viszeralarterien, 237
Vorhofkatheter, 261

W

Wandödem, 232
Wunddébridement, 52, 186
Wundinfektion, 4

Z

Zahnextraktion, 217
Zühlke-Klassifikation, 15